Rainer H. Müller, Gesine E. Hildebrand

Pharmazeutische Technologie: Moderne Arzneiformen

Pharmazeutische Technologie: Moderne Arzneiformen

Lehrbuch für Studierende der Pharmazie
Nachschlagewerk für Apotheker in Offizin, Krankenhaus und Forschung

von

Prof. Dr. rer. nat. Rainer H. Müller
o. Universitätsprofessor für Pharmazeutische Technologie
der Freien Universität Berlin

und

Dr. Gesine E. Hildebrand
Schering AG, Berlin

mit Beiträgen von:

Prof. Dr. K. H. Bauer, Freiburg
Dr. G. Borchard, Saarbrücken
Dr. M. Bröker, Chiron Behring, Marburg
Prof. Dr. R. Daniels, Braunschweig
Prof. Dr. M. Dittgen, Jenapharm, Jena
Prof. Dr. A. Fahr, Marburg
Prof. Dr. K.-H. Frömming, Berlin
Prof. Dr. C. Führer, Braunschweig
Prof. Dr. R. Gröning, Münster
Dr. M. Ghyczy, Nattermann Phospholipid GmbH, Köln
Dr. P. Holzner, Chapel Hill
Prof. Dr. T. Kissel, Marburg
Prof. Dr. S. Keipert, Berlin
Prof. Dr. J. Kreuter, Frankfurt
Prof. Dr. C.-M. Lehr, Saarbrücken
Prof. Dr. B. C. Lippold, Düsseldorf
Prof. Dr. H. Martiny, Berlin
Dr. W. Mehnert, Berlin
Dr. A. Meinzer, Sandoz AG, Basel
Prof. Dr. H. P. Merkle, Zürich
Prof. Dr. B. W. Müller, Kiel
Prof. Dr. C. C. Müller-Goymann, Braunschweig
Prof. Dr. H. Schilcher, Berlin
Dr. J. Schmitt, B. Braun Melsungen AG,
Prof. Dr. R. Schubert, Freiburg
Dr. R. Schuhmann, KVP Pharma- und Veterinär-Produkte GmbH, Kiel
Prof. Dr. P. P. Speiser, Zürich
Prof. Dr. H. Sucker, Basel
Dr. habil. H. Viernstein, Wien
Dr. W. Weitschies, Institut für Diagnostikforschung (IDF), Berlin

2. durchgesehene und erweiterte Auflage

147 Abbildungen und 72 Tabellen

WVG

Wissenschaftliche Verlagsgesellschaft mbH Stuttgart 1998

Prof. Dr. Rainer H. Müller
Freie Universität Berlin
Fachbereich Pharmazie
Institut für Pharmazie I
Pharmazeutische Technologie, Biopharmazie & Biotechnologie
Kelchstr. 31
D-12169 Berlin

Dr. Gesine E. Hildebrand
Schering AG
M 231
D-13342 Berlin

Die Deutsche Bibliothek – CIP-Einheitsaufnahme

Pharmazeutische Technologie: moderne Arzneiformen :
Lehrbuch für Studierende der Pharmazie, Nachschlagewerk für Apotheker in Offizin, Krankenhaus und Forschung ; 72 Tabellen / von Rainer H. Müller und Gesine E. Hildebrand. Mit Beitr. von: K. H. Bauer . – 2. durchges. und erw. Aufl. – Stuttgart : WVG, Wiss. Verl.-Ges., 1998
ISBN 3-8047-1549-4

Druck: Karl Hofmann, Schorndorf

Umschlaggestaltung: Atelier Schäfer, Esslingen

Vorwort - 1. Auflage 1997

Die Entwicklung des Fachs Pharmazeutische Technologie läßt sich sehr gut an dem Umfang der Lehrbücher nachvollziehen. Der **1962** erschienene „Grundriß der galenischen Pharmazie" von E. Sandell in der deutschen Bearbeitung durch F. Neuwald hatte lediglich den Umfang von 392 Seiten, im Jahr **1976** erschien die erste Ausgabe des Lehrbuches „Arzneiformenlehre" von P. List mit 514 Seiten. Die „Pharmazeutische Technologie" von K. Bauer, K.-H. Frömming und C. Führer in der Erstausgabe von **1986** hatte zwar ein kleineres Seitenformat, aber bereits 659 Seiten. Ähnlich vom Umfang war die damalige Ausgabe des „Lehrbuchs der Pharmazeutischen Technologie" von R. Voigt. In den vergangenen 10 Jahren hat sich ein weiterer Entwicklungssprung in der Pharmazeutischen Technologie vollzogen. „Futuristische" Arzneiformen, die zu Anfang der achtziger Jahre noch in der Entwicklung bzw. klinischen Prüfung waren, haben bis **1996** ihren Weg in die Klinik und auf den pharmazeutischen Markt gefunden.

Einige Beispiele dieser modernen Arzneiformen sind neue Peroralia wie die Schwimmkapsel und tablettierte Pellets, arzneistoffhaltige Emulsionen zur intravenösen Applikation, Liposomen, Mikropartikel zur Hormontherapie und Ultraschalldiagnostik, Mikroemulsionen, FCKW-freie Aerosole auf der Basis von Pulverinhalatoren und Niederfrequenz-Ultraschallvernebler, diverse Diagnostika, Präparate mit Cyclodextrinen. In den existierenden Lehrbüchern spiegelt sich diese Entwicklung jedoch nur teilweise wider. Diese modernen Arzneiformen werden sehr kurz, zum Teil in weniger als einer Seite (z.B. Liposomen) oder gar nicht abgehandelt (z.B. arzneistoffhaltige i.v.-Emulsionen). Dies ist sicherlich auch unter dem Gesichtspunkt zu sehen, daß die Technologie der in den existierenden Lehrbüchern behandelten Arzneiformen im Laufe der Jahre erheblich im Seitenumfang zunahm und man über eine „kritische Dicke" eines Lehrbuchs ungern hinausgeht. Ein Lehrbuch kann eben nicht alle Gebiete vollständig abdecken. Dies führte zwangsläufig zu einer ungenügenden Berücksichtigung der Neuentwicklungen. Zusätzlich fehlen einige bereits seit vielen Jahren auf dem Markt befindliche wichtige Arzneiformen wie Emulsionen und TPN-Regime zur parenteralen Ernährung, sowie generell Diagnostika. Als Konsequenz ergab sich die Erstellung eines zweiten, auf diese modernen Arzneiformen ausgerichteten Buches, das die vorhandenen Lehrbücher ergänzt. Die „Pharmazeutische Technologie: Moderne Arzneiformen" stellt gewissermaßen Band II zu den auf dem Markt befindlichen Lehrbüchern dar. Das in den oben erwähnten Lehrbüchern vermittelte Wissen wird daher als bekannt vorausgesetzt und gezielt darauf aufgebaut. Als neues Konzept werden zahlreiche Beispiele für Handelspräparate angegeben, die auf der jeweils beschriebenen Technologie basieren. Dies ermöglicht den Studierenden der Pharmazie und Pharmaziepraktikanten die Verknüpfung zur Apothekenpraxis, die Apotheker in Offizin und Krankenhaus finden im Stichwortverzeichnis unter dem Handelsnamen die zugehörige Technologie der Arzneiform. Das Buch stellt somit ein Lehrbuch für Studierende der Pharmazie aber auch ein Nachschlagewerk für Apotheker dar, die sich über neueste Entwicklungen informieren möchten. Das Konzept des „Multiautorenbuches" stellt auch sicher, das kurzfristig Aktualisierungen vorgenommen werden können.

Ein weiterer Vorteil eines „Multiautorenbuches ist außerdem, daß die einzelnen Kapitel von Spezialisten aus den jeweiligen Gebieten geschrieben werden. Zur Vertiefung wird entsprechende Literatur angegeben. Somit ist das Buch auch für Apotheker in der Forschung von Interesse, da es einen schnellen Überblick über neue Entwicklungen und Zugang zu weiterer vertiefender Literatur bietet.

Die Technologien, die während der Zeit als Student noch als in der Entwicklung oder sogar futuristisch einzuordnen sind, verkauft man als späterer Apotheker vielleicht in 5 bis 10 Jahren. Somit sollte ein Buch über moderne Arzneiformen auch neue Entwicklungen beinhalten. Daher wurde in diesem Buch ein Teil II aufgenommen, der Arzneiformen in der Entwicklung abhandelt. Dies reicht von bioadhäsiven Arzneimitteln mit geschätzter relativ kurzer Umsetzungszeit zum Markt bis hin zu Gentransfersystemen, und zur eleganten Perspektive der „Biocomputer".

Die Pharmazie ist erfreulicherweise ein sehr praktisch orientiertes Fach. Von Vorteil ist dabei sicherlich, wenn Lehrbücher gemeinsam von Hochschulangehörigen und Apothekern aus der Industrie erstellt werden. Abgesehen davon, daß einige der beitragenden Hochschullehrer über langjährige Industrieerfahrung verfügen, ist das Autorenkollektiv des vorliegenden Buches eine ausgewogene Mischung aus Hochschule und Industrie. Wir hoffen beiden Seiten der Pharmazie - Grundlagenforschung und Praxisorientierung - damit Rechnung getragen zu haben.

Berlin, 11.11.96

Prof. Dr. Rainer H. Müller Dr. Gesine E. Hildebrand

Vorwort - 2. Auflage 1998

Da die erste Auflage 1997 innerhalb kurzer Zeit nahezu ausverkauft war, hat die „Pharmazeutische Technologie: Moderne Arzneiformen“ als Ergänzung zu den bestehenden Standardlehrbüchern offensichtlich Anklang gefunden. Der Erfolg des Buches war Motivation für beitragende Autoren, die WVG und für uns als Herausgeber noch im Jahr 1997 die 2. Auflage vorzubereiten.
Die bisherigen Kapitel wurden durchgesehen, ergänzt, teilweise umgestaltet und erweitert (z.B. die Kapitel „Moderne feste Arzneiformen“, „FCKW-freie Aerosole und Dispergiersysteme“ und „Liposomen in Arzneimitteln“).
Zur Abrundung wurden 10 neue Kapitel erstellt - von „nasalen Darreichungsformen für die systemische Therapie mit Peptiden“ über „Arzneistoffzufuhr über die Mundschleimhaut“ bis hin zu „Vaginalia“. Berücksichtigt wurde auch die Frage der Bioäquivalenz und Phytoäquivalenz pflanzlicher Arzneizubereitungen. Die zweite Auflage ist somit wesentlich umfangreicher
Das Buch gliedert sich in Teil I „Neue Arzneiformen auf dem pharmazeutischen Markt“ und in Teil II „Neue Arzneiformen in der Entwicklung“. Wunschvorstellung ist, daß im Rahmen der kommenden Auflagen die Kapitel aus Teil II in Teil I übernommen werden können, das heißt Neuentwicklungen als Marktprodukte zum Wohl des Patienten realisiert werden. Aufgrund von Markteinführungen (z.B. in Japan) konnten wir in der Neuauflage das Kapitel „Bioadhäsion und bioadhäsive Arzneiformen“ in den Teil I einordnen. Wir hoffen, daß diesem weitere Kapitel folgen werden.

Berlin, 15. Oktober 1997

Prof. Dr. Rainer H. Müller
Freie Universität Berlin

Dr. Gesine E. Hildebrand
Schering AG, Berlin

Inhaltsverzeichnis

TEIL I: Neue Arzneiformen auf dem pharmazeutischen Markt

1 Moderne feste Arzneiformen

Prof. Dr. C. Führer, TU Braunschweig

Beispiele für Handelspräparate

Adalat® SL, Adalat® Eins, Belok®-Zok, Imodium® lingual, Madopar® Depot, Tavor® Expidet, Zofran®

Weitere in anderen Ländern auf dem Markt befindliche Zubereitungen:
Eldepryl®, Feldene® melt, Pepcidin® Rapitab, Serax® Expidet

Ziel der pharmazeutisch-technologischen Entwicklungsarbeit ist es, Verfahren zur Überführung eines pharmazeutischen Wirkstoffes in eine Arzneiform zu finden, die nicht nur bequem zu applizieren ist, sondern auch die Gewähr bietet, daß der Wirkstoff nach der Applikation therapiegerecht freigegeben wird. Dadurch soll am Wirkungsort ein für die Therapie optimaler Konzentrationsverlauf erreicht werden. Vereinfachend wird angestrebt, daß die Konzentration des Wirkstoffs am Wirkungsort unmittelbar nach der Applikation rasch ansteigt und mit Erreichen der Wirkkonzentration in ein Plateau übergeht, das der therapeutischen Zielsetzung entsprechend über eine bestimmte Zeit einen annähernd konstanten Wirkstoffspiegel garantiert. Nach Ablauf dieser Zeit soll die Ausschwemmung des Wirkstoffes möglichst rasch erfolgen.
Zur Erreichung dieses Zieles wäre die Nutzung echter Regelmechanismen, bei denen die Wirkstofffreigabe von der tatsächlich am Wirkungsort vorliegenden Wirkstoffkonzentration oder von einer den Krankheitszustand charakterisierenden biochemischen Größe direkt geregelt wird, ideal. Solche Mechanismen lassen sich aber nur in den seltensten Fällen anwenden. Normalerweise ist man auf eine gesteuerte Freisetzung angewiesen, die von genormten Voraussetzungen - sowohl in der Beschaffenheit der Arzneiform als auch der physiologischen Situation des Patienten - ausgehen. Die die Geschwindigkeit der Wirkstofffreigabe steuernde physikalische Größe ist in der Regel ein Diffusionsprozeß. Der gesteuerten Freisetzung liegt die Vorstellung zugrunde, daß unter standardisierten Bedingungen die Wirkstofffreigabe aus den Präparaten einen bestimmten zeitlichen Verlauf hat und sich dementsprechend am Wirkungsort der erstrebte Konzentrationsablauf einstellt. Diese Voraussetzungen sind z.B. nicht mehr erfüllt, wenn sich lagerungsbedingt der Zustand des Arzneistoffs oder der Hilfsstoffe in der Arznei geändert hat oder wenn individuelle Eigenschaften des Patienten, die die Pharmakokinetik beeinflussen, wie der Zustand der Intestinalflüssigkeit, die Peristaltik des Magen-Darmkanals, der Leberstoffwechsel oder die

Nierenfunktion - um nur einige wenige Einflußgrößen zu nennen - von der Norm abweichen.
Bei den festen Arzneiformen - Tabletten, überzogene Tabletten, Kapseln - werden folgende Präparate gesteuerter Wirkstofffreigabe unterschieden:

1. Präparate mit erhöhter Wirkstofffreigabegeschwindigkeit
2. Präparate mit verzögerter Wirkstofffreigabe
   – mit inkonstanter Wirkstofffreisetzung
   – mit einer Freigabekinetik annähernd nullter Ordnung
   – mit zwei- oder mehrphasiger Wirkstofffreigabe

Da in den Präparaten des Typs 2 in der Regel eine gegenüber einer üblichen Einzeldosis erhöhte Wirkstoffmenge vorliegt, können bei abnormen physiologischen Gegebenheiten des zu behandelnden Patienten Erscheinungen einer Überdosierung auftreten.
Im Folgenden sollen nur einige wenige Präparate als Beispiele aufgeführt werden, die sich durch neuere interessante Entwicklungen auszeichnen:

1.1 Präparate mit erhöhter Wirkstofffreigabegeschwindigkeit

Tabletten dieser Art sind auch unter der Bezeichnung FDDF bekannt. FDDF gilt als Abkürzung für „fast dissolving drug formulation“ oder „freezed dried dosage form“(1). Einige Beispiele für Handelspräparate sind in Tab. 1.1 aufgeführt.
Zielsetzungen derartiger Zubereitungen sind:

1. Eine bequeme Applikation mit erhöhter Compliance
   (Die Tablette kann in den Mund gelegt werden und gibt den Wirkstoff mit hoher Geschwindigkeit an den Speichel ab. Eine gleichzeitige Applikation von Wasser ist in der Regel nicht erforderlich (2).)
2. Ein hoher initialer Plasmaspiegel und damit ein rascher Wirkungseintritt.

Tab. 1.1: Beispiele für Präparate mit erhöhter Wirkstofffreigabegeschwindigkeit

Handelsname	Wirkstoff
Tavor® Expidet	Lorazepam
Imodium® lingual	Loperamid
Serax® Expidet	Oxazepam
Feldene® melt	Piroxicam
Zofran®	Ondansetron
Pepcidin Rapitab	Famotidin
Eldepryl®	(Selegilin)

1.1.1 Prinzip

Die optimalen Voraussetzungen für eine reproduzierbar rasche Wirkstofffreigabe aus einer festen Arzneiform sind dann gegeben, wenn der Wirkstoff in fester Lösung d.h. molekulardispers in einer gut löslichen amorphen Polymermatrix großer spezifischer Oberfläche vorliegt. Die Wirkstofffreigabegeschwindigkeit ist dann ausschließlich durch die Lösungsgeschwindigkeit und spezifische Oberfläche des Polymers gegeben.
Der amorphe Zustand der Matrix ist anzustreben, um eine ausreichende Löslichkeit des Wirkstoffs im Polymer zu gewährleisten und um die schlechte Reproduzierbarkeit der Lösungseigenschaften kristalliner Materialien zu umgehen. Als feste Lösungsmittel bewähren sich vor allem hochpolare Polymere - insbesondere solche mit verschiedenen polaren funktionellen Gruppen. Es werden Dextrane, Dextrine, Alginate, Gummi arabicum und nicht zuletzt Polyvinylalkohol (PVA) und Polyvinylpyrrolidon (PVP) genannt. Der Lösungszustand wird vor allem dann gewährleistet, wenn der Arzneistoff über polare Gruppen verfügt und dadurch in Wechselwirkung mit dem Polymer treten kann und wenn der Arzneistoff niedrig dosiert wird.
Bei höheren Konzentrationen kann der Arzneistoff mikrokristallin oder feinkristallin anfallen. Dieser Zustand ist jedoch nach Möglichkeit zu vermeiden, da sich damit das Wirkstofffreigabeverhalten entscheidend verändern kann und auch unter der Lagerung Umkristallisationen mit Verschiebungen in der Wirkstofffreigabecharakteristik kaum ausgeschlossen werden können. Die feste Lösung in einem amorphen leicht löslichen Träger bietet nicht nur den Vorteil einer raschen Wirkstofffreisetzung, sondern auch den eindeutiger und reproduzierbarer Eigenschaften des Wirkstoffs.

1.1.2 Herstellung

Die große spezifische Oberfläche der Polymermatrix läßt sich am einfachsten durch eine Gefriertrocknung einer wässrigen gemeinsamen Lösung des Wirkstoffs und des Polymers erreichen (3-6). Die Lösung wird vor dem Trockenprozeß in Einzeldosen in Formen - vorzugsweise direkt in eine Blisterverpackung - ausgegossen (7). Wegen der Hygroskopizität der resultierenden Formlinge muß die Blisterfolie wasserdampfundurchlässig sein. Die Blisterverpackung muß aus dem gleichen Grund auch unmittelbar nach Abschluß des Trockenprozesses verschlossen werden.
Die in den Näpfchen der Blisterverpackung anfallenden Formlinge stellen einen offenen festen Schaum hoher Kapillarität dar. Da das Polymer durch Gefriertrocknung aus einer wässrigen Lösung verfestigt wird, sind die Wandungen der Kapillaren hochpolar, so daß optimale Voraussetzungen für das Einströmen von Wasser oder wässriger Lösungen, wie Speichel, gegeben sind. Aufgrund der großen spezifischen Oberfläche werden die gelösten Wirkstoffe rasch freigesetzt. Dies kann sogar in

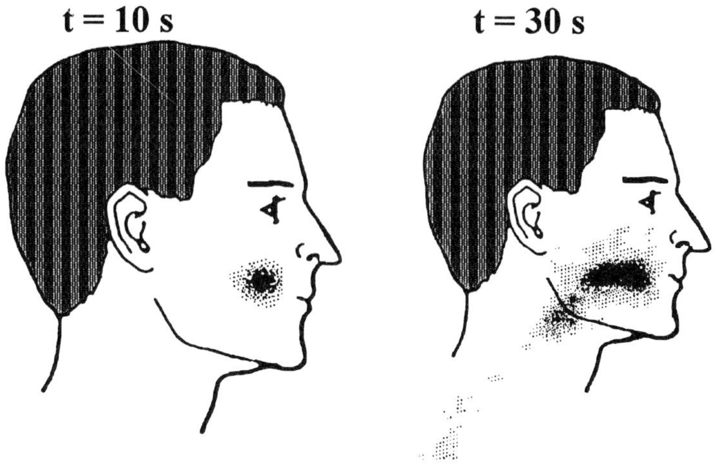

Abb. 1.1: Szintigramme der Auflösung von Expidetformulierungen mit micronisiertem Ionenaustauscher mit 10 mg Technecium 99m nach 10s (links) und 30s (rechts) ; modifiziert nach (8).

bedeutendem Umfang schon geschehen, bevor das Polymergerüst aufgelöst wird. Die Formlinge zergehen wegen der starken Wechselwirkung mit dem Speichel auf der Zunge auch ohne Einnahme von Wasser sehr rasch.

1.1.3 Pharmakokinetik

Ein pharmakokinetischer Vorteil dieser Arzneiform gegenüber normalen Tablettenpräparaten ist nur dann zu erwarten, wenn bei den letzteren die Wirkstofffreigabe in der gesamten kinetischen Kette bis zum Erreichen des Wirkungsortes der geschwindigkeitsbestimmende Schritt ist. Ist der geschwindigkeitsbestimmende Schritt nicht die Auflösung des Wirkstoffs, sondern eine nur sehr langsam erfolgende Absorption im Intestinaltrakt, wird man keinen Unterschied zwischen einer Standardtablette und einer FDDF bezüglich des Plasmaspiegelverlaufes beobachten. Aufgrund der relativ teuren Herstellungstechnik ist die Herstellung einer FDDF nur dann gerechtfertigt, wenn ein erheblicher pharmakokinetischer Vorteil vorliegt.
Der Zustand der festen Lösung kann bei Konzentrationen des Wirkstoffs im Formling, die die übliche Sättigungskonzentration der wässrigen Lösung überschreitet, während der Auflösung des Polymers lokal zur Bildung übersättigter Lösungen führen. Werden diese nicht rasch verdünnt, so ist mit einer Präzipitation des Wirkstoffs auf der Oberfläche der Arzneiform zu rechnen. Damit stellt sich makroskopisch eine verlangsamte Wirkstofffreigabecharakteristik ein, die möglicherweise mit der einer normalen Tablette vergleichbar ist.

Eine derartige Verschiebung der Wirkstofffreigabe in Richtung zu der einer normalen Tablette ist auch zu erwarten, wenn der Wirkstoff in der Matrix nicht oder nur ungenügend löslich ist und infolgedessen in der fertigen Arzneiform bereits partikulär in kristalliner Form vorliegt.

Schließlich kann im Laufe der Lagerung die Porosität der Formlinge verloren gehen - insbesondere, wenn die Präparate noch eine zu hohe Restfeuchte enthalten oder Wasserdampf durch die Packung einzudringen vermag. Auch in diesem Fall wird die Wirkstofffreigabegeschwindigkeit erheblich herabgesetzt.

Die pharmakokinetischen *in vivo*-Untersuchungen sind in ihren Aussagen uneinheitlich und zum Teil sehr widersprüchlich. Möglicherweise sind hierfür die diskutierten kristallografischen Phänomene verantwortlich zu machen.(vgl. z.B. 8-15)

1.2 Präparate mit verzögerter Wirkstofffreisetzung

1.2.1 Präparate mit inkonstanter Wirkstofffreisetzungsgeschwindigkeit

Eine verzögerte Wirkstofffreisetzung kann aus verschiedenen Gründen angestrebt werden:

1. Bei Empfindlichkeit des Wirkstoffes gegenüber dem Magensaft
2. Bei Empfindlichkeit des Magens gegenüber den Wirkstoffen
3. Zur Verlängerung der Dosierungsintervalle bei Wirkstoffen mit kurzer Eliminationshalbwertszeit
4. Zur Vermeidung hoher Plasmaspiegelspitzenwerte und zur Vermeidung langer Perioden zu niedriger Werte.

Bei den Präparaten der Gruppen 1 und 2 werden magensaftresistente Überzüge verwendet, die den Wirkstoff erst im Darm freigeben. Abgesehen von der Verzögerung des Freisetzungsbeginns ist die Wirkstofffreigabe bei diesen Präparaten i.a. nicht gesteuert.

Bei den Präparaten den Gruppen 3 und 4 wird in der Regel mit Hilfe von Diffusionsbarrieren die Wirkstofffreigabe so weit verlangsamt, daß sie zum geschwindigkeitsbestimmenden Schritt in der kinetischen Kette wird und den Plasmaspiegel sowie die Konzentration des Wirkstoffs am Wirkungsort vorgibt. Die Freigabe des Wirkstoffs erfolgt dabei in der Regel nach einer Kinetik erster Ordnung. Dies macht sich insbesondere dann bemerkbar, wenn innerhalb des Dosierungsintervalls die gesamte Wirkstoffmenge freigesetzt wird. Man beobachtet einen Anstieg der Plasmakonzentration und damit auch der Konzentration am Wirkungsort, das

Durchlaufen eines Maximums und danach einen stetigen Abfall. Die Kurve ist breiter und flacher als bei unverzögerter Freisetzung.
Eine besondere Schwierigkeit ergibt sich, wenn eine verzögerte Wirkstofffreigabe erfolgen soll, zugleich aber der Wirkstoff nur in einem begrenzten Absorptionsfenster aus dem Intestinaltrakt absorbiert wird. Um eine Absorption über einen längeren Zeitraum zu gewährleisten, muß in diesem Falle dafür Sorge getragen werden, daß die applizierte Arznei verlangsamt das Absorptionsfenster passiert, d.h. die Arzneistofffreisetzung möglichst ständig im Bereich des Absorptionsfensters erfolgt.
Für den Fall, daß das Absorptionsfenster sich über den Magen und die oberen Dünndarmabschnitte erstreckt, bietet sich mit der Schwimmkapsel ein interessanter galenischer Lösungsansatz an. Diese soll im folgenden näher beschrieben werden.

Beispiel: Madopar®-Depot

Madopar® ist eine Kombination aus Levodopa und Benseracid, die zur Substitutionstherapie von Dopa in der Parkinsonbehandlung eingesetzt wird. Levodopa ist als ein Prodrug des Dopa aufzufassen. Es vermag im Gegensatz zu Dopa die Bluthirnschranke zu passieren und wird im Gehirn durch Decarboxylierung in die Wirkform Dopa umgewandelt. Um die vorzeitige Decarboxylierung - vor der Passage der Bluthirnschranke - zu verhindern, wird das Levodopa mit dem Decarboxylasehemmer Benseracid kombiniert (s.a. 16-18).
Eine optimale Substitutionstherapie sollte am Wirkungsort den Wirkstoff in einer Konzentration erscheinen lassen, die den krankheitsbedingten Dopaminmangel möglichst exakt kompensiert. Sowohl eine Über- als auch eine Unterdosierung sind zu vermeiden, um Disregulationen auszuschliessen. Physiologische Substanzen haben oft sinnvollerweise eine kurze Eliminationshalbwertszeit, so daß der Organismus schnell auf Störgrößen reagieren kann.

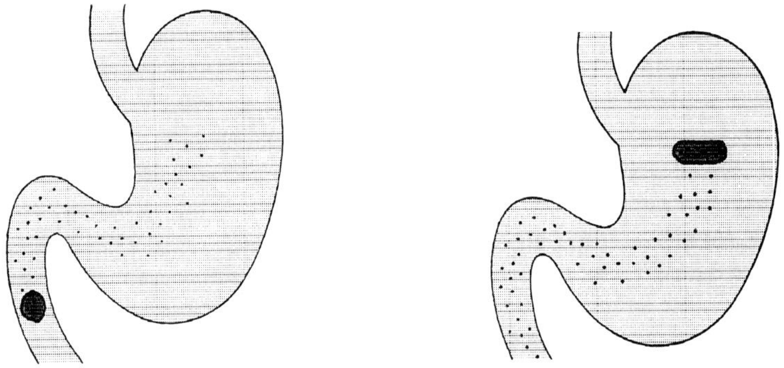

Abb. 1.2: Die Tablette (rechts) verläßt mit einer Housekeeperwave den Magen, während die Schwimmkapsel (links) bis zur vollständigen Lösung im Magen aufschwimmt, modifiziert nach (31)

Voraussetzung für eine echte medikamentöse Substitutionstherapie wäre ein ständiger Angleich der Dopaminzufuhr an den aktuellen Dopaminspiegel - wobei einerseits die körpereigne Dopaminzufuhr zunächst erschöpfend genutzt werden sollte, andererseits aber das verbleibende Defizit möglichst kontinuierlich ergänzt werden sollte. Von der Eröffnung derartiger therapeutischer Möglichkeiten ist man jedoch noch weit entfernt. Mit Hilfe von Tabletten, die den Wirkstoff über eine lange Zeit abgeben, kann über eine längere Zeit eine Dopaminbasiskonzentration vorgegeben werden, die evtl. durch körpereigne Mechanismen ergänzt werden kann.

Galenik des Madopar®-Depot

Die Absorption des Levodopa erfolgt im Magen und in den proximalen Abschnitten des Dünndarms (vorwiegend im Duodenum und im Jejunum), d.h. innerhalb eines eng umschriebenen Absorptionsfensters. Die Plasmahalbwertszeit für Levodopa wird mit einer Stunde angegeben.
Es ist also eine Arzneiform zu erstellen, die die Arzneistoffe Levodopa und Benseracid zeitlich stark verzögert freigibt und die zugleich sich möglichst ständig im Bereich des Absorptionsfensters, d.h. möglichst im Magen, aufhält. Der verlängerte Aufenthalt der Arznei im Magen kann dadurch erzwungen werden, daß die sich langsam auflösende Arznei ständig eine Dichte hat, die deutlich unter der des Mageninhalts liegt. Damit schwimmt die Arznei im Magen auf und kann erst nach vollständiger Auflösung oder mit der Ausschleusung des Speisebreis den Magen verlassen (Abb. 1.2).

Die Schwimmkapsel (s.a.17-20)

Die Kapsel enthält neben den Arzneistoffen:	Levodopa	100,0 mg
	Benserazid-HCl	28,5 mg

als Hilfsstoffe

Calciumhydrogenphosphat	Gelatine
Magnesiumstearat	Eisenoxidhydrat (E 172)
Methylhydroxypropylcellulose	Indigocarmin (E 132)
Pflanzenöl (hydriert)	Titandioxid (E 171)
Polyvinylpyrrolidon	Mannitol
Talkum	

(Zusammensetzung entspr. Rote Liste).

In der Gelatinekapsel liegen die Bestandteile als Pulver vor. Der saure Magensaft bringt die Kapselhülle zum Quellen und löst sie schließlich auf. Im Kontakt mit dem Magensaft bildet die Methylhydroxypropylcellulose ein Gel, das die Wasserdiffusion in das Innere der Masse erheblich verlangsamt und den Luftanteil des ursprünglichen

Pulvers zu einem bedeutenden Teil einschließt (Abb. 1.3). Dadurch bildet sich eine halbfeste Masse mit einem trockenen Pulverkern, deren Dichte deutlich kleiner als die Dichte des Mageninhalts ist. Die Masse schwimmt also auf dem Mageninhalt auf. Um die Verdrängung der eingeschlossenen Luftblasen durch das Wasser so weit wie möglich zu verhindern, ist in der Formulierung hydriertes Pflanzenöl eingearbeitet. Dieses bewirkt eine zusätzliche Verlangsamung des Eindringens des Wassers.

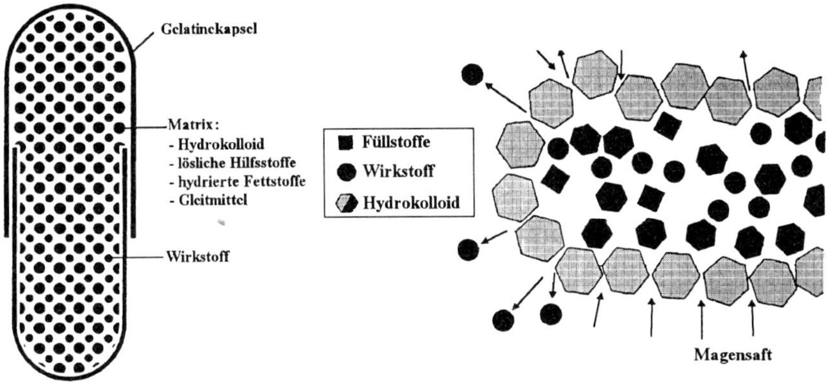

Abb. 1.3: Aufbau der Schwimmkapsel (links), Wirkungsweise der HBS-Kapsel: Es wird eine gelatinöse Masse gebildet, spezifisches Gewicht < 1 (rechts); modifiziert nach (31).

Die Wirkstoffe werden an der Oberfläche des Gels an den Mageninhalt abgegeben und können im gequollenen äußeren Bereich langsam an die Oberfläche diffundieren. Auch wird mit zunehmendem Abbau der Gelmasse der Wirkstoff tieferer Schichten freigelegt, während die Feuchtigkeit allmählich weiter in den pulverförmigen Kern vordringt.

Durch diesen Mechanismus ist es möglich, daß die Wirkstoffe des Präparates über lange Zeit im Bereich des Absorptionsfensters freigesetzt werden und damit auch tatsächlich zur Absorption gelangen. Das Präparat gibt die Gewähr einer relativ gleichmäßigen Wirkstofffreigabe, so daß damit ein Wirkstoffspiegel im Gehirn resultiert, der sich längere Zeit auf einem nahezu konstanten Niveau bewegen muß. Es liegt aber auf der Hand, daß die Pharmakokinetik eines deratigen Präparates von vielen verschiedenen Faktoren abhängig ist, die es nicht erlauben, mit Sicherheit quantitative Voraussagen über den Dopaminkonzentrationsverlauf im Gehirn eines Patienten zu machen.

Zu diesen Faktoren gehört u.a.:

- die bereits physiologisch vorhandene Dopaminkonzentration,

- die Verweildauer des Präparates im Magen bzw. in den oberen Dünndarmbereichen. Diese ist wiederum abhängig von
  - der Art und Menge der Nahrungsaufnahme,
  - der Zusammmensetzung der Intestinalflüssigkeiten,
  - der Peristaltik,
  - der Orientierung des Patienten (stehend oder liegend).

Aus diesem Grund sind auch die Literaturdaten, die über entsprechende Untersuchungsergebnisse über die Verweilzeit der sich auflösenden Arzneiform im Magen berichten, unterschiedlich (21- 28).

Da jedoch bei einer Substitutionstherapie grundsätzlich die optimale Dosierung für jeden Patienten individuell ermittelt werden muß, sollte das Therapieschema für jeden einzelnen Patienten eingestellt werden. Dabei wird empfohlen morgens, mit Hilfe von Madopar zunächst eine Initialdosis zu verabreichen und anschliessend Madopar-Depot zu geben.

1.2.2 Präparate mit einer Wirkstofffreigabe annähernd nullter Ordnung

Erfordert eine Dauertherapie die Einstellung eines möglichst konstanten Wirkstoffspiegels, sollte versucht werden, pharmakokinetisch ein dynamisches Gleichgewicht aus Wirkstofffreisetzung und Elimination einzustellen, das der gewünschten Plasmakonzentration entspricht. Da die Elimination in der Regel einer Kinetik erster Ordnung folgt, ist die Eliminationsgeschwindigkeit der Plasmakonzentration proportional, d.h. einer gewünschten Plasmakonzentration entspricht eine bestimmte Eliminationsgeschwindigkeit. Um diese Plasmakonzentration konstant einzustellen, sollte der Wirkstoff mit einer Geschwindigkeit freigesetzt werden, die der bei dieser Plasmakonzentration gegebenen Eliminationsgeschwindigkeit entspricht. Wird eine derartige Wirkstofffreigabegeschwindigkeit eingestellt, so läuft die Plasmakonzentration asymptotisch in den Gleichgewichtswert ein.

Beispiel: Belok-Zok®

Bei Beloc-Zok® (ZOK = zero order kinetic) handelt es sich um den ß-Rezeptorenblocker Metoprololsuccinat in Form von Tabletten mit einer Wirkstofffreigabekinetik annähernd nullter Ordnung (29, 30).

Neben dem Wirkstoff werden noch folgende Hilfsstoffe angegeben:

hochdisperses Siliciumdioxid	Methylhydroxypropylcellulose
mikrokristalline Cellulose	Macrogol 6000
Polyoxyethylcellulose	Paraffin
Hydroxypropylcellulose	(E171)
Octadecylhydrogenfumarat-Na	

Die Tablette enthält zahlreiche Pellets mit einem Durchmesser von etwa 0,5 mm, die in die tablettenbildende Substanz eingebettet sind (Abb. 1.4). Die Pellets selbst enthalten den Wirkstoff umgeben von einer Polymerhülle. Im Kontakt mit Wasser zerfallen die Tabletten rasch und geben die Pellets frei. Die Polymerhülle quillt und ermöglicht das Eindringen des Wassers in das Innere der Pellets. Dabei wird der Wirkstoff gelöst. Aufgrund der langsamen Diffusionsgeschwindigkeit des Wirkstoffs durch die

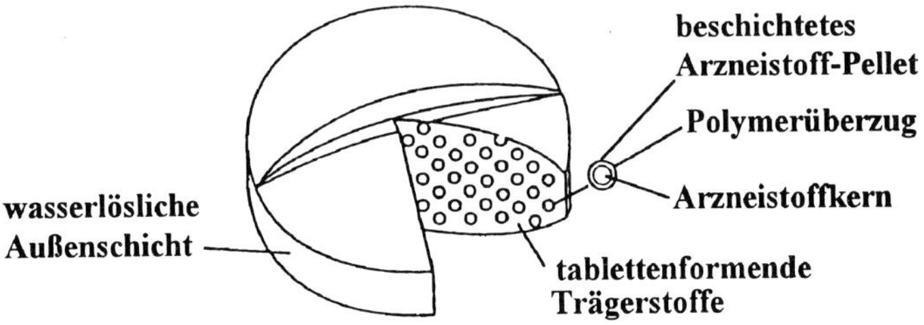

Abb. 1.4: Aufbau von Beloc-Zok® ; modifiziert nach (32)

Polymermembran erreicht die Konzentration des Wirkstoffs im Inneren der Pellets annähernd die Sättigungsgrenze. Der Konzentrationsgradient innerhalb der Pellets ist während des gesamten Auflöseprozesses des Wirkstoffs relativ konstant und flach, da

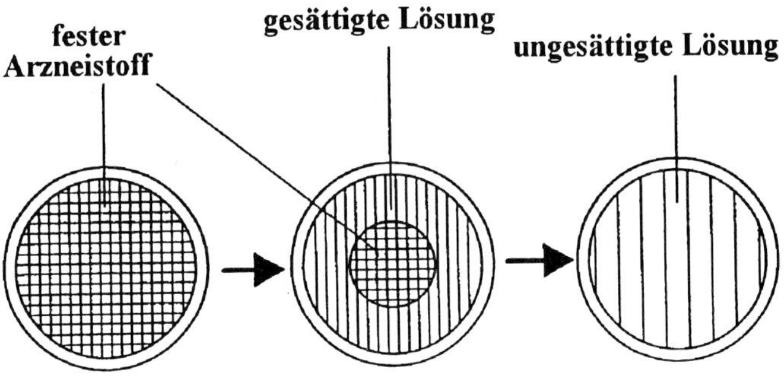

Abb. 1.5: Beloc-Zok im Magen:

Phase 1: Die Polymermembran umgibt den festen Arzneistoff (links).

Phase 2: Es bildet sich eine gesättigte Arzneisdtofflösung im Inneren der Pellets. Von dort wird der Arzneistoff durch die Membran konstant freigesetzt (Mitte).

Phase 3: Es ist eine ungesättigte Lösung entstanden, aus der entsprechend der abnehmenden Konzentration der Lösung eine Verlangsamung der Freisetzung erfolgt (rechts); modifiziert nach (32).

die Diffusionskonstante des Wirkstoffs innerhalb der Pellets wesentlich höher ist als die des Wirkstoffs durch die gequollene Polymermembran. Streng genommen liegt auch in diesem Fall eine Wirkstofffreigabe erster Ordnung vor. Da jedoch die Wirkstoffkonzentration an der Innenseite der Membran - solange im Inneren sich noch unaufgelöster Wirkstoff befindet - annähernd konstant ist, ist es berechtigt, von einer Kinetik annähernd nullter Ordnung zu sprechen (Abb. 1.5).

Es ist auch eine Besonderheit, daß die Tablette kurz nach der Applikation in kleine Pellets zerfällt, die den Mechanismus der Wirkstofffreigabe vorgeben. Damit ist gewährleistet, daß die spezifische Oberfläche der den Wirkstoff freigebenden Masse während des gesamten Auflösungsprozesses konstant ist. Auch wird mit dem geschilderten Aufbau der Tablette erreicht, daß sich an dem genannten Wirkstofffreigabemechanismus nichts ändert, wenn die Tablette vor der Applikation geteilt wird.

Mit der konstanten Wirkstofffreigabe stellt sich über den gesamten Verlauf der Auflösung des Wirkstoffes ein konstanter Wirksstoffspiegel ein - ein für die Therapie der Betablocker besonders vorteilhafter Effekt.

Bei einer Dauerbehandlung sind allerdings Abweichungen des Plasmaspiegels von diesem konstanten Wert im zeitlichen Bereich der einzelnen Applikationen kaum zu vermeiden. Das Problem, das grundsätzlicher Art ist und für alle Dauerbehandlungen vor allem mit verzögernd freisetzenden Präparaten gilt, wird bei einer derartigen Kinetik besonders offenkundig. Idealerweise sollte bei einem Präparat, das unmittelbar nach der Applikation die Freigabekinetik nullter Ordnung aufbaut und das kurz nach Auflösung des letzten Wirkstoffanteils sich erschöpft, dann neu appliziert werden, wenn die Kinetik nullter Ordnung der vorhergehenden Applikation abbricht. Dieser Zeitpunkt ist mit Sicherheit kaum voraussagbar, so daß durchaus die Gefahr besteht, daß bei einer zu späten Folgeapplikation eine Periode entsteht, in der der Wirkstoffspiegel zu tief ist oder gar auf null absinkt. Erfolgt die Folgeapplikation überschneidend mit der vorhergehenden, muß über eine gewisse Zeit mit einem doppelten Wirkstoffspiegel gerechnet werden.

Das Problem schwächt sich dann ab, wenn sich der Gleichgewichtszustand des konstanten Plasmaspiegels langsam aufbaut und der Abbau langsam erfolgt. In diesem Fall kann man die Wirkstofffreigabe zweier aufeinanderfolgender Applikationen sich überschneiden lassen und damit den oben genannten Effekt deutlich abschwächen. Der langsame Aufbau der Gleichgewichtskonzentration hat zwar den Nachteil, daß mit der ersten Applikation ein verzögerter Wirkungseintritt verbunden ist. Diesem kann man aber durch vorherige Applikation eines Normalpräparates begegnen (s. a. Madopar-Depot).

1.2.3 Präparate mit zwei- oder mehrphasiger Wirkstofffreigabe.

Oft ist die Applikation von solchen Präparaten angezeigt, die die eingearbeiteten Wirkstoffe in zeitlich versetzten Phasen mit unterschiedlichen Programmen freisetzen.

1.2.3.1 Retardtabletten mit initialer rascher Wirkstofffreisetzung

Solche Tabletten sind dann angezeigt,
- wenn bei einer einmaligen Dosierung der gewünschte Plasmaspiegel möglichst rasch erreicht werden und gleichzeitig durch eine protrahierte Freisetzung die Wirkung in die Länge gezogen werden soll.
- wenn bei einer Dauertherapie mit langen Dosierungsintervallen z.B. 24 Stunden der Wirkstoffspiegel gegen Ende eines jeden Dosierungsintervalls die minimale Wirkkonzentration unterschreitet oder praktisch auf Null absinkt. Durch die rasche initiale Wirkstofffreisetzung der folgenden Dosierung wird gewährleistet, daß unmittelbar nach der Applikationen der Plasmaspiegel rasch wieder in den für eine Wirkung erforderlichen Bereich ansteigt. Damit wird das wirkungsfreie Intervall abgekürzt.

In der Regel bestehen derartige Präparate aus einer Mehrschichttablette - vorzugsweise aus einer Manteltablette, bei der die äußere Schicht den Wirkstoff schnell (S) freisetzt,

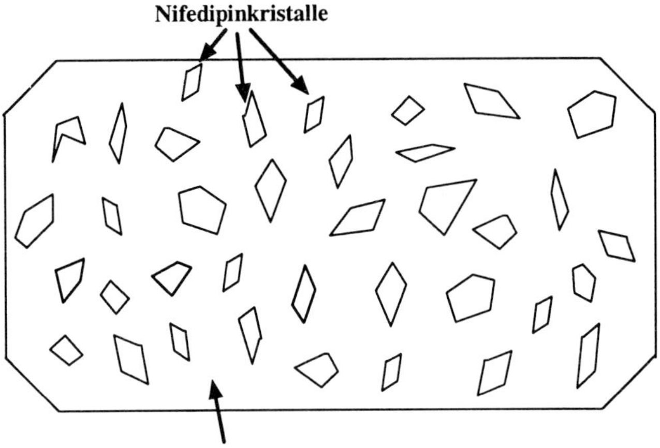

Abb. 1.6: Aufbau von Adalat retard: Die Tablettenmatrix enthält luftstrahlgemahlene Nifedipinkristalle. Nach Zerfall der Tablette kommt es zu einem langsamen Auflösen des schlecht wasserlöslichen Wirkstoffs, d.h. zur Retardierung. Die Auflösungsgeschwindigkeit wird über die Oberfläche der Kristalle gesteuert, d.h. es müssen Kristalle definierter Größe eingesetzt werden.
Wirkungseintritt: verzögert nach ca. 1 Stunde (aufgrund langsamer Nifedipinauflösung), langsamer Wirkungsanstieg bis ca. 3 Stunden.

während der Kern den Wirkstoff in retardierter Form enthält und langsam (L) liberiert (=„SL“-Formulierung).

Ein Beispiel ist Adalat® SL., Abb. 1.6 zeigt das Prinzip der früher entwickelten Adalat® retard, Abb. 1.7 das Adalat® SL.

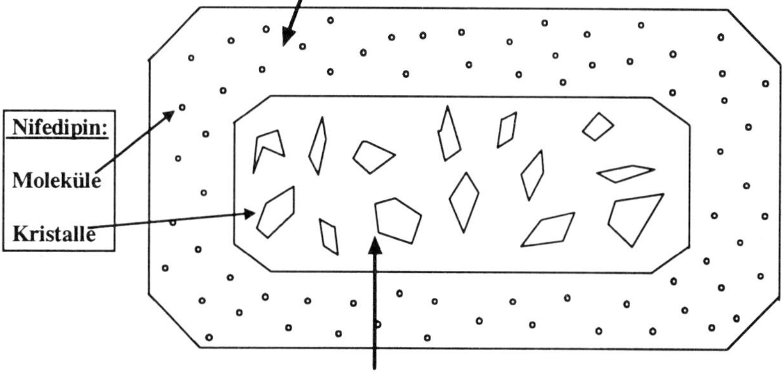

Abb. 1.7: Aufbau von Adalat® SL: Die gut wasserlösliche Hülle enthält den Arzneistoff nicht in kristalliner sonder in molekulardisperser Verteilung, im Magen entfällt daher der Auflösungsprozeß für Nifedipin. Die Freisetzung von Nifedipin in molekulardisperser (= gelöster) Form hängt nur von der Lösungsgeschwindigkeit des gut wasserlöslichen Polymers ab, es kommt zum schnellen (S) Anfluten des Wirkstoffes im Blut. Der Kern enthält Kristalle definierter Größe und Oberfläche, die sich nach dem Zerfall der Tablettengrundmasse langsam (L) Auflösen. Applikation: 2 x täglich. <u>Wirkungseintritt:</u> rasch (aufgrund schneller initialer Freisetzung).

1.2.3.2 Retardtabletten, die nach möglichst langer Retardierung in einer zweiten Phase den restlichen Wirkstoff mit einer deutlich erhöhten Geschwindigkeit freisetzen

Die Wirkstoffabsorption kann im Verlaufe der Darmpassage mit unterschiedlicher Geschwindigkeit erfolgen. Ein Extrem stellen die Absorptionsfenster dar. Das sind Abschnitte im Intestinaltrakt, die für bestimmte Wirkstoffe, den ausschließlichen oder deutlich bevorzugten Ort der Absorption darstellen. Um eine verlängerte Wirkung zu erreichen, muß in diesem Fall eine Maßnahme gewählt werden, die die Gewähr bietet, daß die retardierte Arznei sich so lange wie möglich im Bereich des Absorptionsfensters aufhält (s.a. Schwimmkapsel). In vielen Fällen beobachtet man aber eher graduelle Unterschiede in der Wirkstoffabsorption - so z.B. beim Übertritt vom Dünndarm in den Dickdarm. Ist die Dickdarmabsorption gegenüber der Absorption im Dünndarm verlangsamt, kann es trotz einer sich nur langsam vermindernden oder sogar noch relativ konstanten Wirkstofffreigabe zu einer Unterschreitung der minimalen Wirkkonzentration kommen. Um dies zu vermeiden, ist es sinnvoll, gegen Ende des

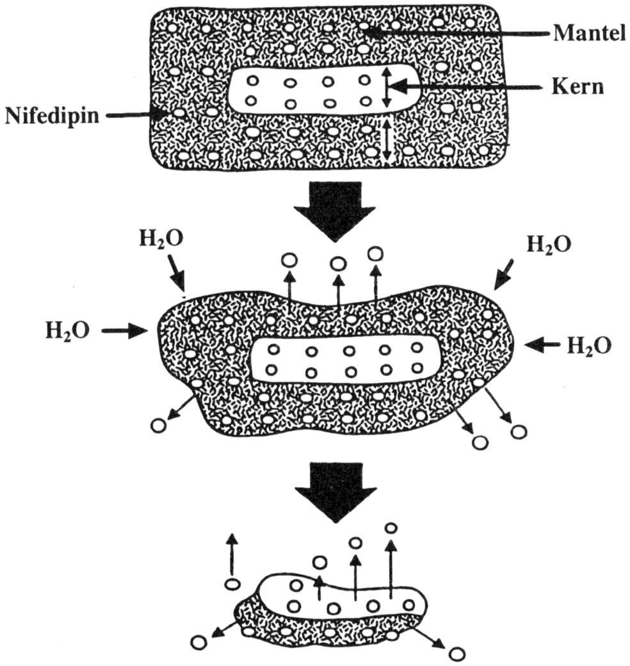

Abb. 1.8: Aufbau und Funktionsweise der Kern-Manteltablette Adalat® Eins: Der äußere Mantel besteht aus einem hydrophilen Polymergerüst, in das feinstverteiltes Nifedipin eingearbeitet ist. Der Mantel quillt unter schichtweiser Erosion, wobei eine langsame Freisetzung erfolgt. Erreicht der Erosionsprozeß den Kern, so wird aus diesem schnell freigesetzt. Dies kompensiert die im Vergleich zum restlichen Darm langsamere Resorption von Nifedipin im unteren Darmabschnitt (vorzugsweise Kolon) (Abb. modifiziert nach Herstellerinformationsmaterial).
<u>Wirkungsbesonderheit:</u> kein Abfallen sondern Verlängerung des Plasmaspiegelniveaus am Ende der Liberationszeit (aufgrund der „burst“ Freisetzung am Ende)

Auflösungsprozesses des retardierten Wirkstoffes aus einem getrennten Depot eine einer normalen Einzeldosis entsprechende Menge des Arzneistoffes unretardiert freizusetzen. Damit wird die Dauer der Wirkung innerhalb eines Dosierungsintervalls verlängert.

Im Prinzip läßt sich eine solche Arzneiform ebenfalls durch eine Manteltablette darstellen, bei der der Kern die unretardierte Arzneistoffmenge enthält, während der retardierte Arzneistoff sich in der Hülle befindet.

Beispiel: Adalat Eins 30 bzw. Adalat Eins 60. Der Kern enthält 5mg bzw.10mg, die Hülle 30mg bzw. 60mg Nifedipin (Eins - einmalige Applikation pro Tag, s. Abb. 1.8)

Die Wirkstofffreigabe aus einer festen Arzneiform ist im allgemeinen ein komplexer Vorgang, an dem verschiedene Prozesse beteiligt sind. Lediglich bei einer Hilfsstoff-freien Tablette ist die Wirkstofffreigabe ausschließlich eine Funktion der Wirkstoffauflösung. Hilfsstoffe können den Zutritt der Intestinalflüssigkeit zum Wirkstoff und die Diffusion des gelösten Wirkstoffs in das Lumen des Intestinaltraktes beeinflussen. Diese Einflußgrößen sind aber nicht konstant, sondern verändern sich z.B. durch Erosions- oder Quellungsvorgänge. Die Komplexizität der Wirkstofffreigabekinetik eröffnet grundsätzlich die Möglichkeit, durch Variation der die Wirkstofffreigabe beeinflussenden Teilprozesse die Freigabekinetik so zu modifizieren, daß sie sich weitgehend den therapeutischen Erfordernissen anpaßt. Dieses Prinzip läßt sich z.B. mit quellbaren Matrixtabletten (32), Zwei- oder Mehrschichttabletten (33), bzw. Zwei- oder Mehrschicht-Matrixtabletten (34) verifizieren. Es sind bereits Rechenmodelle zur Optimierung der betreffenden Arzneiformen unter der Annahme überschaubarer physikalischer und pysikalisch-chemischer Verhältnisse erarbeitet worden.

1.3 Literatur

(1) Schroeder, H.G. Acta psychiatr. scand. Suppl. 332, Vol.74 (1986) 167-171

(2) Kröger, E., Ärzte-Zeitung Nr. 89, 13 (1994)

(3) Gregory, G.K.E. et al., UK Patent Specification 1 548 022, Pharmaceutical dosage forms, 1979.

(4) Gregory, G.K.E. et al., UK Patent 2111423, 1982

(5) Gregory, G.K.E. et al., US Patent 4,371,516, 1983

(6) Davis, J.D., US Patent 4,642,903, 1987

(7) Gregory, G.K.E. et al., US Patent 4,305,502, 1981

(8) Wilson, C.G. et al., Int.J.Pharm., 40 (1-2), (1987) 119-23

(9) Wilson, C.G. et al., Int.J.Pharm., 40 (1-2), (1987)125-8

(10) Wilson, C.G. et al., Int.J.Pharm., 46 (3), (1988) 241-4619-123

(11) Camu, F. et al., European Journal of Anaesthesiology 15 (1988) 261-268

(12) Gram-Hansen, P., Schultz, A., Int.Journal of Clinical Pharmacology, Therapy and Toxicology Vol. 26 No. 6 (1988) 323-324

(13) Singh, A.N., Saxena, B., Current Therapeutic Research Vol.34 No.2 (1983) 227-238

(14) Ferenci, P. et al., Wiener Klinische Wochenschrift, 94 (1992) 148-150

(15) Johnson, P.C. et al., Journ.Amer.Med. Association JAMA-D4 (1986) 279-85

(16) Mutschler, E., Arzneimittelwirkungen, 7. Auflage (1996), S.262-263 Wiss. Verlagsges. Stuttgart

(17) Neundörfer, Die Parkinsonsche Krankheit, 3. Auflage, (1990)

(18) Streifler, Ed. M.B., Korezyn, A.D., Malamed, E., Youdim, M.B.H., Parkinsons Disesase: Anatomy, Pathology and Therapy, Raven Press New York Vol.53 (1990) 474-482

(19) Ernie, W., Held, K., Sheth, P.R., Dtsch. Apoth.-Ztg. 123 (7) (1983) 295-9

(20) Sheth, P.R., Tossonian, J., Ger.Offen.DE 3,232,873

(21) Crevoisier, Ch., Hoevels, B., Zürcher, G., Eur.Neurol. 27 (1987) 36-46

(22) Malcom, S.L. et al., Eur.Neurol. 27 (1987) 28-35

(23) Marion, M.H. et al., Eur.Neurol., 27 (1987) 54-58

(24) Grahnen, Eckernäs, Collin, Eur.Neur., 32 (1992) 343-48

(25) Lees, A.J., Parkinson's Disease:Anatomy, Pathology and Therapy, Raven Press New York,(1990)

(26) Elsevier, S. et al. Int.J.Pharm. 38 (1987) 187-191

(27) Timmermann , J., Möes, A.J., Int.J. Pharm. 62 (1990) 207-216

(28) Marion, M.H. et al., Eur.Neurol.27 (1987) 54-58

(29) Sandberg, A., Blomquist, I., Jonsson, U.E., Lundborg, P., Europ.J.Clin.Pharmacol. 33 (1988) 9-14

(30) Tuomilehto, J., Wikstrand, J. et al., J.of Cardiovascular Pharmacol. 16 (1990) 75-6

(31) Produktinformation „Madopar® HBS" für Parkinson-Patienten mit Fluktuationen, Hoffmann-La-Roche AG, Basel Pharma, Schweiz

(32) Fachinformation Beloc-Zok®, Astra Chemicals GmbH, 1994

(33) Fassihi,R.A., Ritschel,W.,A., J.Pharm.Sci. 82 (1993) 750-754

(34) Conte,U., Maggi, L., Biomaterials 17 (1996) 889-896

Anschrift des Autors:

Em. Prof. Dr. Claus Führer

Institut für Pharmazeutische Technologie

Mendelssohnstr. 1

D-38106 Braunschweig

2 Cyclodextrine - eine vielseitig verwendbare Gruppe neuer Hilfsstoffe

Prof. Dr. K.-H. Frömming, FU Berlin

Beispiele für Handelspräparate

Brexidol®, prostavasin®, Stada® Reise-Pastillen, Tegra®, True Test®

Weitere in anderen Ländern auf dem Markt befindliche Zubereitungen:
Tabletten (Tiaprofensäure, Chlordiazepoxid), Gurgelwasser (Jod).

2.1 Eigenschaften von Cyclodextrinen

Cyclodextrine (CD) sind cyclische Oligosaccharide, die durch enzymatischen Abbau von Stärke gebildet werden, wobei ein Gemisch von α–, β- und γ-CD entsteht.
α-CD ist aus sechs, β-CD aus sieben und γ-CD aus acht Glucosemolekülen zusammengesetzt (s. Abb. 2.1). Das bedingt für die Hohlräume der drei CD unter schiedliche innere Durchmesser von 0,45 nm, 0,7 nm bzw. 0,8 bis 0,9 nm. Das Besondere des Moleküls ist, daß es in wässriger Lösung und im festen Zustand in den Hohlraum andere Moleküle, auch Arzneistoffmoleküle, unter Bildung einer CD-Einschlußverbindung aufnehmen kann. Hierbei werden nur nicht-kovalente Bindungen ausgebildet.
Die Löslichkeiten der drei CD in Wasser sind unterschiedlich. Sie betragen bei 25° C für α-CD 14,5 g/100 ml, β-CD 1,58 g/100 ml und γ-CD 23,2 g/100 ml. Die CD können zu Derivaten mit veränderten Löslichkeiten umgewandelt werden. So ergibt einfache Alkylierung völlig wasserlösliche Derivate.

2.2 Herstellung von CD-Einschlußverbindungen

Der Hohlraumdurchmesser setzt Begrenzungen für den einzuschließenden Arzneistoff. Er muß räumlich in den Hohlraum hineinpassen. Der unterschiedliche Hohlraumdurchmesser der drei CD erlaubt jedoch eine recht große Variabilität. Der Arzneistoff

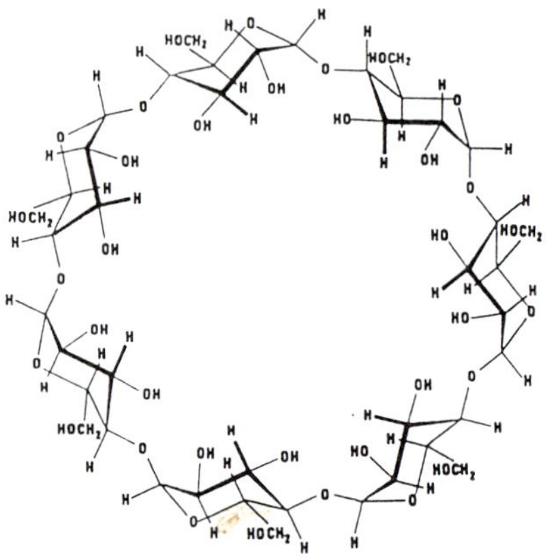

Abb. 2.1: β-Cyclodextrin

muß auch ausreichend lipophil sein, um eine stabile Einschlußverbindung bilden zu können. Der Hohlraum hat stärker lipophile als hydrophile Eigenschaften.
In wässriger Lösung bildet sich gemäß Massenwirkungsgesetz folgendes Gleichgewicht:

$$[\text{Arzneistoff} \cdot \text{CD}] \rightleftharpoons [\text{Arzneistoff}] + [\text{CD}] \qquad \text{Gl. 2.1}$$

Der Anteil an Einschlußverbindung hängt von dem Wert der Komplexbildungskonstanten ab.
Feste Einschlußverbindungen können nach unterschiedlichen Verfahren häufig recht unkompliziert hergestellt werden. Das wichtigste Verfahren ist die Ausfällung aus wässrigen bzw. wässrig-alkoholischen Lösungen durch Kopräzipitation. In vielen Fällen genügt es, die erwärmten Lösungen beider Komponenten zu mischen; bei anschließendem Abkühlen fallen die Komplexe mehr oder weniger schnell aus. Andere Verfahren sind die Gefriertrocknung oder das Knetverfahren. Bei letzterem wird eine wässrige pastenförmige Suspension aus CD und Arzneistoff geknetet.

2.3 Pharmazeutische Einsatzgebiete von CD und CD-Einschlußverbindungen

Vielfach lassen sich mit CD als Einschlußbildner mehrere pharmazeutisch interessante Effekte erreichen (Tab. 2.1). Vor allem die Möglichkeit der Stabilitätsverbesserung eingeschlossener Arzneistoffe und die Beeinflussung pharmakokinetischer und biopharmazeutischer Eigenschaften machen diese Komplexe so interessant.
Von besonderer praktischer Bedeutung ist die Stabilisierung von Prostaglandinen und Prostacyclinen. Andere Beispiele sind Amphotericin B, Benzaldehyd, Chlorpromazin,

Clofibrat, ätherische Öle, ungesättigte Fettsäuren, Nitroglycerol, lipophile Vitamine. In Lösungen muß allerdings auch mit dem Auftreten katalytischer Effekte gerechnet werden, wodurch die Zersetzung mancher Arzneistoffe durch CD beschleunigt werden kann.

Durch den molekularen Einschluß wird bei nichtparenteraler Verabreichung, insbesondere von schwerlöslichen Arzneistoffen, häufig eine verbesserte Bioverfügbarkeit erreicht. Mit dem Inlösunggehen der CD-Einschlußverbindung bildet sich das in Gl. 2.1 angeführte Gleichgewicht aus. Nicht eingeschlossene Arzneistoffmoleküle können schnell resorbiert werden. Für die perorale Verabreichung reicht zur Erzielung dieses Effektes in der Regel bereits die Löslichkeit des preisgünstigen β-CD aus. Beispiele für verbesserte Arzneistoff-Bioverfügbarkeiten aus festen β-CD-Einschlußverbindungen beim Menschen sind Flurbiprofen, Ipriflavon, Piroxicam, Spironolacton.

Viele Arzneistoffe können bisher nicht parenteral verabreicht werden, da noch kein ausreichend untoxischer Lösungsvermittler, der die erforderliche Arzneistoffdosis solubilisieren kann, vorhanden ist. Als vielversprechender neuer Lösungsvermittler hat sich das 2-Hydroxypropyl-β-CD erwiesen. Die Wasserlöslichkeit des extrem unlöslichen Steroid-Anästhetikums Alfaxalon (3,6 µg/ml) konnte z.B. um das etwa 8000fache bei Verwendung einer 20 %igen Lösung des CD-Derivates erhöht werden. Bisher liegen noch keine Hinweise auf eventuelle Nebenwirkungen des 2-Hydroxpropyl-β-CD vor.

Tab. 2.1 : Pharmazeutische Einsatzbereiche für CD-Einschlußverbindungen

Erhöhung der Stabilität eingeschlossener Arzneistoffe
Erhöhung der Löslichkeit und Lösungsgeschwindigkeit insbesondere schwer wasserlöslicher Arzneistoffe
Verwendung als Lösungsvermittler
Fixierung von Duft- und Aromastoffen
Überdeckung unangenehmen Geruchs und Geschmacks
Überführung flüssiger Stoffe in feste Darreichungsformen
Vermeidung von Wechselwirkungen des eingeschlossenen Stoffes mit anderen Bestandteilen des Formlings
Analytische Stofftrennungen

Mit diesen Hauptanwendungsgebieten gehen andere Verwendungsmöglichkeiten von CD einher.
Durch einen Einschluß können leicht flüchtige Duft- und Aromastoffe, z.B. in ätherischen Ölen, fixiert werden. Geruch und Geschmack eingeschlossener Komponenten werden unterdrückt, wie es bei Knoblauchöl oder bitter schmeckenden Arzneistoffen von Bedeutung ist. Flüssige Arzneistoffe können in feste CD-Komplexe überführt werden, eine Voraussetzung für die Verarbeitung zu festen Darreichungsformen. Beispiele sind ätherische Öle, Knoblauchöl oder Prostaglandine. Wechselwirkungen des eingeschlossenen Arzneistoffs mit anderen Bestandteilen in der festen oder meist auch in der wasserfreien halbfesten Darreichungsform können vermieden werden.
CD und CD-Derivate werden zu chromatographischen Trennungen verwendet. Die Bildung von Einschlußverbindungen mit unterschiedlichen Stabilitätskonstanten ermöglicht die Trennung von optischen, geometrischen oder Struktur-Isomeren. Beispiele sind Aminosäurederivate oder Barbiturate.

2.4 Fertigarzneimittel mit CD

prostavasin®: Das seit 1985 auf dem deutschen Mark befindliche Präparat wird zur Behandlung chronischer Verschlußkrankheiten eingesetzt. In dem zur intraarteriellen Infusion bestimmten Arzneimittel liegt Prostaglandin E 1 (Alprostadil) als α-CD-Einschlußverbindung vor. Durch den Einschluß werden die chemische Stabilität und die Wasserlöslichkeit des Alprostadils erheblich verbessert. Die Überführung in einen festen Komplex ermöglicht die Lagerung als Lyophilisat, das unmittelbar vor der Applikation gelöst wird.

Brexidol® Piroxicam/β-CD-Einschlußverbindung als Tablette und Granulat. Der hydrophile und leicht benetzbare Komplex löst sich schneller auf als Piroxicam allein. Dieses wird daher aus dem Einschluß rascher resorbiert, und die analgetische Wirkung tritt früher ein. Durch die schnelle Resorption treten nach Applikation auf nüchternen Magen keine höheren Konzentrationen an Piroxicam im Jejunum und Ileum auf. Dadurch wird die sonst nach Gabe dieses Wirkstoffs beobachtete Nebenwirkung der Diaphragma-Erkrankung des Dünndarms vermieden.

Tegra®: magensatresistente Dragees: Knoblauchzwiebelöl/β-CD-Einschlußverbindung zur peroralen Applikation. Durch die Einschlußbildung wird
- eine Überführung des flüssigen Öls in die feste Form,

- eine Minderung des Geruchs der Darreichungsform - aber
  keine Verminderung der Geruchsabgabe durch die Haut -,
- eine Stabilisierung der Bestandteile des Öls,
- eine Solubilisierung des Öls

erreicht.

Stada® Reise-Pastillen: Das enthaltene β-CD dient der Lösungsvermittlung des schlecht wasserlöslichen 8-Chlortheophyllins und zur Stabilisierung des enthaltenen Orangenöls.

True Test®: Der gebrauchsfertige Epikutantest zum Nachweis von Kontaktallergien enthält β-CD als Hilfsstoff. CD werden Diagnostika zur Solubilisierung und Stabilisierung der Testsubstanzen zugesetzt.

Weitere in anderen Ländern auf dem Markt befindliche β-CD haltige Zubereitungen enthalten Tiaprofensäure (Tabletten), Chlordiazepoxid (Tabletten), Jod (Gurgelwasser) als Wirkstoff.

2.5 Literatur

Frömming, K.-H., Szejtli, J., Cyclodextrins in Pharmacy, Kluwer Academic Publishers Dordrecht, Boston, London, 1993

Adresse des Autors:
Prof. em. Dr. K.-H. Frömming
Freie Universität Berlin
Institut für Pharmazie I
Pharmazeutische Technologie
Kelchstr. 31
D-12169 Berlin

3 Arzneistoffzufuhr über die Mundschleimhaut - Moderne orale Haftarzneiformen

Prof. Dr. M. Dittgen, Jenapharm GmbH

Beispiele für Handelspräparate

Tab. 3.1: Beispiele für Handelspräparate, die nach einer Arzneistoffzufuhr über die Mundschleimhaut systemisch wirken, und deren Einsatzgebiete

Arzneiform	Arzneistoff (Behandlung von)	Handelsname
Beißkapsel	Glyceroltrinitrat (Angina pectoris)	Corangin Nitrokapseln®, Coro-Nitro Zerbeißkapseln®, Nitrangin Isis®, Nitrokapseln-ratiopharm®
Kaumasse	Nicotin (Nicotinsucht)	Nicorette®
Kautablette	Isosorbiddinitrat (Angina pectoris)	Risordan®, Sorbitrate®
Polymerlaminat, bioadhäsiv	**Buprenorphin-HCl (Schmerzen)**	**Cydot®**
Spray	Glyceroltrinitrat (Angina pectoris) Isosorbiddinitrat (Angina pectoris)	Corangin Nitrospray®, Coro-Nitro Spray®, Nitrangin Pumpspray®, Nitrolingual® -Pumpspray, Lenitral Spray® Isocard Spray®
Tablette, löslich	Glyceroltrinitrat (Angina pectoris) Isosorbiddinitrat (Angina pectoris) Erythrithtrinitrat (Angina pectoris) Apomorphin (Schmerzen) Buprenorphin-HCl (Schmerzen) Oxytocincitrat (Geburtseinleitung) Dihydroergotaminmesilat (Hypotone Symptome) div. homöopath. Dilutiones (Hyperthyreose, Schmerzen) Prochlorperazin (Migräne, Nausea usw.) Methyltestosteron (Androgenmangel) Nifedipin (Angina pectoris)	Nitrostat® Nitro- Tablinen® Cardiwell® Apomorphine® Temgesic® Pitocin® Dihytamin® Hewethyreon®, Thyreo-Pasc®, Albraton® Bucastem® Metandren® Adalat®
Tablette, Lyophilisat	Oxazepam Lorazepam (Psychopharmaka)	Seresta Expidet® Temesta Expidet®
Tablette, bioadhäsiv	**Glyceroltrinitrat (Angina pectoris)**	**Nitroglin®, Susadrin®**

3.1 Besonderheiten des Applikationsortes, Einflüsse auf die Resorption

Die Resorptionsbedingungen im Bereich des Mundes unterscheiden sich von denen im Gastrointestinaltrakt, und sie werden allgemein als günstiger bewertet [1,2], obwohl je nach dem genauen Applikationsort erhebliche Unterschiede bestehen (Abb. 3.1). Diese Unterschiede resultieren aus der unterschiedlichen Dicke und Keratinisierung der Schleimhaut und der dadurch variierenden Durchlässigkeit gegenüber Wasser und Arzneistoffen sowie dem Grad der Durchblutung der Schleimhaut (Tab. 3.2).

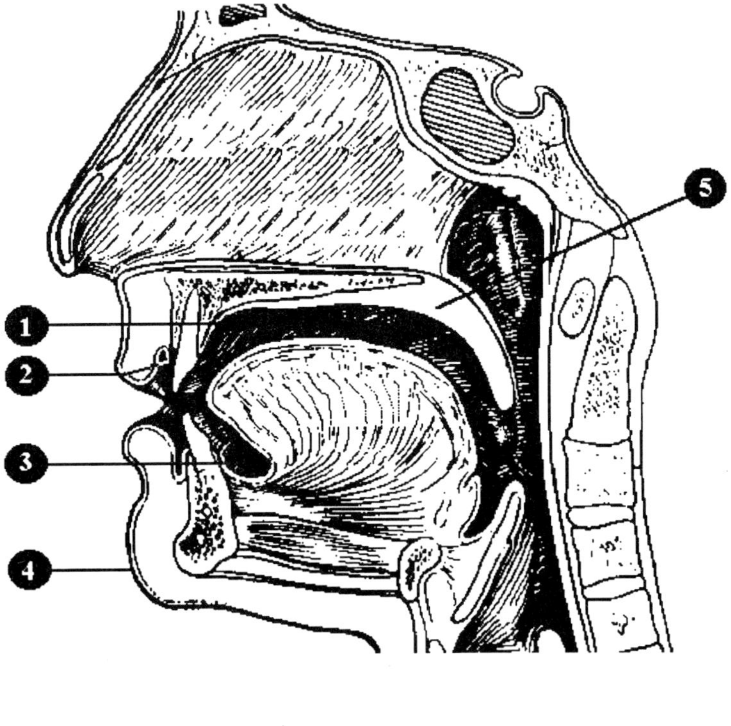

Abb. 3.1: Vereinfachte Querschnittdarstellung der Mundhöhle mit möglichen Applikationsorten
1 Wangentasche (buccal), 2 Zahnfleisch (gingival), 3 Zungengrund (sublingual), 4 Haut (transdermal, zum Vergleich), 5 harter Gaumen (palatal, zum Vergleich)

Für viele Arzneistoffe und insbesondere Peptide werden trotz günstiger Resorptionsbedingungen die therapeutisch wirksamen Blutspiegel nicht erreicht. In diesen Fällen wird versucht, mit Permeationsbeschleunigern (Enhancer) den Schleimhautdurchtritt vorteilhaft zu beeinflussen. Dabei handelt es sich teilweise um die Substanzen, die auch den transdermalen Durchtritt von Arzneistoffen verbessern (s. Kap. „Transdermale Therapeutische Systeme (TTS)). Besondere Bedeutung haben in diesem Zusammenhang 1-Dodecylazacyclo-heptan-2-on (Azone®, z.B. für Propranolol, Sandostatin®), Salze der Gallensäuren (z.B. für Insulin, Calcitonin, Octreotid, Interferon, Sandostatin®), Cetyltrimethylammoniumsalze, Natriumlaurylsulfat und andere Tenside (z.B. für Lidocain, Insulin, Propranolol, Theophyllin, 5-Fluorouracil) [3-5]. Außerdem können insbesondere bei nicht haftenden Applikationssystemen Verluste an Arzneistoff durch Oxidasen, Reduktasen, Lipoxygenasen, Phosphatasen, Carbohydrasen, Nucleasen, Esterasen und Peptidasen, die in der Mundhöhle aktiv sein können, verursacht werden [6].

Tab. 3.2. Parameter mit Einfluß auf die Resorption von Arzneistoffen im Bereich der Mundhöhle, nach [2,4]

Position in Abb. 3.1	Applikation	Dicke [µm]	Zeit [d] der Regeneration	Blutfluß [ml/min]	Durchlässigkeit *10-7 [cm/min]	Keratinisierung
1	buccal	500-600	13	20,3-24,0	579	keine
2	gingival	200		14,7-19,5		vorhanden
3	sublingual	100-200	20	9,7-12,2	973	keine
4	transdermal	120	27	9,4	44	vorhanden
5	palatal	250-310	24	7,0-8,9	450	vorhanden

3.2 Charakteristik der Arzneiformen, Vor- und Nachteile

Arzneiformen, wie beispielsweise Lutschtabletten, Pastillen (compressed lozenges, Ph.Eur.), die eine lokale Wirkung im Mundbereich entfalten, sind hier nicht berücksichtigt. Von den Arzneiformen, die den enthaltenen Arzneistoff im Mundbereich freisetzen und zur Resorption bringen, wie
Beißkapseln,
Bioadhäsive Polymerlaminate und Tabletten (muco-adhesive tablets, Ph.Eur.),
Buccaltabletten (buccal tablets, Ph.Eur.),
Kaumassen und Kautabletten (chewable tablets, Ph.Eur.),
Sublingualtabletten (sublingual tablets, Ph.Eur.),

sollen schwerpunktmäßig nur Tabletten und Polymerlaminate behandelt werden, die an der Schleimhaut haften. Diese oralen Haftarzneiformen werden in zahlreichen neueren Übersichten zu diesem Thema [4, 7-16] als moderne buccale oder orale Haftarzneiformen bezeichnet, um sie von den herkömmlichen nicht bioadhäsiven Arzneiformen abzugrenzen. Die gewählte Abgrenzung (vgl. [8]) berücksichtigt die Arzneiform und die Mobilität des Sytems (wie haftend, nicht haftend), jedoch nicht die Applikationsbedingungen (wie buccal, gingival, peridontal, sublingual).
Das Phänomen der Schleimhauthaftung (Bioadhäsion) wird in Kapitel „Bioadhäsion und bioadhäsive Arzneiformen" erläutert.

Die Vor- und Nachteile der oralen Haftarzneiformen (Tab. 3.3) ergeben sich überwiegend aus der Spezifik des Resorptionsortes (vgl. 3.1).

Tab. 3.3: Ursachen der Vor- und Nachteile der oralen Haftarzneiformen

Vorteil	Ursache	**Nachteil**	Ursache
hohe Arzneistoffstabilität	kein Einfluß von Magensaft	**Fremdkörpergefühl**	ungeeignete Form, unzureichende Flexibilität
schnelle, gute Resorption	enger Kontakt zur gut durchlässigen Schleimhaut	**unangenehmer Geschmack**	Stearate, Geschmack des Wirkstoffs
kein „first pass effect"	Umgehung der primären Leberpassage	**Behinderung beim Essen, Trinken**	fehlender Anwendungshinweis
gute Möglichkeiten für „Enhancement"	schnell regenerierende Schleimhaut	**Therapieversagen**	unfreiwilliges Schlucken der Arzneiform

3.3 Bioadhäsive Tabletten

Eine der ersten oralen Haftarzneiformen war eine von Nagai et al. [11] vorgeschlagene Zweischichttablette (Abb.2) mit Triamcinolon zur Behandlung von Aphthen (Aftach®). Die bei Zweischichttabletten grundsätzlich mögliche multidirektionale Freisetzung des Wirkstoffs ist bei der beabsichtigten lokalen Wirkung nicht von Nachteil. Später wurde von der gleichen japanischen Gruppe [12,17] eine einseitig mit bioadhäsivem Material umgebene Tablette (dome-shaped adhesive device) für die Anwendung auf der oralen Schleimhaut entwickelt, die den Wirkstoff unidirektional freisetzt und damit besser für eine systemische Verabfolgung von Peptiden und anderen Wirkstoffen geeignet sein soll.

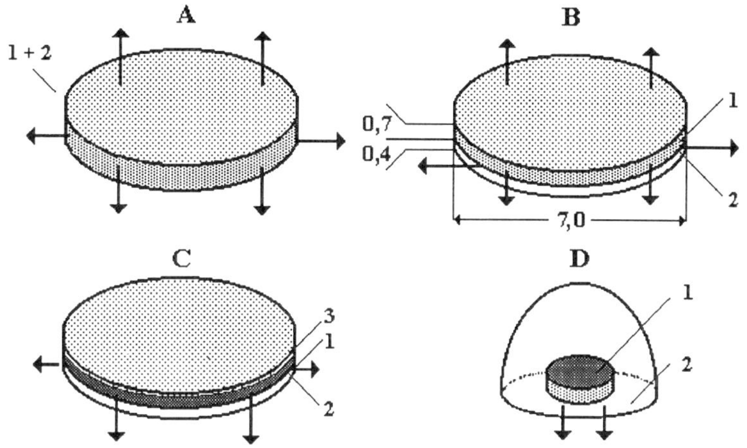

Abb. 3.2: Richtungsabhängige Wirkstofffreisetzung aus oralen Hafttabletten, nach [11,17,18]
A bioadhäsive Tablette, multidirektionale Freisetzung
B Zweischichttablette, multidirektionale Freisetzung
C Zweischichttablette mit impermeabler Deckschicht, überwiegend unidirektionale Freisetzung
D einseitig umhüllte Tablette (dome-shaped adhesive device), unidirektionale Freisetzung
1 wirkstoffhaltige Schicht, 2 bioadhäsive Schicht, 3 impermeabler Überzug, Maßangaben in mm

Eine einfache multidirektional freisetzende bioadhäsive Tablette kann beispielsweise durch Direktverpressung einer Mischung aus Hydroxypropylcellulose (Klucel® F) und quervernetzter Polyacrylsäure (Carbopol® 934) mit einem geeigneten Gleitmittel hergestellt werden [12], wobei die Haftkraft durch das Masseverhältnis der Polymere bestimmt wird (Abb. 3.3).

Eine ähnliche bioadhäsive Tablette, bestehend aus Hydroxypropylmethylcellulose (Methocel® K100M), quervernetzter Polyacrylsäure (Carbopol® 910), Magnesiumstearat und Polymethylmethacrylat (Eudragit® RSPM) wurde entwickelt [19], um die Bioverfügbarkeit von Morphin zu verbessern. Die Tablette mit 30 mg Morphinsulfat wurde gesunden Probanden buccal verabfolgt. Durch die Überlagerung von Quellungs- und Diffusionsvorgängen kam es zu einer vom Fick´schen Gesetz abweichenden Freisetzung (non-Fickian release). Dadurch wurde binnen 8 Stunden mit ca. 30% der Dosis signifikant mehr Morphin resorbiert als aus einer oralen Lösung (23%).

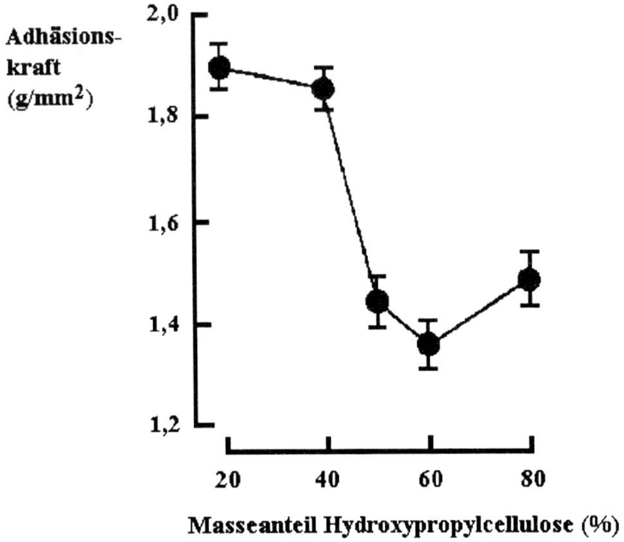

Abb. 3.3 Adhäsionskraft einer oralen Hafttablette aus quervernetzter Polyacrylsäure und Hydroxypropylcellulose als Funktion des Masseanteiles an Hydroxypropylcellulose, nach [12]

Die einseitig bioadhäsiv umhüllte Tablette (D) wird hergestellt, indem der Wirkstoff (Insulin) zusammen mit Natriumglycocholat (Permeationsbeschleuniger) in Kakaofett dispergiert und zu einem Kern mit 5 mm Durchmesser und 1 mm Dicke ausgeformt wird. Der Kern wird auf einer hydraulischen Presse dreiseitig mit einer bioadhäsiven Schicht aus Hydroxypropylcellulose und Carbopol® 934 (1:2) ummantelt. Das System wurde am Beaglehund getestet, und es funktionierte hier insoweit, daß einerseits ein erhöhter Blutspiegel von Insulin gemessen und andererseits eine Absenkung des Blut-Glucose-Spiegels beobachtet werden konnte. Dennoch fand das System keinen Eingang in die Therapie, weil es relativ zur i.m. Verabfolgung nur eine Bioverfügbarkeit von 0,5 % erreichte. Diese Entwicklung hat jedoch entscheidend zum Fortschritt bioadhäsiver Systeme zur Verabfolgung von Peptiden beigetragen.
Neben den dargestellten Konstruktionsprinzipien (Abb. 3.2) sind grundsätzlich weitere denkbar und beschrieben [4, 8, 15].

3.4 Bioadhäsive Polymerlaminate und Haftfilme

Grundsätzlich können die für eine Arzneistoffzufuhr über die Mundschleimhaut vorgesehenen Polymerlaminate und Haftfilme ähnlich wie die im Kapitel „Transdermale Therapeutische Systeme“ beschriebenen TTS aufgebaut sein. Allerdings

erfordert der Applikationsort spezielle Abmessungen und eine definierte, die Schleimhaut nicht schädigende Haftkraft. Dies mag die Ursache dafür sein, daß bisher weltweit nur wenige geeignete Systeme zur Verfügung stehen.
Das von 3M Pharmaceuticals entwickelte TMD Patch ist bereits relativ weit fortgeschritten. Das unter dem Namen Cydot® registrierte TMD Patch ist in verschiedenen Ausführungsformen beschrieben (Abb. 3.4).

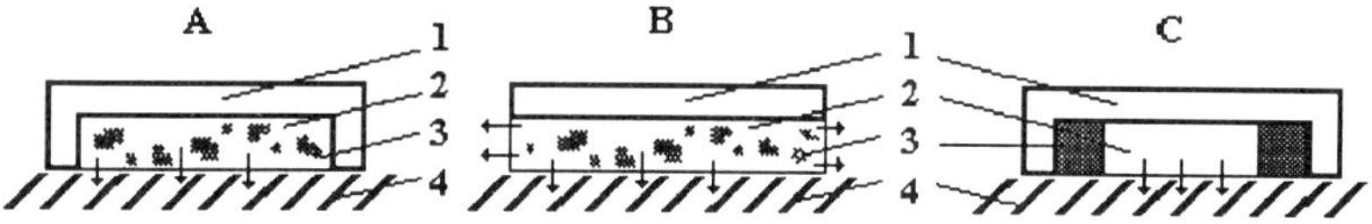

Abb. 3.4: Richtungsabhängige Wirkstofffreisetzung aus verschiedenen Ausführungsformen des TMD patch Cydot® von 3M
A geschlossene Matrix, unidirektionale Freisetzung
B offene Matrix, multidirektionale Freisetzung
C Reservoirsystem mit Kleberand, unidirektionale Freisetzung
1 Deckschicht, 2 Arzneistoffreservoir, 3 Kleber, 4 Schleimhaut, modifiziert nach [9,12,20]

In einem breit angelegten Screening wurde die buccale Bioverfügbarkeit von 10 verschiedenen Wirkstoffen aus Cydot® untersucht [9], wobei sich das System insbesondere bei Buprenorphin, Digoxin, Estradiol, Glyceroltrinitrat, niedrigmolekularem Heparin und Melatonin als vorteilhaft erwies.
Am Beispiel des Cydot® mit Melatonin wurde der Einfluß der Herstellung, verschiedener Klebertypen (quervernetzte Polyacrylsäure) und -konzentrationen auf die Qualitätsparameter des Systems, wie Arzneistofffreisetzung, Quellung, Hydratation und primäre Haftkraft, untersucht [9]. Mit zunehmendem Anteil an quervernetzter Polyacrylsäure stieg die primäre Haftkraft, in gleichem Maße verlangsamte sich jedoch die Arzneistofffreisetzung. Von entscheidendem Einfluß war die Dicke des Haftfilmes, die bei gleichem Durchmesser (0,5 cm^2) unterschiedliche Wirkstoffkonzentrationen (1 bis 4 %) bedingt. In diesem Bereich korrelierte die Fläche unter der Kurve mit der applizierten Dosis und damit zugleich mit der Schichtdicke des Systems.
Cydot® mit Buprenorphin wurde Probanden über 12 Stunden verabfolgt, wobei das System alternativ am Zahnfleisch und an der Lippe befestigt war [21]. Die Serumkonzentrationen, die bis zu 24 Stunden gemessen werden konnten, unterschieden sich in der Tendenz je nach dem gewählten Applikationsort (Abb. 3.5). Die Bioverfügbarkeit der Base war etwa 6-fach besser als die der Salzform.

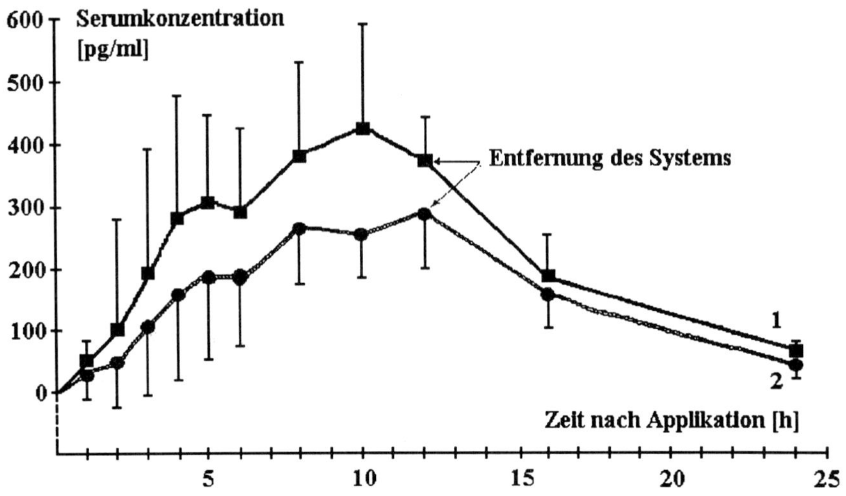

Abb. 3.5: Vergleich der Serumkonzentrationen von Buprenorphin nach gingivaler (1) und labialer (2) Applikation des jeweils 2,9 mg Wirkstoff enthaltenden 3M Haftfilmes Cydot®, nach [9,20,21]

Das 3M-System kann über 8 Stunden und länger angewandt werden. Dies ist beispielsweise zur Verabfolgung des niedrigmolekularen Heparins erforderlich, um eine ausreichende Aktivität des Wirkstoffs im Plasma zu erreichen. Dabei wurden milde Irritationen der Schleimhaut beobachtet, die jedoch nur von kurzer Dauer waren und die auf den verwendeten Penetrationsenhancer (Tensid) zurückgeführt werden konnten [9].

3.5 Orale Haftarzneiformen in der Entwicklung und klinischen Prüfung

In den letzten Jahren sind die Anstrengungen zur Entwicklung oraler Haftarzneiformen, welche die enthaltenen Wirkstoffe in der Mundhöhle zur Resorption bringen, verstärkt worden [11, 16, 17]. Das Ergebnis dieser Anstrengungen sind orale Haftarzneiformen für ein relativ breites Sortiment verschiedener Wirkstoffe und therapeutischer Gruppen (Tab. 3.4), die sich teilweise noch in der Entwicklung, vielfach jedoch schon in der klinischen Prüfung befinden.

Tab. 3.4: Therapeutische Gruppen oraler Haftarzneiformen, die sich in der Entwicklung oder klinischen Prüfung befinden

Therapeutische Gruppe[1]	Wirkstoff (e)	Arzneiform	Quelle	Bemerkung
Parkinsonmittel	Piribedil	Tablette 6...8 mm	[22]	
Analgetikum/ Antirheumatikum	Buprenorphin	Haftfilm	[9,21,23-26]	3M Technologie
		Hydrogel	[27]	
	Morphin	Tablette 6...8 mm	[8,19,27,28]	
	Diclofenac	Hydrogel	[8,27]	HEMA[2]
ß-Rezeptorenblocker	Propranolol	Tablette	[8,29,30]	Direktverpressung
		Haftfilm	[8]	
	Timolol	Manteltablette	[8,27]	
Corticoid	Hydrocortison	Hydrogel	[31]	Erosion-Diffusion-Mechanismus
Sexualhormon	Testosteron	Tablette	[32-35]	
	Estradiol	Tablette	[36]	
		Haftfilm	[9]	3M Technologie
Antitussivum	Codein	Tablette 10 mm	[8,37]	NaCMC und HPMC
Schlafhormon	Melatonin	Haftfilm	[9]	3M Technologie
Antikoagulans	LMW Heparin	Haftfilm	[9]	3M Technologie
Hypophysenhormon	Oxytocin	Hydrogel	[8,27]	
Immuntherapeutikum	Interferon	Lösung	[3]	höchste AUC mit 4% Taurocholat
Herzmittel	Digoxin	Haftfilm	[9]	3M Technologie
Antidiabetikum	Insulin	Manteltablette	[8,17,27]	Direktverpressung
Koronarmittel	Isosorbiddinitrat	Mikropartikeln	[38]	
	Glyceroltrinitrat	Haftfilm	[9]	3M Technologie
		Tablette	[8]	

[1] nach Rote Liste® 1997 [2] HEMA, Hydroxyethylmethacrylat

3.6 Literatur

1. Squier, C.A., Wertz, P.W. Permeability and the pathophysiology of oral mucosa. *Adv. Drug Del. Rev.* **12**, 13-24, **1993**

2. Squier, C.A., Wertz, P.W. Structure and Function of the Oral Mucosa and Implications for Drug Delivery. In: Rathbone,M.J. ed., *Oral mucosal drug delivery*, New York and Basel, Marcel Dekker, **1996**, p. 1

3. Steward, A., Bayley, D.L., Howes, C. The Effect of Enhancers on the Buccal Absorption of Hybrid (Bdbb) alpha-Interferon. *Int. J. Pharm.* **104**, 145-149, **1994**

4. Junginger, H.E., De Vries, M.E., Bodde, H.E. Modern drug dosage forms for local and systemic action in the oral cavity and pharynx. *Dtsch. Apoth. Ztg.* **131**, 1337-1348, **1991**

5. Aungst, B.J. Oral Mucosal Permeation Enhancement: Possibilities and Limitations. In: Rathbone,M.J. ed., *Oral mucosal drug delivery*, New York and Basel, Marcel Dekker, **1996**, p. 65

6. Yamahara, H., Lee, V.H.L. Drug metaboloism in the oral cavity. *Adv. Drug Del. Rev.* **12**, 25-40, **1993**

7. Duchene, D., Touchard, F., Peppas, N.A. Pharmaceutical and medical aspects of bioadhesive systems fro drug administration. *Drug Dev. Ind. Pharm.* **14**, 283-318, **1988**

8. Rathbone, M.J., Ponchel, G., Ghazali, F.A. Systemic oral mucosal drug delivery and delivery systems. In: Rathbone,M.J. ed., *Oral mucosal drug delivery*, New York and Basel, Marcel Dekker, **1996**, p. 241

9. DeGrande, G., Benes, L., Horriere, F., Karsenty, H., Lacoste, C., McQuinn, R.L., Guo, J.-H., Scherrer, R. Specialized oral mucosal drug delivery systems: Patches. In: Rathbone,M.J. ed., *Oral mucosal drug delivery*, New York and Basel, Marcel Dekker, **1996**, p. 285

10. Gupta, A., Garg, S., Khar, R.K. Mucoadhesive buccal drug delivery systems: a review. *Indian Drugs.* **29**, 586-593, **1992**

11. Nagai, T., Machida, Y. Bioadhesive dosage forms for buccal/gingival administration. In: Lenaerts,V., Gurny,R. eds., *Bioadhesive drug delivery systems*, Boca Raton, CRC Press, **1990**, p. 137

12. Nagai, T., Machida, Y. Buccal delivery systems using hydrogels. *Adv. Drug Del. Rev.* **11**, 179-191, **1993**

13. Ponchel, G. Formulation of Oral Mucosal Drug Delivery Systems for the Systemic Delivery of Bioactive Materials. *Adv. Drug Del. Rev.* **13**, 75-87, **1994**

14. Veillard, M. Buccal and gastrointestinal drug delivery systems. In: Gurny,R., Junginger,H.E. eds., *Bioadhesion - Possibilities and Future Trends*, Stuttgart, Wiss. Verlagsgesellschaft, **1990**, p. 124

15. Merkle, H.P., Anders, R., Wermerskirchen, A. Mucoadhesive buccal patches for peptide delivery. In: Lenaerts,V., Gurny,R. eds., *Bioadhesive drug delivery systems*, Boca Raton, CRC Press, **1990**, p. 105

16. Duchene, D., Ponchel, G. Bioadhesion A new pharmacotechnical method for improving therapeutic efficiency. *S. T. P. Pharma [Paris].* **5**, 830-838, **1989**

17. Chien, Y.W., Banga, A.K. Potential developments in systemic delivery of insulin. *Drug Dev. Ind. Pharm.* **15**, 1601-1634, **1989**

18. Thorburn, D.N., Ferguson, M.M. Topical Corticosteroids and Lesions of the Oral Mucosa. *Adv. Drug Del. Rev.* **13**, 135-149, **1994**

19. Anlar, S., Capan, Y., Guven, O., Gogus, A., Dalkara, T., Hincal, A.A. Formulation and in Vitro in Vivo Evaluation of Buccoadhesive Morphine Sulfate Tablets. *Pharm. Res.* **11**, 231-236, **1994**

20. Anonymous3M Latitude Drug Delivery System: a new name in transdermal therapy. **6**, 4-5, **1995** (Abstract)

21. McQuinn, R.L., Kvam, D.C., Maser, M.J. Sustained oral mucosal delivery in human volunteers of buprenorphine from a thin non-eroding mucoadhesive polymeric disc. *J. Controlled Release.* **34**, 243-250, **1995**

22. Beyssac, E., Aiache, J., Chezaubernard, C., Caplain, H., Douin, M.J., Renoux, A. Development and pharmacokinetic evaluation of piribedil bioadhesive buccal tablet. *Proc. Int. Symp. Controlled Release Bioact. Mater.* **21ST**, 891-892, **1994**

23. Guo, J.-H. Bioadhesive buccal polymer patches for buprenorphine controlled delivery. *Proc. Int. Symp. Controlled Release Bioact. Mater.* **21ST**, 545-546, **1994**

24. Guo, J., Cooklock, K.M. Bioadhesive buccal polymer patches for buprenorphine controlled delivery: Solubility consideration. *Proc. Int. Symp. Controlled Release Bioact. Mater.* **22nd**, 300-301, **1995**

25. Guo, J., Cooklock, K.M. Bioadhesive polymer buccal patches for buprenorphine controlled delivery: solubility consideration. *Drug Dev. Ind. Pharm.* **21**, 2013-2019, **1995**

26. Guo, J. Bioadhesive polymer buccal patches for buprenorphine controlled delivery: formulation, in-vitro adhesion and release properties. *Drug Dev. Ind. Pharm.* **20**, 2809-2821, **1994**

27. Kellaway, I.W., Warren, S.J. Chemistry and application properties of polymethacrylate coating systems. In: Rathbone,M.J. ed., *Oral mucosal drug delivery*, New York and Basel, Marcel Dekker, **1996**, p. 221

28. Beyssac, E., Touaref, F., Aiache, J.M., Sandouk, P., Haguenauer, D. In vivo evaluation of a bioadhesive controlled-release buccal morphine tablet. *Proc. Int. Symp. Controlled Release Bioact. Mater.* **21ST**, 553-554, **1994**

29. Chen, W.G., Hwang, G.C. Adhesive and in vitro release characteristics of propranolol bioadhesive disc system. *Int. J. Pharm.* **82**, 61-66, **1992**

30. Kislal, O., Celebi, N. Studies on bucco-adhesive tablet formulation of propranolol hydrochloride. *Proc. Int. Symp. Controlled Release Bioact. Mater.* **19th**, 397-8, Editor(s): Kopec, **1992**

31. Fabregas, J.L., Carcia, N. In vitro studies on buccoadhesive tablet formulations of hydrocortisone hemisuccinate. *Drug Dev. Ind. Pharm.* **21**, 1689-1696, **1995**

32. Voorspoels, J., Sy, W.D., Remon, J.P. Bioavailability of testosterone using a bioadhesive tablet with penetration enhancers in dogs. *World Meet. Pharm.* **Biopharm. Pharm. Tec**, 179-80 Publisher: APGI, **1995**

33. Voorspoels, J., Remon, J.P. Buccal absorption of testosterone and testosterone esters using a buccal bioadhesive tablet. *Proc. Int. Symp. Controlled Release Bioact. Mater.* **21ST**, 539-540, **1994**

34. Voorspoels, J., Remon, J., Eechaute, W., De Sy, W. Buccal absorption of testosterone and its esters using a bioadhesive tablet in dogs. *Pharm. Res.* **13**, 1228-1232, **1996**

35. Voorspoels, J., Remon, J.P., Eechaute, W., DeSy, W. Buccal absorption of testosterone and its esters using a bioadhesive t ablet in dogs. *Pharmaceut. Res.* **13**, 1228-1232, **1996** (Abstract)

36. Fridriksdottir, H., Loftsson, T., Gudmundsson, J.A., Bjarnasson, G.J., Kjeld, M., Thorsteinsson, T. Design and in vivo testing of 17-estradiol-HPCD sublingual tablets. *Pharmazie.* **51**, 39-42, **1996**

37. Ranga Rao, K.V., Ben-Amor, A., Buri, P. Studies on bioadhesive tablet formulation of codeine phosphate. *S. T. P. Pharma [Paris].* **5**, 899-903, **1989**

38. Vyas, S.P., Jain, C.P. Bioadhesive polymer-grafted starch microspheres bearing isosorbide dinitrate for buccal administration. *J. Microencapsulation.* **9**, 457-464, **1992**

Anschrift des Autors:
Prof. Michael Dittgen
Jenapharm GmbH
Otto-Schott-Str. 15
D-07745 Jena

4 Bioadhäsion und bioadhäsive Arzneiformen

Prof. Dr. C.-M. Lehr, Universität des Saarlandes

Beispiele für Handelspräparate

Solcoseryl Dental Adhäsivpaste (Oral-B), Pansoral® (Schweiz, Frankreich)

4.1 Definitionen und Ziele

Bioadhäsion ist ein Sammelbegriff für alle Arten von Adhäsionsphänomenen, bei denen mindestens eine der beteiligten Phasen - das Substrat oder das Adhäsivum - belebt ist. Beispiele für Bioadhäsion sind somit das Haften von Bakterien, Algen oder Muscheln an Felsen oder Schiffsrümpfen, die Bildung von neuem Gewebe um künstliche Organe oder Implantate (z.B. Herzklappen, Hüftgelenke) oder die Adhäsion von Blutplättchen auf der Innenwand von Blutgefäßen als Vorstufe einer Thrombose. Allen Bioadhäsionsvorgängen ist gemeinsam, daß sie grundsätzlich in Gegenwart von Wasser stattfinden. Dies ist insofern bemerkenswert, als Nässe oder Feuchtigkeit dem Zustandekommen bzw. der Endfestigkeit technischer Adhäsionsprozesse („Kleben") in der Regel entgegenstehen. Aus den o.g. Beispielen hingegen wird deutlich, daß die Haftkräfte bei Bioadhäsionsprozessen auch unter jenen besonderen Bedingungen durchaus beachtlich sein können, um den jeweiligen mechanischen oder chemischen Belastungen standzuhalten. Aus technologischer Sicht kann es entweder von Bedeutung sein, Bioadhäsionsvorgänge zu verhindern oder dieselben gezielt herbeizuführen.

Zu Beginn der 80er Jahre erschien in der pharmazeutischen Literatur eine Anzahl von Publikationen, welche die Vorstellung propagierten, verschiedene Arzneiformen an ihrem jeweiligen Applikationsort quasi „anzukleben". Je nach Art des vorgesehenen Applikationsweges bzw. der Darreichungsform ist das Substrat für solche bioadhäsiven Arzneiformen entweder die Schleimhaut des Mundes, des Auges, der Nase oder auch des Gastro-Intestinaltraktes. Da es sich bei allen diesen Geweben um mucosale Epithelien handelt, welche von einer mehr oder weniger dicken Schleimschicht (Mucus) bedeckt sind, wurde für diese besondere Art von Bioadhäsion auch der Begriff Mucoadhäsion geprägt. Hierdurch wird dieses Phänomen von anderen adhäsiven Systemen zur Anwendung am oder im menschlichen Körper (z.B. Pflaster oder transdermale Systeme, Fibrinkleber oder Knochenzement in der Chirurgie) treffend abgegrenzt. Es bleibt aber festzuhalten, daß Mucoadhäsion lediglich eine

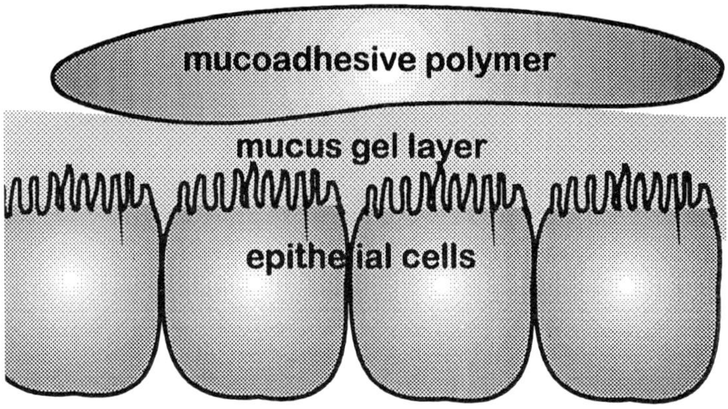

Abb. 4.1: Schematische Darstellung der Haftung eines mucoadhäsiven Arzneistoff-Abgabesystems auf einer Schleimhaut. [5]

besondere Variante von (und keinesfall ein Synonym für) Bioadhäsion darstellt. Auch bei der Mucoadhäsion ist das eigentliche Zielsubstrat das Schleimhautgewebe selbst, zu welchem die daran haftende Mucus-Gelschicht als Verbindungsglied dient (Abb. 4.1).

Die Zielvorstellungen bzw. therapeutischen Vorteile, welche mit der Entwicklung von bioadhäsiven Arzneiformen verbunden werden, sind in Tab. 4.1 zusammengefaßt. Die ursprünglichen („klassischen") Ziele dieses Konzepts beruhten zunächst auf der Idee, eine Arzneiform durch das „Ankleben" an einer Schleimhautoberfläche dort möglicherweise über längere Zeit festhalten zu können. Auf diese Weise könnte man für Arzneiformen mit verlängerter Wirkstoff-Freigabe eine dauerhafte „Plattform" [1]

Tab. 4.1: Ursprüngliche und neue Zielvorstellung für das Konzept bioadhäsiver Arzneiformen

Konzept der „klassischen" Bioadhäsion

- verlängerte Verweilzeit am Ort der Applikation bzw. Absorption
- verbesserte Lokalisierug am Ort bevorzugter Absorption („Absorptionfenster")
- intensivierter Kontakt zur absorbierenden Schleimhaut

Neue Konzepte bioadhäsiver Systeme:

- Hemmung proteolytischer Enzyme
- Modulation der epithelialen Permeabilität („Penetrationsverbesserung")
- Induktion vesikulärer Transportvorgänge in Zellen (Endo- bzw. Transzytose)

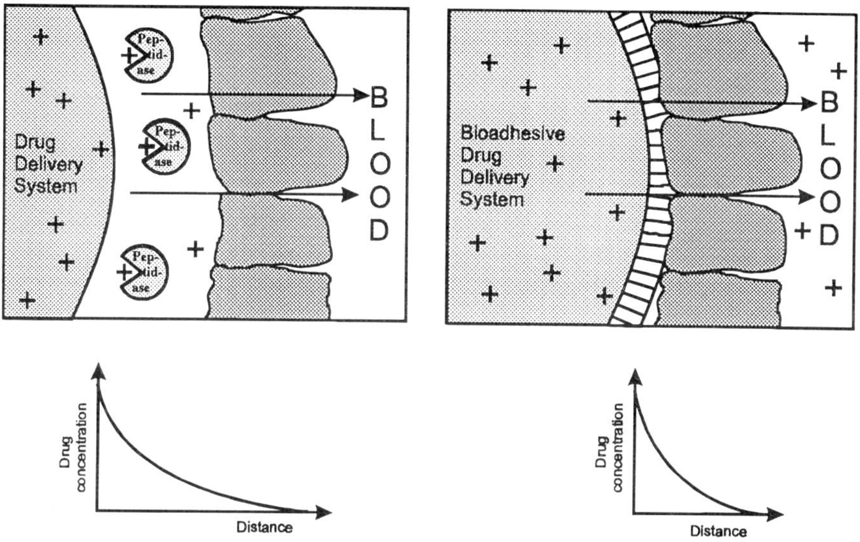

Abb. 4.2: Postulierte Verbesserung der Arzneistoffabsorption aus einem bioadhäsiven System gegenüber einem nicht-adhäsiven System [6]

schaffen, deren Verweilzeit am jeweiligen Anwendungsort gegenüber der normalerweise relativ kurzen Verbleibzeit konventioneller (nicht-adhäsiver) Arzneiformen (z.B wenige Minuten im Auge, wenige Stunden im Magen oder Dünndarm) deutlich verlängert ist. Die therapeutischen Vorteile eine solchen Systems bestehen in einer verbesserten Bioverfügbarkeit (über die Verlängerung der Absorptionszeit) bzw. in einer verbesserten Anwendungsfreundlichkeit oder Compliance (über eine Verlängerung des Dosierungsintervalls). Eine Variante dieser ursprünglichen Idee des „Anklebens" von Arzneistoff-Abgabesystemen (engl.: drug delivery systems) besteht darin, auf diese Weise den Kontakt zwischen Abgabesystem und absorbierender Bio-Membran (Schleimhaut) gegenüber einem nicht-adhäsiven System zu intensivieren [2]. Über eine Steigerung des Konzentrationsgradienten des Arzneistoffes, welcher nicht erst durch die Körperflüssigkeiten verdünnt wird, läßt sich somit auch die Absorption selbst verbessern. Dieser Ansatz ist vor allem für die nicht-parenterale Applikation von Peptiden und Proteinen interessant, welche überdies durch ein solches System vor dem vorzeitigen Abbau durch luminale oder mucosale Proteasen geschützt werden könnten (Abb. 4.2). Nicht in allen Fällen ließen sich diese ursprünglichen Erwartungen in mucoadhäsive Arzneiformen durch Experimente bestätigen. Wie wir noch sehen werden, liegen die Hauptschwierigkeiten dabei vor allem in der geringen Zuverlässigkeit des Mucus als Substrat für Bioadhäsion und in der fehlenden Spezifität der verwendeten mucoadhäsiven Polymere. Andererseits haben sich aus den

Polyacrylsäure

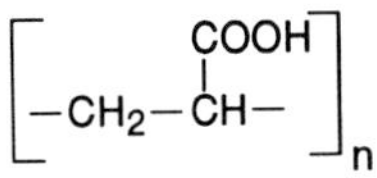

Polycarbophil

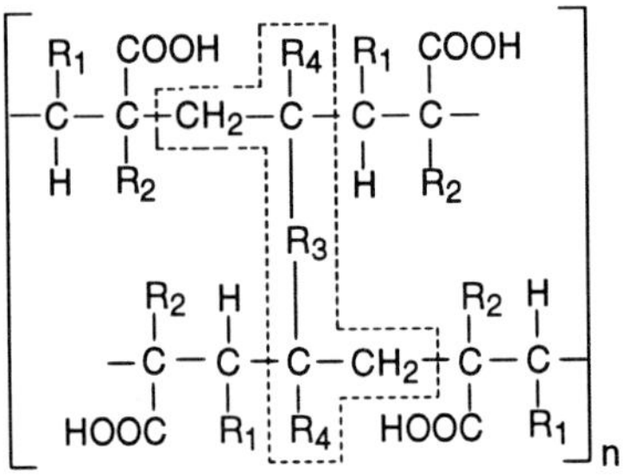

Polymer	R_1	R_2	R_3	R_4
1	H	H	CHOHCHOH	H
2	H	H	(p)-C_5H_4	H
3	H	CH_3	-CHOHCHOH-	H
4	H	CH_3	(p)-C_5H_4	H
5	H	-CH_2COOH	-CHOHCHOH-	H
6	-COOH	H	-CHOHCHOH-	H
7	H	H	-CH_2CH_2-	CH_3
8	H	CH_3	-CH_2CH_2-	CH_3

Chitosan

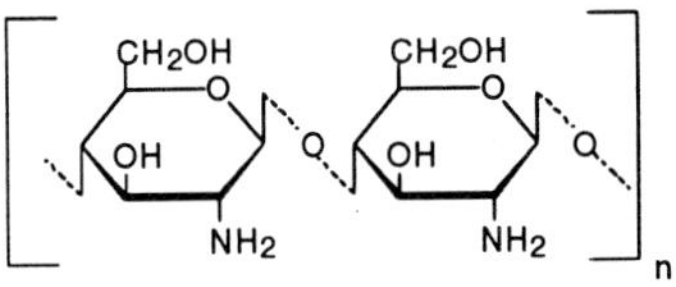

Hyaluronsäure

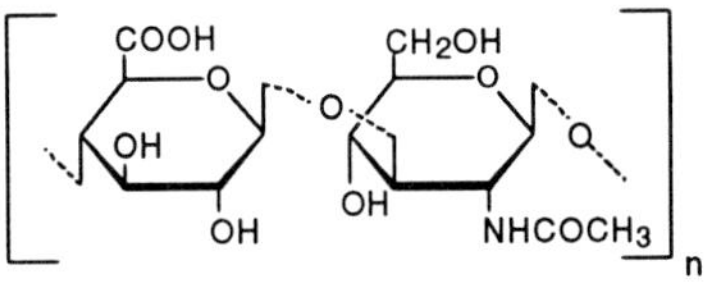

Methylcellulose

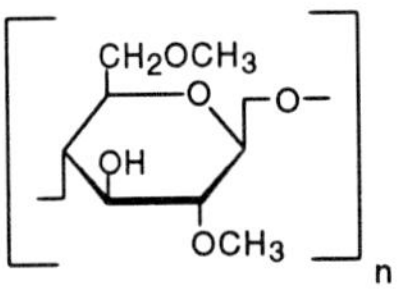

Natrium-Carboxymethylcellulose

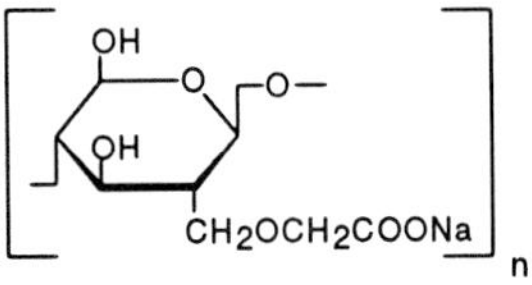

Methylethylcellulose

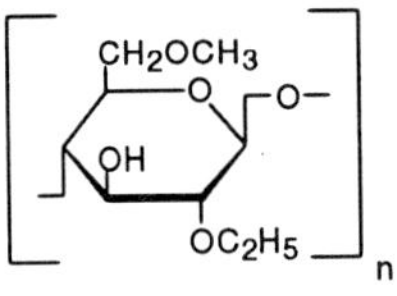

Hydroxypropylmethylcellulose

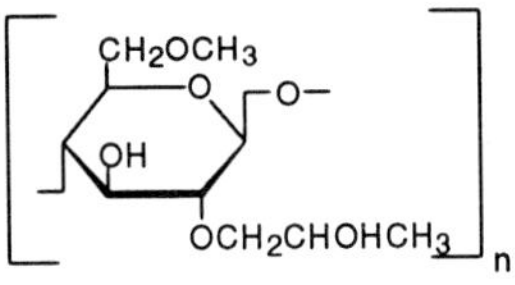

Muscheladhäsionsprotein (MAP)

NH_3^+-[Ala-Lys-Pro-Ser-Tyr-Hyp-Hyp-Thr-Dopa-Lys]$_{80}$ -COOH

Abb. 4.3: Strukturformeln verschiedener bekannter mucoadhäsiver Polymere [5, 7].

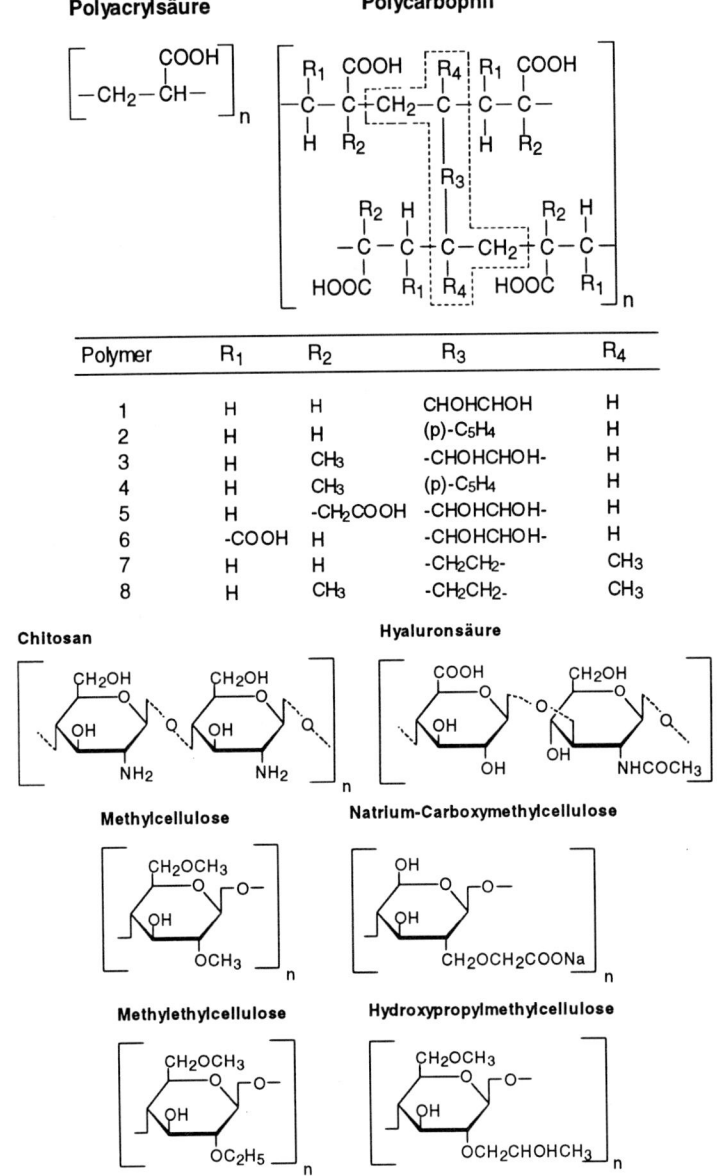

Forschungsarbeiten der vergangenen zehn Jahre durchaus Entwicklungsansätze für marktfähige Arzneimittelprodukte, daneben aber auch einige völlig neue Forschungskonzepte ergeben, insbesondere im Hinblick auf die zukünftige Applikationssysteme für makromolekularer Arzneistoffe biotechnologischen Ursprungs (Proteine oder Gen-Vektoren) [3].

4.2 Mucoadhäsive Polymere

4.2.1 Struktur und Eigenschaften

Nicht zuletzt unter dem Aspekt einer leichteren Zulassung bioadhäsiver Arzneimittel, hat man zunächst versucht, die gewünschte Haftung auf der Schleimhaut (= Mucoadhäsion) mit Hilfe bekannter, für pharmazeutische Zwecke bereits eingesetzter Hilfsstoffe zu realisieren. Eine Vielzahl pharmazeutisicher Polymere besitzt unter bestimmten Bedingungen mucoadhäsive Eigenschaften. Bekannt hierfür sind vor allem partial- oder vollsysnthetische Hydrogelbildner, wie z.B. Cellulosederivate (Methyl, Hydroxypropyl, Carbocymethylcellulose u.a.) oder hochmolekulare Varianten der Polyacrylsäure (Carbomer oder Polycarbophil). Die Fähigkeit dieser Stoffe, auf Schleimhäuten zu Haften fand bereits in Patenten aus den 40er Jahren (Orabase®, Squibb Co.) und in älteren Lehrbüchern der Pharmazeutischen Technologie Erwähnung, lange bevor die Begriffe Bio- oder Mucoadhäsion populär wurden. Erst in jüngerer Zeit wurden mucoadhäsive Eigenschaften der Polysaccharide Hyaluronsäure und Chitosan beschrieben. Eine möglicherweise auch für pharmazeutische Anwendungen interessante mucoadhäsive Eiweißverbindung ist das Muschel-Adhäsionsprotein (MAP) der Seemuschel Myrtilus edulis. Eine Auswahl an mucoadhäsiven Polymeren zeigt Abb. 4.3.

4.2.2 Messung von Mucoadhäsion

Die genauen Mechanismen, welche bestimmte Polymere z.T. im gequollenen Zustand und in wässriger Umgebung auf Schleimhäuten haften lassen, sind noch nicht eindeutig geklärt und werden teilweise kontrovers diskutiert. Allerdings herrscht unter den Fachleuten Einigkeit, daß eine hohes Molekulargewicht und die Fähigkeit H-Brücken zu bilden günstige Voraussetzungen für Mucoadhäsion bieten. Um die mucoadhäsiven Eigenschaften von Polymeren im Rahmen der Entwicklung solcher Arzneiformen vergleichend beurteilen zu können, wurden in der Literatur ein Vielzahl von verschiedenen Untersuchungsmethoden - in vitro, in situ oder in vivo - beschrieben. Ein beliebter, weil aussagekräftiger und einfacher Test ist die Messung der Haftkraft von Filmen oder Tabletten aus solchen Materialien auf Schleimhautmaterial von

Tieren (Abb. 4.4). Man muß sich jedoch klar machen, daß die Versuchsbedingungen, insbesondere die Zusammensetzung des Puffergemisches (pH, Ionenstärke, Oberflächenspannung) und der Quellungsgrad des Polymers von großem Einfluß sind: beinahe alle Polymere zeigen eine gewiße Bioadhäsion, wenn man sie in trockenem Zustand auf eine feuchte Schleimhaut aufbringt (vgl. das Kleben von trocknem Brot am Gaumen). Nur wenige Polymere aber sind in der Lage, auch in gequollenem Zustand und sozusagen „unter Wasser" eine solche Bindung einzugehen oder für längere Zeit aufrecht zu erhalten.

4.2.3 Beispiele, Grenzen und neue Möglichkeiten der Anwendung

Mit Hilfe der derzeit zur Verfügung stehenden mucoadhäsiven Polymere erscheint es durchaus möglich, Arzneiformen zu entwickeln, welche in Form von Tabletten, Filmen oder Gelen an gut zugänglichen Schleimhautoberflächen des Körpers angebracht werden können, um dort für längere Zeit zu haften. Aufgrund von präklinischen oder ersten klinischen Versuchen offenbar gut funktionierende Beispiele von bioadhäsiven Darreichungsformen betreffen etwa die lokale Behandlung von entzündlichen Erkrankungen der Mundhöhle mit Antibiotika, Antihistaminika oder Lokalanästhetika.
Eine bioadhäsive Tablette zur Behandlung von entzündlichen Schleimhautveränderungen im Mund ist in Japan unter dem Namen Aftac im Handel. Diese auf universitäre Forschungsarbeiten (Prof. T. Nagai, Hoshi Universität Tokyo)

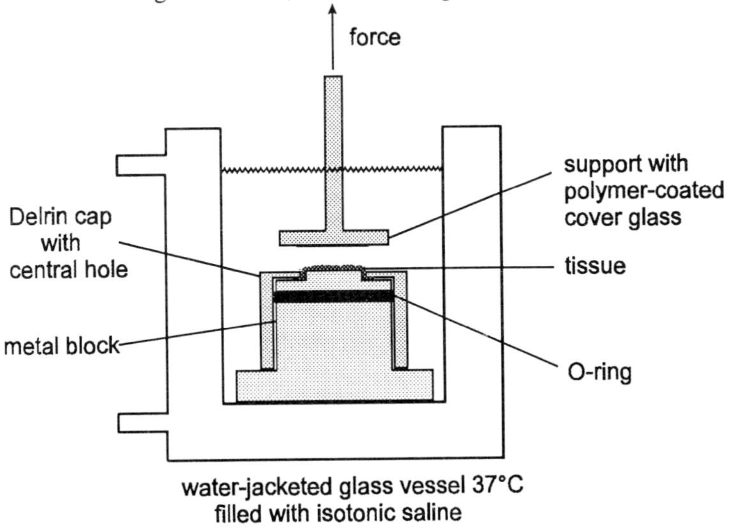

Abb. 4.4: Beispiel für eine Versuchsanordnung zur Messung der maximalen Haftkraft von Filmen mucoadhäsiver Polymere auf der Dünndarmschleimhaut des Schweines in vitro [8]

zurückgehende Neuentwicklung wurde in diesem Land durch einen nationalen Erfinderpreis ausgezeichnet. In Deutschland ist breits seit einigen Jahren eine dentale Adhäsivpaste (Solcoseryl®) im Handel. Die Rezeptur enthält u.a. Gelatine, Pectine und Methylcellulose, welche in einer lipophilen Grundlage aus Paraffin und Polyethylen dispergiert sind. Diese Zubereitung hat somit große Ähnlichkeit mit dem eingangs erwähnten amerikanischen Altpräparat Oralbase®. In Frankreich und in der Schweiz gibt es unter dem Namen Pansoral® eine hydrophile Pastenzubereitung, welche als mucoadhäsives Polymer Hydroxyethylcellulose enthält [10]. Kennzeichnend für die genannten Präparate auf der Basis von Cellulose-Derivaten ist jedoch, daß ihre mucoadhäsiven Eigenschaften mit zunehmender Wasseraufnahme abnehmen. Dieser bekannte Nachteil vieler mucoadhäsiver Polymere wurde in der Literatur mit dem Begriff „Über-Hydratation" (engl. over-hydration) beschrieben.
Ein wirkstofffreies Polyacrylsäure-Gel zur Behandlung postmenopausaler Vaginaltrockenheit ist in den USA erhältlich. Bei diesem Beispiel eines mucoadhäsiven Arzneimittels wirkt die nicht-neutralisierte Polyacrylsäure als ein schwach saures Puffersystem (pH-Wert ca 3-4). Ein saurer pH-Wert ist dort einerseits physiologisch erwünscht und läßt gleichzeitig dieses Polymer besser an der Schleimhaut haften als bei neutralen pH-Werten. Weitere relativ „produktnahe" Beispiele für die erfolgreiche Anwendung mucoadhäsiver Hydrogele sind im ophthalmologischen Bereich zu finden. Hierbei ist es allerdings zuweilen schwierig, bei der gegenüber einer wässrigen Lösung verlängerten präcornealen Verweilzeit zwischen einer schlichten Viskositätserhöhung und echter Bioadhäsion als Ursache zu unterscheiden.
Als schwierig bzw. wenig erfolgreich hat sich das Bioadhäsions-Konzept bislang vor allem für perorale Arzneiformen erwiesen, obwohl diese wegen der großen Bedeutung des oralen Applikationsweges ein besonders attraktives Ziel darstellen. Im Unterschied zur Anwendung an äußerlich zugänglichen Schleimhäuten muß von peroralen Bioadhäsiva erwartet werden, daß sie ohne gerichtetes Zutun des Patienten quasi von selbst an der Schleimhaut des Magen-Darm-Traktes haften. Daß dieses Ziel bislang im Menschen noch mit keiner experimentellen Arzneiform reproduzierbar erreicht wurde, hat verschiedene Gründe. Zum einen kann man bereits aus systematischen in-vitro Untersuchungen schließen, daß unter den Bedingungen des Gastrointestinaltraktes wahrscheinlich keines der bekannten mucoadhäsiven Polymere optimal haftet. Desweiteren läßt sich von Tierversuchen abschätzen, daß sich die als Bindeglied zum Schleimhautgewebe dienende Mucus-Gelschicht innerhalb weniger Stunden erneuert, so daß die maximal realisierbare Mucoadhäsionszeit ungeachtet der Klebekraft des Polymers zeitlich sehr begrenzt ist. (Abb. 4.5). Eine dritte Schwierigkeit liegt in dem reichhaltigen Angebot von (ab)gelöstem Mucus und anderen Inhaltsstoffen des Magen-Darm-Kanals, welche viele Polymere inaktivieren dürften, noch ehe sie die Schleimhautoberfläche überhaupt erreichen. Ungeachtet dieser Schwierigkeiten, mit Hilfe der bekannten mucoadhäsiven Polymere

innerhalb des Gastrointestinaltraktes Bioadhäsion herbeizuführen, haben dahingehende Forschungsarbeiten trotzdem einige überraschende Ergebnisse hervorgebracht. Nach rektaler oder intestinaler Applikation von verschiedenen Peptid-Hormonen (u.a. Insulin, Calcitonin, Vasopressin-analoga und Buserelin) am Versuchstier wurde von verschiedenen internationalen Arbeitsgruppen eine Steigerung der Bioverfügbarkeit durch den Zusatz von mucoadhäsiven Polymeren (namentlich Polyacrylsäure) um ein Mehrfaches gegenüber einer Kochsalzlösung gleicher Konzentration desselben Wirkstoffes berichtet. Während die anfänglich vermutete Bioadhäsion in diesem Fall aus den genannten physiologischen, aber auch physikalischen Gründen (Applikation des Polymers zusammen mit einer Arzneistofflösung) nicht mehr in Frage kommt, mehren sich die Befunde, daß dieselben Polymere über die Mucoadhäsion hinaus noch weitere biologische Effekte ausüben. Zum einen sind verschiedene mucoadhäsive Polymere offenbar in der Lage, die normalerweise für Peptide undurchlässigen „tight junctions" zwischen benachbarten Epithelzellen kurzzeitig und reversibel zu öffnen.

Als Ursache für diese zellbiologische Wirkung kommen verschiedene Mechanismen in Frage. Außer an der Dünndarm-Schleimhaut wurde dieser Effekt auch nach vaginaler oder nasaler Applikation von mucoadhäsiven Formulierungen systemisch wirksamer Peptid-Hormone beobachtet. Ein weiterer günstiger Umstand, welcher erst kürzlich entdeckt und näher untersucht wurde [4], besteht darin, daß insbesondere mucoadhäsive Polyacrylsäure-Derivate gleichzeitig potente Inhibitoren einer Reihe von proteolytischen Enzymen (z.B. Trypsin und Chymotrypsin) darstellen. Der Mechanismus dieser Enzymhemmung beruht

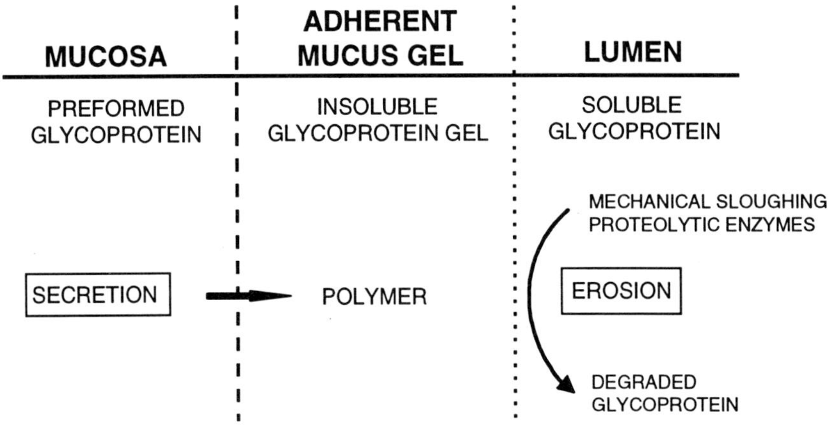

Abb. 4.5: Schematische Darstellung der Mucus-Gelschicht. Diese befindet sich in einem Fließgleichgewicht aus der Absonderung Mucus-konstituierender Glycoproteine (Mucine) durch die Schleimhaut und mechanischen/ chemischen Erosionsvorgängen an der luminalen Oberfläche der Mucus-Gelschicht [3]

auf der Komplexierung metallischer Kofaktoren der Enzyme bedingt durch die chelatbildenden Eigenschaften dieser Polymere.
Zusammenfassend läßt sich sagen, daß mucoadhäsive Polymere - trotz der mitunter beobachteten Schwierigkeiten, mit ihrer Hilfe echte Bioadhäsion herbeizuführen - auch für die Entwicklung peroraler Arzneiformen eine Reihe von interessanten Eigenschaften besitzen. Wegen ihrer vielfältigen Wirkungen (mucoadhäsiv, absorptionsfördernd, enzymhemmend) lassen sich diese Polymere durchaus als multifunktionelle, biologisch aktive Hilfsstoffe bezeichnen. Da sie aufgrund ihrer riesigen Molekülmasse (z.T. > 1 Mio. Da) selbst kaum absorbiert werden dürften und teilweise schon seit längerer Zeit in pharmazeutischen Zubereitungen eingesetzt werden, erscheint ihre Verwendung für die Entwicklung neuartiger Arzneimittel auch unter dem Aspekt der Arzneimittelsicherheit als günstig.

4.3 Zukunftsaussichten: Lektine als spezifische Bioadhäsiva der zweiten Generation

Trotz der aufgetretenen Probleme bei den Versuchen, bioadhäsive Arzneiformen herzustellen, die auch unter erschwerten Umständen (z.B. innerhalb des Gastrointestinaltrakts) funktionieren, sollte dieser Ansatz nicht vorzeitig aufgegeben werden. Immerhin gibt es in der Natur zahlreiche Beispiele für Bioadhäsionsvorgänge, welche selbst unter äußerst widrigen Umständen ablaufen. Namentlich die Besiedelung verschiedener Schleimhäute des Gastrointestinaltrakts mit symbiontischen oder pathogenen Mikroorganismen ist hier anzuführen. Gemessen an den hochentwickelten Adhäsionsmechanismen, derer sich solche Mikroorganismen bedienen, nehmen sich allerdings die ersten Versuche, ähnliche Effekte mit Hilfe bekannter, nach Möglichkeit bereits als pharmazeutische Hilfsstoffe eingeführter Polymere zu erreichen, geradezu primitiv aus. Neben der Suche nach neuen und besseren mucoadhäsiven Polymeren erscheint es notwendig, Bioadhäsiva mit höherer Spezifität für das eigentliche Zielsubstrat, die Epithelzelle, zu identifizieren. Durch eine derartige Cytoadhäsion lassen sich möglicherweise einige inzwischen bekannte Probleme der Mucoadhäsion überwinden.
Während die vorhandenen mucoadhäsiven Polymere über nicht-spezifische, physikalisch-chemische Wechselwirkungen (Grenzflächenenergie-Effekte, Wasserstoffbrücken, sogenannte „Interpenetration", etc.) auf verschiedenen Substraten haften können, erfolgt die Adhäsion von Bakterien auf Wirtszellen über spezifische, rezeptorvermittelte Wechselwirkungen. Es konnte gezeigt werden, daß derartige Mechanismen nicht nur äußerst wirksam, sondern auch hoch selektiv für bestimmte Gewebe, Spezies oder gar bestimmte Phänotypen der gleichen Spezies sein können. Bei der Haftung von Bakterien spielen sogenannte Adhäsine eine Rolle (Abb. 4.6). Dies sind Glyko-

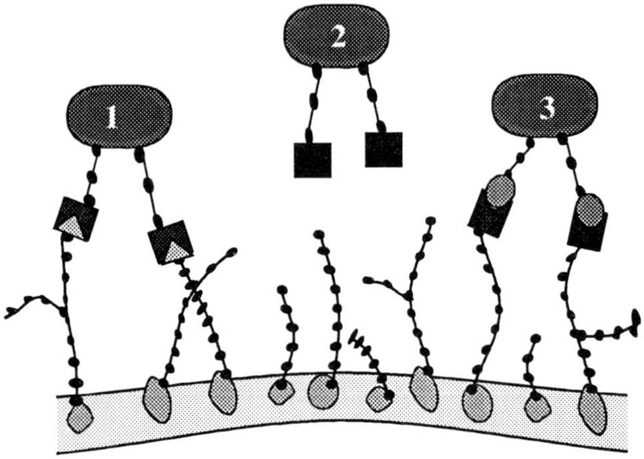

Abb. 4.6: Mechanismus der bakteriellen Adhäsion am Schleimhautepithel des Wirtes über spezifische, rezeptor-vermittelte Wechselwirkungen. Die Adhäsion kann durch Bindung von bakteriellen Lektinen (Adhäsinen) an wirtsgebundene Zuckermoleküle (1) oder Bindung von endogenen Lektinen des Wirtes an bakterielle Liganden (3) vermittelt werden. Bakterien ohne geeignete komplementäre Zucker oder Lektine sind nicht bioadhäsiv (2) [9].

proteine, welche bestimmte Oberflächenstrukturen (i.d.R. bestimmte Oligosaccharid-Sequenzen) auf der Oberfläche der Wirtszelle erkennen und daran spezifisch binden können. Allgemein werden solche Moleküle, welche Zellen aufgrund von Zucker-vermittelten Wechselwirkungen binden oder agglutinieren können, als Lektine bezeichnet. Im genannten Beispiel repräsentieren die Adhäsine exogene Lektine, welche Zuckermoleküle der Wirtszelle erkennen. Es gibt jedoch auch den umgekehrten Fall, wo bakterielle Zuckermoleküle durch endogene Lektine des Wirtes gebunden werden. Findet sich für ein bestimmtes Adhäsin kein geeignetes Gegenstück auf der Wirtszelle, so kommt die Bindung, und damit die bakterielle Adhäsion nicht zustande.
Bei den Versuchen, bioadhäsive Arzneiformen ähnlich den Bakterien durch den Einsatz spezifischer Wechselwirkungen zu entwickeln, wurden neben bakteriellen Adhäsionsfaktoren (z.B. die Pili von Coli-Bakterien) vor allem Lektine pflanzlichen Ursprungs untersucht. Ein stark adhäsives, allerdings toxisches Lektin ist das Phytohämagglutinin der Bohne (Phaseolus vulgaris). Ein weiteres bioadhäsives Lektin, welches vermutlich völlig ungiftg ist, kann aus dem Fruchtsaft reifer Tomaten (Lycopersicon esculentum) isoliert werden. Die Untersuchung pflanzlicher Lektine als spezifische Adhäsiva ist jedoch noch ein sehr junges Forschungsgebiet. Je nach Herkunft handelt es sich um Proteine oder Glykoproteine unterschiedlicher Größe (ca. 9-150 kDa) und Zuckerspezifität.

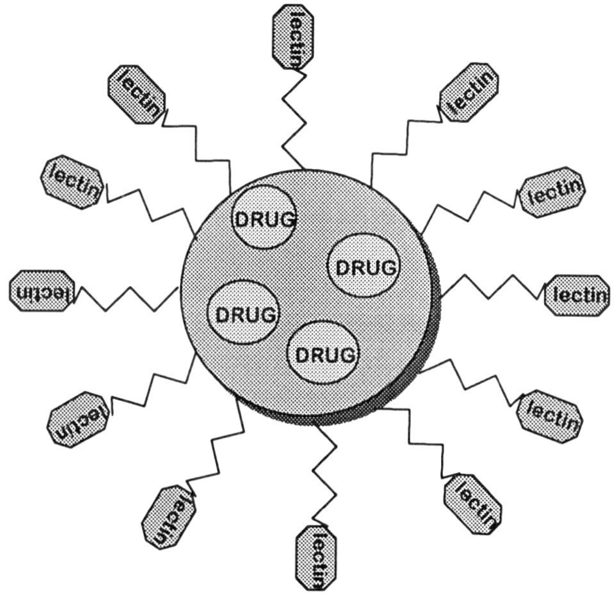

Abb. 4.7: Design zukünftiger kolloidaler Arzneistoffträger (Liposomen oder Nanopartikel), deren Oberfläche mit Hilfe spezifischer bioadhäsiver Liganden (Lektine) modifiziert ist.

Ungeachtet der möglichen Toxizität anderer Teile dieser Moleküle erscheint es wichtig, zunächst die Struktur-Wirkungs-Beziehungen innerhalb dieser Stoffklasse besser zu verstehen. Einige Lektine binden lediglich an die Oberfläche von Epithelzellen, während andere im Anschluß an diese primäre Bioadhäsion die Zelle veranlassen können, den gebundenen Liganden über endozytotische Prozesse in ihr Cytoplasma aufzunehmen („Bioinvasion"). Mit Hilfe zeitgemäßer gentechnischer Methoden ist es möglich, bestimmte Lektine gezielt auf molekularer Ebene zu verändern, sowie auch die Adhäsions- und Invasionsfaktoren bestimmter Bakterienstämme in hoher Reinheit und Ausbeute zu erzeugen. Neuartige bioadhäsive bzw. bioinvasive Arzneistoffträger können sich dadurch herstellen lassen, indem man derartige Molekülstrukturen an die Oberfläche kolloidaler Trägersysteme für Arzneistoffe (z.B. Liposomen oder Nanopartikel) koppelt. (Abb. 4.7)

4.4 Literatur

[1] H. S. Ch'ng, H. Park, P. Kelly, and J. R. Robinson, "Bioadhesive polymers as platforms for oral controlled drug delivery. II. Synthesis and evaluation of some swelling, water insoluble bioadhesive polymers," J.Pharm. Sci., vol. 74, pp. 399-405, 1985.

[2] H. E. Junginger, "Bioadhesive polymer systems for peptide delivery," Acta Pharm.Technol., vol. 36, pp. 110-126, 1990.

[3] C.-M. Lehr, "Bioadhesion technologies for the controlled delivery of peptide and protein drugs to the gastrointestinal tract," Citical Rev. Therap. Drug Carrier Syst., vol. 11, pp. 177-218, 1995.

[4] H. L. Lueßen, C. M. Lehr, C. O. Rentel, A. B. J. Noach, A. G. de Boer, J. C. Verhoef, and H. E. Junginger, "Bioadhesive polymers for the peroral delivery of peptide drugs," J.Control.Rel., vol. 29, pp. 329-338, 1994.

[5] H. E. Junginger and C.-M. Lehr, "Bioadhäsive Arzneistoffabgabesysteme und Arzneiformen für perorale und rektale Anwendung," D. Apoth. Ztg., vol. 130, pp. 791-801, 1990.

[6] C.-M. Lehr, "Bioadhesive drug delivery systems for oral application," in Center for Bio-Pharmaceutical Sciences. Leiden: Leiden University, The Netherlands, 1991.

[7] J. Schnurrer and C.-M. Lehr, "Muco-adhesive properties of mussel adhesive protein," Int.J. Pharm., vol. in press, 1996.

[8] C. M. Lehr, J. A. Bouwstra, J. J. Tukker, and H. E. Junginger, "Intestinal transit of bioadhesive microspheres in an in situ loop in the rat - A comparative study with copolymers and blends based on poly(acrylic acid)," J. Control. Rel., vol. 13, pp. 51-62, 1990.

[9] C.-M. Lehr, "From Sticky Stuff to sweet receptors - Achievements, limits and novel approaches to bioadhesion," Europ.J.Drug Metab.Pharmacokin., vol. 21, pp. 139-148, 1996.

[10] Nguyen-Xuan, T., Towart, R., Terras, A., Jaques, Y., Buri, P., Gurny, R., „Mucoadhäsive semi-solid formulations for intraoral use containing sucralfate", Eur. J. Pharm. Biopharm., Vol. 43, 133-7, 1996

Anschrift des Autors:
Prof. Dr. Claus-Michael Lehr
Universität des Saarlandes
Fachrichtung 12.2
Biopharmazie und Pharmazeutische Technologie
Postfach 151150
66041 Saarbrücken

5 Aerosole - Pulverinhalatoren auf dem Pharmazeutischen Markt

Prof. Dr. C. C. Müller-Goymann, TU Braunschweig

Beispiele für Handelspräparate

Intal®, Cromolind®, Berotec® Inhaletten®, Atrovent® Inhaletten®, Ventilat® Inhaletten®, Berodual® Inhaletten®, Sultanol® Rotadisk®, Sanasthmyl® Rotadisk®, Atemur® Rotadisk®, Flutide® Rotadisk®, Aerodur® Turbohaler®, Pulmicort® Turbohaler®, Beclomet® Easyhaler®, Aeromax® Diskus®, Serevent® Diskus®, Atemur® Diskus®, Flutide® Diskus®

5.1 Definitionen

Ein Aerosol ist eine Dispersion fester, flüssiger oder flüssigkristalliner Teilchen in einem Gas. Eine mögliche Anwendung ist die Inhalation. Inhalierfähige Arzneistoffaerosole spielen eine bedeutende Rolle in der Therapie des Asthma bronchiale und der chronischen Bronchitis. Da Arzneistoffe für die Asthma- und Bronchitistherapie in der Regel hoch wirksam sind und daher in geringer Menge exakt dosiert werden müssen, sind grundsätzlich alle Inhalationsaerosole als Dosieraerosole konzipiert. Sofern es sich um Pulverinhalatoren handelt, wird eine Einzeldosis eines trockenen Pulvers in geeigneter Weise zerstäubt und das entstehende Aerosol inhaliert. Allen Pulverinhalatoren gemeinsam ist die atemzugsinduzierte Dispergierung des Pulvers zum Aerosol. Der dazu notwendige inspiratorische Atemstrom des Patienten sollte zwischen 30 und 60 l/min liegen. Unterschiedliche Konstruktionsprinzipien der Pulverinhalatoren gewährleisten die Erzeugung des gewünschten Aerosols.

5.2 Konstruktionsprinzipien von Pulverinhalatoren

Die am Markt befindlichen Pulverinhalatoren lassen sich in zwei Gruppen unterteilen: in vom Patienten wiederauffüllbare und nicht wiederauffüllbare Pulverinhalatoren (1).

5.2.1 Wiederauffüllbare Pulverinhalatoren

5.2.1.1 Spinhaler®, Cromolator®

Tab. 5.1: Fertigarzneimittel - Spinhaler®, Auswahl aus (2)

Intal®	Dinatrium-Cromoglicinat	Zellprotektivum, Mastzellstabilisator
Cromolind®	Dinatrium-Cromoglicinat	Zellprotektivum, Mastzellstabilisator

Als erster Pulverinhalator ist der Spinhaler® zugleich der älteste Vertreter (Abb. 5.1). Er wurde von Fisons für die Applikation des Zellprotektivums und Mastzellstabilisators Dinatrium-Cromoglicinat (DNCG) Anfang der 70er Jahre entwickelt (2). DNCG erlebt aufgrund seiner in den letzten Jahren erkannten antientzündlichen Wirkungsqualität eine Renaissance in der Asthma- und Bronchitistherapie.

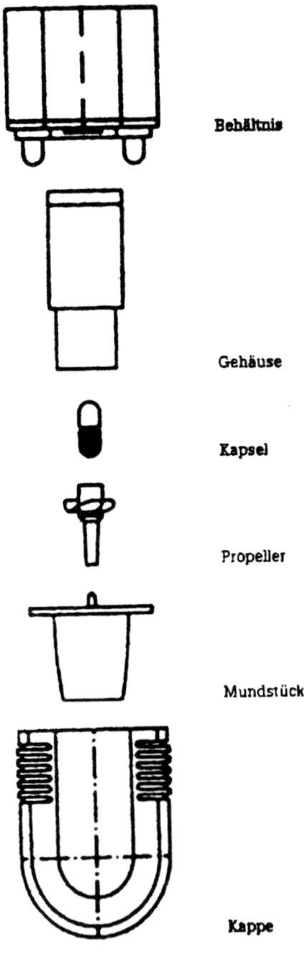

Abb. 5.1: Aufbau des Spinhaler®, nach (1)

Das symmetrisch aufgebaute, polarisierbare Molekül ist ein potentes Mesogen, d.h. zur Bildung lyotroper Flüssigkristalle befähigt. Die mit Hilfe des Spinhaler® dispergierten DNCG-Partikel nehmen bei der Inhalation Wasserdampf aus dem Respirationstrakt auf bzw. kollidieren mit dem wäßrigen Bronchialsekret bei Kontakt mit der Schleimhaut des Respirationstrakts. Sie werden dabei vom festen über den flüssigkristallinen in den flüssigen Aggregatzustand in Form einer Lösung transformiert.

Der vergleichsweise hoch zu dosierende Arzneistoff (Einzeldosis 20 mg) befindet sich ohne weitere Zusatzstoffe in einer Hartgelatinekapsel. Die mikronisierten Partikel sind zu sphärischen, lockeren Agglomeraten von bis zu 400 µm Durchmesser vereinigt (4). Diese Agglomerate werden durch den atemzugsinduzierten Luftstrom mit Hilfe eines eingebauten Propellers im Inhalator verwirbelt und dabei in die Primärteilchen desagglomeriert. Um den Bronchialbereich zu erreichen, muß die Teilchengröße zwischen 0,5 und 5 µm liegen. Für die Entleerung der Hartgelatinekapsel ist die zuvorige Öffnung der Kapsel Voraussetzung. Dies geschieht durch seitliches Anstechen mit Hilfe eines hin- und herschiebbaren Ringes, der die auf dem eingebauten Propeller fixierte Kapsel perforiert. Eine ausreichende Atemstromstärke vorausgesetzt, kann der Inhalt einer Kapsel mit drei bis vier Atemzügen inhaliert werden. Zur akustischen Kontrolle der Atemstromstärke dient ein aufsteckbares Pfeifchen, so daß die korrekte Inhalationstechnik trainiert werden kann.

Nach dem gleichen Prinzip funktioniert der Cromolator®, der sich nur leicht vom Spinhaler® unterscheidet (10).

5.2.1.2 Inhalator M® für Inhaletten®

Tab. 5.2 Fertigarzneimittel - Inhalator M®, Auswahl aus (2)

Atrovent® Inhaletten®	Ipratropiumbromid	Parasympatholytikum
Berotec® Inhaletten®	Fenoterol	Sympathomimetikum
Berodual® Inhaletten®	Fenoterol + Ipratropiumbromid	Sympathomimetikum + Parasympatholytikum
Ventilat® Inhaletten®	Oxitropiumbromid	Parasympatholytikum

Der bei Boehringer bzw. Thomae entwickelte Inhalator M®, der in zwei Varianten existiert, greift das Prinzip der pulvergefüllten Hartgelatinekapsel auf, aus der nach Perforation der Kapselhülle der Inhalt atemzugsinduziert in zwei Zügen inhaliert wird (5) (Abb. 5.2, Abb. 5.3). Ein abklappbares Mundstück gibt die Beladungsposition frei, in die die Hartgelatinekapsel eingesetzt wird. Per Knopfdruck wird die Kapsel durch zwei Metallstäbe an beiden Enden perforiert. Der durch den Atemzug

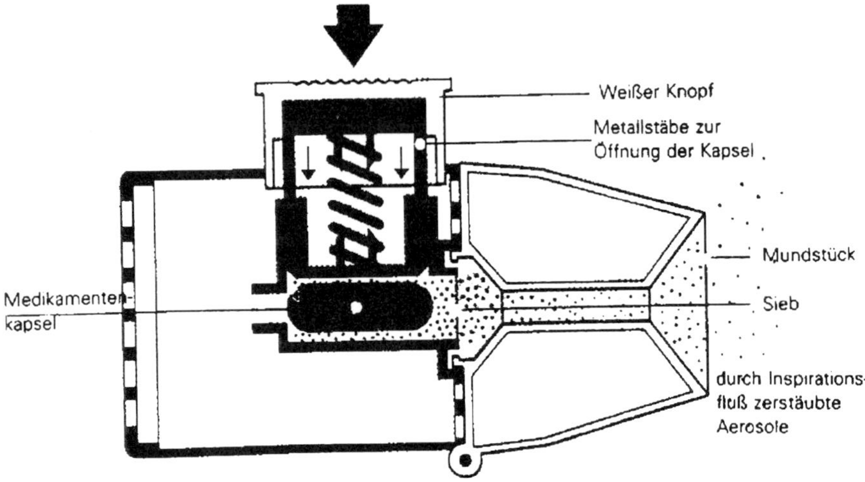

Abb. 5.2: Aufbau des Inhalator M®, Variante Fa. Thomae, nach (1)

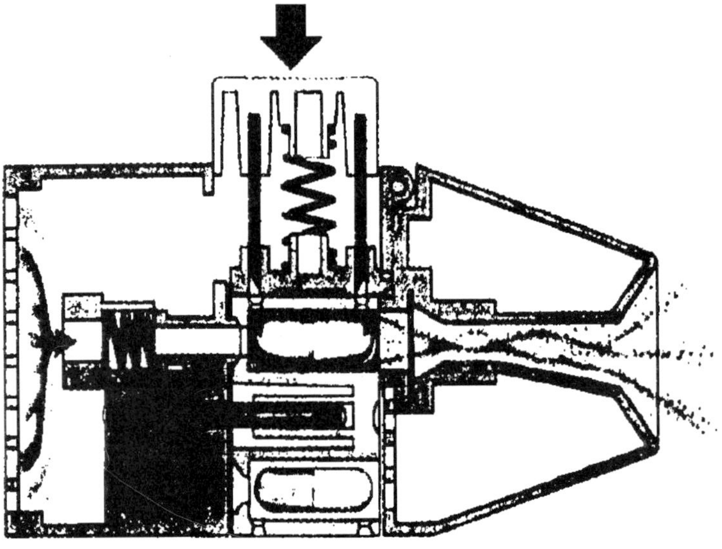

Abb. 5.3: Aufbau des Inhalator M®, Variante Fa. Boehringer Ingelheim, nach (1)

verursachte Luftstrom versetzt die perforierte Kapsel in eine vibrierende Bewegung, was die Entleerung begünstigt (Knopf loslassen, da die Kapsel anderenfalls arretiert wird).
In der Variante nach Thomae wird eine einzige Ventilat® Inhalette® mit dem Parasympatholytikum Oxitropiumbromid als Wirkstoff in den Inhalator eingebracht. Die Variante nach Boehringer beinhaltet ein revolverartiges Magazin für sechs Hartgelatinekapseln. Durch Drehen des Magazins erfolgt der Weitertransport der Einzeldosen. Auf diese Weise ist der Tagesbedarf schnell für die Applikation verfügbar. Andererseits sind Kapseln, die nicht innerhalb eines Tages verbraucht wurden, zu verwerfen, da Feuchtigkeit aus der umgebenden Atmosphäre durch die Kapselwand in den pulverförmigen Inhalt diffundieren kann und so eine Aggregation des Pulvers zu nicht mehr inhalierfähigen Partikeln verursacht (Zunahme der Partikelgröße). Da hochwirksame und damit in geringer Konzentration zu dosierende β_2-Mimetika bzw. Parasympatholytika als Wirkstoffe eingesetzt werden, ist ein Füllstoff notwendig. Die dafür verwendete Glucose ist nicht mikronisiert. Ihre Partikelgröße ist > 10 µm. Infolgedessen kommt es zur Adsorption von mikronisierten Arzneistoffpartikeln an der Oberfläche der Hilfsstoffpartikel (4). So geknüpfte Bindungen (van-der-Waals-London-Wechselwirkungen) sind nicht vollständig trennbar. Der an den Glucosepartikeln adsorbierte Teil des Arzneistoffs wird zusammen mit diesen im oropharyngealen Bereich abgeschieden, weil die Teilchengröße der Glucose zu groß für die Inhalation ist.

5.2.1.3 Diskhaler®

Tab. 5.3: Fertigarzneimittel - Diskhaler®, Auswahl aus (2)

Atemur® Rotadisk®	Fluticason-17-propionat	Steroid
Flutide® Rotadisk®	Fluticason-17-propionat	Steroid
Sanasthmyl® Rotadisk®	Beclometasondipropionat	Steroid
Sultanol® Rotadisk®	Salbutamolsulfat	Bronchodilatator

Im Unterschied zu den bereits beschriebenen Pulverinhalatoren hat der Diskhaler® die Form einer flachen Schachtel (6) (Abb. 5.4). Diese Form erleichtert das ständige Mitsichführen des Arzneimittels seitens des Patienten. Die Handhabung des Diskhaler® erfordert jedoch besonderen Erklärungsbedarf durch Apotheker oder Arzt und muß vom Patienten geübt werden, damit die Inhalation auch im akuten Anfall sicher funktioniert.

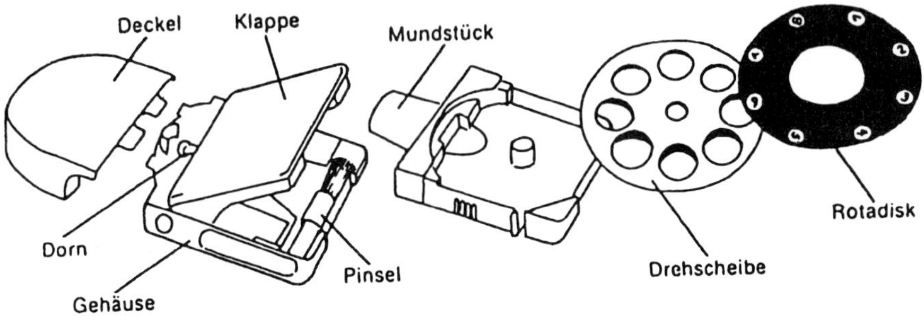

Abb. 5.4: Aufbau des Diskhaler®, nach (1)

Das aufklappbare Magazingehäuse wird mit einer Rotadisk®-Scheibe beladen. Diese enthält acht Einzeldosen in entsprechenden Ausbuchtungen, die mit Aluminiumfolie verschlossen und so gegen Zutritt von Umgebungsfeuchtigkeit geschützt sind. Bei Bedarf entfernt der Patient die Schutzkappe vom integrierten Mundstück, bringt ein noch gefülltes und verschlossenes Rotadisk®-Fach mit einer Einzeldosis durch Herausziehen und Zurückschieben des Geräteinnenteils in die Applikationsposition, klappt den Magazindeckel hoch und durchstößt dabei mit dessen dornförmigem Fortsatz die Aluminiumfolie. Der Inhalt des geöffneten Rotadisk®-Faches fällt in den Luftkanal und kann durch einmaliges Inhalieren appliziert werden. Bei der Applikation ist auf waagerechtes Halten des Diskhaler® zu achten. Ferner dürfen die Lufteintrittsschlitze nicht verschlossen werden.

Diskhaler® gibt es sowohl für die Anwendung eines Bronchodilatators (Salbutamolsulfat) als auch für die Steroide Beclometasondipropionat und Fluticason-17-propionat. Zur besseren Unterscheidung sind Diskhaler® in zwei Farben verfügbar: blau für den Bronchodilatator und beige-braun für die Steroide.

Da die eingesetzten Arzneistoffe hochwirksam sind und niedrig dosiert werden müssen, ist für eine exakte Befüllung der Rotadisk®-Scheiben die Mischung des Wirkstoffs mit einem Hilfsstoff erforderlich. Als Füllstoff wird kristallines Lactose-Monohydrat der Teilchengröße um ca. 100 µm eingesetzt. Bei der Inhalation werden diese Hilfsstoffpartikel bereits im Rachenraum zusammen mit dem Teil der anhaftenden mikronisierten Wirkstoffpartikel abgeschieden.

5.2.2 Nicht wiederauffüllbare Pulverinhalatoren

5.2.2.1 Turbohaler®

Tab. 5.4: Fertigarzneimittel - Turbohaler®, Auswahl aus (2)

Aerodur®	Terbutalin	β_2-Sympathomimetikum
Pulmicort®	Budesonid	Kortikoid

Der zylindrische Turbohaler® enthält einen Arzneistoffvorrat von 200 Einzeldosen (7) (Abb. 5.5). Nach Abnahme der Abdeckkappe, die den gesamten Pulverinhalator luftdicht umschließt, wird das farbige Dosierrad (blau für Terbutalin, braun für Budesonid) durch einmaliges Hin- und Herdrehen betätigt. Dadurch erfolgt die Abfüllung der Einzeldosis in konische Bohrungen einer Lochscheibe und deren Positionierung im Luftkanal. Durch einmaliges Inhalieren über das Mundstück wird die Einzeldosis verwirbelt, um dann auf der Bronchialschleimhaut abgeschieden zu werden. Der Turbohaler® kann auf Füllstoffe verzichten, da eine exakte Dosierung kleinster Wirkstoffmengen gewährleistet ist. Eine Gerätesicherung verhindert, daß bei mehrmaligem Drehen des Dosierrades mehr als eine Dosis freigesetzt wird. Eine Restfüllanzeige erscheint, sobald das Magazin nur noch 20 Einzeldosen bereithält.

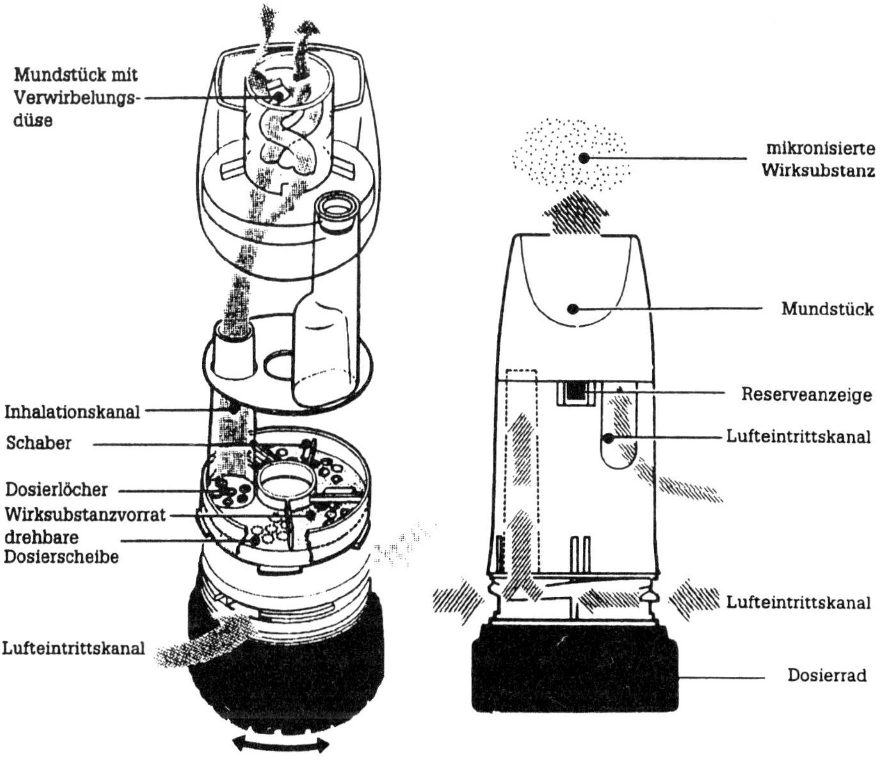

Abb. 5.5: Aufbau des Turbohaler® nach (1)

Für den Patienten ist die erfolgte Inhalation der mikronisierten Wirkstoffpartikel nicht unmittelbar subjektiv erfahrbar, sondern nur am resultierenden Wirkeffekt erkennbar, da die Partikel direkt in der Lunge abgeschieden werden und keine größeren Hilfsstoffpartikel vorhanden sind, die im Rachenraum abgeschieden und so geschmacklich wahrgenommen werden könnten. Um dem Patienten einen visuellen Eindruck von der zu inhalierenden Arzneistoffdosis zu vermitteln, kann man bei „Über-Kopf-Stellung“ des Turbohaler® durch leichtes Schütteln den mikronisierten Arzneistoff auf ein Stück schwarze Pappe rieseln lassen. Erst nach dem Verwischen mit dem Finger wird der herausgerieselte Arzneistoff an seiner „Schleifspur“ erkennbar.

Außer über eine im Inhalator integrierte Trockenpatrone ist der Arzneistoff nicht speziell gegen Luftfeuchtigkeit geschützt. Der Patient ist darauf aufmerksam zu machen, daß nach der Inhalation nicht in den Inhalator hinein ausgeatmet werden darf.

5.2.2.2 Easyhaler®

Tab. 5.5: Fertigarzneimittel - Easyhaler®, Auswahl aus (2)

Beclomet Easyhaler®	Beclometasondipropionat	Kortikoid

Beim Easyhaler® erfolgt wie beim vorgenannten Pulverinhalator die Dosierung der Einzeldosis unmittelbar vor der Inhalation mit Hilfe einer Dosiereinrichtung (8).

Letztere funktioniert beim Easyhaler® in vertikaler Richtung ähnlich dem Prinzip eines Schöpfbrunnens (Abb. 5.6). In ein vertikal rotierendes Dosierrad mit kleinen

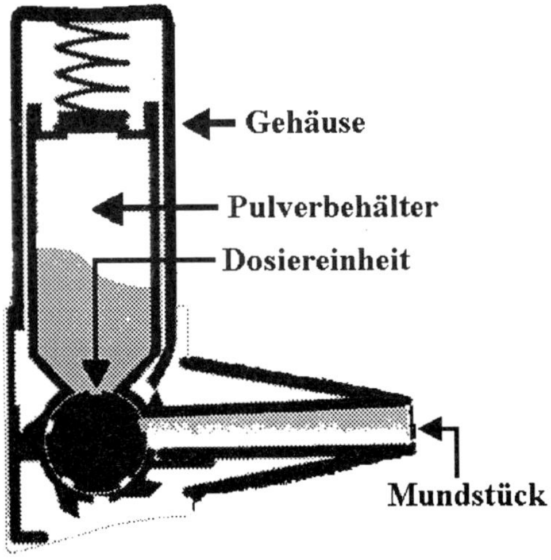

Abb. 5.6: Aufbau des Easyhaler® modifiziert nach (8)

Einbuchtungen rieselt ein Gemisch aus mikronisiertem Arzneistoff und gröberen Lactosepartikeln ein. Nach Passage einer Abstreifvorrichtung wird die gewünschte Einzeldosis in den Luftkanal befördert und kann mit einem Atemzug inhaliert werden. Die Abscheidung der groben Lactosepartikel im Mund-Rachen-Bereich ermöglicht eine geschmackliche Kontrolle der Inhalation. Nachteilig kann die Kombination von mikronisiertem Arzneistoff und gröberem Füllstoff im Vorratsbehältnis sein, da Pulvermischungen mit unterschiedlichen Korngrößen bzw. mit breiten Korngrößenverteilungen zu Entmischungen neigen.

Beclomet Easyhaler® gibt es in zwei Packungsgrößen: 80 bzw. 200 Einzeldosen.

5.2.2.3 Diskus®

Tab. 5.6: Fertigarzneimittel - Diskus®, Auswahl aus (2)

aeromax®	Salmeterolxinafoat	Bronchodilatator
Atemur®	Fluticason-17-propionat	Kortikoid
Flutide®	Fluticason-17-propionat	Kortikoid
Serevent®	Salmeterolxinafoat	Bronchodilatator

Der Diskus® trägt seinen Namen aufgrund der entsprechenden Form (9) (Abb. 5.7). Er ist mit nur drei Handgriffen sehr einfach zu handhaben. In waagerechter Haltung wird durch eine halbe Drehung nach rechts das Mundstück unter der Abdeckung hervorgefahren. Der gleichzeitig erscheinende Ladehebel wird betätigt und macht dabei eine der 60 einzeln verpackten Wirkstoffdosen für die Inhalation verfügbar. Nach der Inhalation wird der Pulverinhalator durch eine halbe Drehung zurück wieder verschlossen.

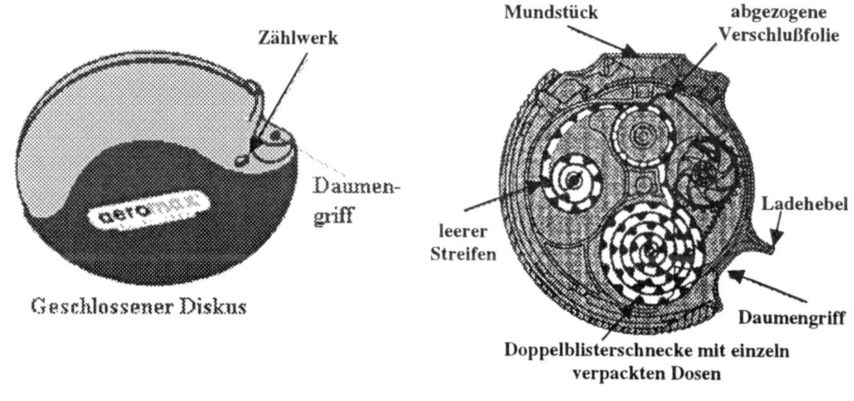

Außenansicht des Diskus **Innenansicht des Diskus**

Abb. 5.7: Aufbau des Diskus® modifiziert nach (9)

Das Herzstück des Diskus® ist eine als Schnecke aufgerollte Doppelblisterfolie mit den einzelnen Wirkstoffdosen. Dieser Folienstreifen wird über ein Zahnrad zum Mundstück geführt. Vor der Inhalation wird durch Betätigen des Ladehebels die obere Folie abgehoben. Die Einzeldosis kann jetzt inhaliert werden. Wird eine Einzeldosis versehentlich nicht inhaliert, so wird sie in eine Entsorgekammer innerhalb des Diskus® entleert. Ein integriertes Zählwerk informiert jederzeit über die noch verfügbaren Dosen.
Der Diskus® ist mit dem langzeitwirksamen Bronchospasmolytikum Salmeterolxinafoat im Handel und darf daher nicht für die Akutbehandlung eines Asthmaanfalls eingesetzt werden. Für den Fall plötzlich auftretender Atemnot ist ein inhalatives β_2-Mimetikum mit schnellem Wirkungseintritt bereitzuhalten. Gleichzeitig mit der bronchospasmolytischen Therapie sind entzündungshemmende Arzneimittel wie Kortikoide regelmäßig inhalativ anzuwenden, da das Langzeitbronchospasmolytikum hierfür kein Ersatz ist. Standardmäßig erfolgt die Applikation mit dem Diskus® morgens und abends in einem Abstand von 12 Stunden. Pro Einzelinhalation wird 50 µg Salmeterolxinafoat zusammen mit Lactose als Füllstoff aus der Doppelblisterfolie freigesetzt. Der Diskus enthält mit den 60 Einzeldosen einen Monatsvorrat.

5.3 Vor- und Nachteile von Pulverinhalatoren

Inhalierfähige Arzneistoffaerosole werden nicht nur mit Hilfe von Pulverinhalatoren erzeugt, sondern sind auch als treibgasgetriebene Staubaerosole aufgebaut. Auf FCKW-Treibmitteln basierende Dosieraerosole gelten seit mehr als 20 Jahren als optimal geeignete Arzneiform in der topischen Asthmatherapie. Die Pulverinhalatoren weisen im Vergleich mit den FCKW-haltigen Dosieraerosolen sowohl Vorteile als auch Nachteile auf (1).

5.3.1 Vorteile

Schwierigkeiten bei der Synchronisation von Aerosolerzeugung und Inhalation - als häufige Ursache für eine ineffiziente Therapie bei Verwendung treibmittelgetriebener Dosieraerosole - existieren bei den Pulverinhalatoren nicht. Die Inhalation ist atemzugsinduziert, dadurch sind Handhabungsfehler und unsachgemäße Inhalationstechnik signifikant seltener. Auf umweltschädigende Treibmittel wird verzichtet. Damit ist gleichzeitig eine geringere Temperaturempfindlichkeit gegeben. Eine Reflexbronchokonstruktion durch den Kältereiz des Treibmittels beim Verdampfen entfällt für die Pulverinhalatoren.

Aufgrund der geringeren Partikelbeschleunigung während der Inspiration fallen Impaktionsverluste im Oropharynx geringer aus: je kleiner die Partikel sind und je langsamer sie sich bewegen, umso eher sind sie in der Lage, von ihrer geradlinigen Flugbahn abzuweichen, so daß sie in gekrümmten Bereichen des Respirationstraktes (Übergang Rachen-Luftröhre) nicht abgeschieden werden. Nach der Inhalation von Arzneistoffen wie den inhalativen Steroiden (Sanasthmyl®, Atemur®, Flutide®, Pulmicort®), die bei einer Mund-Rachen-Deposition lokale Nebenwirkungen wie Mundsoor und Heiserkeit verursachen können, sollte der Mund ausgespült werden. Außerdem sollte die Inhalation vor dem Essen erfolgen.

Bei Kindern ist die Dosis- und Therapiekontrolle wesentlich erleichtert durchzuführen, wenn es sich um anstrengungsinduziertes Asthma handelt. (Dies gilt allerdings nicht für den Turbohaler® und den Easyhaler®).

5.3.2 Nachteile

Mikronisierte Arzneistoffpulver sind hygroskopisch und neigen zur elektrostatischen Aufladung.

Die Reizwirkung von Arznei- und Hilfsstoffpulvern (gilt wegen der sehr geringen Dosierung nicht für den Turbohaler®) ist schwierig zu bewerten. Bei Patienten mit bronchialer Hyperreagibilität kann auch die Inhalation des reinen Wirkstoffs (Dinatrium-Cromoglicinat beim Spinhaler®) zu Hustenreiz oder Bronchospasmus führen. Das Fehlen einer sensorischen Inhalationskontrolle beim Turbohaler® kann verunsichern; Patienten, die vorher mit einem anderen Pulverinhalator oder einem Dosieraerosol behandelt wurden, sollte man darauf hinweisen.

Die Auswahl an Wirkstoffen ist zur Zeit noch limitiert. Außerdem ist keine Vollversorgung gewährleistet.

Es besteht keine Möglichkeit, Applikationshilfen vorzuschalten. Teilweise ist eine deutlich höhere Dosis erforderlich.

5.4 Literatur

(1) Martin, E. Pharm. Ztg. 140 (33) 2881-92 (1995), Darreichungsformen zur pulmonalen Anwendung

(2) Rote Liste 1996

(3) Spinhaler®, Intal® Gebrauchsinformation für Fachkreise, Fa. Fisons

(4) Frieß, S., Kutz, G., Dtsch. Apothek. Ztg. 133 (14) 1242-45 (1993) Bilder aus Pharmazie und Medizin - Pulverinhalatoren: vom feindispersen System zum fertigen Arzneimittel

(5) Inhalator M®, Gebrauchsinformation für Fachkreise, Fa. Boehringer Ingelheim, Fa. Thomae

(6) Diskhaler®, Gebrauchsinformation für Fachkreise, Fa. Glaxo

(7) Turbohaler®, Gebrauchsinformation für Fachkreise, Fa. Astra

(8) Easyhaler®, Gebrauchsinformation für Fachkreise, Fa. Orion

(9) Diskus®, Gebrauchinformation für Fachkreise, Fa. Glaxo Wellcome

(10) Cromolator®, Gebrauchsinformation für Fachkreise, Fa. Lindopharm

Anschrift der Autorin:
Prof. Dr. C.C. Müller-Goymann
Institut für Pharmazeutische Technologie
der TU Braunschweig
Mendelssohnstr. 1
D-38106 Braunschweig

6 FCKW-freie Aerosole und Dispergiersysteme

Dr. P. Holzner, University of North Carolina at Chapel Hill

Beispiele für Handelspräparate

in Deutschland auf dem Markt: Epaq®, Omron U1®
in Entwicklung: Respimat®, AER$_X$®, Spiros®

Seit 1957 mit dem Medihaler® von der Firma Riker das erste Dosieraerosol auf den Markt gebracht wurde, wurden weltweit mehrere Milliarden Dosieraerosole mit Fluorchlor-kohlenwasserstoffen (FCKW) als Treibmittel hergestellt und verkauft. Bereits 1974 erkannten jedoch M. J. Molina und F. S. Rowland die ozonabbauende Wirkung der FCKW, wofür ihnen im Jahre 1995 der Nobelpreis für Chemie verliehen wurde (1). Die zunehmende Diskussion um die Verwendung von FCKW ließ schließlich auch die für viele Patienten lebensnotwendigen Dosieraerosole in Kritik geraten, obwohl für diese nur ein verschwindend geringer Teil der FCKW-Produktion als Treibmittel verwendet wurde. Die anhaltende Kritik und der 1987 in Montreal beschlossene weltweite Ausstieg aus der Produktion von FCKW setzten eine intensive Suche nach Alternativen zu FCKW-haltigen Dosieraerosolen in Gang, die zur Entwicklung der Pulverinhalatoren (siehe Kap. „Aerosole: Pulverinhalatoren auf dem pharmazeutischen Markt“), von Dosieraerosolen mit neuen Treibgasen und einigen völlig neuartigen Dispergiersystemen führte.
Einige dieser neuen Systeme sind in Deutschland bereits auf dem Markt, andere kurz vor der Marktreife. Sie werden im folgenden näher beschrieben.

6.1 HFA-Dosieraerosole

Die Technik der FCKW-Dosieraerosole hatte sich seit ihrer Einführung bewährt und wurde seitdem nicht mehr wesentlich verändert. Prinzipiell bestanden diese aus dem Arzneistoff, der in einer Treibmittelmischung (FCKW 12, 11 und/oder 114) suspendiert oder unter Zusatz von Ethanol gelöst war und einem Tensid (Ölsäure, Sorbitantrioleat oder Lecithin), das die Suspension stabilisierte und zugleich als Schmiermittel für die Ventilmechanik diente.
Als nicht ozonschädlicher Ersatz für die FCKW als Treibmittel können prinzipiell eine Reihe von druckverflüssigbaren Gasen, wie Dimethylether und niedrig siedende Alkane (Propan, Butan, Isobutan) verwendet werden. Diese werden jedoch wegen ihrer hohen Brennbarkeit als problematisch erachtet. Als weitere und sichere Alternative

wurden die unchlorierten Fluorkohlenwasserstoffe, die auch als Hydrofluor (HFAalkane (HFA) bezeichnet werden, entwickelt. Zwei Vertreter dieser Gruppe, Tetrafluor)ethan (HFA 134a) und Heptafluorpropan (HFA 227) eignen sich aufgrund ihrer physikochemischen und toxikologischen Eigenschaften als Treibmittel für Dosieraerosole. Diese beiden unterscheiden sich dennoch in ihren Eigenschaften so sehr von den FCKW Treibgasen, daß sich für die Entwicklung und Herstellung von HFA-Dosieraerosolen eine Reihe von Schwierigkeiten ergeben:

- Aufgrund der unterschiedlichen Polarität der HFA lösen sich die bisher verwendeten und zugelassenen Tenside darin nicht in ausreichendem Maße um die Formulierung zu stabilisieren. Daher müssen die Tenside entweder mit einem polareren Cosolvens in Lösung gebracht werden oder es müssen neue, z.B. fluorierte Tenside entwickelt und eingesetzt werden.
- HFA 134a hat eine geringere Dichte als FCKW, so daß der Dichteunterschied zwischen suspendiertem Arzneistoff und Suspensionsmedium zunimmt. Dies kann die Stabilität der Suspension und damit die Dosiergenauigkeit beeinträchtigen.
- HFA sind mit den bisher als Dichtungen verwendeten Elastomere n nicht kompatibel, so daß neue Dichtungsmaterialien entwickelt und getestet werden müssen.
- Die herkömmlichen Dosierventile eignen sich nicht für HFA-Formulierungen. Daher mußten neue Dosierventile entwickelt werden. Bei diesen füllt sich die Dosierkammer erst bei Betätigen des Ventils, wodurch eine höhere Dosiergenauigkeit erreicht wird (2).
- HFA, vor allem HFA 134a, haben einen wesentlich höheren Dampfdruck als die FCKW-Mischungen. Da kein höher siedendes HFA-Treibgas analog zu FCKW 11 oder 114 zur Vefügung steht, mit dem der Druck eingestellt werden könnte, muß auch die Abfülltechnologie umgestellt werden.

Die Umstellung von FCKW auf HFA Treibmittel ist daher eine technologische Herausforderung ersten Ranges, die die Entwicklung völlig neuer Rezepturen, neuer Ventile und Dichtungen und eine veränderte Technologie zur Abfüllung erfordert.

Epaq®-Dosieraerosol

Mit Epaq®-Dosieraerosol (3M, Asta Medica) kam 1996 das erste FCKW-freie und damit nicht ozonschädliche treibgashaltige Dosieraerosol auf den deutschen Markt. Epaq® stellt ein Suspensionsaerosol dar, bei dem Salbutamolsulfat in HFA 134 a suspendiert ist. Als Netz- und Schmiermittel dient Ölsäure, die durch Ethanol als Cosolvens in Lösung gehalten wird. Die für die Dichtungen notwendigen Elastomere sowie das Dosierventil wurden eigens neu entwickelt (3). Durch die veränderte Zusammensetzung des Aerosols ergibt sich ein für die Patienten neuartiger Geschmack, worauf diese hingewiesen werden sollten, um die Kompliance zu erhöhen.

Im Hinblick auf die pharmazeutischen Eigenschaften, Dosiergenauigkeit und Partikelgrößenverteilung scheint Epaq® den bisherigen FCKW Dosieraerosolen gleichwertig oder sogar überlegen zu sein. In vitro Messungen der lungengängigen Partikelfraktion ergaben einen Anteil von 55 % unter 6,4 µm, was etwas über dem Wert konventioneller Dosieraerosole liegt (4). Die Dosiergenauigkeit von Epaq® ist vor allem bei tiefen Temperaturen oder weitgehend entleertem Container besser als bei FCKW-haltigen Formulierungen (5).

Ein zweites Dosieraerosol mit HFA 134a als Treibgas und Beclometasondipropionat als Arzneistoff steht kurz vor der Markteinführung (3M Pharmaceuticals, St. Paul). Dabei handelt es sich um ein Lösungsaerosol, das völlig neuartige Eigenschaften aufweist. Da der Wirkstoff molekulardispers im Lösungsmittel verteilt ist, wird eine wesentlich geringere Teilchengröße (1,1 µm) erreicht. Das Aerosol ist daher im Vergleich zu Suspensionsaerosolen deutlich besser lungengängig, wodurch die Wirksamkeit erhöht wird. Außerdem wird die unerwünschte Partikelablagerung im Mund- und Rachenraum reduziert, was zu einer Verminderung der unerwünschten lokalen und systemischen Corticoid-Nebenwirkungen führt (6).

6.2 Omron U1® Niedrigfrequenz-Ultraschallvernebler

Bei Ultraschallverneblern wird ein Piezokristall durch eine hochfrequente Wechselspannung zu Schwingungen angeregt, die auf eine Flüssigkeit übertragen werden und aus dieser feinste Flüssigkeitströpfchen freisetzen. Im Gegensatz zu konventionellen Ultraschallverneblern, bei denen Schwingungen im Megaherz-Bereich erzeugt und entweder direkt oder über eine Überträgerflüssigkeit auf die zu zerstäubende Flüssigkeit übertragen werden, liegt dem Omron U1® ein neues Zerstäubungsprinzip zugrunde (7).
Die Flüssigkeitszerstäungung basiert auf einer Ultraschall-Pumptechnologie, bei der wesentlich niedriger frequente Schwingungen im Kiloherz-Bereich (67 kHz) verwendet werden. Diese werden auf ein Metallhorn übertragen, das mit seinem unteren Ende in die zu vernebelnde Flüssigkeit eintaucht. Durch die Schwingungen des Pumphorns entsteht ein Unterdruck, der die Arzneistofflösung aufsteigen läßt (Abb. 6.1). Über dem oberen Ende des Horns befindet sich ein Keramiknetz, in das mittels einer Lasertechnik im Abstand von 120 µm Löcher von 4,5 µm Durchmesser eingeschmolzen sind. Die aufsteigende Flüssigkeit prallt mit hoher Geschwindigkeit auf das Gitter auf, wird dadurch abgebremst und zu feinsten Partikeln zerstäubt, die das Gerät als langsam austretende Wolke verlassen. Messungen ergaben einen

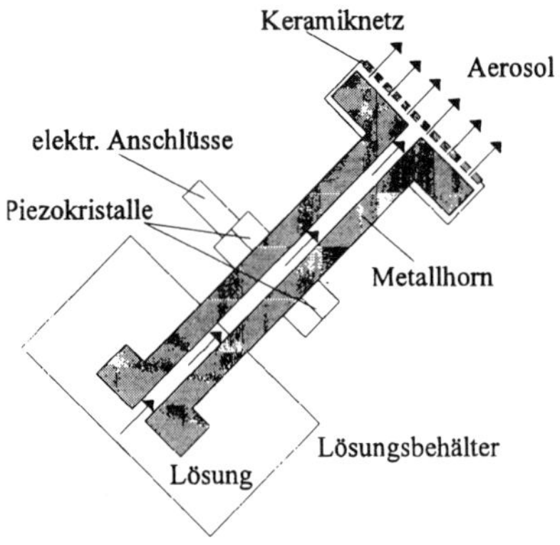

Abb. 6.1: schematisierter Querschnitt durch die Zerstäubungseinheit des Omron U1® Verneblers

mittleren Partikeldurchmesser von 7,1 µm, was einem theoretisch lungengängigen Anteil von 28 % unter 5 µm entspricht (8).
Diese neue Technologie bietet den Vorteil, daß durch die Verwendung von niedrig frequentem Ultraschall der Energieverbrauch wesentlich niedriger ist, als bei konventionellen Ultraschallverneblern. Daher kann das Gerät mit Batterien oder Akkus betrieben werden, ist netzunabhängig, klein und handlich und transportabel. Eine Kühlung durch einen Ventilator ist nicht notwendig, so daß das Gerät sehr leise arbeitet. Ferner scheint das Vernebelungsprinzip eine keimreduzierende Wirkung zu haben (9).
Von Nachteil ist, daß dieses Funktionsprinzip eine Vernebelung von Suspensionen (Glucocorticoide) nicht erlaubt, da sonst das Netz verstopfen würde. Außerdem hat das Keramiknetz nur eine begrenzte Lebensdauer von 150 Stunden, was allerdings etwa 900 Inhalationen entspricht. Die erforderliche Inhalationszeit ist wie bei allen pneumatischen oder ultraschallbetriebenen Verneblern mit 10 Minuten relativ lang.

6.3 Respimat®

Der Vernebler Respimat® ist ein Entwicklungsprodukt der Boehringer Ingelheim KG, das jedoch derzeit noch nicht auf dem Markt erhältlich ist. Er stellt eine Weiterentwicklung der bekannten pneumatisch betriebenen Vernebler dar. Im Gegensatz zu diesen produziert der Respimat® jedoch keinen kontinuierlichen Sprühnebel, sondern stellt ein Mehrdosen-Dosieraerosol dar.

Dadurch wird der Zutritt von Sauerstoff und Mikroorganismen während der Entleerung vermieden. Durch Drehen des Respimat®-Unterteils wird der Inhalator für die Inhalation vorbereitet. Dabei wird eine Feder gespannt und zugleich die Dosierkammer über eine Pumpe mit 15 µl der Inhalationslösung gefüllt (Abb. 6.2b). Beim Auslösen des Verneblers wird die Lösung durch die Düse gepreßt und das Aerosol erzeugt. De Technik zur Herstellung dieser speziellen Düse stammt aus der Halbleiterechnologie. Die Düse des Respimats® besteht aus einem in Glas eingebetteten Siliziumchip, in den ein Filter und enge Kanäle eingeätzt sind (Abb. 6.3). Diese Kanäle vereinigen sich zu zwei feinen Gängen, durch die zwei aufeinandergerichtete Flüssigkeitsstrahlen erzeugt werden. Diese zerstäuben sich beim Aufeinandertreffen gegenseitig zu einem feinen, mit ca. 10 m/s relativ langsam austretenden Nebel. Dadurch wird mit jedem Sprühstoß eine genau definierte Arzneistoffmenge abgegeben. Die Dauer eines Sprühstoßes beträgt etwa eine Sekunde (10).

In vivo Untersuchungen zeigten eine sehr gute Lungengängigkeit des erzeugten Aerosols. Eine wäßrige Lösung von Fenoterol ergab einen lungengängigen Anteil von ca. 39 %, eine Lösung von Flunisolid in Ethanol 44 % in vivo. Dies entspricht dem zwei- bis dreifachen Wert der jeweiligen FCKW-Dosieraerosole (10). Die unerünschte Partikelabscheidung im Mund- und Rachentrakt lag deutlich niedriger als bei den

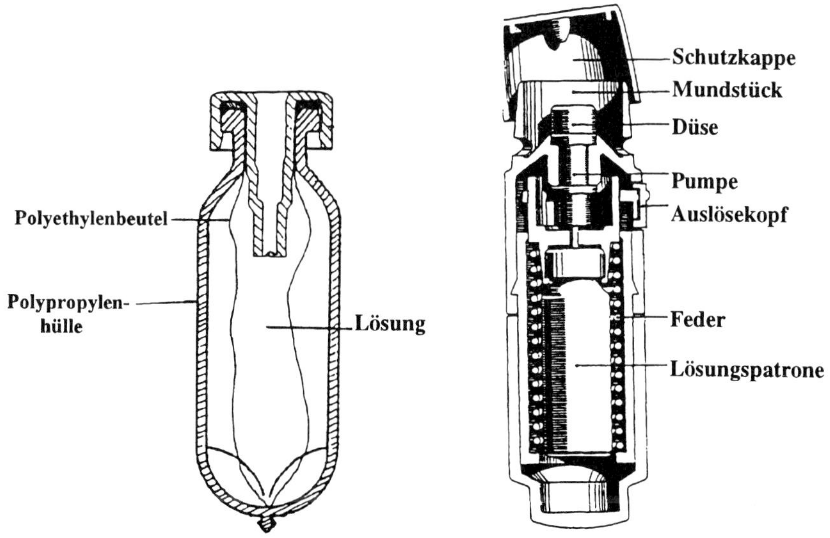

Abb. 6.2: a) Patrone b) Respimat®, modifiziert nach (8)

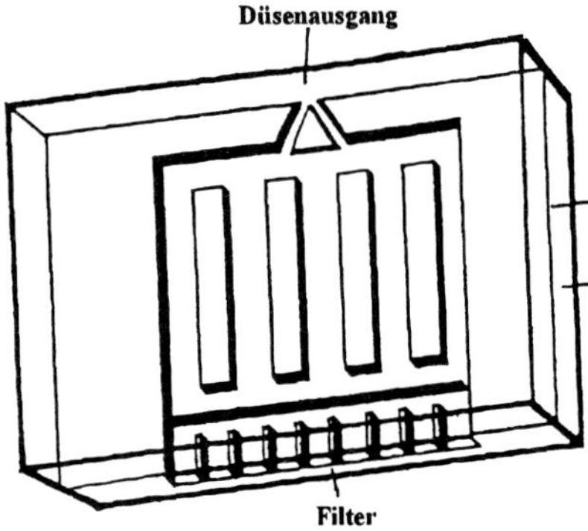

Abb. 6.3: Düse des Respimat®, modifiziert nach (10)

Dosieraerosolen, was auf die wesentlich langsamere Geschwindigkeit der Aerosolwolke zurückzuführen ist, war jedoch deutlich über der Kombination aus Dosieraerosol mit Spacer (11).
Dem Funktionsprinzip zufolge handelt es sich beim Respimat® eigentlich um eine Mischform aus einem Vernebler und einem Dosieraerosol. Der große Vorteil liegt in seiner der Handlichkeit, wodurch er in jeder Hand- oder Westentasche transportiert werden kann. Die Patronen sind auswechselbar, so daß der Respimat® ein mehrfach verwendbares System darstellt. Ob eine eventuell mögliche Auskristallisation der Arzneistofflösung in der Düse diese verstopfen und damit zu Problemen führen könnte, kann derzeit noch nicht beurteilt werden.

6.4 AER$_X$® Technologie

Der AER$_X$® Inhalator (Aradigm Corporation, Hayward) ist ein mikroprozessorgesteuertes Inhaliergerät, das zur Inhalation von wäßrigen Lösungen dient (12, 13). Diese sind als Einzeldosen (25 - 100 µl) in eine Blisterpackung eingeschweißt. Die Vernebelung der enthaltenen Lösung wird durch den Atemzug ausgelöst. Wenn der inhalative Atemstrom einen vorprogrammierten Schwellenwert erreicht, wird ein Blister geöffnet und die Lösung durch feine Poren von 2,5 µm Durchmesser hinausgepreßt. Dabei entsteht ein feines, gut lungengängiges Aerosol mit einem mittleren Teilchendurchmesser von 2,8 µm.
Aufgrund dieser geringen Teilchengröße wird das inhalierte Aerosol vorwiegend in den peripheren Lungenregionen abgelagert, wo es schnell resorbiert werden kann. Die AER$_X$® Technologie eignet sich daher auch dazu, Arzneistoffe (z.B. Morphin) über die Lunge systemisch zur Wirkung zu bringen.

6.5 Spiros® System

Das Spiros® System (Dura Pharmaceuticals, San Diego) stellt eine Weiterentwicklung der Pulverinhalatoren dar. Während bei den konventionellen Pulverinhalatoren das Aerosol allein durch den inspiratorischen Atemstrom erzeugt wird und dieser die lungengängige Arzneistoffdosis beeinflußt, wird beim Spiros® Inhalator die Pulvermischung elektromechanisch dispergiert. Diese ist einzeln vordosiert und als Einzeldosis oder zu 16 (Blistersystem) bzw. 30 (Cassettensystem) Einzeldosen verpackt. Bei der Inhalation wird die Pulvermischung freigesetzt und durch die Turbulenz des Luftstroms verwirbelt. Die Desagglomeration der Pulverpartikel wird durch einen elektrisch betriebenen Propeller zusätzlich unterstützt, so daß die Feinheit des erzeugten Aerosols und damit die Höhe der lungengängigen Dosis nicht mehr von der Inhalationsstärke des Patienten abhängig ist (14). Dies bietet den Vorteil, daß die Dosierung konstanter erfolgt und der Spiros® Inhalator auch bei Patienten mit niedrigem inspiratorischem Atemstrom eingesetzt werden kann.

6.6 Literatur

(1) Molina, M.J., Rowland F.S., Stratospheric sink for chlorofluoro-methanes: chlorine atome-catalysed destruction of ozone. Nature 249, 810-812 (1974)

(2) Schultz, R.K., Dupont, R.L., Ledoux, K.A., Issues surrounding metered dose valve technology: past, present and future perspectives, in Dalby, R.N., Byron, P.R., Farr, S.J. (eds.), Respiratory Drug Delivery V, Interpharm Press, Buffalo Grove, 1996

(3) The world's first CFC-free MDI: meet the future of inhalation delivery. 3M Delivery, Vol. 6, October 1995

(4) Keller, M., Kraus, H., Comparone, A., Herzog, K., In-vitro characterization of salbutamol MDI's powered by a CFC-blend and hydrofluoroalkane propellants, in Drug Delivery to the Lungs VI, The Aerosol Society, London, 1995

(5) June, D., Carlson, S., Ross, D., The effect of temperature on drug delivery characteristics of chlorofluorocarbon (CFC) and hydrofluoroalkane (HFA) metered dose inhalers (MDIs), in Dalby, R.N., Byron, P.R., Farr, S.J. (eds.), Respiratory Drug Delivery V, Interpharm Press, Buffalo Grove, 1996

(6) Leach, C., Enhanced drug delivery through reformulating MDIs with HFA propellants: drug deposition and its clinical effect on preclinical and clinical programs, in Dalby, R.N., Byron, P.R., Farr, S.J. (eds.), Respiratory Drug Delivery V, Interpharm Press, Buffalo Grove, 1996

(7) Takahashi, M., Sudou, K., Hirayama, H., Ultrasonic wave nebulizer, US Patent Nr. 4850534, 1989

(8) Holzner, P., Müller, B.W., unveröffentlichte Meßdaten, Christian-Albrechts-Universität Kiel, 1994

(9) Furkert, F., Microbiological examination of the U1® nebulizer from Omron, Christian-Albrecht-University Kiel, Germany, 1994

(10) Zierenberg, B., Eicher, J., Dunne, S., Freund, B., Boehringer Ingelheim Nebulizer BINEB®: A new approach to inhalation therapy, in Dalby, R.N., Byron, P.R., Farr, S.J. (eds.), Respiratory Drug Delivery V, Interpharm Press, Buffalo Grove, 1996

(11) Newman, S.P., Steed, K.P., Reader, S.J., Hooper, G., Zierenberg, B., Efficient delivery to the lungs of flunisolide aerosol from a new portable hand-held multidose nebulizer, J. Pharm. Sci. 85, 960-964 (1996)

(12) Farr, S.J., Schuster, J.A., Lloyd, P., Lloyd, L.J., Okikawa, J.K., Rubsamen, R.M., AERx-development of a novel liquid aerosol delivery system: concept to clinic, in Dalby, R.N., Byron, P.R., Farr, S.J. (eds.), Respiratory Drug Delivery V, Interpharm Press, Buffalo Grove, 1996

(13) Lloyd, P., Schuster, J., Farr, S., Lloyd, J., A New Unit Dose, Breath Actuated Aerosol Drug Delivery System, in Dalby, R.N., Byron, P.R., Farr, S.J. (eds.), Respiratory Drug Delivery V, Interpharm Press, Buffalo Grove, 1996

(14) Spiros® Dry Powder Inhalation (DPI) System, Firmeninformation, Fa. Dura Pharmaceuticals Inc., San Diego

Anschrift des Autors:

Dr. Peter Holzner

The University of North Carolina at Chapel Hill

School of Pharmacy

Dispersed Systems Laboratory

Campus Box # 7360, Beard Hall

Chapel Hill, NC 27599-7360

USA

7 Nasale Darreichungsformen für die systemische Therapie mit Peptiden

Prof. Dr. H. P. Merkle, ETH Zürich

Beispiele für Handelspräparate

Applikationsform	Handelspräparate	Arzneistoff
Nasallösungen:	Minirin® (A, CH, D) Octostim® (CH)	Desmopressinacetat (DDAVP)
	Kryptocur® (A, CH, D)	Gonadorelin (LHRH)
	Relefact® TRH (A, CH, D) Diagnostikum (!)	Protirelin (TRH)
Nasalsprays:	Suprefact® (D)	Buserelinacetat
	Miacalcic® (A, CH) Miacalcin® (D)	Calcitonin (Lachs-Calcitonin)
	Syntocinon® (A, CH, D)	Oxytocin
	Synrelina® (CH) Synarela® (D)	Nafarelinacetat

7.1 Hilfsstoffe und Herstellungsverfahren

Die für die systemische Darreichung zugelassenen handelsüblichen Nasallösungen und Nasalsprays unterscheiden sich in ihren Hilfsstoffen und Herstellungsverfahren nicht grundsätzlich von Nasentropfen und Nasensprays zur lokalen Anwendung (z.B. zur Vasokonstriktion). Es handelt sich um wässrige Lösungen, welche die für Nasalprodukte üblichen Puffersubstanzen und isotonisierenden Zusätze enthalten können. Appliziert werden sie entweder konventionell mit Hilfe von Nasalpipetten oder mittels nasaler Dosierpumpenzerstäuber. Sofern wiederholte Anwendung vorgesehen ist, enthalten die Formulierungen in der Regel auch ein Konservierungsmittel. Andernfalls werden sie in Form von nicht konservierten Einmaldosen eingesetzt (z.B. Einmalpipetten). Die Herstellungsverfahren und die Konfektionierung entsprechen den üblichen Standards für nasale Lösungen.

7.2 Bedeutung der nasalen Darreichung

Die Nasalschleimhaut für die Applikation und Absorption von Suchtstoffen einzusetzen, gehört zu den seit langem bekannten Möglichkeiten zur Einnahme von Wirkstoffen. Auch heute findet die nasale Einnahme von Nikotin (Schnupftabak) noch lokale Verbreitung. Die nasale Einnahme von Kokain erklärt sich aus seiner schlechten peroralen Bioverfügbarkeit. Neben den bekannten Suchtgefahren sind auch Schäden der Nasalschleimhaut wahrscheinlich, insbesondere bei chronischer Anwendung über lange Zeiträume.
Für die Aufnahme von Arzneistoffen (und Diagnostika) ist die nasale Einnahme erst seit Anfang der 80er Jahre von einiger Bedeutung (1-3). Eine systemische Therapie über die Nasalschleimhaut ist aber selten erste Wahl, sondern nur dann sinnvoll, wenn klassische Absorptionswege nicht gangbar sind, z.B. wenn der perorale Weg mangels ausreichender Bioverfügbarkeit nicht in Frage kommt. Daher ist die nasale Einnahme heute auf wenige therapeutische Oligo- und Polypeptide beschränkt. Auch kleine Proteine haben noch eine Chance, nicht dagegen große Proteine. Solange lokale Schäden der empfindlichen Nasalmukosa ausgeschlossen werden können, bleibt die nasale Einnahme auf absehbare Zeit eine vernünftige Alternative zu anderen Applikationen. Einzig die pulmonale Applikation ist ähnlich attraktiv, wegen der schweren Zugänglichkeit der Bronchiolen und besonders der Alveolen aber technisch wesentlich aufwendiger (s. Kap. „Die Lunge als Applikationsort..."). Ein weiteres Potential nasaler Zubereitungen liegt in der Applikation von nasalen Vakzinen (4) mit dem Ziel eines umfassenden Immunitätsschutzes der Schleimhäute (z.B. Schutz vor mikrobiellen und viralen Infektionen der Schleimhäute). Auch nasale Diagnostika sind möglich (z.B. TRH).

7.3 Anatomie und Physiologie der Nasenhöhle

Die physiologische Funktion der nasalen Mukosa (1,5,6) besteht darin, Luft beim Einatmen anzuwärmen, anzufeuchten und sie von größeren Partikeln oder Tröpfchen zu befreien. Auch kommt der Nasalschleimhaut eine physiologische Rolle bei der Erhaltung eines wirksamen Immunschutzes gegen Tröpfcheninfektionen zu (z.B. Influenza-Viren). Beim Menschen ist nur ein geringer Teil der nasalen Mukosa auf die Wahrnehmung und das Erkennen von Gerüchen spezialisiert (olfaktorisches Epithel). Bei Tieren mit hochentwickeltem Geruchssinn ist dieser Anteil wesentlich größer (Hund, Ratte).
Die von außen gut zugänglichen Nasenvorkammern werden durch eine Zone relativ steifer Haare geschützt, die grobe Partikel abhalten. Die Vorkammern werden durch

Verengungen abgeschlossen, den nasalen Ostien (Querschnitt je 0,3 - 0,4 cm^2), welche in die beiden eigentlichen Nasenkammern übergehen. Noch weiter nach hinten gehen diese Kammern schließlich über den Nasopharynx in den Rachen über. Die totale Tiefe der Nasenkammern von den Nasenöffnungen bis zum Nasopharynx beträgt somit bis zu 14 cm. Die Gesamtoberfläche der beiden Kammern zusammen und damit die maximal zur Absorption zur Verfügung stehende Fläche beläuft sich auf etwa 160 cm^2 und ihr Volumen auf 20 ml. Das Septum trennt die Nasenkammern. Von der seitlichen Wand entspringen übereinander je drei Nasenmuscheln, die eine Tiefe von bis zu 8 cm aufweisen. Ihre physiologische Rolle ist die Vergrößerung der Oberfläche zum Wärme- und Feuchtigkeitstausch.

In beiden Nasenkammern ist die Oberfläche im Bereich der beiden unteren Muscheln einschließlich Boden, Septum und Seitenwand mit respiratorischem Epithel (mehrreihiges Zylinderepithel) belegt, das mit Zilien ausgestattet ist (Flimmerepithel). Im Bereich der obersten Nasenmuschel liegt das olfaktorische Epithel, das keinen Zilienbesatz aufweist. Dort wird über die olfaktorischen Neuronen ein direkter Absorptionsweg ins Gehirn unter Umgehung der Bluthirnschranke vermutet (Bulbus olfactorius).

Die nasale Applikation von aerosolierten Tröpfchen und Partikeln im Bereich > 20 - 30 µm mit Hilfe von geeigneten Applikatoren (Sprühkopf) führt zunächst zu einer Abscheidung auf der Schleimhaut im vorderen Drittel der Nasenkammern. Die Abscheidung auf nicht zilienbesetztes Gewebe unmittelbar anschließend an die Ostien gilt als besonders günstig, weil sich dadurch die Verweildauer des Arzneistoffs am Absorptionsort erhöht. Das olfaktorische Epithel (oben) und der hintere Teil der Kammern wird nicht erreicht. Noch kleinere Tröpfchen und Partikel werden nicht in der Nasenhöhle abgeschieden, sondern gelangen je nach Partikelgröße mit der Atemluft bis in den Bereich der Lunge und werden dort niedergeschlagen. Partikel mit d < 1 µm werden wieder ausgeatmet (s. Kap. „Die Lunge als Applikationsort...").

Als Organ mit direktem Zugang zum Immunsystem besitzt die nasale Mukosa die Möglichkeit, lösliche und partikuläre Antigene aufzunehmen und zu präsentieren. Die gesamte Mukosa ist dazu mit den typischen immunkompetenten Zellen ausgestattet, und unmittelbar vor dem Übergang in den Rachenbereich verfügt der Nasenraum über einen Gewebering, der den M-Zellen im Ileum (Peyersche Platten, s. Peyers Plaques) vergleichbar ist und den Zugang zum lymphatischen System herstellt (nasal-associated lymphatic tissue, NALT). Die Immunabwehr folgt dem Schema der mukosalen Immunität.

7.4 Nasalepithel

Die beiden Vorkammern der Nasenhöhle (1, 5, 6) sind mit einem robusten, mehrschichtigen Plattenepithel ähnlich dem der Epidermis ausgestattet. Dieses entwickelt ein Stratum corneum und ist wie die Haut recht undurchlässig. Es geht aber im Bereich der unteren Nasenmuscheln, am Nasenboden und auf dem Septum in ein mehrreihiges Zylinderepithel von etwa 30 µm Dicke mit darin eingelagerten Becherzellen zur Produktion von Mukus über.
Dieses Gewebe bildet die eigentliche Absorptionsmembran von vergleichsweise guter Durchlässigkeit. Direkt in das darunterliegende Bindegewebe sind zahlreiche Blutkapillaren und kleine Gefäße eingelagert. Sie stellen die Versorgung des Zylinderepithels sicher. Außerdem bilden sie für den absorbierten Arzneistoff den Zugang zur systemischen Zirkulation. Die Absorptionsbarriere der Nasalmukosa ist nicht mehr als etwa 40 µm tief.
Die auf dem Zylinderepithel ruhende Mukusschicht wird durch den Ziliarapparat mittels koordinierter, peitschenschlagähnlicher Bewegungen der Zilien (20 s^{-1}) ständig in Richtung Nasopharynx und Rachen transportiert (6) und von dort durch periodische Schluckbewegungen entfernt. Die maximale Verweilzeit des Mukus auf der Schleimhaut beträgt bei intaktem Ziliarapparat somit nur etwa 10 - 20 min. Sie beschränkt die zur Absorption einer dort deponierten Dosis zur Verfügung stehende Zeit und ist daher eine limitierende Größe für die Applikation von Arzneimitteln. Das Zylinderepithel und der für die Selbstreinigung wichtige Ziliarapparat gelten als relativ sensibel (6, 7), was die Möglichkeiten der Hilfsstoffauswahl und der Arzneiformung stark begrenzt.
Es gibt Bedenken, daß Veränderungen der nasalen Mukosa eine unkontrollierbare Wirkung auf die Zuverlässigkeit der nasalen Arzneistoffaufnahme haben können (z.B. durch trockene gegenüber feuchter Luft, Schnupfen, Allergien, medikamentöse Vasokonstriktion etc.). Andere Quellen behaupten aber, daß z.B. eine Rhinitis keinen maßgeblichen Einfluß auf die Absorption besitzt.

7.5 Permeation durch die Nasenschleimhaut

Arzneistoffe, die eine genügend große Lipidlöslichkeit besitzen, verteilen sich in die Lipiddoppelschichten des Zylinderepithels und werden über einen Lipid-Verteilungsmechanismus absorbiert. Für diesen Prozeß gibt es nasal ähnliche Gesetzmäßigkeiten wie z.B. bei intestinaler Absorption im Dünndarm (Effekt von Verteilungskoeffizient P, pK- und pH-Wert). Allerdings sind Verweildauer und die der Absorption zur

Tab. 7.1: Effektive Permeabilität von therapeutischen Peptiden in exzidierter Rindernasalmukosa. Obwohl die beiden Calcitonine (32 Aminosäuren) vergleichsweise groß sind, permeieren sie mit einer wesentlich höheren Rate durch die Schleimhaut als Gonadorelin mit nur 10 Aminosäuren. Dieses verdankt seine geringe Permeabilität einem ausgeprägten metabolischen Abbau in der Schleimhaut. Die beiden Gonadorelin-Derivate Buserelin und Hoe013 sind chemisch gegen metabolischen Abbau stabilisiert und permeieren daher besser als die Muttersubstanz. Die höchste Permeabiltät besitzt das zyklische Oktapeptid Octreotid, welches sich metabolisch sehr stabil verhält (eigene unveröffentlichte Ergebnisse).

Peptide	**Anzahl an Aminosäuren**	**Effektive Permeabilität 10^5 cm s^{-1} ± SD**
Humanes Calcitonin	32	2.0 ± 0.52
Lachs-Calcitonin	32	1.9 ± 0.15
Gonadorelin (LHRH)	10	0.19 ± 0.12
Buserelin	9	1.5 ± 0.5
Hoe013	9	1.6 ± 1.4
Octreotid	8 (zyklisch)	4.3 ± 2.48

Verfügung stehende Fläche in der Nase wesentlich geringer. Für genügend lipidlösliche Stoffe ist die nasale Applikation daher nur dann von Interesse, wenn Wert auf einen besonders raschen Wirkungseintritt gelegt wird. Dieser ist dem einer s.c. oder i.m. Injektion vergleichbar.

Von heutiger Bedeutung ist vor allem die Absorption von therapeutischen Peptiden. Die nasalen Bioverfügbarkeiten sind gering (1-3), meist unter 10 %, oft noch unter 1 % des applizierten Wirkstoffs und von beträchtlicher Streuung. Großes Interesse wurde mit der nasalen Applikation von Insulin verbunden. Obwohl diese möglich ist, konnte sie sich bisher nicht durchsetzen. Gründe dafür liegen in der zu geringen Bioverfügbarkeit und in der beträchtlichen Streuung der Absorptionsrate. Diese gestattet es nicht, nasales Insulin mit einer für die Insulinsubstitution geforderten Präzision zuzuführen.

Das Zylinderepithel der Nasenschleimhaut ist durchlässiger als das wesentlich dichtere Zylinderepithel des Dünndarms. Nasale Permeabilitätskoeffizienten sind daher in der Regel um ca. 1 bis 2 Größenordnungen größer als die des Dünndarms. Allerdings ist die verfügbare Fläche mit 160 cm^2 weit geringer als dort. Wie der Dünndarm verfügt auch die nasale Mukosa über eine komplette Ausstattung an proteolytischen Enzymen. Permeation von Peptiden und Proteinen ist somit nur möglich, wenn folgende Barrieren hinreichend überwunden werden können:

Permeationsbarriere: Die Absorption erfolgt entweder direkt über die Zellen des Epithels (transzellulär) oder, nur bei relativ kleinen Molekülen, durch die engen interzellulären Zwischenräume (parazellulär; tight junctions). Aktiver Transport ist nicht bekannt, aber für rezeptorvermittelte Endocytose (z.B. für Antigene, Calcitonin, Insulin) gibt es Anhaltspunkte. Normalerweise fallen die Absorptionsraten bei Molekulargewichten von über 1000 Da gering aus, was für einen überwiegend parazellulären Transport spricht.

Metabolische Barriere: Als physiologischer Schutz ist die Fähigkeit der Nasalmukosa zu werten, Peptide und Proteine proteolytisch abzubauen (z.B. Exopeptidasen: Aminopeptidasen, Carboxypeptidasen, Dipeptidylpeptidasen; Endopeptidasen: Trypsin und Chymotrypsin etc.; vergl.Tab. 7.1) (8).

Mukus-Barriere: Auch der von den Becherzellen abgegebene Mukus gilt als wirksame Barriere. Einmal kann er Arzneistoffe binden. Außerdem kann der an den Mukus gebundene Arzneistoff mit Hilfe der Ziliarbewegung rasch in den Rachen transportiert werden und so der nasalen Absorption entgehen.

7.6 Absorptionsverbesserung

Zur Steigerung der oft ungenügenden Absorption (bzw. der nasalen Bioverfügbarkeit) besteht eine Reihe von Optionen (1-3). Noch für keine dieser Möglichkeiten wurde jedoch bisher eine Zulassung der Arzneimittelzulassungsbehörden erteilt. Vorklinische und klinische Studien haben sowohl Potentiale als auch Schwachstellen offengelegt. Folgende Punkte werden diskutiert:

Grenzflächenaktive Stoffe: Tenside, Lysophospholipide, Gallensäuren und Saponine wechselwirken mit der Lipiddoppelschicht der Epithelzellen und erhöhen so die transzelluläre Permeabilität (1-3, 9). In einigen Fällen werden aber leichte bis schwere Nebenwirkungen beobachtet: Schmerzen bei Applikation, im äußersten Fall Verletzungen durch Verlust des Epithels, histologische Veränderungen und leichte bis schwere Formen der Entzündung. Sie lassen sich durch eine Solubilisierung von Membranlipiden erklären. Möglich sind auch Schäden des für die Selbstreinigung des Nasalepithels wichtigen Ziliarapparats. Eine Dauertherapie kommt bei ernsten Schäden nicht in Frage. Bei leichten Effekten sind Behandlungen mit längeren zeitlichen Intervallen je nach Nutzen/Risiko-Verhältnis denkbar. Die volle Reversibilität der Schäden innerhalb kurzer Zeit ist Bedingung.

Aggregationshemmung: Die geringe Absorption bestimmter Peptide wird teilweise der für sie typischen Bildung von Aggregaten zugeschrieben (Insulin, humanes Calcitonin). Aggregationshemmende Zusätze (z.B. Zugabe von Gallensäuren bei nasalem Insulin; Methylcellulose bei humanem Calcitonin) sollen helfen, die Bioverfügbarkeit zu verbessern.

Protease-Inhibitoren können je nach Spezifität den proteolytischen Abbau von Arzneistoffen im Mukus, in der Zellmembran oder in der Zelle (z.B. Bacitracin, Gallensäuren) unterbrechen oder hemmen (10). Mit Nebenwirkungen auf die Mukosa ist aber zu rechnen.

Kompetitive Substrate: Beruht die geringe Absorption nach nasaler Applikation auf einer starken Metabolisierung des Wirkstoffs, kann versucht werden, den Arzneistoff durch gleichzeitige Applikation eines kompetitiven Substrats im Überschuß zu schützen. Kompetitive Substrate sollen das gleiche Enzym bedienen wie der Arzneistoff. Sie dürfen keine eigene Arzneimittelwirkung besitzen und müssen untoxisch sein.

Lockerung der interzellulären Kontakte: Die vergleichsweise geringe parazelluläre Permeabilität des nasalen Zylinderepithels ist eine Folge der ausgeprägten Polarität zwischen der mukosalen (apikalen) und serosalen (basolateralen) Seite des Epithels. Sie wird physiologisch durch Ausbildung von dicht abschließenden Zellkontakten (tight junctions) geregelt. Stoffe, welche in die Regulierung der tight junctions eingreifen, sind daher potentielle Absorptionsverbesserer. Toxikologische Grenzen sind auch hier sehr wahrscheinlich.

Endocytose: Es bestehen Anhaltspunkte dafür, daß die nasale Mukosa zur unspezifischen oder zur rezeptorvermittelten Endocytose bzw. Transcytose von kolloidalen Partikeln, Proteinen oder Polypeptiden befähigt ist. Ziel könnte es daher sein, mit solchen Stoffen eine teilweise Öffnung des Epithels für Wirkstoffe herbeizuführen. Dieser Weg scheint besonders aussichtsreich für die Applikation von nasalen Vakzinen. Die Leistungsfähigkeit dieses Transportwegs dürfte aber begrenzt sein und nicht für das Durchschleusen großer Substanzmengen ausreichen.

Ausschlaggebend für den zukünftigen Einsatz der Absorptionsverbesserung ist die Minimierung der lokalen Toxizität. Das nasale Epithel gilt als empfindliches und verletzliches Gewebe. Gegen eine anhaltende Öffnung der nasalen Mukosa zur Verbesserung der Absorption von Arzneistoffen spricht, daß diese möglicherweise zu irreversiblen Schäden an der Schleimhaut führen könnte. Außerdem besteht die Frage, ob neben den Arzneistoffen nicht auch unerwünschte Drittstoffe aufgenommen werden. Toxikologisch günstiger zu beurteilen ist dagegen eine sporadische Applikation, wie sie z.B. bei der Applikation von nasalen Vakzinen der Fall wäre.

7.7 In vivo und in vitro Modelle zur nasalen Applikation

Als Versuchstiere zur nasalen Einnahme werden hauptsächlich Ratte, Kaninchen, Schaf und Hund herangezogen. Ratte und Hund verfügen über wesentlich größere Anteile an olfaktorischem Epithel als der Mensch. Dies erschwert die Übertragung von Ergebnissen vom Versuchstier auf den Menschen. Frisch entnommene Schleimhäute von Schlachttieren (z.B. Rinder, Schafe) oder von Versuchstieren (z.B. Kaninchen) eignen sich vor allem für Forschungszwecke: Das vom Bindegewebe abgezogene Nasalepithel kann direkt als Permeationsmembran in einfache Diffusionskammern eingesetzt werden (11,12). Die Lebensfunktionen der entnommenen Gewebe lassen sich durch glukosehaltige Medien und O_2-Begasung über mehrere Stunden voll aufrechterhalten. Menschliches nasales Epithel läßt sich auch über Zellkulturen von frischem Operationsmaterial gewinnen und in ähnlicher Weise einsetzen.

7.8 Darreichungsformen

Die galenischen Möglichkeiten der nasalen Darreichung sind begrenzt. Etabliert sind die Nasalpipette und der Dosierpumpenzerstäuber. Isotonische und isohydrische Zubereitungen sind erwünscht, Konservierung nur bei Mehrfachdosierung. Schwach viskositätserhöhende Zusätze sind möglich, sofern keine Schädigung des Ziliarapparats eintritt. Die Lösungen sollten in möglichst hoher Konzentration appliziert werden, um den Konzentrationsgradienten am Absorptionsort hoch zu halten und um die lokalen proteolytischen Enzyme zu sättigen. Zukünftig werden auch Pulverapplikatoren vertreten sein.

Nasalpipette: Die Applikation von Lösungen mittels Nasalpipette hat den Nachteil, daß größere und wechselnde Anteile der Lösung durch forciertes Schnupfen bei der Applikation entweder unabsorbiert direkt im Nasopharynx enden oder im mittleren oder hinteren Teil der Nasenkammern. Auch von dort aus werden sie durch den Ziliarapparat in maximal 10 - 20 min schnell in den Nasopharynx transportiert. Die Verweilzeit im Nasenraum ist somit gering, d.h. die Chance zur Absorption schlecht.

Dosierpumpenzerstäuber: Bessere Ergebnisse werden mit Dosierpumpenzerstäubern erzielt. Angestrebt wird, daß sich die vernebelten Tröpfchen soweit wie möglich im vorderen Teil der Nasenkammern unmittelbar hinter den Ostien niederschlagen lassen, dessen Epithel teilweise noch nicht mit Zilien ausgestattet ist. Dies und die Nutzung des gesamten Absorptionsfensters von mindestens 10 - 20 min führen zu einer optimalen Verweildauer der Arzneistofflösung auf dem Absorptionsepithel, bevor der Ziliarapparat das Epithel wieder freiräumt. Voraussetzungen dazu sind die entsprechende technische Gestaltung des Düsenapplikators und die optimale

Tröpfchengröße (30 - 80 µm) der versprühten Lösung. Viskositätserhöhende Zusätze sind kaum wirksam. Die Dosiereinheitlichkeit von Dosierpumpenzerstäubern ist gut und wird über das volle Volumen der Darreichung verlangt. Weniger als 10 % Variabilität sind im Bereich des Möglichen. Typisch sind etwa 50 µl pro Sprühstoß.

Pulverapplikatoren: Vielversprechend sind Pulverapplikatoren für die nasale Verwendung. Ihre Technologie entspricht weitgehend der von Pulverinhalatoren für die pulmonale Anwendung in Form von Einzeldosen- und Mehrdosensystemen (s. Kap. „Aerosole - Pulverinhalatoren...“), ist also technisch aufwendig und teuer. Forschungen in den letzten Jahren haben aufgezeigt, daß Feststoffpartikel mit darauf aufgebrachtem Arzneistoff ein hohes Potential als nasales Freigabesystem besitzen. Vorgeschlagen wurden z.B. Stärke- oder Dextranpartikel definierter Größe (13). Besonders effizient sind positiv geladenene Polymerpartikel, z.B. Chitosan (14). Die Mechanismen dieses Prinzips werden noch nicht voll verstanden. Mögliche Gründe für die gute Absorption sind: (a) die hohe lokale Wirkstoffkonzentration, und (b) osmotische Effekte durch Aufnahme von lokaler Feuchtigkeit in die Partikel. Schließlich kommt auch eine (c) wirksame Sättigung der proteolytischen Enzyme der Schleimhaut durch die hohe lokale Konzentration des Arzneistoffs in Frage, was die metabolische Barriere überwinden hilft.

Geeignet sind auch nasale Gele, welche mit geeigneten Applikatoren in die Nasenkammern eingeführt werden können. Vorgeschlagen werden zudem thermosensitive Gele, die bei Normaltemperatur flüssig sind und den Gelzustand nach erfolgter Applikation auf der warmen Mukosa erreichen. Auch Gele werden aber durch die Ziliarbewegung recht rasch in den Rachen befördert. Auf Dauer schaden zu hohe Viskositäten dem Ziliarapparat.

Insgesamt wird das Potential der nasalen Einnahme von Peptiden, Proteinen und Antigenen bisher nicht voll genutzt. Probleme stellen sich vor allem durch die begrenzte Permeabilität der Mukosa, die lokale Metabolisierung der Arzneistoffe und die Gefahr von toxikologischen Risiken bei Langzeitbehandlung. Über die bisher zugelassenen Produkte hinaus sind weitere zu erwarten. Der Spielraum der galenischen Möglichkeiten ist relativ gering.

7.9 Literatur

(1) Chien, Y.W., Su, K.S.E., Chang, S.-F. (Hrsg.), Nasal systemic drug delivery, M. Dekker, New York 1989

(2) Illum, L., The nasal delivery of peptides and proteins, Trends in Biotechnology, Vol. 9 (8), 284-289 (1991)

(3) Junginger, H.E., Verhoef, C.J., Merkus, F.W.H.M., Nasale Arzneiformen für die systemische Wirkstoffabsorption, Dt. Apoth. Ztg. 131(8), 295-303 (1991)

(4) Cahill, E.S., O'Hagan, D.T., Illum, L., Mice are protected against Bordetella pertussis infection by intra-nasal immunization with filamentous haemagglutinin, FEMS Microbiology Letters, 107(2-3), 211-216 (1993)

(5) Thews, G., Mutschler, E., Vaupel, P., Anatomie Physiologie Pathophysiologie des Menschen, Wissenschaftliche Verlagsgesellschaft, 3. Auflage, Stuttgart 1989

(6) Cornaz, A.-L., Buri, P., Nasal mucosa as an absorption barrier, Eur. J. Pharm. Biopharm., 40(5), 261-270 (1994)

(7) Schipper, N.G.M., Verhoef, J.C., Merkus, F.W.H.M., The nasal mucociliary clearance: Relevance to nasal drug delivery, Pharm. Res., 8(7), 807-814 (1991)

(8) Sarkar, M.A., Drug metabolism in the nasal mucosa, Pharm. Res. 9(1), 1-9 (1992)

(9) Chandler, S.G., Thomas, N.W., Illum, L., Nasal absorption in the rat. III. Effect of lysophospholipids on insulin absorption and nasal histology, Pharm. Res., 11(11), 1623-1630 (1994)

(10) Raehs, S.C., Sandow, J., Wirth, K., Merkle H.P., The adjuvant effect of bacitracin on nasal absorption of gonadorelin, Pharm. Res. 5(11), 689-693 (1988)

(11) Lang, S., Langguth, P., Oschmann, R., Traving, B., Merkle, H.P., Transport and Metabolic Pathway of Thymocartin (TP4), J. Pharm. Pharmacol., 48, 1190-1196 (1996)

(12) Lang, S.R., Staudenmann, W., James, P., Manz, H.-J., Kessler, R., Galli, B., Moser, H.-P., Rummelt, A., Merkle, H.P, Proteolysis of human calcitonin in excised bovine nasal mucosa: Elucidation of the metabolic pathway by liquid secondary ionization mass spectrometry (LSIMS) and matrix assisted laser desorption ionization mass spectrometry (MALDI), Pharm. Res., 13(11), 1679-1685 (1996)

(13) Pereswetoff-Morath, L., Edman, P., Dextran microspheres as a potential nasal drug delivery system for insulin - in vitro and in vivo properties, Int. J. Pharm., 124(1), 37-44 (1995)

(14) Illum, L., Farraj, N.F., Davis, S.S., Chitosan as a novel nasal delivery system for peptide drugs, Pharm. Res., 11(8), 1186-1189 (1994)

Anschrift des Autors:
Professor Dr. Hans P. Merkle
ETH Departement Pharmazie
Winterthurerstr. 190
CH-8057 Zürich

8 Ophthalmika: etablierte Arzneiformen und neue Konzepte

Prof. Dr. S. Keipert, Humboldt-Universität zu Berlin

Beispiele für Handelspräparate

Acithaemyl®, Actovegin®, Artelac®, Arteoptic®, Arufil®, Atropin Dispersa®, Atropin-EDO®, Berberil® N, Betamann®, Betoptic®, Blefcon®, Blephamide®N Liquifilm, Celluvisc®, Cibro-Amuno®, Chibro-Cadron®, Chibro®-Uvelin, Cloniol-Ophtal®, Contafilm®, Corneregel®, cromo-ratiopharm®-Augentropfen Einzeldosis, cromo von ct EDP, Cyclopentolat, Dacrin®, Dexa Polyspectran®N, Dexa-sine®, Dexamytrex®, Dexapos, Dispadex®comp., Dispagent®, Dispaphenicol®, Dispatenol®, Dispasan®, Dispatetrin®, Dispatim®, duraultra, Efemolin®, Efflumidex®, Efflumycin® Liquifilm, Flui®-DNCG, Fluoreszein SE Thilo, Fucithalmic®, Glauconex®, Glauko Biciron®, Healon®, Idrol®sine, Inflanefran®, Inflanegent® Liquifilm, Isopto-Fluid®, Isopto-Naturale®, Isopto®-Max, Isopto®-Carbachol, Isopto®-Dex, Isopto®-Flucon, Isopto® Pilocarpin, Isopto® Pilomin, Jestryl®viskos, Keratyl®, Lacophtal®, Lacrimal®, Lacrisic®, Lacri-Stulln®UD, Levophta®, Liquifilm®, Methocel® Dispersa, Ocuflor®, Oculotect fluid, Oculotect®, Ophtocortin®, Pilo-Eserin Dispersalopos®, Pilogel®, Piloplex®, Predni-POS®, Protagent®, ProVisc®, Remydrial®, Sicca-Stulln®, Siccaprotect, Sic-Ophtal®, Solan®-M, Spectramedryn® Liquifilm, Spersacarpin®, Spersadex®, Spersadex® comp., Spersadexolin, Spersallerg®, Suprexon®, TFT Thilo®, Thilo-Tears®, Thilocanfol®, Thilodigon®, Thilorbin®, Triflumann®, Trusopt®, Uniget XE®, Ultracortenol® GL, Vidirakt® S mit PVP, Vidisept®N, Vidiseptal®, Vidisic®, Viscoat®, Visc-Ophtal, Vistacarpin®, Vistaga® Liquifilm, Vistalbalon® Liquifilm, Vistofilm®, Vistosan® Liquifilm, Vistoxyn Liquifilm, Vividrin®EDO®, Vitreolent® plus

8.1 Einleitung

Augenerkrankungen werden fast ausschließlich lokal behandelt. Nur in Ausnahmefällen erfolgt eine unterstützende Allgemeintherapie. Nach wie vor stehen die wäßrigen Augentropfen auf Grund ihrer einfachen Handhabbarkeit und guten Patienten

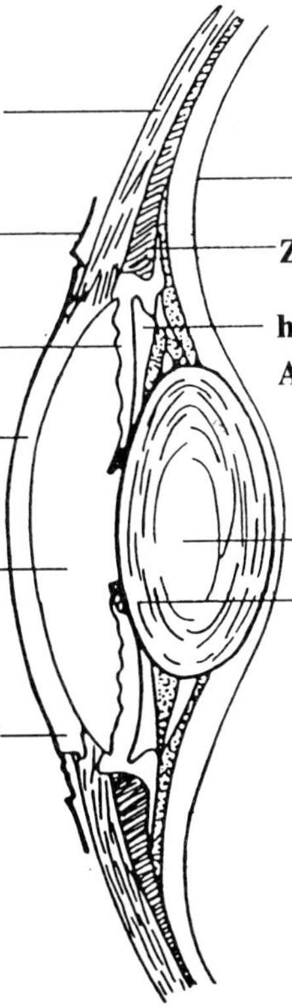

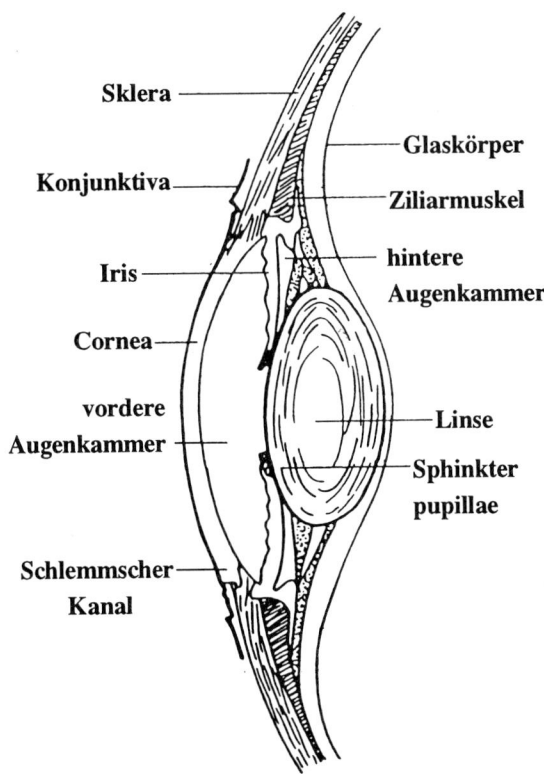

Abb. 8.1: Vorderer Augenabschnitt

akzeptanz im Vordergrund. Ölige Augentropfen und Augensalben können die Wirkung verlängern, sind jedoch mit erheblicher Sichtbeeinträchtigung verbunden und werden daher vorwiegend zur Nacht appliziert. Von geringerer Relevanz dürften Augenwässer sein. Subkonjunktivale oder retrobulbäre Augeninjektionen bleiben speziellen Anwendungen und chirurgischen Eingriffen vorbehalten. Neue Trägermaterialien und -systeme sollen die Bioverfügbarkeit von Ophthalmika verbessern, systemische Effekte und Nebenwirkungen vermindern, das Sehvermögen nicht beeinträchtigen und die Applikation erleichtern.

8.2 Problematik der okularen Applikation

Die besondere Problematik bei okularer Applikation, vornehmlich wäßriger Tropfen, besteht in dem volumenmäßig geringen Aufnahmevermögen des Auges und der hohen Drainagerate. Durch Reflexblinken, häufig ausgelöst bei Applikation von Augen-

tropfen, erhöht sich die Tränenproduktion und somit auch die Drainagerate. Darüber hinaus beeinflussen lokal applizierte Pharmaka und Adjuvantien die Tränenfilmdynamik direkt; so reduziert Timolol den Tränenfluß, Pilocarpin übt eine stimulierende Wirkung aus, Benzalkoniumchlorid zerreißt den Tränenfilm, Methylcellulose (MC) und Polyvinylalkohol (PVA) beispielsweise erhöhen die Tränenfilmstabilität.
Wäßrige Lösungen spreiten in der Regel rasch über die Cornea (vorderer Augenabschnitt, s. Abb. 8.1) und werden schnell abgeführt, so daß ein dramatischer Abfall der Arzneistoffkonzentration auf der Cornea erfolgt. Weniger als zehn Prozent des applizierten Arzneistoffs sind in der Lage, das Hornhautepithel zu durchdringen und einen therapeutischen Effekt am Auge zu entfalten. Das heißt aber andererseits auch, daß ca. 90% der Arzneistoffmenge durch die konjunktivalen und vor allem nasalen Blutgefäße direkt zur systemischen Zirkulation gelangen (Abb. 8.2) und sekundäre Effekte auslösen.
Lange Zeit wurde der systemische Effekt im Zusammenhang mit lokaler Applikation vernachlässigt. Gründe hierfür waren zum einen ungenügendes Wissen über das Schicksal der Arzneistoffe im Organismus und zum anderen die überwiegende Anwendung von Arzneistoffen mit breitem therapeutischen Index sowie eine gering beeinträchtigte Patientenpopulation.
Erst mit Einführung von Timolol 1978 und dem Auftreten kardiovaskulärer und respiratorischer Nebenwirkungen nach ophthalmischer Applikation folgte ein diesbezügliches Umdenken. 1980 wies van Buskirk (2) auf die Risiken bei topischer Timololapplikation hin und 1986 beschrieben Nelson et al. (3) 450 Fälle von ernsthaften systemischen Nebenwirkungen mit 32 Todesfällen. Andererseits wird heute bereits das Auge als alternatives Applikationsorgan diskutiert, vor allem für Polypeptid-Arzneistoffe (4).

8.3 Verminderung der systemischen Wirkungen

Für eine Verminderung der systemischen Nebenwirkungen bei Verabreichung von Ophthalmika kommen pharmakologische, chemische und galenische Maßnahmen in Betracht (5, 6).

8.3.1 Pharmakologische Maßnahmen

- *Coadministration von Vasokonstriktoren* , wie Phenylephrin, Epinephrin
- Bei der Wahl der *Applikationszeit* von Augentropfen sollen Tränenfilmchemie, intraokularer Druck und pharmakokinetische Prozesse in Abhängigkeit vom zirkadianen Rhythmus berücksichtigt werden. Dies erlaubt eine Maximierung des Verhältnisses von okularer zu systemischer Absorption.

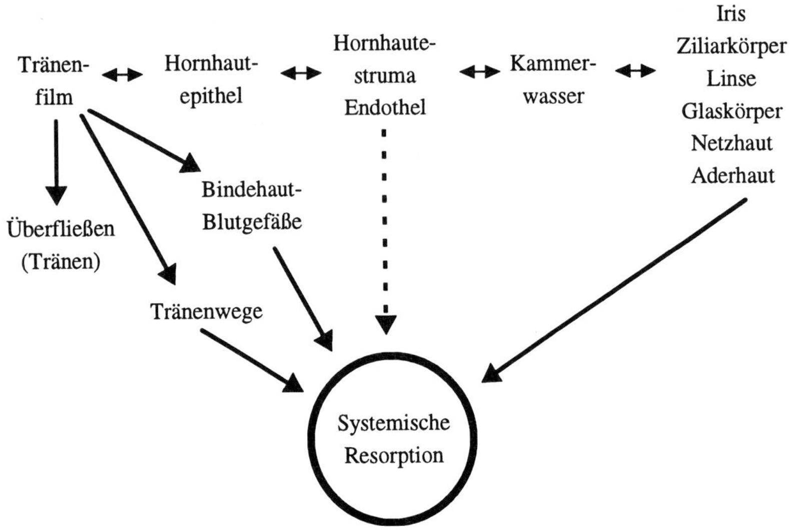

Abb. 8.2: Verteilungsschema topischer Medikamente im Auge; mod. nach Mindel (1)

8.3.2 Chemische Maßnahmen

- Einsatz von *Prodrugs*, d. h. von Arzneistoffderivaten, wie Dipivalyl-Epinephrin, die erst am Wirkort durch hydrolytische/ enzymatische Spaltung die wirksame Elternverbindung freigeben. Vom Timolol wurde eine Reihe von Esterprodrugs, wie O-Buturyl-Timolol, beschrieben, die auf Grund ihrer größeren Lipophilie eine erhöhte okulare Absorption aufweisen und damit eine reduzierte Dosis ermöglichen.
- *"Soft-Arzneistoffe"* zeichnen sich durch voraussagbare Metabolisierung zu nichttoxischen Verbindungen nach Erreichen ihres therapeutischen Effektes aus. Nach Aufnahme in den Blutstrom erfolgt eine rasche Inaktivierung. Günstige Resultate wurden für ß-Blocker, antimikrobielle Substanzen, Anticholinergika und Steroide erzielt.
- *Okuloselektive Arzneistoffe* sind eine weitere Zielgröße zur Einschränkung von Seiteneffekten. Beispiele sind Ester von β-Blockern, die eine mit Timolol vergleichbare Hypotension, jedoch mit hundertfach geringerer Herzpotenz, bewirken (7).

8.3.3 Galenische Maßnahmen

- Wahl einer *Vehikelzusammensetzung* mit längerer präcornealer Verweilzeit und zur Einschränkung des Zutritts der Arzneistoffe zur Nasenschleimhaut, z. B. durch Viskositätserhöhung (8.4.1.3).

- *Formulierungsparameter*, wie pH, Tonizität, Konservierungsmittel und andere Hilfsstoffe, können wesentlichen Einfluß auf die lokale und systemische Absorptionsrate nehmen. Der pH-Wert beeinflußt den Dissoziationsgrad der Arzneistoffe. Undissoziierte Stoffe sind lipophiler und durchdringen besser das Corneaepithel. Begünstigt erfolgt der Transport durch die drei(fünf)schichtige Cornea für Wirkstoffbasen, die die Fähigkeit zum Wechsel zwischen nichtdissoziierter lipophiler und dissoziierter hydrophiler Form besitzen. Die Tonizität der applizierten Lösung kann den Wasserflux über die nasale Mukosa beeinflussen. Veränderungen der mukonasalen Permeabilität werden für Ingredientien, beispielsweise für Benzalkoniumchlorid und EDTA, beschrieben (8).
- Substanzen mit *Enhancer*-Funktion, z. B. Tenside, Cyclodextrine, Chelatbildner u.a., können spezifisch die Penetration/ Permeation beeinflussen.
- *Spezielle Arzneiträgersysteme* wurden besonders in den letzten beiden Dezennien zahlreich entwickelt und werden im folgenden dargestellt (8.4.2).

8.4 Optimierung von Ophthalmika

Verminderung von Nebenwirkungen und weitere Zielstellungen zur Optimierung von Ophthalmika sind eng verzahnt und bedingen sich häufig gegenseitig.
Die folgenden Gesichtspunkte stehen im Vordergrund:

- Bioverfügbarkeitsverbesserung: Steigerung der effektiven Dosis durch Verlängerung der präcornealen Retentionszeit und Verbesserung der Penetrations- und Permeationsrate sowie Verlängerung der Wirkungsdauer, verbunden mit verringerter Applikationsfrequenz;
- Verminderung bzw. Ausschaltung von Nebenwirkungen und systemischen Effekten;
- Verminderung bzw. Ausschaltung von Sehbeeinträchtigungen sowie
- Applikationsverbesserung.

8.4.1 Traditionelle Konzepte und Entwicklungstendenzen

Traditionelle Konzepte zur Wirkungsoptimierung, vor allem zur Wirkungsverlängerung und damit zur Verringerung der Applikationsfrequenz, bestehen in der Anwendung von Augensalben und -ölen, weniger häufig auch von Emulsionen und Suspensionen.

8.4.1.1 Augensalben

Augensalben haben im Vergleich zu wäßrigen Tropfen eine überlegene Bioverfügbarkeit, bedingt durch verlängerte Kontaktzeit, verminderte Verdünnung durch den

Tab. 8.1: Augensalben - wesentliche Bestandteile

Grundlagen	Konsistenzregulierer
weißes Vaselin	dünnflüssiges Paraffin
Wollwachsalkoholsalbe	dickflüssiges Paraffin
Wollwachs	mittelkettige Triglyceride
dickflüssiges Paraffin, viskosiert mit Hochdruckpolyethylen (HPE)	1,2-Propylenglycol
	Glycerol
	Isopropylmyristat
Emulgatoren/ Stabilisatoren	**Konservierungsmittel**
Cholesterol	Chlorbutanol
Wollwachsalkohole	Parabene
Cetylalkohol	Cetalkoniumchlorid
Cetylstearylalkohol	Phenylethylalkohol
Myristylalkohol	
Glycerolmonostearat	
Macrogolglycerolmonostearat	
Polysorbat 60	

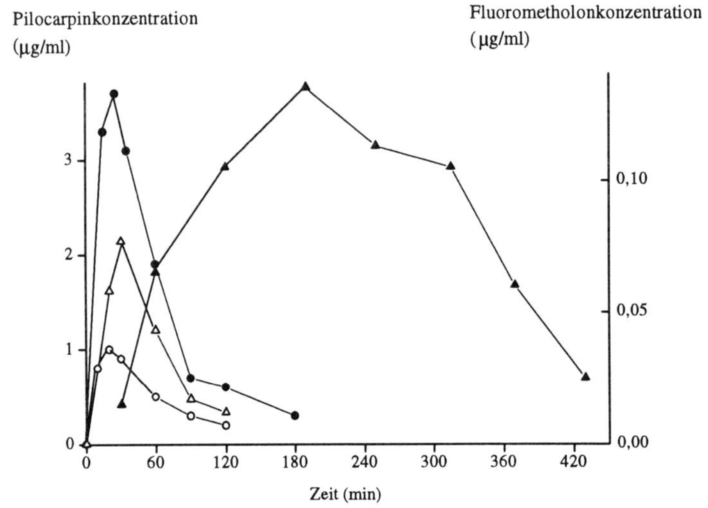

Abb. 8.3: Gegenüberstellung der Kammerwassergehalte von Pilocarpin und Fluorometholon aus Lösung (O bzw. Δ) bzw. KW-Grundlage (● bzw. ▲) (modifiziert nach Sieg und Robinson (9))

Tränenfilm sowie eine gewisse Resistenz gegenüber der Drainage via Tränennasenkanal und damit durch eine höhere effektive Arzneistoffkonzentration.
Obwohl die Wahl der Salbengrundlage im Hinblick auf ihre Mischbarkeit mit der Tränenflüssigkeit und die dementsprechende Arzneistoffverteilung und -freigabe wichtig ist, beschränkt sich das für Oculenta benutzte Grundlagensortiment auf relativ wenige Basisrezepturen (Komponenten s. Tab. 8.1). Zusammenhänge zwischen der Löslichkeit eines Arzneistoffs in der Salbengrundlage und der Bioverfügbarkeit demonstriert Abb. 8.3 am Beispiel des in der Fettgrundlage wenig löslichen Pilocarpins und des gut lipidlöslichen Fluorometholons.

8.4.1.2 Augenemulsionen und -suspensionen

Der Anteil von klassischen Emulsionen als Augentropfen ist, insbesondere wegen Stabilitätsproblemen, verschwindend gering. Interesse gewinnen dagegen *Submikronemulsionen* mit Teilchengrößen im Nanometerbereich (10). Auf das Konzept der *Mikroemulsionen* wird unter 8.4.2.3 eingegangen.
Gering ist auch die Palette der handelsüblichen Suspensionen (Spectramedryn® Liquifilm, Efemolin®, Levophta®, Chibro-Amuno®, Dispatetrin®), deren angestrebte Teilchengrößen eine Mikronisierung erfordern. Eine Innovation stellt das Präparat *Betoptic® S* dar, in dem der Wirkstoff Betaxolol an einen Ionenaustauscher fixiert ist. Diese Dispersion wird durch Polyacrylsäure (PAS) suspensionsstabilisiert. Die Wirkstofffreisetzung erfolgt durch Ionenaustausch gegen die Na^+ des Tränenfilms.

8.4.1.3 Polymere als Viskositätserhöher und Filmbildner

Etabliert ist der Einsatz von Polymeren als **Viskositätserhöher in wäßrigen Lösungen**. Im allgemeinen läßt sich damit eine, wenn auch meist gering verlängerte Retentionszeit des Arzneistoffs auf dem Auge erzielen, korrespondierend mit reduzierter Anwendungsfrequenz und verbesserter Patientencompliance. Mitbestimmend sind natürlich der Charakter des Arzneistoffs, insbesondere sein Verteilungskoeffizient, sowie die Eigenschaften des eingesetzten Polymerprodukts. Häufig, teilweise schon seit 40 Jahren genutzte Makromoleküle sind vor allem Celluloseether, wie Methylcellulose (MC), Hydroxyethylcellulose (HEC), Hydroxypropylmethylcellulose (HPMC) und Natriumcarboxymethylcellulose (NaCMC), sowie PVA und Polyvinylpyrrolidon (PVP) (s. Tab. 8.2). In ophthalmologisch üblichen Konzentrationen führen diese Vehikel jedoch meist zu idealviskosen Flüssigkeiten und sind damit in ihrem rheologischen Verhalten dem Tränenfilm unähnlich. Das Auge toleriert sie nur in bestimmten Viskositätsgrenzen. Demgegenüber weisen Polymere mit pseudoplastischem Verhalten, deren Viskosität mit steigender Scherrate abnimmt, signifikant

Tab. 8.2: Fertigarzneimittel (Augentropfen) mit Viskositätserhöhern*

Makromoleküle	Wirkstoffe	Präparate
HEC	Azidamfenicol	Thilocanfol®
	Dexamethason/Neomycin	Chibro-Cadron®
	Dorzolamid	Trusopt®
	Guanethidin	Suprexon®
	Guanethidin/Dipivefrin	Thilodigon®
	Oxybuprocain	Thilorbin®
HPMC	Antazolin	Spersallerg(R)
	Atropin	Atropin Dispersa; Atropin-EDO®
	Carbachol	Isopto® -Carbachol; Jestryl®
	Carteolol	Arteoptic®
	Chloramphenicol	Dispaphenicol®
	Clonidin	Cloniol-Ophtal®
	Cromoglicinsäure	cromo von ct; Flui®-DNCG
	Dapipral	Remydrial®
	Dexamethason	Spersadex®; Isopto®-Dex
	Dexamethason/Chloramphenicol	Spersadex® comp
	Dexamethason/Chloramphenicol/ Tetryzolin	Spersadexolin
	Dexamethason/Neomycin	Dispadex
	Dexamethason/Neomycin/ Polymyxin B	Isopto®-Max
	Gentamycin	Dispagent®
	Hydrastinin/Oxedrin	Dacrin®
	Medryson	Ophtocortin®
	Pilocarpin	Isopto®Pilocarpin
	Pilocarpin/Physostigmin	Isopto®Pilomin; Pilo-Eserin Dispersa
	Prednisolon	Inflanefran®
	Prednisolon/Sulfacetamid	Blefcon ®
	Retinolpalmitat	Oculotect®; Solan®-M
	Tetryzolin	Berberil® N; Vidiseptal®
	Timolol	Dispatim®
MC	Dexamethason	Dexapos
NaCMC	8-Hydroxy-1-methylchinolin	Chibro®-Uvelin

Makromoleküle	Wirkstoffe	Präparate
PAS	Dexpanthenol	Corneregel®
	Fusidinsäure	Fucithalmic
	Prednisolon	Predni-POS®
PVA	Befunolol	Glauconex®
	Dexpanthenol	Dispatenol®;Siccaprotect
	Fluorometholon	Efflumidex®
	Fluorometholon/Neomycin	Efflumycin® Liquifilm
	Flurbiprofen	Ocuflor®
	Levobunololen	Vistagan® Liquifilm
	Naphazolin	Vistalbalon® Liquifilm
	Phenylephrin	Vistosan® Liquifilm
	Pilocarpin	Pilopos®; Vistacarpin®
	Pilocarpin/Phenylephrin	Glauko Biciron®
	Prednisolon	Predni-POS®
	Prednisolon/Sulfacetamid	Blephamide®N Liquifilm
PVP	Actinoquinol/Naphazolin	duraultra, Idrol®
	Cyclopentolat	Cyclopentolat
	Dexamethason	Dexa-sine®
	Dexamethason/Polymyxin B/ Neomycin	Dexa Polyspectran®N
	Fluoreszein	Fluoreszein SE Thilo
	Metipranolol	Betamann®
Dextran	Nandrolon	Keratyl®
Kombinationen		
PVA/HPMC	Fluorometholon	Isopto®-Flucon
	Gentamycin/Dexamethason	Dexamytrex®
	Prednisolon/Gentamycin	Inflanegent® Liquifilm
PVA/PVP	Oxymetazolin	Vistoxyn Liquifilm
PVP/HEC	Trifluridin	TFT Thilo®

*Stand: Rote Liste 1996

weniger Widerstand gegenüber der Lidbewegung auf als idealviskose Präparate und sind für den Patienten angenehmer.

Wäßrige **Gele** der etablierten Makromoleküle haben sich ebenfalls bewährt, sind jedoch relativ selten im Einsatz. Das zukünftige Augenmerk wird verstärkt auf lösliche Gelbildner oder bioerodible Systeme gerichtet sein. In Gele inkorporierte Arzneistoffe unterschiedlicher Löslichkeit ergaben drei- bis fünffach höhere Absorptions-

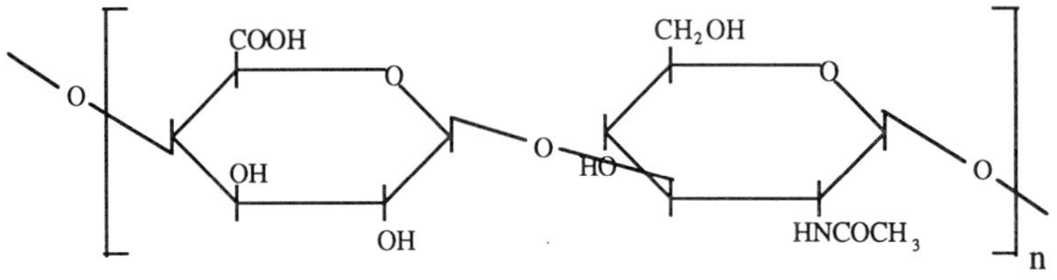

Na-D-glucuronat **N-acetyl-D-glucosamin**

Abb. 8.4: Hyaluronsäure bzw. ihr Natriumsalz

raten gegenüber wäßrigen Tropfen. Im allgemeinen werden gequollene wäßrige Hydrogele als relativ komfortabel am Auge beurteilt. Sie verringern die Applikationsfrequenz und reduzieren die arzneistoffbedingten Nebenwirkungen.

Besonders vorteihaft sind **mukoadhäsive Systeme**, die ein Anheften an die Schleimschicht des Auges über verschiedene physikalische und chemische Mechanismen (vorrangig nichtkovalente Bindungen) bewirken und damit ein längeres Verweilen im cornealen, günstiger im konjunktivalen Bereich sichern. Wasserlösliche Mukoadhäsiva werden langsam gelöst und vom Tränenfilm wegbewegt. Demgegenüber verweilen wasserunlösliche Mukoadhäsiva (nicht quellend) so lange, bis die Muzinschicht selbst replaziert wird (15-20 Stunden beim Menschen) oder bis die Scherkräfte des Blinkens den Hauptteil des mukoadhäsiven Systems entfernt haben.

Eine interessante Verbindung mit mukoadhäsiven Eigenschaften ist die *Hyaluronsäure* (Abb. 8.4), ein viskoelastisches Polymer, das normalerweise im Glaskörper und im Kammerwasser vorhanden ist. Sie wird bereits bei chirurgischen Eingriffen am Auge eingesetzt (Dispasan, Healon®, ProVisc®, Viscoat®). Von Vorteil für die topische Applikation ist die mögliche Nutzung höherviskoser Lösungen mit längerer okularer Oberflächenretentionszeit, da mit der Blinkbewegung des Auges eine Scherverdünnung erfolgt. Hyaluronsäure und weitere Polyuronsäuren besitzen darüber hinaus die Fähigkeit, mit kationischen Arzneistoffen Polymersalze zu bilden, so daß die nachgewiesenen Bioverfügbarkeitssteigerungen gegenüber wäßrigen Vergleichslösungen als Summe von Viskositäts-, Bioadhäsions- und Polymersalzeffekt zu werten sind (11, 12).

Exzellente mukoadhäsive Eigenschaften weist auch *NaCMC* auf. Im Actovegin® und Actihaemyl® liegen entsprechende Fertigarzneimittel mit Gelcharakter vor.

Günstige Bioverfügbarkeitsparameter im Hinblick auf AUC und Wirkungsdauer erbrachte insbesondere die ebenfalls mukoadhäsive *Polyacrylsäure* (PAS, z. B. Carbopol® 940) (11, 12). Dieses anionische Polymer mit hoher Molmasse ist ebenfalls zur Polymersalzbildung befähigt und dient zur effektiven Viskositäts-

erhöhung von Augentropfen (Predni POS®, Fucithalmic®, Corneregel®, s. Tab. 8.2) ebenso wie zur Formulierung mukoadhäsiver Hydrogele (Pilogel®, Oculotect Gel).
Das Handelspräparat Pilogel®, auf Basis von Carbopol® 940, ist zur langanhaltenden Senkung des intraokularen Drucks (IOP) beim Glaukompatienten geeignet. Mit nur 1 x täglicher Applikation am Abend werden die gleichen Effekte erzielt wie mit der sonst üblichen 4 x täglichen Anwendung der wäßrigen Tropfen, bei gleichzeitig weniger Beeinträchtigung durch Nebenwirkungen.
Im Vordergrund des Interesses für die Glaukomtherapie stehen jedoch tropfbare Pilocarpinpräparate auf PAS-Basis, deren Herstellung hinsichtlich pH-abhängiger Pilocarpinstabilität einige Probleme aufwirft. Eine Optimierung hinsichtlich pH-Wert und tropfbarer Konsistenz einer Pilocarpin-Zubereitung ließ sich mit einer Polyacrylsäure erzielen, die ein Copolymerisat zwischen Acryl- und Methacrylsäure darstellt (13).

Tab. 8.3: Filmbildner-Präparate (künstliche Tränenflüssigkeiten)*

Filmbildner	**Handelspräparate**	**Konservierungsmittel**
HPMC	Artelac®	sine / Cetrimid
	Isopto-Fluid®	sine
	Sicca-Stulln®	Benzalkoniumchlorid
	Visc-Ophtal	Benzalkoniumchlorid
	Methocel® Dispersa	Benzalkoniumchlorid
HPMC/Dextran	Isopto-Naturale®	Benzalkoniumchlorid
NaCMC	Celluvisc®	sine
PVA	Contafilm®	Thiomersal
	Liquifilm®	Chlorbutanol
	Vistofilm®	Benzalkoniumchlorid
PVA/PVP	Lacrimal®	sine / Chlorbutanol
PVP	Arufil®	Benzalkoniumchlorid
	Lacophtal®	sine /Benzalkoniumchlorid
	Oculotect fluid	sine /Benzalkoniumchlorid
	Protagent®	sine /Benzalkoniumchlorid
	Vidirakt® S mit PVP	Cetrimid
PVP/HPMC	Vidisept®N	Cetrimid
	Lacrisic®	Benzalkoniumchlorid
Gele		
PAS	Thilo-Tears®	sine
	Vidisic®	Cetrimid

* Stand: Rote Liste 1996

In den **Filmbildner**-Präparaten oder Tränenersatzflüssigkeiten, die bei der Indikation des trockenen Auges angewendet werden, kommt den Makromolekülen eine aktive Rolle als Viskositätserhöher, Retentionszeitverlängerer und filmbildende Agentien zu. Handelspräparate in Sol- und Gel-Konsistenz (s. Tab. 8.3) können Elektrolyte, Puffer- und Isotonisierungsmittel enthalten und sind mit oder ohne Konservierungsmittel auf dem Markt. Die besonders wichtige Mukoadhäsivität kann von den Konservierungsmitteln und weiteren Komponenten maßgeblich beeinflußt werden (14).

8.4.2 Neue okulare Freigabesysteme

Mit der generellen Zielstellung, die präcorneale Verweildauer der Arzneistoffe zu verlängern und deren Penetration in das Auge zu verbessern, wurden weltweit verschiedene neue okulare Freigabesysteme entwickelt, z. B. Inserte, weiche Kontaktlinsen, gelbildende Systeme und kolloidale Trägersysteme, wie Liposomen und Nanopartikeln.

8.4.2.1 Inserte

Bei den Inserten ist zwischen löslichen oder biologisch abbaubaren (bioerodiblen), nichtlöslichen und sog. kombinierten Inserten zu unterscheiden. Von außerordentlicher Bedeutung ist die Biokompatibilität der verwendeten Polymere, da ein langzeitiger Kontakt mit der Augenoberfläche vorgesehen ist.

Bereits 1966 wurden mit Pilocarpin imprägnierte *PVA-Scheiben* mit hinhaltender Miosis und reduziertem IOP beschrieben (15). Maichuk et al. (16-19) nutzten PVA erfolgreich für verschiedene Antibiotika. 1976 beschrieben sie (20) ein lösliches Pilocarpin-Insert (*SODI*) aus einem Copolymer von Acrylamid, Vinylpyrrolidon und Ethylacrylat.

Zur Gruppe der "löslichen" Inserte, auch präformierte Gele genannt, gehören ebenfalls die schon 1870 im schwedischen Militärsanitätswesen eingesetzten und in der Britischen Pharmakopoe von 1948 aufgeführten *Gelatine-Lamellen* und die neueren *Kollagen-Inserte*, auch in Form weicher Kontaktlinsen (Bio-Cor®) genutzt. Letztere bewirken auf Grund des langsameren Abbaus eine bedeutend längere Verweilzeit am Auge und damit Wirkungsprolongierung gegenüber Gelatine. Eine interessante neue Idee stellt die Nutzung von Gelfoam®, eines absorbierbaren Gelatineschwammes, als potentiellen Träger für Pilocarpin und retardierende Agentien dar (21).

Auf Hydroxypropylmethylcellulose (HPMC) basieren das *Lacrisert®* sowie das *SRAT* (auch andere Cellulosederivate), das für "slow release artifical tears" steht. Bei dem *OTS* handelt es sich um ein "ocular therapeutic system", auch als *Minidisc* bekannt, auf Basis von Silikon-Präpolymeren (22).

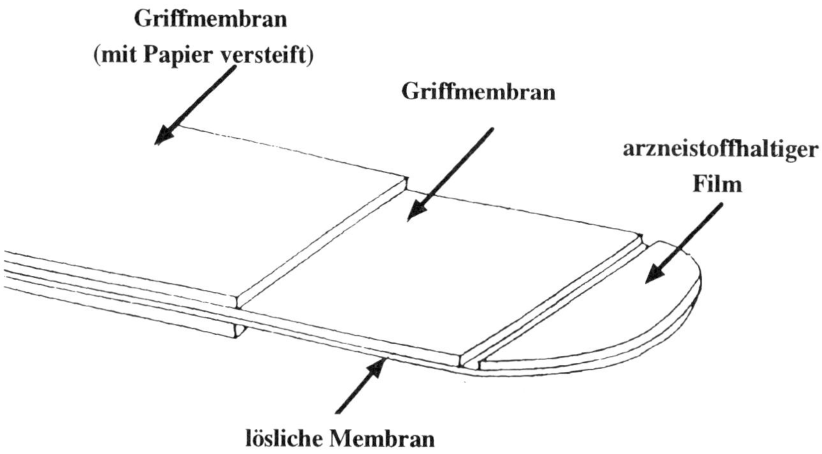

Abb. 8.5: NODS (new ophthalmic delivery system), neues Arzneistofffreigabesystem (Länge ca. 50 mm, Breite ca. 6 mm); bestehend aus einem mit Arzneistoff beladenen Film (Dicke 20 µm), verbunden über eine lösliche Membran mit einer Griffmembran, die im hinteren Teil papierversteift ist.

Ein anderes "new ophthalmic delivery system" (*NODS*® (Abb. 8.5) sichert eine präzise Menge an freigesetztem Arzneistoff (löslich oder unlöslich) durch Inkorporierung in einen wasserlöslichen PVA-Film. Mit Pilocarpin konnte eine achtfach größere Bioverfügbarkeit gegenüber konventionellen Augentropfen erzielt werden (23). Dies erlaubt eine Dosisreduzierung in der akuten Glaukombehandlung und damit eine Verminderung der Nebenwirkungen, wie Stirn- und Kopfschmerz. Die wasserfreie Natur des Systems gestattet es, bei neutralem pH-Wert die besser epithelgängige Pilocarpinbase ohne Stabilitätsverlust zu inkorporieren.
Zahlreiche lösliche und unlösliche Polymere synthetischen und natürlichen Ursprungs, Polymerengemische und Copolymere fanden als Filmbildner mit diversen Wirkstoffen Erprobung (Tab. 8.4). Ein erwähnenswerter neuer Carrier für langwirkende Freigabesysteme wurde in den biodegradablen, flexiblen, nicht toxischen und sterilisierbaren Fibrinfilmen gefunden (24).
Die Vielzahl der bisher erprobten Filmmaterialien und Applikationsformen (Filme, Lamellen, Scheiben, Linsen, Zylinder, Flocken) verdeutlicht die mehr oder weniger unbefriedigenden bzw. nicht zu verallgemeinernden Ergebnisse. Eine annähernd konstante Freigaberate unter Vermeidung einer initialen Überdosis läßt sich im allgemeinen durch membrankontrollierte Freigabesysteme (diffusible Systeme) unter

Nutzung von geeigneten Barriermembranen mit fixierter Dicke erzielen. Diese haben jedoch meist den Nachteil, daß sie nach Erschöpfung entfernt werden müssen. Angestrebt werden heute deshalb möglichst hydrophobe Matrices mit bioerodiblem Charakter, die nicht replaziert werden müssen und gleichzeitig eine konstante Freigabe sichern.

Tab. 8.4: Inserte als potentielle Arzneiträgersysteme

Hilfsstoffe	**Arzneistoffe**
1. ***natürliche***	
Kollagen	Pilocarpin, Gentamycin, Dexamethason Ciclosporin A, Tobramycin, Vancomycin, Kanamycin, Indometacin, Trifluorothymidin, Amphotericin, 5-Fluorouracil
Gelatine	Atropin, Cocain, Homatropin, Pilocarpin Physostigmin
Chitin	Pilocarpin
Fibrin	Pilocarpin
2. ***halbsynthetische***	
Formaldehyd-Gelatine	Pilocarpin, Dexamethason
Polypeptide	Hydrocortison, Prednisolon, Idoxuridin
HPC	Pilocarpin, Morphin
HPMC	Morphin
MC	Pilocarpin, Morphin
NaCMC	Morphin
3. ***synthetische***	
PVA	Pilocarpin, Antibiotika
PVP	Pilocarpin
Polyacrylamid	Antibiotika, Sulfonamide, Idoxuridin, Corticoide, Atropin, Pilocarpin
4. ***Polymerengemische/Copolymere***	
HPC/PVP	Pilocarpin
PVA/HPMC	9-(1,3-Dihydroxy-2-propoxymethyl) guanidin
Ethylacrylat/Vinylpyrrolidon	Neomycin, Kanamycin, Sulfamethoxypyridazin, Idoxuridin, Atropin, Dexamethason
Ester von Poly(vinylmethyl-ether-Maleinsäureanhydrid)	Pilocarpin

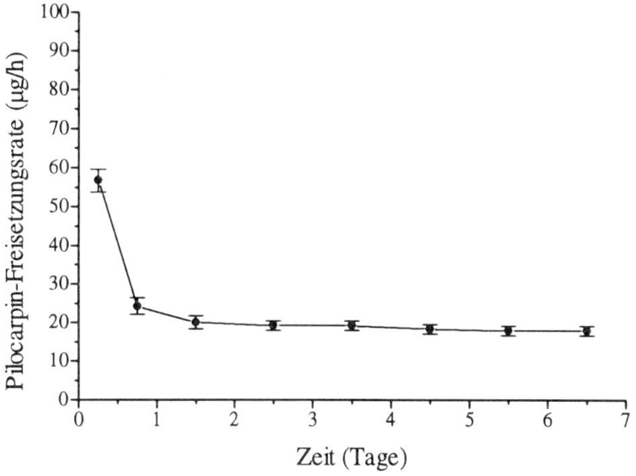

Abb. 8.6: Pilocarpinfreigabe aus dem Ocusert® System (20 µg/h)

Das bekannteste und bisher wohl erfolgreichste Insert dürfte das Therapeutische System Ocusert® (kombiniertes Insert) sein, das eine über sieben Tage konstante Arzneistofffreigabe (0. Ordnung) sichert (Abb. 8.6), bei gleichzeitig signifikant weniger Nebenwirkungen, wie Miosis und Myopie. Ein Arzneistoffreservoir - Pilocarpinbase in eine Alginsäurematrix eingebettet - ist zwischen zwei hydrophoben, freigabekontrollierenden Ethyl-Vinylacetat-Copolymer-Membranen lokalisiert (Abb. 8.7). In der Routineanwendung befinden sich zwei Typen mit Freigaberaten von 20 µg/h bzw. 40 µg/h Pilocarpin. Jedoch erfordert das Einlegen des Inserts Gewöhnung

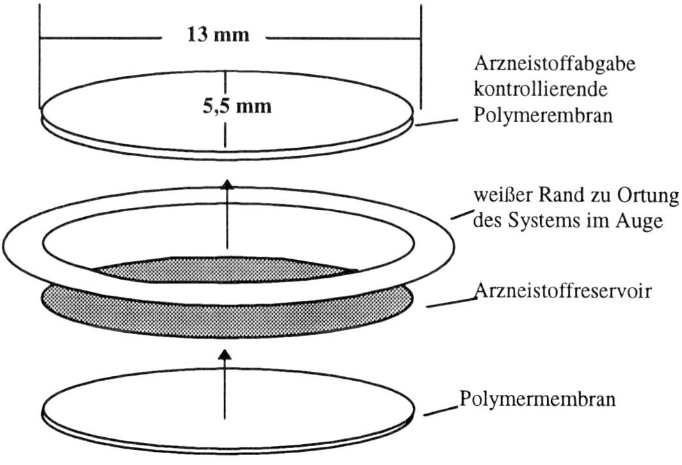

Abb. 8.7: Therapeutisches System Ocusert®

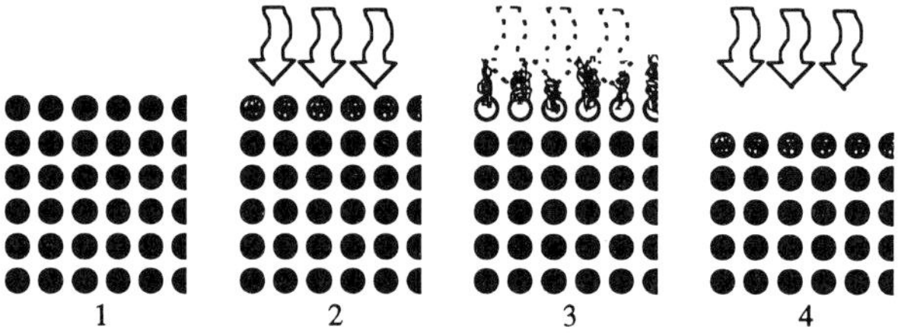

Abb. 8.8: Mikrokompartiment-Einheit (osmotisches System; modifiziert nach (25))

und das Auswechseln Geschicklichkeit - ein besonderes Problem für ältere Patienten. Teilweise kann das Insert auch unbemerkt verlorengehen oder im Auge wandern. Die insofern mangelnde Arzneimittelsicherheit und Patientencompliance sind die wesentlichen Gründe für die Rücknahme der Zulassung für Deutschland bereits 1990.
Klinisch erprobt wurden weiterhin **osmotische Systeme** mit kontinuierlicher Arzneistofffreigabe. Sie bestehen aus Polymermatrices verschiedener Form und Größe, in denen der Arzneistoff in fester Form, dispergiert in zahlreiche extrem kleine, diskrete Domänen, vorliegt. Das System nimmt nach Einlegen in den Lidsack, bedingt durch den vom Arzneistoff determinierten osmotischen Druckgradienten, Tränenflüssigkeit auf, was zum Lösen und Liberieren des Arzneistoffs führt (Abb. 8.8).
Diffusible, osmotische und bioerodible Mechanismen bieten eine Reihe von therapeutischen Vorteilen, insbesondere kontrollierte Freigaberaten, weniger häufige Applikationen und minimierte Nebenwirkungen. Bedacht werden muß jedoch, ob eine Rund-um-die-Uhr-Medikation im Zusammenhang mit der jeweiligen Erkrankung und dem betreffenden Medikament sinnvoll ist.
Vergleichbar mit den Inserten ist die Nutzung von **hydrophilen Kontaktlinsen** als Arzneistoffreservoir. Durch Instillieren von Tropfen auf die bereits im Auge plazierte Linse oder durch Eintauchen der Linse in Arzneistofflösung vor dem Einlegen lassen sich für zahlreiche Substanzen "sustained drug delivery devices" schaffen. Ähnlich wie bei Gelen und erodiblen Matrices ist die beobachtete Wirkungsverlängerung auf eine gesteigerte initiale Arzneistoffabsorption zurückzuführen.

8.4.2.2 Gelbildende Systeme

Großes Interesse erlangen in jüngster Zeit auch gelierende oder gelbildende Systeme, d. h., es wird das Prinzip der Sol-Gel-Umwandlung in situ genutzt:

	Sol-Gel-Übergang	
tropfbare Konsistenz	⟶	**halbfeste** Konsistenz
(für die Applikation)	(bei Applikation)	(nach der Applikation)

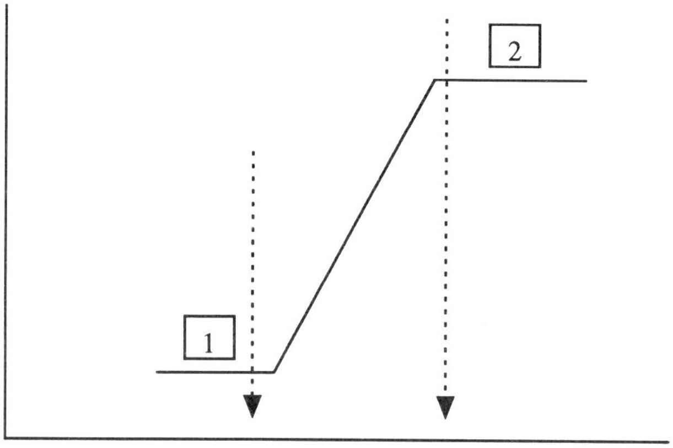

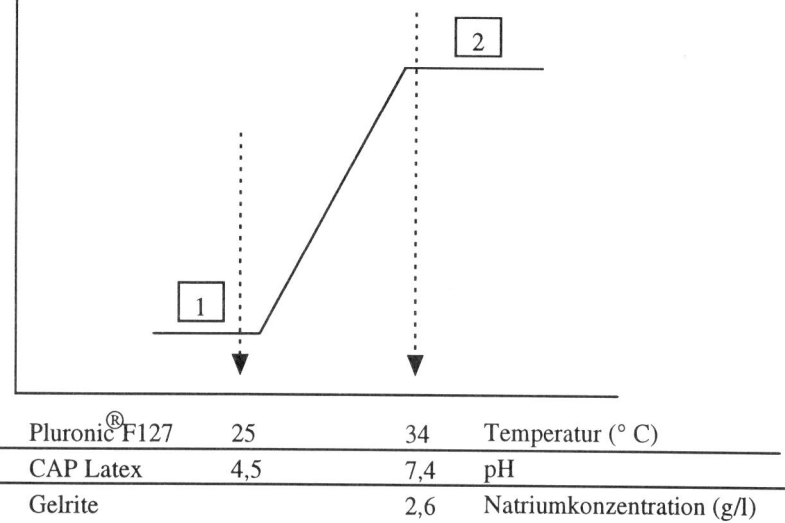

Pluronic® F127	25	34	Temperatur (° C)
CAP Latex	4,5	7,4	pH
Gelrite		2,6	Natriumkonzentration (g/l)

Abb. 8.9: Konsistenzumwandlung bei gelbildenden Systemen. Die Konsistenz der Tropflösung (1) erhöht sich schlagartig beim Kontakt mit dem Auge (2), da die physiologischen Parameter des Tränenfilms eine Umwandlung vom Sol zum Gel bewirken (modifiziert nach Graeves et al. (26))

Diese Konsistenzumwandlung auf der Augenoberfläche läßt sich durch Temperaturerhöhung, pH-Änderung oder Ionenaktivierung realisieren (Abb. 8.9).

Für *thermosensitive Gele* eignen sich die Polymertenside der **Poloxamere** mit bestimmten Molmassen (z. B. Pluronic® F 127), die bei Raumtemperatur flüssig eintropfbar sind und sich dann bei der Temperatur des Auges von 32-34°C in ein Gel mit verlängerter Kontaktzeit umwandeln. Eine Behinderung der Sehfähigkeit ist auf Grund der relativ hohen Gelbildnerkonzentration allerdings nicht auszuschließen.

Als *pH-sensitiver Gelbildner* wurde **Celluloseacetatphthalat** (CAP) in 30prozentiger Konzentration in Form einer Nanopartikeldispersion vom pH-Wert 4,5 und einer Viskosität von ca. 50 mPas erprobt (27). Durch Neutralisation bei Tränenfilmkontakt erfolgt innerhalb weniger Sekunden eine Gelierung und damit eine Verminderung der Drainagerate. Der Latex kann aus dem Auge nicht so leicht ausgewaschen werden und die Retentionshalbwertzeit auf der Cornea (Kaninchen) wurde verzehnfacht (Abb. 8.10).

Elektrolytsensitive Gele: Das Polysaccharid **Gelrite**®, ein niedrig acetylierter Gellangummi, zu gewinnen durch aerobe Fermentation des Bakteriums Pseudomonas elodia, bildet klare Gele in Anwesenheit von mono- oder divalenten Kationen. Die Na^+-Konzentration des Tränenfilms von ca. 260 mg% reicht dafür bereits aus.

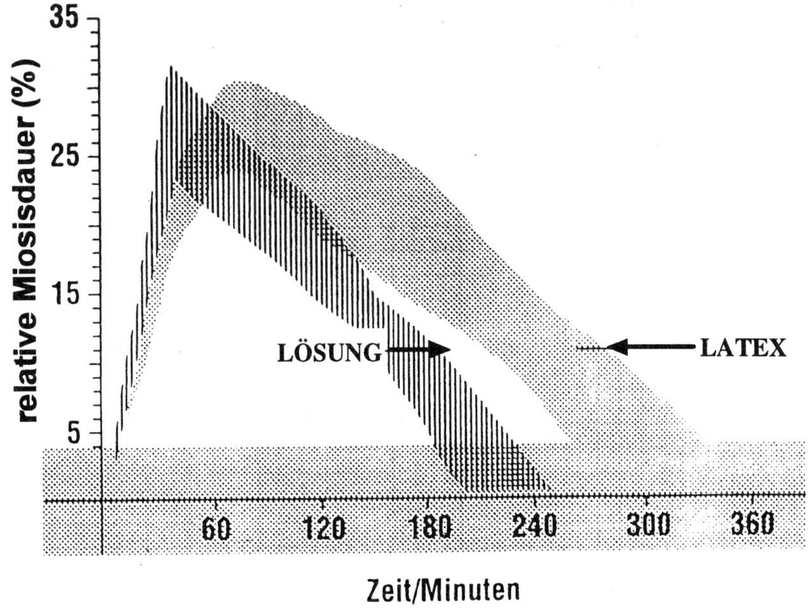

Abb. 8.10: Vergleich der Miosisdauer von Pilocarpin 4 % als Lösung und als Latexdispersion (modifiziert nach Gurny et al. (28))

Die durch γ-Scintigraphie (Tc-99m Diethylentriaminpentaessigsäure) nachgewiesene Verlängerung der präcornealen Retentionszeit führte beispielsweise zur signifikanten Bioverfügbarkeitserhöhung von Timolol in Cornea, Kammerwasser, Iris und Ziliarkörper gegenüber einer äquimolaren HEC-Formulierung (29). Rozier et al. (30) fanden im Vergleich zu Timoptic® trotz verlängerter Verweildauer im Konjunktivalsack keine Zunahme systemischer Effekte. Als neues Handelspräparat ist Uniget XE® zu nennen.

8.4.2.3 Kolloidale Freigabesysteme

Die Entwicklung kolloidaler Freigabesysteme für die ophthalmologische Anwendung ist vor allem von dem Wunsch bestimmt, für ausgewählte Arzneistoffe tropfbare Zubereitungen mit optimierter Bioverfügbarkeit und möglichst ohne Sichtbehinderung zur Verfügung zu haben. Als solche stehen für einige Arzneistoffe **Nanopartikel-Dispersionen** (Partikelgrößen 10 bis 1000 nm) zur Diskussion, wie sie für CAP bereits bei den pH-sensitiven Gelen (8.4.2.2) erwähnt wurden. Entscheidend für die Nanopartikeleigenschaften sind die Wahl der Hilfsstoffe (vorrangig biodegradable Cyanoacrylate) sowie die Art der Inkorporierung der Wirkkomponenten (dispergiert, eingekapselt oder adsorbiert). Nanosphären von *Piloplex*®, ein Emulsionssystem mit

Pilocarpin, gebunden an einen polymeren Carrier (Copolymerisat von Laurylmethacrylat und Acrylsäure), erbrachten klinisch relevante hypotensive Effekte (31).
Der Einsatz von **Liposomen** (mikroskopische Membranvesikeln aus Phospholipiden) für ophthalmologische Zwecke ist seit etwa 15 Jahren Forschungsgegenstand. Erprobt und z. T. als vorteilhaft beschrieben wurden Liposomen sowohl zur cornealen, konjunktivalen, vitrealen und systemischen Applikation als auch für diagnostische Untersuchungen (32, 33).
Die Gesamteinschätzung des okularen Liposomeneinsatzes ist eher zurückhaltend, da noch keine Liposomenpräparation überzeugende Überlegenheit gegenüber etablierten Formulierungen gezeigt hat. Erfolgversprechende zukünftige Anwendungen werden allerdings in einem spezifischen Kompartiment-Targeting am Auge gesehen durch Applikation von liposomal verkapselten Arzneistoffen und Targeting-Liganden, z. B. monoklonale Antikörper (34).
Neuerdings werden **Mikroemulsionen** als potentielle Trägersysteme erprobt (35-39). Mikroemulsionen, die tensidhaltige Mehrkomponentensysteme darstellen, bestehen aus einer lipophilen und einer hydrophilen Komponente sowie einem Tensid und in der Regel einem Cotensid. Sie bieten die folgenden Vorteile:

- Transparenz,
- thermodynamische Stabilität,
- gute Tropfbarkeit,
- einfache Herstellung,
- Löslichkeits- und Stabilitätsverbesserung der Arzneistoffe,
- Bioverfügbarkeitsverbesserung,
- gegebenenfalls Retardierung

Erste positive Ergebnisse hinsichtlich physiologisch verträglicher Mischungen, ein wesentliches Problem dieser Systeme, und optimierter Freigabeparameter für ausgewählte Wirkstoffe liegen bereits vor (40). Während die bisher vorgestellten galenischen Maßnahmen zur Wirkungsintensivierung und -prolongierung vorrangig eine Verlängerung der Retentionszeit am Auge bewirken, ist durch Mikroemulsionen vor allem eine Verbesserung der cornealen Permeabilität zu erwarten.

8.5 Resümee und Ausblick

Resümierend zum gegenwärtigen Stand ist zu sagen, daß sich neben den etablierten Formulierungen eine Reihe von hilfsstoffdeterminierten Prinziplösungen, wie Bioadhäsion, Biodegradabilität, Carriersysteme, in Verbindung mit entsprechenden Technologien, herauskristallisiert haben, jedoch für jeden Wirkstoff und sein

gewünschtes Wirkungsprofil spezielle Überlegungen über eine optimale Formulierungsvariante erforderlich sind. Handelspräparate sind bisher nur wenige entstanden.
Wichtige Zielpunkte der weiteren Entwicklung von Ophthalmika werden vor allem selektiv wirksame und nebenwirkungsfreie Systeme sein, wozu sowohl chemische als auch galenische Maßnahmen beitragen können. Das Drugtargeting (extra- oder intraokulare spezifische Wirkung), möglicherweise zu erzielen durch Modifizierung der pharmakokinetischen Eigenschaften der Arzneistoffe, z. B. durch Konjugation mit selektiven Carriern oder durch liposomale Verkapselung, setzt tiefergehende Kenntnisse der membranalen und enzymatischen Gegebenheiten des Auges voraus. Zu berücksichtigen sind weiterhin spezifische Erkrankungen, Medikamente für die chronische oder akute Behandlung, Applikationen für Kinder und Erwachsene sowie das weltweite epidemiologische Feld. Die Vielfalt von Augenerkrankungen und individuellen Faktoren rechtfertigt ein breites Sortiment von Applikationssystemen, die für den Patienten akzeptabel sind. Hohe therapeutische Ansprüche erfordern jedoch weitere Optimierungen von Freigabesystemen, insbesondere der anwenderfreundlichen Augentropfen.

8.6 Literatur

(1) Mindel, J. S.; Pharmacokinetics. In: Biomedical Foundations of Ophthalmology; Bd. 3, Kap. 23, Duane, Jaeger (Hrsg.), Harper & Row, Philadelphia 1983, S. 6

(2) van Buskirk, E. M.; Adverse reactions from timolol administration; Ophthalmology, 87, 1980, 447-450

(3) Nelson, W. L.; Fraunfelder, F. T.; Sills, J. M.; Arrowsmith, J. B.; Kruitsky, J. N.; Adverse respiratory and cardiovascular events attributed to timolol ophthalmic solution; Am. J. Ophthalmol., 102, 1986, 606-611

(4) Chiou, G. C. Y.; Systemic delivery of polypeptide drugs through ocular route; Ann. Rev. Pharmacol. Toxicol., 31, 1981, 457

(5) Lee, V. H. L.; Minimizing the systemic absorption to topically applied ophthalmic drugs in rabbits; S.T.P. Pharma Sci., 2, 1982, 5-12

(6) Urtti, A.; Salimen, L.; Minimizing systemic absorption of topically administrated ophthalmic drugs; Survey Ophthalmol., 37, 1993, 435-456

(7) Sugre, M. F.; Gautheron, P.; Grove, J.; Mallorga, P.; Viader, M. P.; Baldwin, J. P.; Ponticello, G. S.; Varga, S. L.; L-653,328, An ocular hypotensive agent with modest beta receptor blocking activity; Invest. Ophthalmol. Vis. Sci., 29, 1988, 776-784

(8) Hirai, S.; Yashiki, T.; Mimo, H.; Mechanisms for the enhancement of the nasal mucosa absorption of insulin surfactans; Int. J. Pharm., 9, 1981, 173-184

(9) Sieg, J. W.; Robinson, J. R.; Vehicle effects on ocular drug biovailability II: Evaluation of pilocarpine; J. Pharm. Sci., 66, 1977, 1222-1228

(10) Naveh, N.; Muchtar, S., Benita, S.; Pilocarpine incorporated into a submicron emulsion vehicle causes an unexpectedly prolonged ocular hypotensive effect in rabbits; J. Ocular Pharmacol., 10, 1994, 509-520

(11) Saettone, M. F.; Monti, D.; Torracca, M. T.; Chetoni, P.; Giannaccini, B.; Muco-adhesive liquid ophthalmic vehicles - evaluation of macromolecular ionic complexes of pilocarpine; Drug Dev. Ind. Pharm., 15, 1989, 2475-2489

(12) Saettone, M. F.; Chetoni, P.; Torracca, M. T.; Burgalassi, S.; Giannaccini, B.; Evaluation of muco-adhesive properties and in vivo activity of ophthalmic vehicles based on hyaluronic acid; Int. J. Pharm., 51, 1989, 203-212

(13) Keipert, S.; Siebenbrodt. I.; Antiglaukomatosahaltige Ophthalmika mit prolongierter Wirkung auf Basis makromolekularer Hilfsstoffe, Teil 3: Optimierte, tropfbare Rezepturen auf Polyacrylatbasis; Pharmazie, 45, 1990, 596-599

(14) Oechsner, M.; Keipert, S.; Macromolecules as active principle in commercial artificial tears; 3rd European Congress of Pharmaceutical Sciences, Edinburgh, 1996

(15) Yakovlev, A. A.; Lenkevich, M. M.; Use of pilocarpine impregnated alcohol films in the treatment of glaucomatous patients; Vestn. Oftalmol., 79, 1966, 40

(16) Maichuk, Y. F.; Ophthalmic drug inserts; Invest. Ophtalmol., 14, 1975, 87-90

(17) Maichuk, Y. F.; Polyvinyl alcohol, an ophthalmic vehicle for antibiotics; Ophthalmol. Zh., 5, 1964, 350-354

(18) Maichuk, Y. F.; Polymeric alcohol films with antibiotics in therapy of eye infections; Antibiotiki, 12, 1967, 432-435

(19) Maichuk, Y. F.; Polymeric ophthalmic inserts with antibiotics; In: Proceedings of the Moscov Ophthalmologic Conference, 1967, p. 403

(20) Maichuk, Y. F.; Polymeric drug delivery systems in ophthalmology; In: Ocular therapy, Leopold, I. H. (eds.), John Witey & Sons, New York, 1976, pp. 1-16

(21) Nadkarni, S. R.; Yalkowsky, S. H.; Controlled delivery of pilocarpine, 1. In vitro characterization of Gelfoam ® matrices; Pharmac. Res., 10, 1993, 109-112

(22) Bawa, R.; Nandu, M.; Robinson, J. R.; New extended release ocular drug delivery system: design, characterization and performance testing of minidics inserts; In: Proceeding of the 15th International Symposium on Controlled Release of Bioactive Materials, Controlled Release Society Inc., Lincolnshire, IL, USA, 1988, 106a-106b

(23) Kelly, J. A.; Molyneux, P. D.; Smith, S. A.; Smith, S. E.; Relative bioavailability of pilocarpine from a novel ophthalmic delivery system and conventional eyedrop formulations; Br. J. Ophthalmol., 73, 1989, 360-362

(24) Miyazaki, S.; Ishii, K.; Takada, M.; Use of fibrin films as a carrier for drug delivery: a long-acting delivery system for pilocarpine into the eye; Chem. Pharm. Bull., 30, 1982, 3405-3407

(25) Heilmann, K.; Therapeutische Systeme; Ferdinand Enke Verlag, Stuttgart, 1977

(26) Graeves, J. L.; Olejnik, O.; Wilson, C. G.; Polymers and the precorneal tear film; S.T.P. Pharma Sci., 2, 1992, 13-33

(27) Gurny, R.; Preliminary study of prolonged acting "drug" delivery system for the treatment glaucoma; Pharm. Acta Helv., 56, 1981, 130-132

(28) Gurny, R.; Boye, T.; Ibrahim, H.; Ocular therapy with nanoparticulate systems for controlled drug delivery; J. Controlled Release, 2, 1985, 353-361

(29) Rozier, A.; Mazuel, C.; Grove, J.; Plazonnet, B.; Gelrite ®: a novel, ionactivated, in situ gelling polymer for ophthalmic vehicles. Effect on bioavailability of timolol; Int. J. Pharm., 57, 1989, 163-168

(30) Rozier, A.; Grove, J.; Plazonnet, B.; Systemic bioaivalability of timolol from Gelrite ® ophthalmic solutions; Proceeding 9th International Congress Eye Res., Helsinki, 1990, p. 349

(31) Ticho, U.; Blumenthal, M.; Zonis, S.; Gal, A.; Blank, I.; Mazor, Z. W.; Piloplex, a new long-acting pilocarpine polymer salt. A: Long term study; Br. J. Ophthalmol., 63, 1979, 45-47

(32) Niesmann, M. R.; The use of liposomes as drug carriers in ophthalmology; Critical Reviews in Ther. Drug Carrier Systems, 9, 1992, 1-38

(33) Pleyer, U.; Schmidt, K.-H.; Tiel, H.-J. (eds.); Liposomes in Ophthalmology and Dermatology; Hippokrates Verlag, Stuttgart, 1993

(34) Pleyer, U.; Rückert, D. G.; Milani, J. K.; Mondino, B. J.; Schmidt, K.-H.; Thiel, H.-J.; Liposome-encapsulated anti-CD_4 monoclonal antibodies. A new immunosuppressive agent in experimental keratoplasty; In: Schmidt, K.-H. (ed.), New strategies in prevention and therapy, Hippokrates Verlag, Stuttgart, 1993, pp. 79-89

(35) Keipert, S.; Siebenbrodt, I.; Lüders, F.; Bornschein, M.; Mikroemulsionen und ihre potentielle pharmazeutische Nutzung; Pharmazie, 44, 1989, 433-444

(36) Gasco, M. R.; Gallarate, M.; Trotta, M.; Bauchiero, L.; Gremmo, E.; Chiappero, O.; Microemulsions as topical delivery vehicles: ocular administration of timolol; J. Pharmac. & Biomed. Anal., 7, 1989, 433-439

(37) Gallarate, M.; Gasco, M. R.; Trotta, M.; Chetoni, P.; Saettone, M. F.; Preparation and evaluation in vitro of solutions and O/W microemulsions containing levobunolol as ion-pair; Int. J. Pharm., 100, 1993, 219-225

(38) Keipert, S.; Siebenbrodt, I.; Poloxamer-systems as potential Ophthalmics, II micro-emulsions; Eur. J. Pharm. Biopharm., 39, 1993, 25-30

(39) Keipert, S.; Schulz, G.; Mikroemulsionen auf Saccharoseesterbasis, Teil 1: in vitro-Charakterisierung; Pharmazie, 49, 1994, 195-197

(40) Haße, A.; Keipert, S.; Development and characterization of microemulsions for ocular application; Eur. J. Pharm. Biopharm., in press

Anschrift der Autorin:
Prof. Dr. S. Keipert
Institut für Pharmazeutische Technologie
der Humboldt-Universität Berlin
Goethestr. 54
D-13086 Berlin

9 Phytopharmaka: Qualitätssicherung und -kontrolle, neue Verfahren und Zubereitungen

Prof. Dr. H. Schilcher, Freie Universität, Berlin

Beispiele für Handelspräparate

Tebonin® forte,
Bisaboloreiche Kamillensorten: Degumille®, Manzana®

9.1 Amtliche Definition

Eine gesetzliche *Definition*, beispielsweise in §§2 und 3 des zweiten Arzneimittelgesetzes (AMG 76), in einer Verordnung zu §§ 44 und 45 AMG 76 oder im Deutschen Arzneibuch 1996 bzw. in einem früheren Arzneibuch, existiert für Phytopharmaka nicht. Im AMG 76 werden Phytopharmaka lediglich als Arzneimttel *„der besonderen Therapierichtung“* bezeichnet, mit der Konsequenz, daß ihre WIRKSAMKEIT und UNBEDENKLICHKEIT alternativ zu den Forderungen des § 22 AMG 76 von einer interdisziplinär zusammengesetzten Sachverständigenkommission (Kommission E gemäß § 25 AMG 76) beurteilt werden kann und in „amtlichen“ Monographien festzulegen waren.
Von der Kommission E, die 1978 ihre Aufgabe begonnen hatte, wurden bis August 1995 insgesamt 378 Drogen, Drogenzubereitungen (z.B. ätherische Öle oder wenige phytochemisch definierte Extrakte) und Stoffcharakteristika bearbeitet. Aus dieser Arbeit entstanden 208 Positiv- und 133 Negativ-Monographien. Die Aufbereitung des wissenschaftlichen Erkenntnismateriales zu Monographien wurde im August 1995 abgeschlossen. Die im Herbst 1995 neu berufene Kommission E beschäftigt sich nunmehr mit der präparatebezogenen ZULASSUNG von Phytopharmaka.
Auf der Basis des „Lehrbuches der Phytotherapie“ von R. F. Weiß (1) und unter aktiver Mitwirkung des Lehrbuch-Autors sowie unter Berücksichtigung verschiedener Publikationen (2-4) hat die Kommission E folgende **Definition** dem damaligen Institut für Arzneimittel beim Bundesgesundheitsamtes als *Arbeitsgrundlage* vorgeschlagen:
„Phytopharmaka sind Arzneimittel der phytotherapeutischen Therapierichtung, die ausschließlich oder überwiegend aus Pflanzen, Pflanzenteilen und deren galenischen Zubereitungen sowie Pflanzeninhaltsstoffen z.B. Ätherischen Ölen bestehen, soweit sie nicht der homöopathischen und nicht der anthroposophischen Stoffgruppe zuzuordnen sind. Isolierte Reinstoffe (Wirkstoffe) oder synthetische Naturstoffe und

deren Derivate gelten nicht als Phytopharmaka. Phytopharmaka dienen der Behandlung und Vorbeugung von Krankheiten und Befindensstörungen.“

Nach dieser Definition wird zur Zeit von der Nachfolgeinstitution des BGA’s, dem Bundesinstitut für Arzneimittel und Medizinprodukte (BfArM), die Abwicklung der Nach- und Neuzulassung von Phytopharmaka vorgenommen. Auch innerhalb der Europäischen Union findet diese Definition weitgehend Zustimmung, so wie dies ebenso von der Deutschen Gesellschaft für Phytotherapie und von ESCOP (European Scientific Cooperation of Phytotherapy) erfolgt ist. Vollständigkeitshalber muß angemerkt werden, daß die oben genannte Definition nicht unumstritten ist. Mehrere Autoren (3,5,6) sind der Meinung, daß Fertigarzneimittel, die aus isolierten Reinstoffen (z.B. Digitoxin, Reserpin, Taxol u.s.w.) oder aus isolierten Naturstoffgemischen (z.B. ß-Escin, Valepotriate, ß-Sitosterin nach der National Formulary XIII USA u.s.w.) bestehen, ebenfalls Phytopharmaka sind. Schilcher schlägt daher vor (7) zwei Definitionen vorzunehmen, eine *eng begrenzte* Definition nach der Anwendungspraxis des BfArM und eine zweite erweiterte, mehr wissenschaftlich orientierte Definition, bei der auch Reinstoffpräparate natürlicher Herkunft miteingeschlossen werden.

International setzt sich immer mehr die Bezeichnung PHYTOMEDICINES durch und verdrängt die älteren englischen Bezeichnungen wie herbal drugs, herbal remedies, phytopharmaceuticals, medicinal plant preparations u. a.

9.2 Gesetzgeberische Unterteilung der Phytopharmaka des Marktes

Nach dem nationalen deutschen Arzneimittelgesetz existieren seit Januar 1996 **vier, qualitativ sehr unterschiedliche, Klassen** an Phytopharmaka, die nur bei sorgfältigem Studium der Deklaration auf den Packungen sowie der Fachinformationen nach §11 AMG erkannt werden können.

Die **1. Gruppe** besteht aus den sogenannten „traditionellen Arzneimitteln, nach § 109a AMG“ deren Wirksamkeit im Sinne des §22 AMG nicht belegt sein muß. Es muß lediglich die *unbedenkliche Anwendung* sowie die pharmazeutische Qualität garantiert sein. Für die Zulassung dieser Altarzneimittel steht dem BfArM die Sachverständigen-Kommission nach §109a AMG zur fachlichen Beratung zur Verfügung.

Die **2. Gruppe** besteht aus Arzneimtteln, welche die Nachzulassung nach dem 2. Arzneimittelgesetz nicht beantragen bzw. nicht beantragen können und die bis Ende 2004 als fiktiv zugelassene Arzneimittel im Verkehr bleiben dürfen. Betroffen sind in erster Linie *Kombinations*-Phytopharmaka, die analytische Probleme haben und/oder denen es nicht gelingt, nach §22 Abs. 3a AMG 76 für jeden einzelnen Kombinationspartner den positiven Beitrag zur Wirksamkeit zu belegen.

Die **3. Gruppe** sind monographiekonforme Phytopharmaka, von denen bereits etliche nach dem 2. AMG zugelassen sind.

Die **4. Gruppe** besteht ebenfalls aus monographiekonformen Phytopharmaka, die aber zusätzlich über produktspezifische pharmakologische und klinische Studien nach den GCP-Richtlinien verfügen. Es besteht kein Zweifel, daß mit diesen Phytopharmaka in jedem Falle eine rationale Phytotherapie im naturwissenschaftlichen Sinne betrieben werden kann. Diese 4. Gruppe ist auch dadurch charakterisiert, daß sie auf gewisse wirksamkeits**mit**bestimmende Inhaltsstoffe (z.B. auf (-)-α-Bisabolol) standardisiert ist, auch wenn diese Stoffe nach dem Willen des BfArM nicht deklariert werden dürfen. Das BfArM ist der Auffassung, daß bei Phytopharmaka der *Gesamtextrakt* der wirksame Bestandteil ist und daher dürfen einzelne wirksamkeits**mit**bestimmende Inhaltsstoffe nicht deklariert werden. Diese Forderung existiert erst seit September 1995, sodaß gegenwärtig noch eine Reihe von Phytopharmaka im Verkehr sind, die richtigerweise einige wichtige wirksamkeitsmitbestimmende Inhaltsstoffe deklarieren.

9.3 Neue Aspekte zur Qualitätsverbesserung, Qualitätssicherung und Qualitätskontrolle von Rohdrogen

In den Arzneibüchern werden die intraindividuelle und die genetische Variabilität der Pflanzeninhaltssoffe sowie Umwelteinflüsse entweder gar nicht oder höchst spärlich berücksichtigt. Die Qualitätsbeeinflussung eines Phytopharmakons beginnt aber bereits „auf dem Felde“ (8, 9) bzw. beim Sammeln der Arzneipflanzen.
Jüngste Untersuchungen mit Fagopyrum-Arten (10) vertiefen anhand des Flavonoid- und Phenycarbonsäurespektrums die bereits bekannten Einflüsse der *morphogenetischen*, *ontogenetischen*, *diurnalen* und *edaphischen* Variabilität auf Menge und Zusammensetzung der Sekundären Pflanzeninhaltsstoffe. Die oberen, jüngeren Blätter der Buchweizenpflanze besitzen einen höheren Gehalt an Rutin als die untenstehenden Blätter. Den höchsten Rutingehalt besitzt die Pflanze zur Blütezeit und wenn die Aussaat im Mai und die Ernte Ende Juni, Anfang Juli erfolgt. Die Ernte muß im Gegensatz zu Drogen mit Ätherischen Ölen nicht mittags, sondern morgens oder abends vorgenommen werden. Um die Mittagszeit ist der Gehalt an Rutin am niedrigsten. Auf überdüngten Böden, ab 30 kg/ha Stickstoffdünger, bilden die Fagopyrumpflanzen weniger Rutin.
Bei Arzneipflanzenkulturen werden die Parameter der intraindividuellen Variabilität weitgehend berücksichtigt, insbesondere wenn die Anbau- und Ernteanleitungen der

Bayerischen Landesanstalt für Bodenkultur und Pflanzenanbau befolgt werden (11). Beim Sammeln von Wildpflanzen wird höchstens die ontogenetische Variabilität, d. h. der jahreszeitliche Erntezeitpunkt beachtet. Hinzukommt, daß Sammler in der Regel kaum die mögliche Belastung mit Pestiziden, Schwermetallen, Radionukliden und Mikroorganismen beachten (12). Dies sind Gründe, weshalb in den letzten 10 Jahren immer mehr Arzneipflanzen in Kultur genommen wurden, ganz abgesehen von der Möglichkeit, genetisch ausgewählte wirkstoffreiche Sorten anzubauen (z.B. (-)-(α)-Bisabololreiche Kamillensorten wie Degumille® und Manzana®).

Die *genetische Variabilität* besitzt größere Einflüsse auf die Inhaltstoffe als die intraindividuelle und zwar nicht nur in quantitativer Hinsicht sondern auch in qualitativer. Dies sind in erster Linie die Gründe für die intensiven Züchtungsbemühungen der letzten 20 Jahre (8). Beispielsweise besaß die Fagopyrumherkunft aus Korea den höchsten Rutingehalt (10).

Ein wesentlicher Fortschritt in der Qualtitätsverbesserung, aber auch in der Qualitätssicherung wäre das von einer internationalen Expertenkommission vorgeschlagene **Zertifikat** (13, 14) **für Rohdrogen** (Tab. 9.1), das über die Arzneibücher hinaus

Tab. 9.1: Zertifikat für Rohdrogen (modifiziert nach Pank, Franz und Herbst, 1991)

<table>
<tr><td colspan="2">1. Botanical Name Cultivar/Variety/Chemotype Common name Latin Pharmacopean Name</td></tr>
<tr><td colspan="2">2. Name and Address of the Agricultural Producer</td></tr>
<tr><td>3. Production site Country Region Destrict Biotype Soil type</td><td>4. Previous crop/cover crop</td></tr>
<tr><td>5. Fertilizing/procedure organic
Manuring: animal/form - time of application - amount</td><td>mineral
nutrient content - time of application - amount</td></tr>
<tr><td colspan="2">6. Pesticides Active agent/Trade name date of application amount (kg/ha)
Herbicide:
Fungicide:
Insecticide:</td></tr>
<tr><td colspan="2">7. Harvest: Date Development stage Harvesting Technique
manual mechan.: type of harvest. machine</td></tr>
<tr><td colspan="2">Post Harvest Treatment: Cutting Washing Method of Drying ...or..... Distillation of Ess. Oils
air artificial (type of plant/equipment)
indoor temperature (gradient),
outdoor (sun) duration
further processing
9. Quality of the Product according to Pharmacopoea, Codex Aliment. or ISO Standard</td></tr>
</table>

weltweit angewendet bzw. amtlicherseits vorgeschrieben werden sollte und das Ergebnis der jahrelangen Bemühungen um eine Good Agricultural Pracitice (GAP) ist (19).
Dieses „Drogenbegleitpapier" hätte u.a. den Vorteil, daß gezielt auf nur wenige Pestizide untersucht werden müßte. Das Europäische Arzneibuch bzw. das DAB 1996 schreiben immerhin die Prüfung auf 34 Pestizide (V.4.6. Pestizid-Rückstände) vor.
Zur **Kontrolle** einer guten pharmazeutischen Qualität und zur Herstellung standardisierter Phytopharmaka empfiehlt es sich, neben den von den Arzneibüchern vorgeschriebenen Prüfungen zusätzlich noch sogenannte „Fingerprint-Chromatogramme" mittels Hochdruck-Flüssigkeits-Chromatographie oder instrumenteller Dünnschichtchromatographie oder Gaschromatographie aufzunehmen. Durch die chromatographische Erfassung möglichst vieler Inhaltsstoffe unterschiedlicher Chargen läßt sich durch PC-Abspeicherung ein typisches Durchschnittsgrundmuster herstellen. Dieses „Inhaltsstoff-Profil" ist nicht nur prädestiniert zum exakten Nachweis der Identität und Reinheit, sondern gibt bessere Auskünfte für die Herstellung von Phytopharmaka mit konstanter Zusammensetzung. Jüngere Untersuchungen (10, 15) zeigen, daß neben den wirksamkeits**mit**bestimmenden Inhaltsstoffen auch die Begleitstoffe, die sogenannten **Coeffektoren** (16) von Bedeutung sein können. Beispielsweise ist Rutin in einem wäßrigen Buchweizenkrautauszug nicht nur 40mal besser löslich als rein isoliertes Rutin, sondern das „Buchweizenkraut-Rutin" besitzt auch eine signifikant höhere biologische Verfügbarkeit. Khellin in einem Gesamtextrakt aus Ammi visnagae fructus ist wesentlich besser löslich als vergleichsweise reines Khellin (17). Die Beispiele sind nicht vollzählig, sie sollen lediglich richtungsweisend sein.
Neu sind die Vorgaben bzw. Empfehlungen des Bundesministerium für Gesundheit (24) für erlaubte Schwermetallhöchstmengen. Sie betragen für Blei 5mg/kg, für Cadmium 0,2mg/kg, wobei einige konkret genannte Drogen Mengen bis zu 0,5mg/kg aufweisen dürfen und für Quecksilber 0,1mg/kg. Hinzukommen die im DAB 1996 ausgewiesenen Pestizid-Höchstmengen für 34 Pestizide (V.4.6. Pestizid-Rückstände), die von 0,02 bis 4,0mg/kg reichen. Bislang existierten in den Arzneibüchern nur *allgemeine* Qualitätsforderungen, die sich an den Richtwerten bzw. Höchstmengen für Lebensmittel orientierten.

9.4 Neue Möglichkeiten der Bekämpfung von Vorratsschädlingen

Nach dem Verbot der Ethylenoxidbegasung zur Entwesung und Entkeimung von Drogen stand zunächst kein geeignetes alternatives Verfahren zur Schädlingsbekämpfung (z.B. gegen Brotkäfer, Rotbrauner Reismehlkäfer, Kapuzenkugelkäfer, Dörrobstmotte etc.) zur Verfügung. Seit 1993 wird das **Kaltentwesungsverfahren** in einer LN_2-Kaltentwesungsanlage der Firma Guttroff praktiziert. Bei einer Kammertemperatur von -80°C, die mittels flüssigem Stickstoff erreicht wird, werden nicht nur lebende Insekten abgetötet, sondern auch deren Brutstadien gestoppt. Die Kaltentwesung wird in einer Stahlkammer durchgeführt. Die Dauer eines Durchganges ist von der Wärmeleitfähigkeit der Drogen abhängig. Im Gebindekern - die Drogen werden auf Bügelpaletten in dicht gepackten Einheiten in die Kammer eingebracht - muß mindestens eine Temperatur von -18°C herrschen. Die Kontrolle der Temperatur in den Gebinden erfolgt mittels Temperaturfühlern.

Aus den Erfahrungen der Lebensmittelindustrie sowie aufgrund der Untersuchungen des Institutes für Vorratsschutz an der Biologischen Bundesanstalt für Land- und Forstwirtschaft Berlin weiß man, daß sich zur **Lagerung** von Drogen bereits Temperaturen unter 5°C eignen. In einem pharmazeutischen Unternehmen werden seit Jahren große Mengen von weichschaligen Kürbissamen, die als besonders sensibel gegenüber Vorratsschädlingen gelten, mit Erfolg bei einer Temperatur unter 5°C und in einer zusätzlichen Stickstoffatmosphäre gelagert. Bei dieser Lagerung kommt es selbstverständlich zu keiner Abtötung der Insekten und deren Eier. Es werden jedoch eindeutig die Entwicklungsstadien gehemmt, beispielsweise bei der Dörrobstmotte die Entwicklung vom Ei über die Larve zum Falter. Größere Mengen an Drogen sollten auch in der Apotheke in einem möglichst kühlen Raum, z.B. in einem *trockenen* Keller gelagert werden, denn es kann nicht verhindert werden, daß ein Schadinsekt seine Eier auf die noch lebende Arzneipflanze bringt oder während der Drogenaufbereitung das Pflanzenmaterial infiziert.

Drogen, die in **Silos** gelagert werden, beispielsweise Lein- oder Senfsamen, können in Anlehnung an die Mühlenpraxis erfolgreich mit **Phosphorwasserstoff** begast werden. Bei sorgfältiger Durchführung der Begasung verbleiben keine PH_3-Rückstände im Begasungsgut und aufgrund einiger eigener Untersuchungen mit begasten Drogen (20) kann davon ausgegangen werden, daß bei den üblichen Begasungsbedingungen keine chemischen Veränderungen der Sekundären Pflanzeninhaltsstoffe stattfinden.

Wegen der hohen Toxizität von Phosphorwasserstoff und der amtlichen Auflage einer besonderen Umgangsgenehmigung eignet sich Phosphorwasserstoff nicht zur allgemeinen Entwesung von Drogen, obwohl es ein sehr effektives Verfahren ist.

In der Praxis ebenso nicht bewährt hat sich die **Druckentwesung mit CO_2**. Nach dem Verbot von Ethylenoxid wurde großes Interesse an der Entwesung mit Kohlendioxid, bei relativ niedrigen Drücken (2-10, besser 50 MPa) gezeigt. Das PEX-Verfahren (Pressure and Expansion) erwies sich jedoch nur für keine Drogenmengen als geeignet. Eine Anwendung im großtechnischen Rahmen erfolgt aus Unwirtschaftlichkeitsgründen zur Zeit nicht.

9.5 Neue galenische Zubereitungsformen

Der Wunsch nach **alkoholfreien** pflanzlichen Liquida sowohl seitens der Ärzte (21) als auch seitens der Patienten hat zur Entwicklung einer ethanolfreien Zubereitungsform geführt, in der im Gegensatz zu den bereits etablierten wäßrigen Zubereitungen, wie Frischpflanzenpreßsäfte, Teezubereitungen und wäßrigen Tonika der Firma Salus, nunmehr auch *lipophile* Pflanzeninhaltsstoffe enthalten sind. Als Lösungs- bzw. Extraktionsmittel dient in der Regel ein **Propylengykol-Glycerol-Wasser-Gemisch**. Propylenglykol (PG, 1,2-Propandiol) allein oder auch Polyethylenglykol 400 (Macrogel 400) sind prinzipiell auch geeignet. In einer Dissertation (22) konnte gezeigt werden, daß die lipophilen Kamilleninhaltsstoffe Chamazulen und (-)-α-Bisabolol nicht nur gut löslich sind in PG, sondern sich auch sehr stabil in PG verhalten. Bei der neuen Zubereitung handelt es sich um keine Zubereitung im Sinne der Arzneibücher (24) und die PG-Auszüge bzw. Lösungen werden mit Sicherheit die ethanolisch-wäßrigen Tinkturen und Fluidextrakte nicht völlig verdrängen können. Ethanol-Wasser-Gemische besitzen gegenüber Propylenglykol-Glycerol-Wasser gewisse physikalisch, technologische und mikrobizide Vorteile (24), insbesondere dürfte bei einer Reihe von Drogen die Wirkstoffausbeute mit Ethanol eine höhere sein. Systematische und vor allem vergleichende Untersuchungen liegen zur Zeit noch nicht ausreichend vor. Gegenwärtig wird das Propylenglykol-Glycerol-Wasser-Gemisch genutzt, um in einigen Fertigarzneimitteln den ethanolischen Spissum - oder acetonischen Trockenextrakt zu lösen. In den ursprünglichen Produkten waren die Extrakte in Ethanol-Wasser aufgelöst worden (z.B. Tebonin® forte Lösung).
Für Propylenglykol als Lebensmittelzusatzstoff hat die Weltgesundheitsorganisation als Unbedenklichkeitsbereich einen ADI-Wert von 25 mg pro kg Körpergewicht festgelegt (25). Eine Person von 75 kg sollte demzufolge pro Tag höchstens 1,8 g Propylenglykol zu sich nehmen. Eine Übersicht zur Toxizität von PG ist bei Brand (24) nachzulesen.

9.6 Neuere Herstellungsverfahren

Die in Tab. 9.2 aufgelisteten Herstellungsverfahren sind lediglich in einigen Details technisch verbessert worden, beispielsweise wird die **Uperisation** (Ultra-Kurzzeit-Hocherhitzung, z.B. 10 Sekunden auf 140°C) immer mehr zur Keimreduzierung auch bei der Extrakt- und Tinkturherstellung eingesetzt. Gute Erfahrungen lagen bereits bei der Herstellung alkoholfreier Tonika vor. Das technische know-how wurde von der Molkerei- und Fruchtsaftindustrie übernommen.

Eine weitere *technische* Verbesserung ist die **Schutzbegasung mit Stickstoff** bei der Abfüllung von Leinsamen- und Kürbissamengranulat. Dieses Verfahren ermöglicht eine längere Haltbarkeit bei oxidationsempfindlichen Phytopharmaka, sofern die Abfüllung in vakuumdichten Verpackungen erfolgt.

Nachdem die qualitativen Vorteile der **Gefriertrocknung** sehr wohl bekannt sind, das Verfahren aus Kostengründen sich aber nicht durchsetzen konnte, wird zur Zeit ein kostengünstigeres Trocknungsverfahren erprobt. Es handelt sich um einen **Gefrierextruder** mit einem Durchsatz von 100 l/h, der mit Hilfe von Düsen und einer

Tab. 9.2: Technische Herstellungsverfahren von Phytopharmaka (nach Gaedcke, 1991)

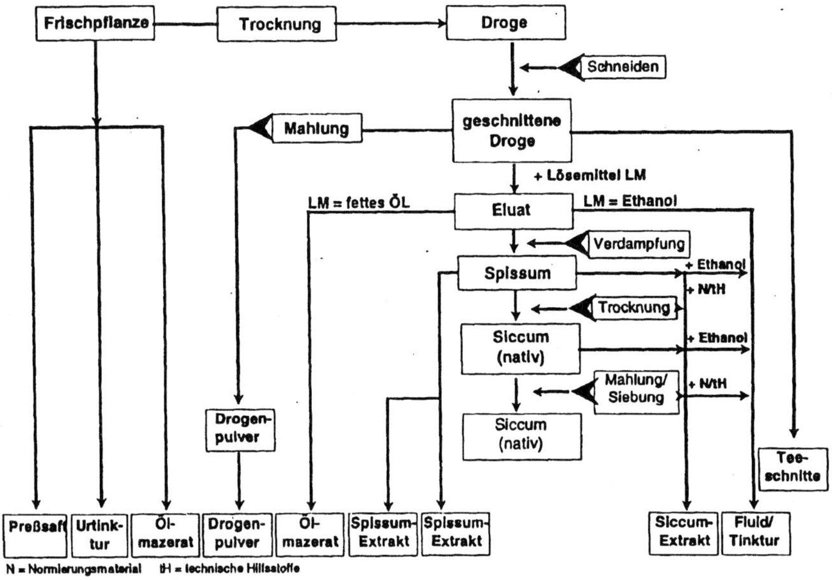

Strangschneideeinrichtung zu gut trocknenden Gefrierpartikeln führt. Parallel dazu läuft ein Versuch mit einem Batch-Gefrierextruder. Beide Verfahren sollen zur Trocknung temperaturempfindlicher Naturstoffe sowie zur Herstellung geruchsintensiver Extrakte dienen.

Ein ebenso kostenintensives Verfahren, nämlich die **Hochdruckextraktion mit überkritischem CO_2**, die zwischenzeitlich in großem Umfang zur Entkoffeinierung von Kaffee und Tee sowie bei der Extraktion von Hopfen eingesetzt wird, erfährt eine erweiterte Anwendung. Zum einen wird das Verfahren in relativ großem Ausmaß zur Entfernung von Pestiziden (z.B. bei Ginsengwurzeln) eingesetzt und zum anderen zur Herstellung qualitativ hochwertiger *lipophiler* Extrakte (z.B. aus Sabal serrulatae fructus oder Matricariae flos usw.). Da es sich um ein sehr umweltfreundliches Extraktionsverfahren handelt, zu qualitativ hochwertigen Produkten führt und auch eine Fraktionierung erlaubt, wird die Hochdruckextraktion mit überkristischem CO_2 eine zunehmende Bedeutung bei der Produktion von Phytopharmaka erlangen. Weitere neue Extraktionsverfahren sind zur Zeit (1996) nicht in Sicht.

9.7 Literatur

(1) **Weiss, R.F.**, Lehrbuch der Phytotherapie, Hippokrates Verlag Stuttgart, 1. Auflage 1960, z. Zt. 7. Auflage, 1991

(2) **Hänsel, R.**, Phytopharmaka heute, **Ztschr. Angewandte Phytotherapie 2, 38-45 (1981)**

(3) **Schilcher, H.**, Inhaltsstoffe von Arzneipflanzen-Standardisierung von Phytopharmaka, **Physikal. Medizin u. Rehabilitation 18, 331-337 (1977)**

(4) **Vogel, G.**, Die Lage der Phytotherapie, das zweite Arzneinmittelgesetz und das Problem der Therapiefreiheit, **Therapiewoche 36, 1054-1063 (1986)**

(5) **Wagner, H., Wiesenauer, M.**, Phytopharmaka und pflanzliche Homöopathika, Gustav Fischer Verlag, Stuttgart, Jena, New York, 1995

(6) **Czygan, F.C.**, Biogene Arzneistoffe; Herausg. Verlag Friedrich Vieweg & Sohn, Braunschweig/ Wiesbaden, 1984

(7) **Schilcher, H.**, Grundlagen, Möglichkeiten umd Grenzen der Naturheilverfahren-Phytotherapie; **Ärzteztschr. f. Naturheilverfahren 29, 767-776 (1988)**

(8) **Franz, Chl.**, Wege, Ziele und neuere Ergebnisse der Arzneipflanzenzüchtung; **Ztschr. f. Phytotherapie 7, 48-54 (1986)**

(9) **Schilcher, H.**, Die Phytotherapie von morgen; **Ztschr. f. Phytotherapie 5, 861-868 (1984)**

(10) **Hagels, H.**, Analytische, pharmazeutische, phytochemische sowie inter- und intraindividuelle Untersuchungen zu Fagopyrum-Arten; Studie zur Pharmakokinetik des Rutins, Dissertation, Freie Universität Berlin, 1996

(11) Bayerische Landesanstalt für Bodenkultur und Pflanzenbau, 85354 Freising- Weihenstephan

(12) **Schilcher, H.**, Rückstände und Verunreinigungen bei Drogen und Drogenzubereitungen, **Planta medica 44, 65-77 (1982)**

(13) **Schilcher, H.**, Quality requirements and quality standards for medicinal, aromatic and spice plants, **Acta Horticulturae 249, 33-42 (1989)**

(14) **Pank, F., Franz, Ch. und Herbst, E.**, Richtlinien für den integrierten Anbau von Arznei- und Gewürzpflanzen, **Drogenreport (Sonderausgabe), 45-64 (1991)**

(15) **Eder, M.**, Beeinflussung der Lösungseigenschaften von Digoxin durch pflanzliche Begleitstoffe aus Digitalis lanata-Trockenextrakten; Dissertation, Freie Universität Berlin, 1994

(16) **Schilcher, H.**, Standardisierung, Kontrolle und Qualitätsprüfung von nichttoxischen flüssigen Arzneipflanzenzubereitungen, **Arzneimittelstandardisierung 6, 649-655 (1965)**

(17) **Eisenbach, N.**, Beeinflussung biopharmazeutischer Eigenschaften von Arzneistoffen durch pflanzliche Begleitstoffe am Beispiel von Khellin in einem Ammi visnaga-Trockenextrakt, Dissertation, Freie Universität Berlin, 1991

(18) **Schilcher, H.**, Rückstandsbelastung von Drogen und Drogenzubereitungen - Zur Problematik der Pflanzenbehandlungsmittel, Vorratsschutzmittel und Schwermetalle in Drogen und Drogenzubereitungen aus toxikologischer und arzneimittelrechtlicher Sicht, **Dtsch. Apoth. Ztg. 6, 33-44 (1989)**

(19) **Franz, Chl.**, Good Agricultural Practice (GPA) for medicinal and aromatic plant production, **Acta Horticulturae 249, 125-128 (1989)**

(20) **Schilcher, H., Nemitz, A.**, unveröffentlichte Untersuchungsergebnisse

(21) **Koletzko, B.**, Alkohol in Arzneimitteln für Kinder, **Kinderarzt 26, 653-654 (1995)**

(22) **Vogel, K.**, Herstellung von Flüssigextrakten aus Kamille mit Propylenglykol als Lösungsmittel, Dissertation, Universität Tübingen, 1992

(23) **Gaedke, F.**, Phytopharmaka-Definition und Erläuterung wichtiger Begriffe zur Beurteilung ihrer Herstellung und Qualität, **Dtsch. Apoth. Ztg. 131, 2551-2555 (1991)**

(24) **Brand, N.**, Alkohol in Arzneimittel - Pflanzliche Liquida im Wandel, **Dtsch. Apoth. Ztg. 136, 251-258 (1996)**

(25) WHO-Technical report series Nr. 539, Geneva, 1974

(26) **Bundesministerium für Gesundheit**, Bekanntmachung von Empfehlungen für Höchstmengen an Schwermetallen bei Arzneimitteln pflanzlicher und tierischer Herkunft, Arzneimittel-Kontamination-Empfehlung Schwermetalle BMG 255-5135, Bonn, 1991

Anschrift des Autors:
Prof. Dr. Heinz Schilcher,
ehem. Freie Universität Berlin
Alfred-Neumann-Anger 17
D-81737 München

10 Phytopharmaka - Vergleichende Qualitätsbeurteilung

Dr. W. Mehnert, Freie Universität Berlin

10.1 Definitionen

Die Qualitätsbeurteilung von wirkstoffgleichen Arzneimitteln (Generika) gewinnt in den letzten Jahren an Bedeutung, da Generika häufig eine kostengünstigere Therapie ermöglichen. Eine Substitution sollte jedoch nur dann erfolgen, wenn eine gleichbleibende Wirksamkeit und Unbedenklichkeit gewährleistet werden kann. In diesem Zusammenhang wichtige Begriffe sind Bioverfügbarkeit, Bioäquivalenz, pharmazeutisch äquivalente Präparate und pharmazeutisch alternative Präparate. Der Ausschuß für Arzneispezialitäten der Europäischen Gemeinschaft (Committee for Proprietary Medicinal Products, CPMP) definiert diese Begriffe in der Richtlinie „Investigation of Bioavailability and Bioequivalence" (1991) [1] wie folgt:

Bioverfügbarkeit
Die Bioverfügbarkeit wird als **Geschwindigkeit** (rate) und **Ausmaß** (extent) definiert, mit denen der Arzneistoff oder der wirksame Bestandteil aus einer Darreichungsform resorbiert wird und am Wirkort vorliegt.

Bei peroral applizierten Arzneimitteln mit systemischer Wirksamkeit wird davon ausgegangen, daß die Plasmakonzentrationen den Verlauf in der Biophase repräsentieren. Die Bioverfügbarkeit kann dann wie folgt definiert werden:

Die Bioverfügbarkeit wird als Geschwindigkeit (rate) und Ausmaß (extent) definiert, mit denen der Arzneistoff oder der wirksame Bestandteil aus einer Darreichungsform in den systemischen Kreislauf gelangt.

Bioäquivalenz
Zwei Arzneimittel sind bioäquivalent, wenn sie pharmazeutisch äquivalent oder pharmazeutisch alternativ sind und wenn sie sich in ihrer Bioverfügbarkeit (Ausmaß und Geschwindigkeit), nach Verabreichung derselben molaren Dosen, so gleichen, daß sich im Hinblick auf Wirksamkeit und Unbedenklichkeit dieselben Wirkungen ergeben.

Pharmazeutisch äquivalente Präparate
Arzneimittel sind pharmazeutisch äquivalent, wenn sie die gleiche Menge der(s)selben Wirkstoffe(s) in denselben Darreichungsformen enthalten.

Pharmazeutisch alternative Präparate
Arzneimittel sind pharmazeutisch alternativ, wenn sie den gleichen wirksamen Bestandteil, aber in chemisch unterschiedlicher Form (Salz, Ester oder Komplex) enthalten. Ein Unterschied kann auch in der Arzneiform und in der Dosisstärke bestehen.

Eine wesentliche Voraussetzung für die Bioäquivalenz ist eine vergleichbare pharmazeutische Qualität (Identität, Reinheit, Dosierungsgenauigkeit, Freisetzungsgeschwindigkeit, Stabilität). Hervorzuheben ist, daß pharmazeutische Äquivalenz nicht notwendigerweise Bioäquivalenz bedeutet, da Unterschiede in den Hilfsstoffen und/oder Herstellungsverfahren insbesondere Löslichkeit und Lösungsgeschwindigkeit des Arzneistoffes beeinflussen können und somit zu veränderten Plasmakonzentrationen führen können. Zur Feststellung der Bioäquivalenz sind vergleichende Bioverfügbarkeitsuntersuchungen erforderlich. Diese Studien sind Surrogatstudien, die anstelle von klinischen Studien zur Wirksamkeit und Unbedenklichkeit durchgeführt werden.

10.2 Besonderheiten von Phytopharmaka

Während bei den Arzneimitteln mit chemisch definierten Arzneistoffen die Qualitätsbeurteilung über die Bioäquivalenz und die dafür anzuwendenden Kriterien weitgehend festgelegt sind, ist die Beurteilung von Phytopharmaka wesentlich schwieriger. Prüfungen der Bioverfügbarkeit setzen voraus, daß der Wirkstoff identisch ist, die Darreichungsform und die Dosierung vergleichbar sind. Bei Phytopharmaka liegt jedoch in der Regel ein Vielkomponentengemisch, dessen Einzelbestandteile nur in begrenztem Umfang isoliert und in ihrer Struktur bekannt sind, vor. Als Wirkstoff ist der gesamte Pflanzenextrakt anzusehen, dessen Zusammensetzung und Eigenschaften von unterschiedlichsten Faktoren, abhängig sind, wie Qualität und Zerkleinerungsgrad der Droge, Extraktions- und Trocknungsverfahren. Zusätzlich sind die natürlichen Schwankungen der Extraktivstoffe in Qualität und Quantität zu berücksichtigen, die z.B. durch die Anbaubedingungen (Standort, Düngung) und die Erntebedingungen beeinflußt werden.

10.2.1 Extraktivstoffe

Die Extraktivstoffe können in Hauptwirkstoffe und Begleitstoffe unterteilt werden. Die

- *Hauptwirkstoffe*
  sind Extraktivstoffe, an die die therapeutischen Eigenschaften der Zubereitung vollständig oder zum überwiegenden Teil gebunden sind.

Die *Begleitstoffe* können in Neben(wirk)stoffe und in Ballaststoffe unterteilt werden.

- *Nebenwirkstoffe*
  können die Wirkung der Hauptwirkstoffe verstärken oder abschwächen. So ist z. B. in Ginkgoextrakten ein additiver Effekt der Hauptwirkstoffe (Flavonolglykoside und Terpenlactone) im Verbund mit den Begleitstoffen, die für sich allein wirkungslos oder nur schwach wirksam sind, beschrieben. Nebenwirkstoffe können zusätzlich wie die pharmakologisch inaktiven Nebenstoffe die Bioverfügbarkeit der Hauptwirkstoffe beeinflussen.
- *Ballaststoffe*
  sind pharmakologisch inaktiv und ihre Anwesenheit ist meist unerwünscht. Es handelt sich hierbei um ubiquitäre Extraktivstoffe, wie Zucker, Pflanzensäuren und Mineralsalze, wobei die Zusammensetzung der Ballaststoffe von dem als Droge verwendeten Pflanzenteil und dem Extraktionsmittel abhängig ist.

10.2.2 Bedeutung von Begleitstoffen für die biopharmazeutischen Eigenschaften von pflanzlichen Wirkstoffen

Die komplexe Zusammensetzung eines Extraktes kann zu einem Wirkungsunterschied zwischen Reinstoff und pflanzlicher Zubereitung führen. Die Ursachen können folgende sein:

- Pharmakologische Eigenwirkung der Begleitstoffe,
- Veränderung der biopharmazeutischen Eigenschaften des Wirkstoffes durch die Begleitstoffe,
- Eigenwirkung und zusätzlich Veränderung biopharmazeutischer Eigenschaften des Wirkstoffes.

Begleitstoffe sind folglich nicht immer überflüssige Ballaststoffe. Für sie wurde deshalb auch die Bezeichnung „*Koeffektoren*“ geprägt [2,3].

10.2.2.1 Beeinflussung der Freisetzung durch pflanzliche Begleitstoffe

Pflanzliche Begleitstoffe können durch wechselseitige Beeinflussung die physikochemischen Eigenschaften der Hauptwirkstoffe verändern und somit biopharmazeutische Parameter beeinflussen, insbesondere die Freisetzung des Wirkstoffes aus der Arzneiform bzw. dem pflanzlichen Extrakt und die nachfolgende Resorption. Dadurch wird

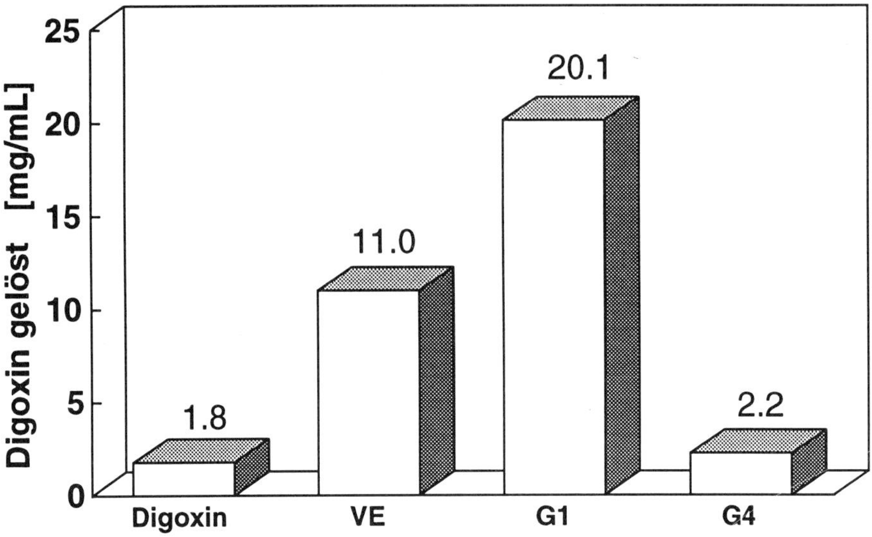

Abb. 10.1: Einfluß der Begleitstoffe aus verschiedenen Extraktfraktionen, die bei der Herstellung von Digoxin aus den Blättern von Digitalis lanata anfallen, auf die Löslichkeit von Digoxin in Phophatpuffer-Lösung (pH = 5,5) bei 37 °C (VE = Vorgereinigter Gesamtglykosidextrakt, G 1 = Glykosidfraktion 1, G 4 = Glykosidfraktion 4)

nicht die Art der Wirkung verändert, jedoch können Wirkungseintritt, Wirkungsdauer und Wirkungsintensität beeinflußt werden.
Einige Beispiele für die Verbesserung der Lösungseigenschaften sind in der folgenden Tabelle genannt.

Tab. 10.1: Verbesserung der Lösungseigenschaften pflanzlicher Wirkstoffe in Anwesenheit der pflanzlichen Begleitstoffe

Pflanzliche Zubereitung	Reinstoff
Fagopyrum-Extrakt	Rutin
Kava-Trockenextrakt	Kavain
Ammi visnaga-Trockenextrakt	Khellin
Convallaria-Extrakt	Convallatoxin
Digitalis-Fraktion Gitalin	Gitoxin

So nimmt die Löslichkeit von Digoxin in Gegenwart von Begleitstoffen bis zu einem Faktor von 11 zu (Abb. 10.1) [4]. Aus einem Ammi visnaga-Trockenextrakt sind nach 5 Minuten bereits 90 % der vorhandenen Khellin-Menge freigesetzt, während von dem

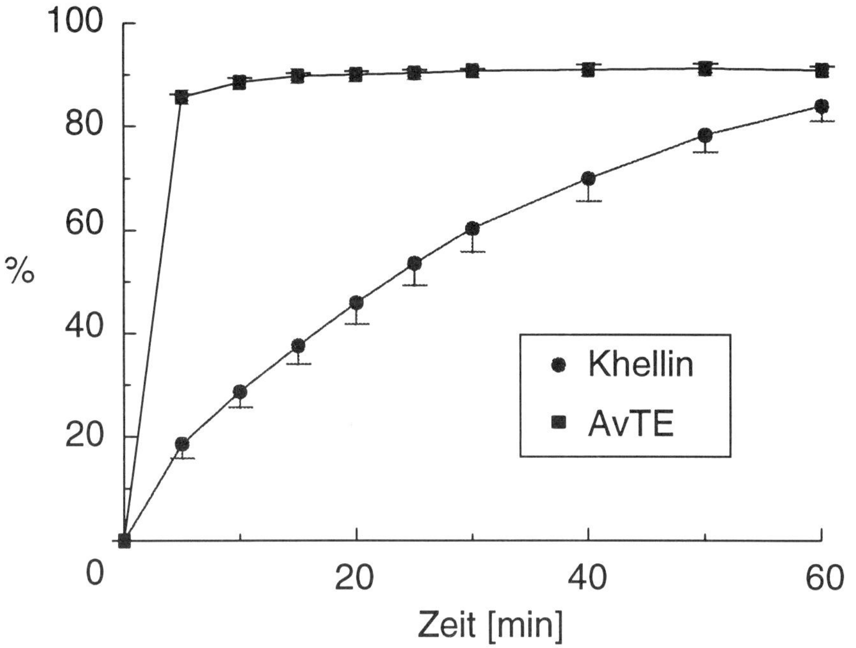

Abb. 10.2: Auflösungsgeschwindigkeit von Khellin als Reinstoff und aus einem Ammi-visnaga-Trockenextrakt (AvTE) in 0,1 N HCl bei 37 °C, 50 UpM, n = 6

Reinstoff innerhalb dieses Zeitraumes lediglich 20% gelöst sind. Allerdings ist auch zu beobachten, daß Begleitstoffe eine vollständige Auflösung des Khellins durch Ausbildung einer klebrigen, nicht wasserlöslichen Masse verhindern (Abb. 10.2) [5].

Als Ursachen für die verbesserte Löslichkeit und Lösungsgeschwindigkeit in Gegenwart der natürlichen Begleitstoffen sind im wesentlichen zu nennen:

- lösungsvermittelnde Eigenschaften von Begleitstoffen (mizellare Solubilisation, Komplexbildung),
- veränderter Ordnungszustand (Kristallinitätsgrad) des Arzneistoffes im Extrakt,
- verringerte Teilchengröße,
- verbesserte Benetzbarkeit,
- Herabsetzung der Oberflächenspannung des Auflösungsmediums.

10.2.2.2 Beeinflussung der Resorption durch pflanzliche Begleitstoffe

Es sind zahlreiche Beispiele für die Beeinflussung der Resorption von Wirkstoffen durch pflanzliche Begleitstoffe bekannt, von denen einige in der folgenden Tabelle genannt sind. So ist eine Verbesserung der Resorption pflanzlicher Wirkstoffe häufig in Gegenwart von Saponinen festzustellen.

Tab. 10.2: Erhöhung der Resorption von pflanzlichen Wirkstoffen in Gegenwart der natürlichen Begleitstoffe

Pflanzliche Zubereitung	Reinstoff
Belladonna-Extrakt	l-Hyoscyamin
Citrus-Extrakt	Ascorbinsäure
Kava-Trockenextrakt	Kavapyrone
Convallaria-Extrakt	Convallatoxin
Digitalis-Fraktion Gitalin	Gitoxin

Folgende Mechanismen der Resorptionsbeeinflussung von Wirkstoffen durch pflanzliche Begleitstoffe sind möglich:

- Erhöhung der Arzneistoffkonzentration am Resorptionsort,
- Erhöhung der Lipophilie des Arzneistoffes durch Assoziatbildung,
- Veränderung der Membranpermeabilität.

Pflanzliche Begleitstoffe verbessern jedoch nicht immer die biopharmazeutischen Eigenschaften von Wirkstoffen. So bilden beispielsweise die in zahlreichen Pflanzen anzutreffenden Gerbstoffe mit Wirkstoffen schwerlösliche Komplexe, die geringere Diffusionsraten als die reinen Wirkstoffe aufweisen. Polysaccharide können im Magen-Darm-Trakt einen Hydrokolloidfilm ausbilden, der als Resorptionsbarriere wirken kann. So hemmt ein aus Digitalis-purpurea-Blättern isolierter Schleimkomplex die Resorption von Digitoxin.

Diese Beispiele zeigen, daß die Zusammensetzung eines Extraktes die biopharmazeutischen Eigenschaften entscheidend beeinflussen kann. So übernehmen die Begleitstoffe die Aufgabe von Hilfsstoffen, wobei allerdings im Gegensatz zu anderen Arzneiformen ihre Identität und Quantität weitgehend nicht bekannt sind.

10.3 Beurteilung von Phytopharmaka

10.3.1 Vergleichbare pharmazeutische Qualität

Eine ähnliche Zusammensetzung und damit eine vergleichbare pharmazeutische Qualität von Phytopharmaka läßt sich nur erzielen, wenn

- die Ausgangsdroge in ihrer Qualität,
- das Extraktionsmittel in Art und Konzentration,
- das Extraktionsverfahren und die
- Extraktherstellung

vergleichbar sind.

So werden zwei pflanzliche Extrakte dann in ihrer Qualität gleichwertig sein, wenn die Drogenqualität, das Extraktionsmittel und das Herstellverfahren identisch sind. Allerdings werden in der Praxis insbesondere die Details des Herstellungsverfahren, z.B. Entfernung des Extraktionsmittels, Temperatur, nicht bekannt sein. Pharmazeutisch vergleichbare Extrakte müssen weitgehend qualitativ (chromatographische Fingerprintanalyse) und quantitativ in ihren Bestandteilen übereinstimmen. Neben diesen Parametern sollten ebenfalls die biopharmazeutischen Eigenschaften geprüft werden, z.B. die Freisetzung des Wirkstoffs aus dem Extrakt, da hierbei, wie dargestellt wurde, durch die Begleitstoffe erhebliche Unterschiede auftreten können. Die Bestimmung der Freisetzung ist jedoch selbst bei Kenntnis der wirksamkeitsbestimmenden Stoffe aufgrund der komplexen Zusammensetzung der pflanzlichen Zubereitung aus Gründen der analytischen Erfaßbarkeit sehr schwierig. Bisher sind nur wenige Untersuchungen dazu bekannt. Zusätzlich ist zu berücksichtigen, daß Trockenextrakten häufig Stellmittel (Hilfsstoffe wie z.B. Lactose, Maltodextrin, hochdisperses Siliciumdioxid) zugesetzt werden, die für die weitere Verarbeitung des Trockenextraktes bedeutsame Eigenschaften (z.B. Fließeigenschaften, Hygroskopizität) verbessern.

Für die Unbedenklichkeit ist die Qualität der eingesetzten Droge von großer Bedeutung. So muß neben der Identität sichergestellt sein, daß die Droge keine unzulässig hohen Verunreinungen (Pestizide, Aflatoxine, Schwermetalle wie Blei, Cadmium, Quecksilber, mikrobiologische Verunreinungen) enthält. Ferner sind die Lösungsmittel-Rückstände in Trockenextrakten zu bestimmen.

Für die Bewertung eines Phytopharmakons sind folgende Angaben erforderlich:

- Bezeichnung der Zubereitung, z. B. Trockenextrakt, Auszug, Kaltmazerat,
- Menge der Zubereitung, z. B. 100 mg,
- Verhältnis von Droge zu nativem Extrakt (Droge-Extrakt-Verhältnis, DEV) mit Angabe der natürlichen Spannweite, z.B. 5-7 : 1,
- Art und Konzentration des Extraktionsmittels (Auszugsmittel), z.B. Methanol 45%,
- Tagesdosis.

10.3.2 Bioverfügbarkeit von Phytopharmaka

Eine vergleichende Bioverfügbarkeitsstudie über die Plasmakonzentrations-Zeit-Kurven wie bei Arzneimitteln mit chemisch definierten Wirkstoffen läßt sich bei Phytopharmaka in der Regel nicht durchführen, da die wirksamkeitsbestimmenden Inhaltsstoffe nicht oder nur zum Teil bekannt sind. Deshalb ist zur Prüfung der Bioäquivalenz in der Regel die Bestimmung von Wirkung oder Wirksamkeit in geeigneten klinischen Studien erforderlich. Diese Studien sind jedoch sehr zeitaufwendig und kostenintensiv. Zusätzlich erschwert die häufig milde Wirksamkeit von Phytopharmaka die klinische Überprüfung der beanspruchten Indikation.

Deshalb ist mit der Einführung des Begriffes „Phytoäquivalenz" der Versuch unternommen worden, die Vergleichbarkeit von Phytopharmaka, die gleiche Zubereitungen

aus der gleichen Droge unter Anwendung des gleichen Extraktionsverfahrens enthalten, zu erleichtern.
Hierbei müssen jedoch die wirksamkeitsbestimmenden Stoffe oder Stoffgruppen der eingesetzten pflanzlichen Droge bekannt sein.

10.3.3 Phytoäquivalenz

Phytoäquivalenz
Eine Zubereitung ist mit einem klinisch geprüften Phytopharmakon dann phytoäquivalent, wenn die einzelnen wirksamkeitsbestimmenden Stoffe innerhalb einer gewissen Schwankungsbreite etwa in gleicher Menge enthalten sind und solche Begleitstoffe, die eventuell einen Einfluß auf das Resorptionsverhalten ausüben können, in vergleichbarer Menge enthalten sind [6].

Es ist jedoch fraglich, ob es gelingt, eine so umfassende Charakterisierung eines Extraktes durchzuführen, bei der alle Substanzen erfaßt werden, die sowohl die Wirksamkeit und Unbedenklichkeit als auch die biopharmazeutischen Eigenschaften (Löslichkeit, Lösungsgeschwindigkeit, Resorbierbarkeit) beeinflussen. Die Zusammensetzung eines Extraktes ist selbst von Charge zu Charge teilweise erheblichen Schwankungen unterworfen. So müßte bekannt sein, welche Schwankungsbreiten akzeptiert werden können, ohne daß Veränderungen in der Wirksamkeit auftreten. Weiterhin ist zu berücksichtigen, daß selbst bei Arzneimitteln mit chemisch definierten Stoffen häufig beobachtet wird, daß auch bei pharmazeutisch äquivalenten Präparaten, die denselben Wirkstoff mit identischer Dosis in vergleichbarer Arzneiform enthalten, Unterschiede in der Bioverfügbarkeit auftreten können. Ursachen hierfür sind unterschiedliche biopharmazeutische Eigenschaften, die auf die Hilfsstoffzusammensetzung und Herstellung zurückgeführt werden können.
Ein Beispiel für eine damals nicht erwartete Folge eines Austausches von Hilfsstoffen ereignete sich 1968 in einer Klinik in Australien. Nach Applikation von Diphenylhydantoin-Tabletten traten Intoxikationen auf, obwohl die Dosierung nicht geändert wurde und die Tabletten vom gleichen Hersteller stammten. Nachforschungen haben ergeben, daß das sehr schwerlösliche und damit freisetzungsverzögernde Calciumsulfat gegen leichtlösliche Lactose ausgetauscht wurde.
Eine klinische Prüfung ist auf jeden Fall erforderlich, wenn kein klinisch geprüftes Referenzpräparat aus der gleichen Arzneidroge vorliegt oder die wirksamkeitsbestimmenden Inhaltsstoffe nicht bekannt sind.

10.4 Literatur

[1] CPMP (Committee for Proprietary Medicinal Products), Working party on the efficacy of medicinal products. Notes for guidance: Investigation of bioavailability and bioequivalence. The rules governing medicinal products in the European Community 3, 149 (1991)

[2] Schilcher, H., Standardisierung, Kontrolle und Qualitätsprüfung von nichttoxischen flüssigen Arzneipflanzenzubereitungen, Arzneimittelstandardisierung 6, 649 (1965)

[3] Menßen, H.G., Standardisierte Arzneien aus Heilpflanzen und ihre Bedeutung für die moderne Phytotherapie, Therapiewoche 18, 1432 (1968)

[4] Eder, M., Beeinflussung der Lösungseigenschaften von Digoxin durch pflanzliche Begleitstoffe aus Digitalis lanata-Trockenextrakten, Dissertation, Freie Universität Berlin, Berlin (1994)

[5] Eisenbach, N., Beeinflussung biopharmazeutischer Eigenschaften von Arzneistoffen durch pflanzliche Begleitstoffe am Beispiel von Khellin in einem Ammi visnaga-Trockenextrakt, Dissertation, Freie Universität Berlin, Berlin (1991)

[6] Uehleke, B., Frank, B., Reinhard, E., Bewertung und Vergleichbarkeit von Phytopharmaka, Einführung des Begriffs „Phytoäquivalenz", Dtsch. Apoth. Ztg. 134, 1772 (1994)

10.5 Weiterführende Literatur

Bauer, R., Czygan, F.-C., Franz, G., Ihrig, M., Nahrstedt, A., Sprecher, E., Qualitätsansprüche an rational anwendbare Phytopharmaka, Dtsch. Apoth. Ztg. 133, 4105 (1993)

Blasius, H., Zukunft der Phytopharmaka, Dtsch. Apoth. Ztg. 134, 4577 (1994)

Brieskorn, C. H., Ballaststoffe bei der Herstellung von Arzneipräparaten aus Pflanzen, Planta Med. 3, 83 (1955)

Burger, A., Dialer, R., Zur Wirkstofffreigabe aus pflanzenextrakthaltigen Dragees, 1. Mitteilung, Sci. Pharm. 49, 461 (1981)

Czupor, L., Spaich, W., Zum Problem "Galenische Zubereitungen oder Reinsubstanzen", 1. Mitteilung: Löslichkeitsversuche mit Reinsubstanzen und Trockenextrakten, Pharm. Ind. 33, 15 (1971)

Czupor, L., Spaich, W., Zum Problem "Galenische Zubereitungen oder Reinsubstanzen", 2. Mitteilung: In vitro Untersuchungen der Resorption von Reinsubstanzen und Trockenextrakten, Pharm. Ind. 33, 900 (1971)

Fischer, R., Gomahr, H., Resorptionsfördernde und resorptionshemmende Stoffe in den Blättern der Digitalis purpurea, Arzneim. Forsch. 2, 31 (1952)

Gaedcke, F., Phytopharmaka, Definition und Erläuterung wichtiger Begriffe zur Beurteilung ihrer Herstellung und Qualität, Dtsch. Apoth. Ztg. 131, 2551 (1991)

Gaedcke, F., Phytoäquivalenz, Was steckt dahinter?, Dtsch. Apoth. Ztg. 135, 311 (1995)

Gracza, L., Spaich, W., Analytische und biopharmazeutische Untersuchung trans-isoasaronhaltiger Präparate, Planta Med. 33, 160 (1978)

Haack, E., Kaiser, F., Gube, M., Spingler, H., Die Chemie der "Gitalin-Fraktion", Arzneim.-Forsch. 6, 176 (1956)

Haas, T. A., Gesamtdroge und Reinsubstanz, Pharm. Zentralhalle Dtschld. 81, 457 (1940)

Hänsel, R., Lazar, J., Kawapyrone, Inhaltsstoffe des Rauschpfeffers in pflanzlichen Sedativa, Dtsch. Apoth. Ztg. 125, 2056 (1985)

Hänsel, R., Stumpf, H., Vergleichbarkeit und Austauschbarkeit von Phytopharmaka, Dtsch. Apoth. Ztg. 134, 4561 (1994)

Kartnig, T., Moderne Phytotherapie und das Problem Ganzdroge - Reinsubstanz, Sci. Pharm. 34, 80 (1966)

List. P. H., Schmid, W., Weil, E., Reinsubstanz oder Galenische Zubereitung?, Arzneim. Forsch. 19, 181 (1969)

Menßen, H. G., Die Zukunft der pflanzlichen Arzneizubereitungen, Dtsch. Apoth. Ztg. 111, 774 (1971)

Niesel, S., Untersuchungen zum Freisetzungsverhalten und zur Stabilität ausgewählter wertbestimmender Pflanzeninhaltsstoffe unter besonderer Berücksichtigung moderner phytochemischer Analysenverfahren, Dissertation, Freie Universität Berlin, Berlin (1992)

Schilcher, H., Möglichkeiten und Grenzen in der Phytotherapie, Ärztezeitschrift für Naturheilverfahre 28, 942 (1987)
Schilcher, H., Die Phytotherapie von morgen, Z. Phytother. 5, 861 (1984)

Spaich, W., Gracza, L., Biopharmazeutische Aspekte der Phytotherapie, Erfahrungsheilkunde 6, 393 (1979)

Vinson, J. A., Bose, P., Bioavailability of Synthetic Ascorbic Acid and a Citrus Extract, Ann. N. Y. Acad. Sci. 498, 525 (1987)

Anschrift des Autors:
Dr. W. Mehnert
Freie Universität Berlin
Institut für Pharmazie I
Kelchstr. 31
12169 Berlin

11 Alkoholische Pflanzenextrakte

Prof. Dr. R.H. Müller, Freie Universität Berlin

11.1 Pflanzenextrakte zur Therapie von Unterkühlungen

Dieses Kapitel behandelt keinen neuen aber den immer noch modernen und aktuellen Pflanzenextrakt mit dem größten Umsatzvolumen (in Litern) in Deutschland. In der kalten Jahreszeit finden heiße weinhaltige Extrakte aus Pflanzen eine verbreitete Anwendung zur Therapie von Unterkühlungen. Insbesondere werden diese Extrakte gegen Ende des Jahres auf Flohmärkten und Weihnachtsmärkten sowie in der nachweihnachtlichen Zeit (Neujahr und Januar) zu diversen Ereignissen vielfältig zum „Aufwärmen" angeboten. Die Qualität dieser Extrakte ist jedoch nicht nur hinsichtlich pharmazeutischer sondern auch lebensmittelrechtlicher Kriterien manchmal unzureichend. Problempunkte sind die Rezeptur zur Herstellung des Extraktes, die nicht optimierte Durchführung des Extraktionsverfahrens, ggf. mangelnde geschmackliche Akzeptanz (Compliance-Probleme) und teilweise Nebenwirkungen beim Patienten/ Kunden. Berichtete Nebenwirkungen bei schlechter Extraktqualität oder Überdosierung sind Übelkeit, Kopfschmerzen, Emesis und Kreislaufbeschwerden.
Es ist hier anzumerken, daß sich - entgegen wirtschaftlichen Erwägungen - immer noch nicht das erschöpfende Verfahren der Perkolation durchgesetzt hat, sondern weiterhin die Digestion eingesetzt wird. An weinhaltigen Extrakten werden angeboten:

1. Glühwein :
Glühwein wird aus Rotwein, Zucker, Zimt und Nelken, oft mit einem Zusatz von Branntwein (z.B. bei der Feuerzangenbowle durch Rum, vgl. Heinz Rühmann) warm zubereitet, aber nicht gekocht (1).

2. Punsch:
Heißes Mischgetränk aus Wein (oder weinähnlichen Erzeugnissen) mit Rum oder Arrak. Zur Aromatisierung können (müssen aber nicht) Aromastoffe, Genußsäuren oder Gewürze und Zucker zugesetzt werden (1).

11.2 Rezeptur

Eine vor allem in Skandinavien verbreitete Rezeptur für Glühwein ist „Glögg". In einer multizentrischen Studie (Kiel, Berlin) an mehr als 300 Pharmaziestudenten wurde diese Rezeptur getestet. Aufgrund der statistisch abgesicherten Ergebnisse kann die **Rezeptur für „Glögg"** empfohlen werden: 2 L Rotwein werden mit 100g bis maximal

200 g Zucker und Gewürzmischung (s.u.) erhitzt und 10 Minuten ziehen lassen. Es wird immer die gesamte Gewürzmischung verwendet , ggf. wird bei Zubereitung einer geringeren Menge Glühwein weniger lange ziehen gelassen. In Skandinavien wird dieser Mischung oft klarer Schnaps q.s. (z.B. Wodka) zugesetzt, in Finnland Johannisbeersaft. Zur Verfeinerung kann man in die Gläser noch Rosinen und geschälte Mandeln geben (Bedarf: jeweils 100g pro 2 L Wein).

Zusammensetzung der Gewürzmischung: Cort. Cinnamomi 7,5g; Fruct. Anisi stellati 5,0g; Rhiz. Zingiberis 5,0g; Pericarpium Aurantii 2,0g; Macis 0,5g; Fruct. Cardamomi 1,0g; Flores Caryophylli 1,0g; Folia Lauri 0,25g.

Das Gewürz kann nach dem Trocknen durchaus mehrmals wieder verwendet werden.

11.3 Qualitätssicherung der Ausgangsmaterialien

Der als Extraktionsmittel eingesetzte Rotwein sollte einen sehr geringen Anteil an Fuselölen enthalten, da höhere Anteile die Nebenwirkungsrate - besonders bei hoher Dosierung - erhöhen. Weine im Tetrapak 1L für 0,99 DM sind daher zu meiden. Die Gewürze sollten aus der Apotheke bezogen werden, damit sie dem Arzneibuchstandard entsprechen. Der heute im Lebensmittelhandel befindliche Rohrzucker ist von ausreichender pharmazeutischer Qualität für den Einsatz im Glühwein.

11.4 Durchführung des Mazerationsprozesses

Zur möglichst effizienten Extraktion wird eine Digestion bei 80 °C empfohlen. Kochen sollte vermieden werden, da sonst Alkohol verdampft und die geschmackliche Qualität durch thermische Belastung der Aromastoffe sowie Entweichung dieser Stoffe (Wasserdampfdestillation!) leidet. Zur Sicherung der Temperaturkonstanz kann ein Einkochgerät mit Temperatursensor eingesetzt werden. Die Extraktionsgeschwindigkeit wird durch Einsatz der Bewegungsmazeration gesteigert, das heißt gelegentliches Umrühren.

Es wird empfohlen, die Gewürze in einen Teebeutel (z.B. Cilia®, Melitta GmbH, Minden) zu packen, der mit einem langen Bindfaden verschlossen wird. Das Ende des Bindfadens wird außerhalb des Extraktionsgefäßes gehalten, damit bei Erreichen des gewünschten Aromas der Teebeutel aus dem Menstruum herausgezogen werden kann.
Wichtig: Die Gewürzmischung im Teebeutel ist mehrfach verwendbar!

11.5 Literatur

1. Falbe, J. und Regitz, M. (Hrsg.), Römpp Chemie Lexikon, Thieme Stuttgart, Paperback 1995

12 Arzneimittel mit Flüssigkristallen

Prof. Dr. C.C. Müller-Goymann, TU Braunschweig

Beispiele für Handelspräparate

Contrheuma®-Gel forte N, Trauma-Dolgit® Gel, Dolgit® Mikrogel, Bifomyk® Gel, Elyzol® Dentalgel, Heparin-PUR ratiopharm® Sprühgel, Beloc-Zok® teilbare Retardtabletten, Voltaren® Emulgel®, Hepaplus® Liposom

Kosmetika: Estée Lauder Time Zone Moisture Recharging Complex,
Vichy Restructure Contour des Yeux

12.1 Flüssigkristalle - Definition und Entstehung

12.1.1 Definition

Der flüssigkristalline Aggregatzustand vereinigt Eigenschaften der Flüssigkeiten und der Festkörper. Mit den Flüssigkeiten gemeinsam ist die mehr oder weniger ausgeprägte Fließfähigkeit, mit den Festkörpern der geordnete, kristalline Zustand (1). Die flüssigkristallinen Phasen repräsentieren demnach einen Zwischenzustand und werden daher auch als Mesophasen bezeichnet.
Eine Voraussetzung zur Bildung flüssigkristalliner Phasen ist eine anisometrische Molekülform, die in der Regel mit einer ausgeprägten Anisotropie der Polarisierbarkeit kombiniert ist. Solche Mesophasen bildenden Moleküle werden als Mesogene bezeichnet.

12.1.2 Entstehung

Die Entstehung der Mesophase wird ausgehend vom kristallinen Zustand entweder durch Temperaturerhöhung oder durch Zugabe eines Lösungsmittels erreicht. Entsprechend unterscheidet man thermotrope von lyotropen Flüssigkristallen. Bei den lyotropen Flüssigkristallen ist hervorzuheben, daß eine zusätzliche Temperaturvariation wie bei den thermotropen Flüssigkristallen eine Phasentransformation zwischen verschiedenen Mesophasen auslösen kann.
In der Pharmazie spielen hauptsächlich die lyotropen Flüssigkristalle eine Rolle.

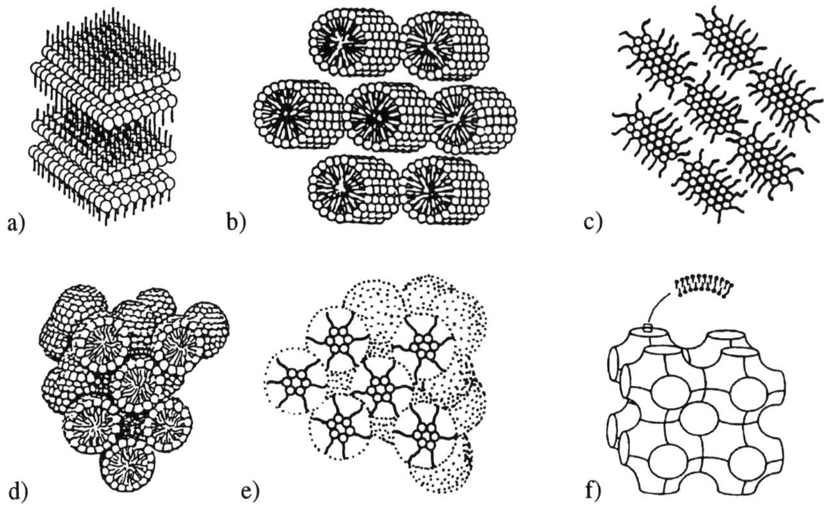

Abb. 12.1: Modelle lyotroper Flüssigkristalle (a, b, d nach (2), c modifiziert nach (3), f modifiziert nach (4)) - a) lamellar b) hexagonal c) invers hexagonal d) kubisch Typ I e) invers kubisch Typ IV f) kubisch Typ II

Aufgrund der amphiphilen Eigenschaften meist stäbchenförmiger Mesogene ist eine Anordnung in Schichten möglich. Es entsteht eine Lamellarphase mit abwechselnd polaren und unpolaren Schichtebenen (Abb. 12.1a). In die polaren Ebenen können Wasser und wäßrige Lösungen unter Schichtdickenzunahme eingelagert werden. Das Analoge gilt für die unpolaren Schichtebenen in Bezug auf entsprechend affine Moleküle. Außer der Schichtdickenzunahme der Lamellarphase ist eine laterale (= seitliche) Einlagerung zwischen den Molekülen möglich, die mit zunehmender Konzentration an Lösungsmittel die Stäbchenform der solvatisierten Mesogene in Richtung Kegel verändert. Es kommt zu einer Phasentransformation. Je nach polarem oder unpolarem Charakter des solvatisierenden Agens und des Mesogens selbst entsteht zunächst eine Hexagonalphase oder eine inverse Hexagonalphase (Abb. 12.1b, c). Die Hexagonalphase hat ihre Bezeichnung aufgrund der hexagonal gepackten Stäbchenmizellen aus solvatisierten Mesogenen, wobei deren polare funktionelle Gruppen entweder nach außen (Abb. 12.1b) oder nach innen weisen (Abb. 12.1c, inverse Hexagonalphase). In die Hexagonalphase können Wasser sowie unpolare Lösungsmittel nur in begrenztem Umfang zusätzlich aufgenommen werden. Bei weitergehender Veränderung der Molekülgeometrie im Zuge der Solvatation findet erneut eine Phasentransformation in eine kubische (Typ I) oder invers kubische Phase (Typ IV) statt, die aus sphärischen oder ellipsoiden Mizellen bzw. inversen Mizellen

Tab. 12.1: Mögliche Phasentransformationen lyotroper Flüssigkristall; modifiziert nach Tiddy (5)

mizellar ↔ hexagonal ↔ lamellar ↔ invers hexagonal ↔ invers mizellar
↘↖ ↙↗ ↘↖ ↙↗ ↘↖ ↙↗ ↘↖ ↙↗
kubisch I kubisch II kubisch III kubisch IV

⇒⇒⇒⇒⇒⇒⇒⇒⇒⇒⇒⇒⇒⇒⇒⇒⇒⇒⇒⇒⇒⇒⇒⇒⇒⇒⇒⇒⇒⇒
Mesogenlipophilie, Lipophilie des Lösungsmittels
⇒ ⇒ ⇒ ⇒ ⇒ Mesogenkonzentration ⇐ ⇐ ⇐ ⇐ ⇐ ⇐

besteht (Abb. 12.1d, e). Neben den bereits beschriebenen kubischen bzw. invers kubischen Phasen gibt es weitere, die als Übergangsformen zwischen dem Lamellarzustand und der hexagonalen (kubisch, Typ II) bzw. invers hexagonalen Mesophase (kubisch, Typ III) auftreten. Kubische Mesophasen des Typs II und III gehören zu den bikontinuierlichen Phasen (Abb. 12.1f) im Gegensatz zu den diskontinuierlichen des Typs I und IV. In Abhängigkeit von der Mesogenkonzentration, der Lipophilie bzw. Hydrophilie des Lösungsmittels und des Mesogens selbst sind verschiedene lyotrope Mesophasen möglich. Es müssen aber nicht alle möglichen Mesophasen auftreten.
Es gibt Mesogene, die bei hoher Konzentration zwar eine Lamellarphase, bei Konzentrationsabnahme jedoch keine weiteren Mesophasen ausbilden. Die Lamellarphase wird im überschüssigen Solvens (Wasser oder wäßrige Lösung) in Form konzentrisch geschichteter Partikeln dispergiert. Es entsteht eine Vesikeldispersion. Sind Phospholipide das mesogene Material, bezeichnet man die Vesikeldispersion als Liposomendispersion (siehe Abschnitt 12.5).

12.2 Flüssigkristalline Topika

Tab. 12.2 : Tensidgele (Auswahl aus (6))

Arzneistoff	Fertigarzneimittel	Indikation
Hydroxyethylsalicylat, Benzylnicotinat	Contrheuma®-Gel forte N	Antirheumatikum
Ibuprofen	Trauma-Dolgit® Gel	Antirheumatikum
Ibuprofen	Dolgit® Mikrogel	Antirheumatikum
Bifonazol	Bifomyk® Gel	Antimykotikum

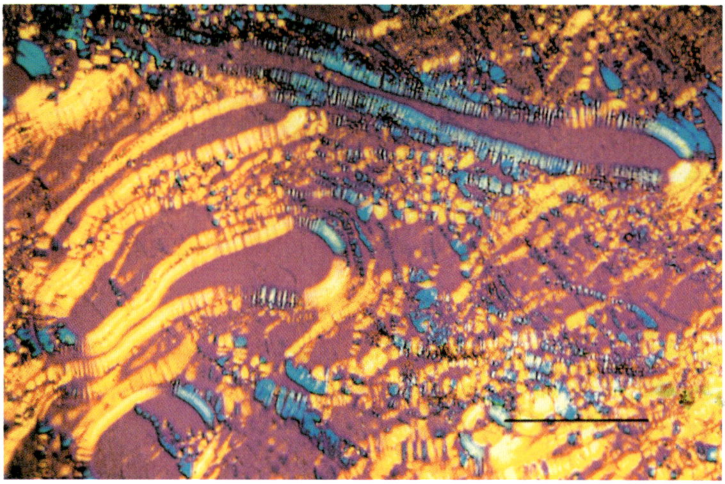

a)

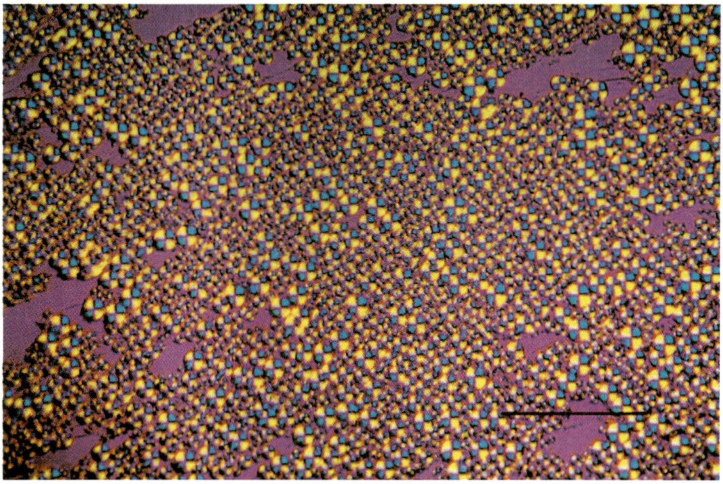

b)

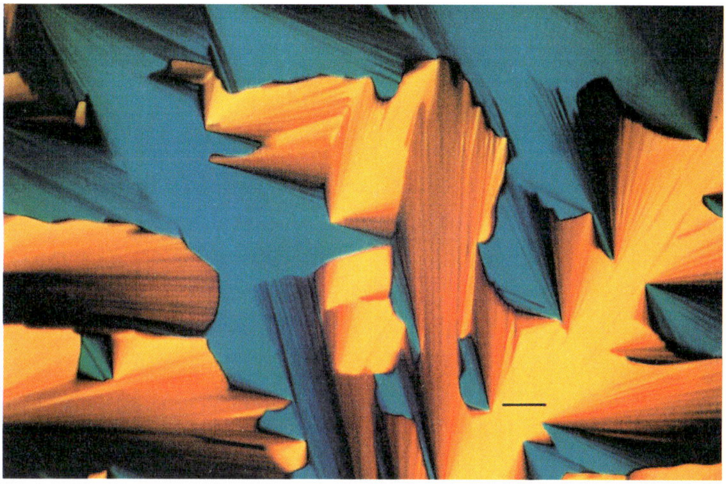

c)

Abb. 12.2: Polarisationsmikroskopische Aufnahmen lyotroper Flüssigkristalle: Lamellarphase mit streifiger Textur (a) und Malteserkreuz-Textur (b) (a und b aus (7)), Hexagonalphase mit flächiger Textur (c) aus (8), Balkenlänge 50 µm.

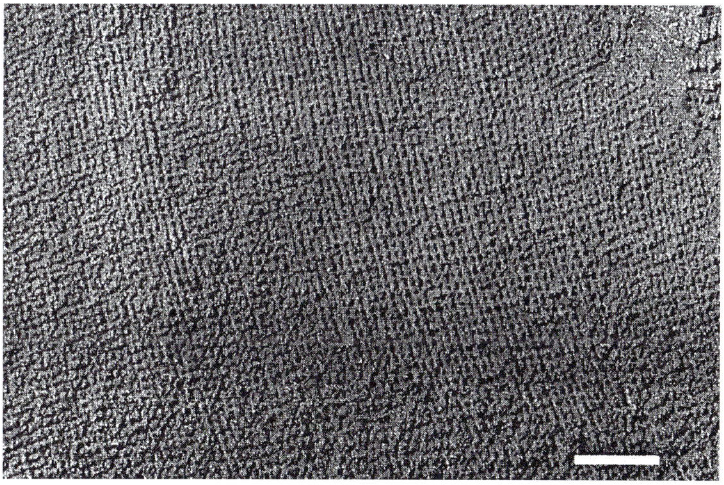

Abb. 12.3: Transmissionselektronenmikroskopische Darstellung eines gefriergebrochenen kubischen Flüssigkristalls Typ I (aus 9), Balken 100 nm

Die Anwendung lyotroper Flüssigkristalle als einphasige Systeme ist relativ selten und findet sich nur bei den Gelen. Ausreichend polare Tenside (zum Beispiel ethoxylierte Fettalkohole) sind in der Lage, hydratisierte Mizellen zu bilden, die dicht gepackt eine regelmäßige Struktur aufbauen, die als kubisch flüssigkristallin identifiziert werden kann.

Abb. 12.3 zeigt ein solches flüssigkristallines Tensidgel. Diese Gele sind optisch transparent. Sie besitzen eine hohe Elastizität bei mechanischer Agitation. Aufgrund des Resonanzeffekts im hörbaren Bereich werden sie auch als Brummgele bezeichnet. Fertigarzneimittelbeispiele, die dieser Struktur entsprechen, sind Contrheuma®-Gel forte N, Trauma-Dolgit® Gel und das 1996 eingeführte Dolgit® Mikrogel mit Ibuprofen als Wirkstoff. Der hohe Tensidgehalt dieser Gele beeinflußt die Struktur der Hautlipide in der Weise, daß die Permeabilität durch das Stratum corneum erhöht wird. Den gleichen Effekt übt auch ein in den Formulierungen eventuell enthaltener Alkoholanteil aus. Abb. 12.4 zeigt die Ergebnisse eines Permeationsversuchs an exzidiertem humanen Stratum corneum. Die permeierte Ibuprofenmenge pro Zeit und Fläche ist erheblich höher aus dem Dolgit® Mikrogel im Vergleich zu einer mischmizellaren Lösung. Zwar sind aus einer flüssigen Zubereitung bereits relativ hohe Permeationsraten möglich, dennoch ist die Fertigarzneimittelzubereitung deutlich überlegen, da der hohe Tensidgehalt in Kombination mit einem Alkoholanteil die Permeationsrate beeinflußt. Als Tensidgel 1995 neu eingeführt wurde Bifomyk® Gel mit dem Antimykotikum Bifonazol. Ebenso wie bei den Antiphlogistika enthaltenden Tensidgelen beeinflußt die kolloidale Struktur der Zubereitung die Hautstruktur, so daß die Penetration des Wirkstoffs erleichtert wird. Da sich die flüssigkristalline Struktur jedoch erst bei relativ hohen Tensidkonzentrationen bildet, ist ein irritatives Potential der Zubereitungen sorgfältig abzuwägen. Es gilt das Motto: so wenig Irritation wie möglich und so viel Penetrationsverbesserung durch Beeinflussung der Hautstruktur

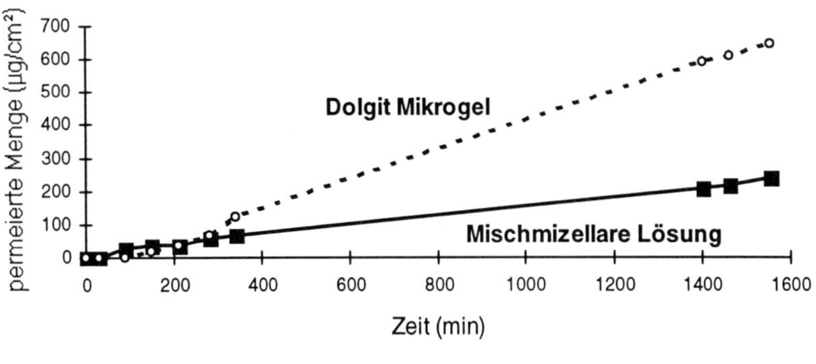

Abb. 12.4: Permeation von Ibuprofen durch exzidiertes humanes Stratum corneum (aus 10)

wie nötig. Da Pilzmyzele bis in tiefe Epidermisschichten vordringen, indem sie sich zwischen den Hornhautzellen „entlangschlängeln", ist eine Penetrationsverbesserung für das Antimykotikum erstrebenswert.

12.3 Applikationsinduzierte Flüssigkristallbildung

Es gibt Fertigarzneimittel, die im Zuge der Applikation eine Phasenumwandlung in einen Flüssigkristall erfahren. Entweder kommt die Strukturveränderung durch eine Wechselwirkung mit Körperflüssigkeit am jeweiligen Applikationsort zustande, oder es erfolgt eine Konzentrierung der applizierten Zubereitung durch Verdampfen von Rezepturbestandteilen. Elyzol® Dentalgel zur Behandlung von Paradontiden (11) ist ein Oleogel mit suspendiertem Metronidazolbenzoat und wird in die entzündeten Zahnfleischtaschen eingebracht. Aus Metronidazolbenzoat als Prodrug wird durch Hydrolyse die eigentliche Wirksubstanz, das gegen Mikroorganismen wirkende Chemotherapeutikum Metronidazol, freigesetzt. Das Oleogel besteht aus Glycerinmonooleat und Sesamöl, wobei der Emulgator eine Gerüststruktur ausbildet. Bei Körpertemperatur schmilzt die Grundlage und spreitet gleichmäßig über die innere

Tab. 12.3: Fertigarzneimittel mit applikationsinduzierter Flüssigkristallbildung (Auswahl aus (8))

Arzneistoff	Fertigarzneimittel	Indikation
Metronidazolbenzoat	Elyzol® Dentalgel	Chemotherapeutikum
Heparin-Natrium	Heparin-PUR ratiopharm® Sprühgel	Venentherapeutikum
Metoprololsuccinat	Beloc-Zok® teilbare Retardtabletten	Betarezeptorenblocker

Oberfläche der Zahnfleischtasche. Dank des Emulgators nimmt die Schmelze Wasser auf und transformiert dabei in eine inverse Hexagonalphase. Diese flüssigkristalline Struktur besitzt eine hohe Viskosität. Das entstandene System haftet gut an der Schleimhautoberfläche und stellt den Arzneistoff langsam zur Verfügung.

Heparin-PUR ratiopharm® Sprühgel ist eine flüssige Dispersion von arzneistoffhaltigen Liposomen, die auf die Haut aufgesprüht wird. Innerhalb kurzer Zeit nach dem Aufsprühen auf die Haut verdampfen der enthaltene Alkohol und das Wasser teilweise. Dabei verändert sich der Dispersitätsgrad der Liposomen von kleinen uni- beziehungsweise oligolamellaren Vesikeln über große multilamellare Vesikel bis hin

zu einer Lamellarphase mit gelartiger Konsistenz (12). Den therapeutischen Effekt scheint demnach nicht der Dispersitätsgrad der Liposomen günstig zu beeinflussen, sondern allein die Anwesenheit des Lecithins.
Die Bildung flüssigkristalliner Strukturen ist nicht nur bei halbfesten Arzneiformen zur modifizierten Wirkstofffreigabe nutzbar (13-15), sondern ist auch bei festen Arzneiformen von Bedeutung. Tabletten mit modifizierter Wirkstofffreigabe werden häufig mit Cellulosederivaten als Trägermatrix oder Filmüberzug realisiert. Cellulosederivate wie Hydroxypropylcellulose oder Hydroxypropylmethylcellulose bilden bei Kontakt mit Wasser gelartige lyotrope Mesophasen (16), in denen eine Diffusion verlangsamt abläuft (17). Zunehmende Verdünnung der Mesophase durch Wasser führt über hochviskose Schleime schließlich zu kolloidalen Polymerlösungen. Beloc-Zok® mit dem β-Rezeptorenblocker Metoprololsuccinat ist eine teilbare Retardtablette, die aus mit Cellulosederivaten überzogenen Mikropellets besteht. Im Gastrointestinaltrakt zerfällt die Arzneiform in die Pellets. Die mit Wasser gequollenen Überzüge der Pellets modifizieren die Wirkstofffreigabe während der Passagedauer.

12.4 Topika mit flüssigkristallinen Strukturbestandteilen

Am Aufbau topisch anzuwendender Cremegrundlagen sind häufig flüssigkristalline Strukturen beteiligt. Lipophile Salbengrundlagen mit den oft verwendeten Fettalkoholen Cetyl- und Stearylalkohol bzw. deren Mischung weisen hingegen bei Raumtemperatur kristalline Gerüste auf (18). Im Zuge der Herstellung entsteht zwar aus der Schmelze zunächst die sogenannte α-Phase der Fettalkohole, die ein thermotroper Flüssigkristall des Typs smektisch B, hexagonal in Doppelschichten ist, sie wandelt sich jedoch beim Abkühlen in eine kristalline Modifikation um. Gelingt es, diese α-Phase bis auf Raumtemperatur stabil zu erhalten, unterbleibt die Kristallisation des Gelgerüsts. Durch eine Kombination geeigneter Tenside wie Myristylalkohol (z.B. Lorol® C14) und Cholesterol, die zusammen gemischte lamellare Flüssigkristalle bei Raumtemperatur bilden, ist dieses möglich (19).
Durch das Vorhandensein polarer funktioneller Gruppen im Tensidmolekül ist die Affinität gegenüber Wasser so hoch, daß dessen Einarbeitung zu Cremesystemen führt. Je nachdem ob der Emulgator oder die Emulgatormischung einen stark oder schwach polaren Charakter aufweist, resultieren Cremes des Typs O/W bzw. W/O. Ausschließlich mit schwach polaren Tensiden wie Fettalkoholen, Cholesterol, Glycerolmonostearat, oder Sorbitanfettsäureestern (z.B. verschiedene Span® Typen) stabilisierte Systeme repräsentieren W/O Cremes. Die Tenside oder Tensidmischungen adsorbieren an der Phasengrenze zwischen der dispersen wäßrigen und der kontinuierlichen lipophilen Phase. Bei genügend hoher Konzentration an mesogenen

Molekülen entstehen Mehrfachschichten, die damit eine eigene flüssigkristalline Phase bilden (Abb. 12.5). Neben der Reduktion der Grenzflächenspannung bzw. Grenzflächenenergie wirkt außerdem die flüssigkristalline Phasengrenze mechanisch stabilisierend auf die Emulsionstropfen.
Tenside mit einer stärker hydratisierbaren polaren Gruppe, beispielsweise sulfatierte Fettalkohole, stabilisieren Emulsionssysteme des Typs O/W. Als besonders günstig hat sich die Kombination eines anionischen Tensids mit einem nichtionischen erwiesen, da die elektrostatischen Repulsionskräfte zwischen ionischen Tensiden durch Einbau nichtionischer Tensidmoleküle in die Phasengrenze reduziert werden und die Stabilisierung effizienter wird. Im DAB 10 ist die Kombination von Cetylstearylsulfat (Lanette® E) und Cetylstearylalkohol (Lanette® 0) ein solches Beispiel. In der Emulgatormischung - Emulgierender Cetylstearylalkohol (Lanette® N) - überwiegen die polaren Eigenschaften, so daß es zur Bildung einer Creme des Typs O/W kommt. Anders als bei den emulsionsartigen W/O-Systemen stabilisiert der Emulgator nicht in erster Linie durch eine Adsorption an der Grenzfläche. Vielmehr bleibt die Tendenz des Fettalkohols zur Bildung eines schichtartigen Gerüstes auch in der Emulgatormischung erhalten. Das hydratisierte Gelgerüst ist bei Raumtemperatur jedoch nicht kristallin wie bei den entsprechenden Salben sondern liegt als α-Phase vor. Es durchzieht die hydrophile kontinuierliche Komponente. In dem enstehenden Gel liegt die disperse lipophile Phase immobilisiert vor (21). Analoge Gelgerüste flüssigkristalliner

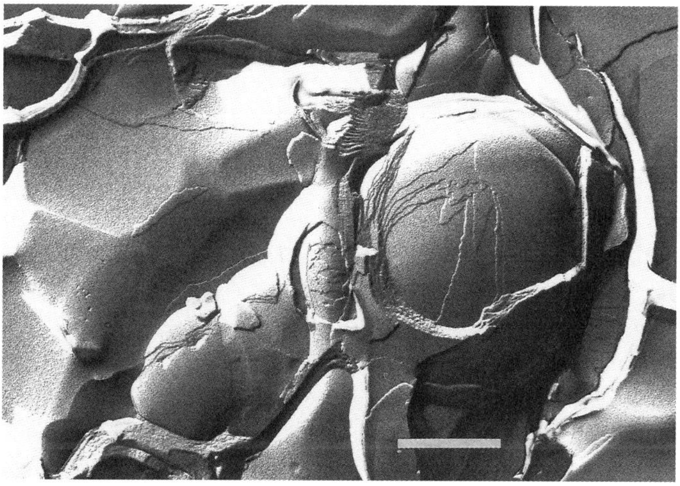

Abb. 12.5: Transmissionselektronenmikroskopische Darstellung einer gefriergebrochenen W/O Creme (aus 20). Die wäßrige Phase ist in Tropfenform in der kontinuierlichen lipophilen Phase dispergiert. Die Phasengrenze ist mehrschichtig, wobei jede Schicht aus einer Doppelschicht hydratisierter Emulgatormoleküle besteht. Balkenlänge 500 nm.

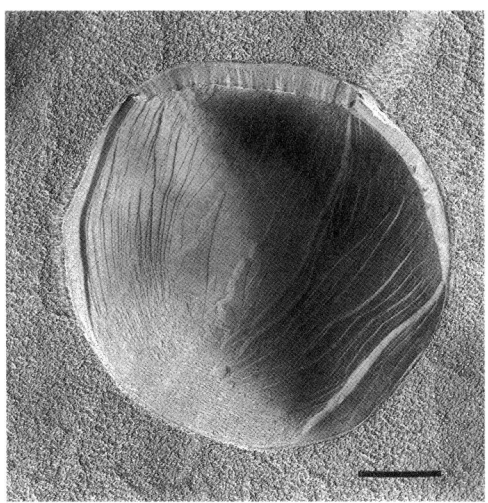

Abb. 12.6: Transmissionselektronenmikroskopische Darstellung von Voltaren® Emulgel® (aus 22). Die Phasengrenze zwischen kontinuierlicher Hydrogelphase und dem dispergierten Emulsionstropfen ist durch Adsorption hydratisierter Tensiddoppelschichten mehrschichtig. Balkenlänge 500 nm

Lamellarphasen liegen auch beim alleinigen Einsatz nichtionischer Mesogene - wie Cetylstearylalkohol in Kombination mit ethoxyliertem Fettalkohol (z.B. Brij®) - vor, sofern die hydrophilen und lipophilen Eigenschaften der Tensidmoleküle annähernd ausgewogen sind und damit die Bildung lamellarer Strukturen begünstigt ist.
Die Adsorption einer flüssigkristallinen Lamellarphase an der Phasengrenze zwischen dispersen Öltropfen und einem wäßrigen Kontinuum ist bei Voltaren® Emulgel® zu beobachten (Abb. 12.6). Die wäßrige kontinuierliche Phase ist ein Hydrogel auf Polyacrylat-Basis. Darin dispergiert ist die lipophile Phase. Aus diesem Depot diffundiert der Arzneistoff Diclofenac-Diethylamin langsam durch die multilamellare Grenzschicht. Weitere Beispiele für Emulsionsgele mit einer als Hydrogel konzipierten äußeren Phase sind Emla® Creme, bei der die disperse ölige Phase eine eutektische Mischung aus Lidocain und Prilocain darstellt, und Hepaplus® Emgel, das 1995 in Hepaplus® Liposom umbenannt wurde, da es dispergierte Liposomen enthält.

12.5 Flüssigkristalline Arzneistoffe

Nicht unerwähnt bleiben soll die Fähigkeit zum Mesomorphismus bei Arzneistoffmolekülen selbst (23, 24). Sofern diese den strukturellen Voraussetzungen für die Flüssigkristallbildung entsprechen, kommt es zur Ausprägung flüssigkristalliner

Phasen, die für Wechselwirkungen sowohl mit mesomorphen Vehikeln als auch mit flüssigkristallinen Strukturen im Organismus prädestiniert sind.

Tab. 12.4: Fertigarzneimittel (Auswahl aus (6)) mit potentiell mesogenen Arzneistoffen

Arzneistoff	Fertigarzneimittel	Indikation
Diclofenac	Voltaren®	Antirheumatikum
Ibuprofen	Brufen®	Antirheumatikum
Ketoprofen	Alrheumun®, Orudis®	Antirheumatikum
Dinatriumcromoglicinat	Intal®	Antiallergikum

12.6 Flüssigkristalle in Kosmetika

In Kosmetika werden Flüssigkristalle vorzugsweise zu dekorativen Zwecken eingesetzt. Dank irisierender Farbeffekte eignen sich hierzu besonders cholesterische Flüssigkristalle, die z.B. als Farbgeber in Nagellacken, Lidschatten und Lippenstiften verwendet werden. Durch die Körperwärme verändert sich die Struktur dieser thermotropen Flüssigkristalle, und es kommt zu den gewünschten Farbeffekten. Neuerdings werden solche thermotropen, cholesterischen Flüssigkristalle auch pflegenden Kosmetika zugesetzt. Sie sind dann in einem Hydrogel dispergiert. Je nachdem ob die Einarbeitung durch Rühren oder durch einen speziellen Einspritzvorgang erfolgt, sind die irisierenden Flüssigkristallpartikel statistisch im Gel verteilt (Estée Lauder Time Zone Moisture Recharging Complex) oder lokal konzentriert (Vichy Restructure Contour des Yeux) und verleihen den Zubereitungen ein ansprechendes Aussehen. Über die kosmetische Effizienz der flüssigkristallinen Bestandteile sind bisher keine Ergebnisse publiziert worden.

12.7 Literatur

1) **Kelker, H., Hatz, R.**, Handbook of Liquid Crystals, Verlag Chemie Weinheim 1980

2) **Brown, G.H., Wolker, J.J.**, Liquid Crystals and Biological Structures, Academic Press, New York 1979

3) **Friberg, S.E.**, Food Emulsions, Marcel Dekker Inc., New York 1976

4) **Larsson, K.**, Structure of isotropic phases in lipid-water systems. Chem. Phys. Lipids 9, 181 (1972)

5) **Tiddy, G.J.T.**, Surfactant-water liquid crystal phases. Phys. Rep. 57, 1-46 (1980)

6) Rote Liste 1996, Bundesverband der Pharmazeutischen Industrie e.V, Aulendorf

7) **Papantoniou, J.**, Invers mizellare Lösungen mit modifizierter Wirkstofffreisetzung durch applikationsinduzierte Transformation in lyotrope Mesophasen, Dissertation TU Braunschweig, 1995

8) **Schreiber, K.**, Erstellung eines Dreikomponentendiagramms aus Ibuprofen-Lysinat, Lecithin und Wasser, sowie physico-chemische Charakterisierung ausgewählter Systeme, Diplomarbeit Universität Halle-Wittenberg, 1996

9) **Schütze, W., Mueller-Goymann, C.C.**, Mutual interactions between nonionic surfactants and gelatin - investigations in cubic liquid crystals. Colloid & Polym. Sci. 269, 85-90 (1992)

10) **Stoye, I.**, Dissertation in Vorbereitung

11) Elyzol® Dentalgel Produktmonographie, Dumex GmbH, Bad Vilbel 1995, S. 6

12) **Rades, T., Gerke, A., Schütze, W.**, Müller-Goymann, C.C., Characterization of a commercial liposome spray. Pharmazie im Druck (1996)

13) **Wahlgren, S., Lindstrom, A.L., Friberg, S.**, Liquid crystals as a potential ointment vehicle. J. Pharm. Sci. 73, 1484-1486 (1984)

14) **Mueller-Goymann, C.C., Frank, S.G.**, Interaction of lidocaine and lidocaine-hydrochloride with the liquid crystal structure of topical preparations. Int. J. Pharm. 29, 147-159 (1986)

15) **Mueller-Goymann, C.C., Hamann, H.-J.**, Sustained release from reverse micellar solutions by phase transformation into lamellar liquid crystals. J. Contr. Release 23, 165-174 (1993)

16) **Gray, D.G.**, Liquid crystalline cellulose derivatives. J. Appl Polym Sci.: Applied Polymer Symposium 37, 179-192 (1983)

17) **Hildebrand, G.E., Mueller-Goymann, C.C.**, In vitro permeation of ketoprofen salts through human stratum corneum. Eur. J. Pharm. Biopharm. 42, S. 51 (1996)

18) **Führer, C., Junginger, H., Friberg, S.**, Strukturuntersuchungen von Salben 1. Mitt.: Röntgenstrukturuntersuchungen an der Hydrophilen Salbe DAB 7. J. Soc. Cosmet. Chem. 29, 703-716 (1978)

19) **Müller-Goymann, C.C.**, Arzneiformen im Spiegel der Arzneitherapie - Neuere Entwicklungen bei Topika. Pharm. Ztg. 141, (1996)

20) **Junginger, H., Führer, C., Ziegenmeyer, J., Friberg, S.**, Strukturuntersuchungen von Salben 2. Mitt.: Strukturuntersuchungen an der Wasserhaltigen Hydrophilen Salbe DAB 7. J. Soc. Cosmet. Chem. 30, 9-23 (1979)

21) **Müller-Goymann, C.C.**, Halbfeste emulsionsähnliche Zustände. Seifen, Öle, Fette, Wachse 110, 395-400 (1984)

22) **Müller-Goymann, C., Schütze, W.**, Mehrschichtige Phasengrenzen in Emulsionen. Dtsch. Apothek. Ztg. 130, 561-562 (1990)

23) **Powell, M.F., Sanders, L.M., Rogerson, A., Si, V.**, Parenteral peptide formulations: chemical and physical properties of native luteinizing hormone-releasing hormone (LH-RH) and hydrophobic analogs in aqueous solution. Pharm. Res. 8, 1258-1263 (1991)

24) **Rades, T., Mueller-Goymann, C.C.**, Structural investigations on the liquid crystalline phases of fenoprofen. Pharm. Pharmacol. Lett. 2, 131-134 (1992)

Anschrift der Autorin:

Prof. Dr. Christel C. Müller-Goymann
Institut für Pharmazeutische Technologie
der TU Braunschweig
Mendelssohnstr. 1
D-38106 Braunschweig

13 Transdermale Therapeutische Systeme (TTS)

Prof. Dr. M. Dittgen, Jenapharm GmbH, Jena

Beispiele für Handelspräparate

Tab. 13.1 Beispiele für TTS-Handelspräparate, das Kontrollprinzip der Freigabe, den enthaltenen Arzneistoff und das Einsatzgebiet

Handelsname	**Kontrollprinzip der Freigabe**	**Arzneistoff**	**Einsatzgebiet Behandlung von**
Transderm-Nitro®	**Membran-** Permeationskontrolle	Glyceroltrinitrat	Angina pectoris (s. 13.4.1)
Transderm-Scop®		Hyoscin	Kinetose (s. 13.4.2)
Nicoderm®		Nicotin	Nicotin-Entwöhnung (s. 13.4.3)
Estraderm®		Estradiol	Hormonsubstitution (s. 13.4.6)
Nitro-Dur® Deponit®	**Matrix-** Diffusionskontrolle	Glyceroltrinitrat	Angina pectoris (s. 13.4.1)
Nitrodisc® Nitradisc® MDD-NG®	**Mikroreservoir-** Lösungskontrolle	Glyceroltrinitrat	Angina pectoris (s. 13.4.1)

13.1 Charakteristik der TTS, Kontrolle der Arzneistoffzufuhr zur Haut

TTS realisieren eine definierte Arzneistoffzufuhr zur Haut und unterscheiden sich von den Salben durch die genauere Dosierung, die bei letzteren nur schwierig und mit speziellen Vorrichtungen zu erreichen ist. Grundsätzlich sind TTS charakterisiert durch (1-4):

- eine definierte Arzneistoffzufuhr zur Haut,
- eine Gesamtdosis des Arzneistoffs im TTS,
- eine Gesamtfläche und eine eventuell davon verschiedene Fläche für die Arzneistofffreigabe,

- eine für den Arzneistoff undurchlässige Abdeckfolie (backing layer),
- einen Arzneistoffvorrat (Reservoir),
- ein Kontrollelement, das die Arzneistoffzufuhr zur Haut regelt,
- eine (druckempfindliche, pressure-sensitive) Haftschicht,
- eine abziehbare Schutzschicht.

Mitunter können mehrere Funktionen von ein und demselben Element erfüllt werden (3), z.B. Reservoir-, Kontroll- und Klebefunktion von einer geeigneten Klebematrix. Aus pharmazeutisch- technologischer Sicht werden die TTS nach der Realisierung der Kontrollfunktion eingeteilt, das heißt auf welche Weise sie die Arzneistoffzufuhr zur Haut regeln.

13.1.1 TTS mit Membran-permeationskontrollierter Freigabe

TTS mit Membran-permeationskontrollierter Freigabe (engl. membrane moderated drug delivery) wurden schon 1971 von der Alza Corporation patentiert (5,6). Dieses Prinzip, Reservoirprinzip, wurde jedoch auch von anderen Firmen (z.B. Ciba AG) benutzt und es stellt den Ausgangspunkt weiterer TTS-Entwicklungen dar. Charakteristisch für dieses Prinzip ist eine Polymermembran aus einem PVA-VA-Copolymer (Chronomer®), welche die Permeation des Arzneistoffes aus dem Reservoir in die Haut kontrolliert (Abb. 13.1).

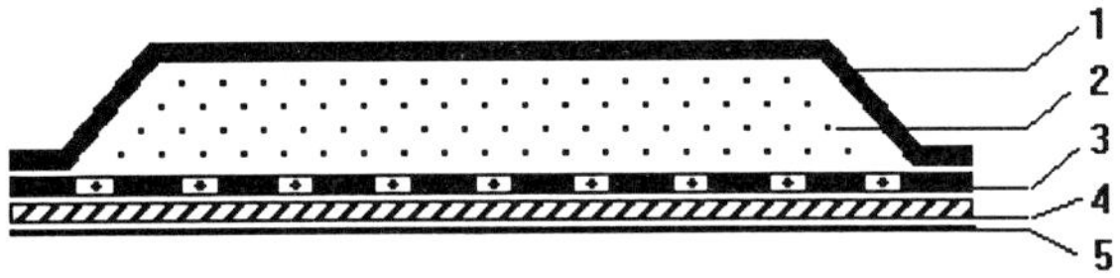

Abb. 13.1: TTS mit Membran-permeationskontrollierter Freigabe, z.B. Transderm-Nitro®, modifiziert nach (1) - 1 Abdeckfolie, 2 Reservoir, 3 Kontrollelement (Membran), 4 Haftschicht, 5 Schutzschicht

Der Arzneistoff befindet sich zu Beginn in Form fester Partikeln, als Dispersion oder Lösung in dem Reservoir. Die Polymermembran kann auf verschiedene Weise (Extrusion, Verkapseln, Mikroverkapseln) mit dem Reservoir verbunden werden. Demzufolge unterscheidet z.B. die ALZA-Corporation zwischen Vielschicht- (Vielschicht(multilaminate)-Polymerlaminat) und Füll-Siegel- (form-fill-seal) Produkten.

TTS mit Membran-permeationskontrollierter Freigabe zeichnen sich durch eine relativ konstante Liberation aus, die durch Gl. 13.1 beschrieben werden kann (1). Als Nachteil kann die Möglichkeit der schlagartigen Freigabe des Arzneistoffs bei mechanischer Verletzung der Membran ("Dose dumping", "Sturzentleerung") angesehen werden.

$$\frac{dQ}{dt} = \frac{K_{m/r} \bullet K_{a/m} \bullet D_a \bullet q}{K_{m/r} \bullet D_m \bullet h_a + K_{a/m} \bullet D_a \bullet h_m} \qquad \text{Gl. 13.1}$$

dQ/dt - Liberationsgeschwindigkeit (intrinsic rate)
Km/r - Verteilungskoeffizient Kontrollmembran /Reservoir
Ka/m - Verteilungskoeffizient wäßrige Haftschicht /Kontrollmembran
Dm - Diffusionskoeffizient in der Kontrollmembran
Da - Diffusionskoeffizient in der Haftschicht
q - Arzneistoffmasse im Reservoir
hm - Dicke der Kontrollmembran
ha - Dicke der Haftschicht

13.1.2 TTS mit Matrix-diffusionskontrollierter Freigabe

TTS mit Matrix-diffusionskontrollierter Freigabe sind vergleichsweise einfacher aufgebaut. Sie enthalten kein separates Kontrollelement. Die Arzneistofffreigabe wird durch eine lipophile oder hydrophile Polymermatrix und/oder die Haftschicht kontrolliert. Nach der Beschaffenheit der Matrix können TTS mit gelförmiger Matrix von den TTS, die feste Polymerlaminate darstellen, unterschieden werden. Das Arzneistoffreservoir wird durch den in der Matrix gelösten Arzneistoff (monolithisches System) oder eine homogene Dispersion fester Arzneistoffpartikeln gebildet. Die Herstellung eines Matrix-TTS ist durch Mischen der Arzneistoffpartikeln mit einem viskosen flüssigen oder halbfesten Polymer bei Raumtemperatur und nachfolgendes Vernetzen der Polymerketten möglich. Weiter kann der Arzneistoff auch bei höherer Temperatur mit erweichtem Polymer vermischt werden (Hot melt technique), oder es werden beide Komponenten (in einem organischen Lösungsmittel gelöst) miteinander vermischt und das Lösungsmittel anschließend im Vakuum entfernt (Solvent evaporation). Die Formgebung ist durch Ausgießen in geeignete Formen, Austreichen mit speziellen Vorrichtungen (Rakel) oder durch Extrusion möglich.

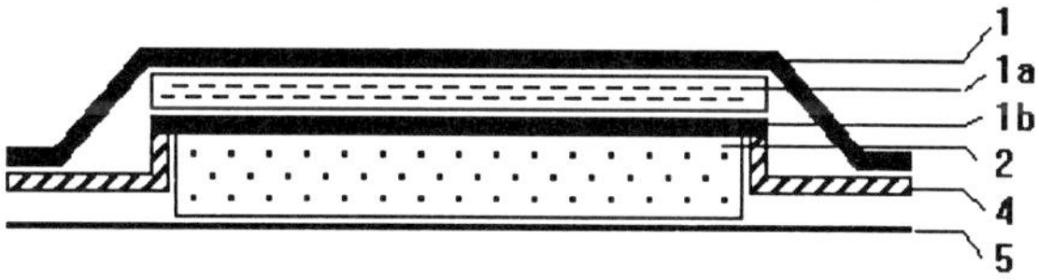

Abb. 13.2: TTS mit Matrix-diffusionskontrollierter Freigabe, z.B. Nitro-Dur®, modifiziert nach (1) - 1 Abdeckfolie, 1a Polsterschicht, 1b Basisplatte, 2 Reservoir (Matrix, zugleich Kontrollelement), 4 Haftschicht, 5 Schutzschicht

Matrix-TTS liberieren den Arzneistoff nicht immer zeitkonstant. Dies kann u.U. als nachteilig empfunden werden. Hingegen ist "dose dumping", wie bei den TTS mit Membran-permeationskontrollierter Freigabe, nicht möglich, so daß Matrix-TTS bei hochaktiven Pharmaka als sicherer gelten. Um dennoch die Arzneistoffliberation möglichst zeitkonstant zu gestalten, kann z.B. die Matrix so aufgebaut sein, daß sie während der Liberation quillt. Wenn es gelingt, die Quellung während der Applikation so zu steuern, daß die Grenze zwischen gelartig gequollener und glasartiger Matrix mit konstanter linearer Geschwindigkeit von der Oberfläche her einwandert, sind sowohl die eindiffundierten Wassermengen als auch die wegdiffundierenden Arzneistoffmengen zeitkonstant (case-II-diffusion). Man kann annehmen, daß dieser Steuermechanismus bei dem gelförmigen Matrixsystem Nitro-Dur® (Abb. 13.2) wirkt. Als Matrixbildner wird hier ein Polymer eingesetzt, das durch Erwärmen einer wäßrigen Lösung eines Polymers mit Glycol und Polyvinylalkohol hergestellt wird. Vor dem Erstarren wird eine Glyceroltrinitrat-Verreibung zugesetzt und das resultierende arzneistoffhaltige Gel in Scheiben geschnitten. Die Scheiben werden in den arzneistoffundurchlässigen Träger eingesetzt, der aus einem Metall-Polymer-Laminat besteht und zur Herstellung des festen Hautkontaktes mit einer ringförmigen Haftschicht versehen ist.

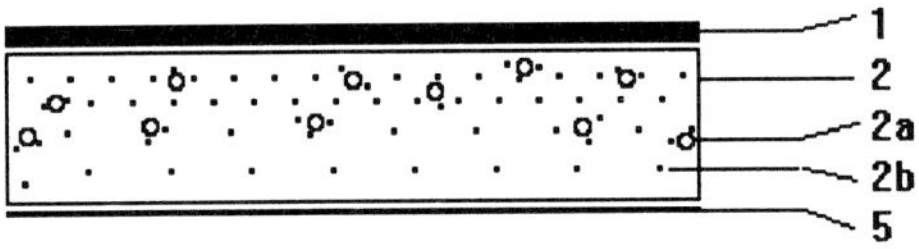

Abb. 13.3: TTS mit Matrix-diffusionskontrollierter Freigabe, z.B. Deponit®, modifiziert nach (7,8) - 1 Abdeckfolie, 2 Reservoir (Matrix, zugleich Haftschicht), 2a trägerfixierter Arzneistoff, 2b "freier" Arzneistoff, 5 Schutzschicht

Ein anderes Prinzip, um die Arzneistoffliberation aus der Matrix annähernd zeitkonstant zu gestalten, ist die Trägerfixierung. Sie wird bei Deponit® angewandt (Abb. 13.3). Bei Deponit® erfüllt die Matrix aus einem Polyisobutylen-Harz drei Funktionen, die des Reservoirs, des Kontrollelements und der Haftschicht (selbstklebende Matrix). Das Reservoir wird aus Wirkstoff gebildet, der überwiegend an Lactose als Trägermaterial adsorbiert ist. In der unteren, der Haut zugekehrten klebenden Schicht der Matrix, ist Glyceroltrinitrat hauptsächlich gelöst enhalten.
Die durch matrixkontrollierte Diffusion je Flächeneinheit freigesetzte Arzneistoffmenge kann nach einer auf Higuchi zurückgehenden Gl. 13.2 berechnet werden (zweites Wurzelgesetz).

$$dQ_t = \frac{1}{2} k_1 \bullet A \bullet t^{-1/2} \qquad \text{Gl. 13.2}$$

$$k_1 = \left[D \bullet c_s \bullet (2M_0 / V - c_s)\right]^{1/2} \qquad \text{a)}$$

$$k_1 = \left[D \bullet \varepsilon \bullet \tau^{-1} \bullet c_s \bullet (2M_0 / V - \varepsilon \bullet c_s)\right]^{1/2} \qquad \text{b)}$$

$$D_{app} = k_2^2 \bullet \pi / (2c_0)^2 \bullet A^2 \qquad \text{c)}$$

Q	- Arzneistoffmasse 0 zu Beginn	k_2	- Higuchi-Konstante
t	- t aktuell, s bei Sättigung	V	- Volumen der Matrix
c	- Arzneistoffkonzentration 0 zu Beginn in der Matrix	ε	- Porosität der Matrix
		τ	- Tortuosität der Poren
s	- bei Sättigung im Medium	D_{app}	- scheinbarer Diffusionskoeffizient
k_1	- Liberationskonstante		

Die in Gl. 13.2 enthaltene Liberationskonstante variiert je nachdem, ob eine homogene Matrix, Gl. 13.2a, oder heterogene Matrix, Gl. 13.2b vorliegt. Der scheinbare Diffusionskoeffizient, Gl. 13.2c wird häufig als Charakteristikum der Freigabekinetik angegeben. Der Flux, eine andere vielfach zur Charakterisierung der Eigenschaften von TTS benutzte Größe, kennzeichnet die Permeation des im jeweiligen TTS enthaltenen Arzneistoffs durch die Haut, Gl. 13.3.

$$J = \frac{dm}{A \bullet dt} \qquad \text{Gl. 13.3}$$

J - Flux

dm/dt - Anstieg des Permeationsprofils, freigesetzte Masse in Abhängigkeit von der Zeit

A - Permeationsfläche

13.1.3 TTS mit Mikroreservoir-lösungskontrollierter Freigabe

Bei TTS mit Mikroreservoir-lösungskontrollierter Freigabe ("Microsealed Drug Delivery MDD-Prinzip") sind zahlreiche 10-200 µm große Mikrokompartimente, die den Wirkstoff enthalten, in eine Matrix eingelagert, die zugleich Reservoir und Abgabekontrollelement darstellt (Abb.4). Wegen der Matrix werden diese TTS gelegentlich den Matrixsystemen zugeordnet. Bei der Herstellung wird der Arzneistoff zusammen mit Wasser und 40% Polyethylenglycol 400 zunächst in Isopropylpalmitat dispergiert, das als Permeationsförderer dient. Die resultierende Dispersion wird unter

Anwendung einer speziellen Hochenergiedispersionstechnik in ein viskoses Siliconelastomer eingearbeitet, das gleichzeitig katalytisch polymerisiert wird. Durch Schmelz- oder Extrusionstechniken kann die arzneistoffhaltige Matrix speziell geformt werden, ehe sie in der bereits beschriebenen Weise mit dem Träger vereinigt wird. Abhängig von den physikochemischen Eigenschaften der Arzneistoffe und der beabsichtigten Liberation ist es möglich, die Matrix mit einer Schicht eines biokompatiblen Polymers zu überziehen, um so den Mechanismus und die Geschwindigkeit der Liberation zu modifizieren.

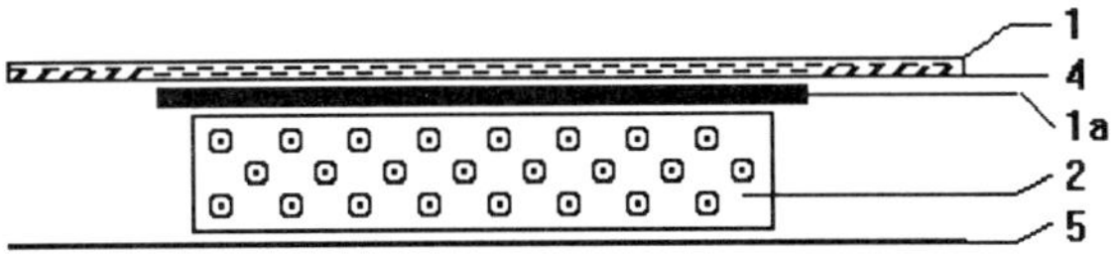

Abb. 13.4: TTS mit Mikroreservoir-lösungskontrollierter Freigabe, z.B. Nitradisc®, modifiziert nach (1,8) - 1 Abdeckfolie (Schaumpolster), 2 Reservoir (Matrix, zugleich Kontrollelement), 1a Basisplatte, 4 Haftschicht, 5 Schutzschicht

Die Mikroreservoir-lösungskontrollierter Freigabe wird durch eine Fülle von Einflußfaktoren bestimmt, die nicht in jedem Falle im voraus abschätzbar sind. Hierzu gehören

- die Diffusionskoeffizienten des Arzneistoffs im Mikrokompartiment, in der Membran des Mikrokompartiments und in der eluierenden Flüssigkeit (Gewebsflüssigkeit),
- die analogen Verteilungskoeffizienten,
- die Dicken der Membran des Mikrokompartiments, der Matrix und der Diffusionsschicht zwischen System und Haut.

Vereinfacht kann jedoch Gl. 13.1 zur Beschreibung der Mikroreservoir-lösungskontrollierten Freigabe dienen, wenn man die Membran der Mikrokompartimente der makroskopischen Steuermembran des TTS mit Membranpermeationskontrollierter Freigabe gleichsetzt.

13.1.4 TTS mit stromkontrollierter Freigabe

TTS mit stromkontrollierter Freigabe sind bisher noch nicht im Handel. Unter dem Kürzel ETS® bietet die Alza Corporation einen Prototyp für Peptide, wie LHRH mit 1100 Dalton oder Cytochrom C mit 12400 Dalton, an (Abb. 13.5).

Vorgesehen sind Einmal-TTS und Systeme zum mehrmaligen Gebrauch. Bei den Einmal-TTS sind alle erforderlichen Komponenten in einem 100 bis 200 μm dünnen, flexiblen Polymerfilm enthalten. Bei den Systemen zum mehrmaligen Gebrauch kann

die elektronische Kontrolleinheit beliebig oft mit frischen polymeren Arzneistoffträgern versehen und angewandt werden.
Ein Nachteil der Anwendung des elektrischen Stromes auf der Haut ist die damit verbundene Reizung der Nerven (10,11). Diese läßt sich durch Pulsation des elektrischen Feldes im Rhythmus von 10^{-4} bis $10^{-3} \cdot s$ vermindern. Ein Minimum an Irritation und Spätschäden an den Nervenenden kann insbesondere durch biphasige Gleichstrom-Pulse erreicht werden (11). Die Anwendung derartiger kurzer Pulse eines elektrischen Feldes wird als Electroporation bezeichnet (10). Durch Electroporation werden wäßrige Poren in den Lipiddoppelschichten der Haut erzeugt, durch welche Arzneistoffe im gleichen Moment angetrieben durch Elektrophorese und/oder Elektroosmose in erheblich stärkerem Ausmaß als ohne Strom diffundieren können. Diese neue Technik erscheint inbesondere für die Einschleusung von Peptiden interessant (Abb. 13.6).

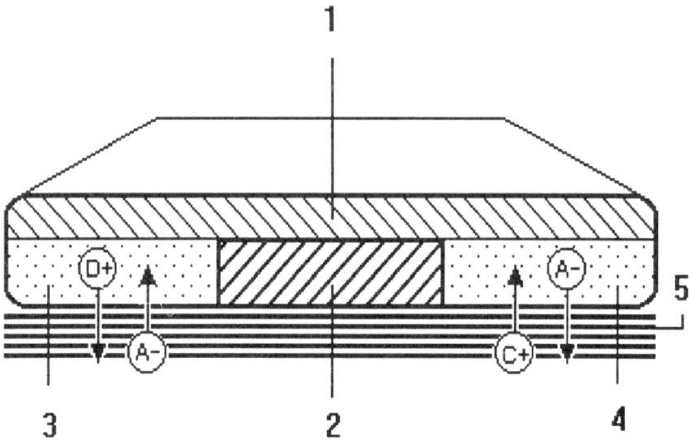

Abb. 13.5: TTS mit stromkontrollierter Freigabe, Prototyp modifiziert nach (9)
1 Abdeckfolie mit elektronischem Zubehör, 2 Trennschicht, 3 Anode, 4 Kathode, 5 Haut, D^+ Arzneistoffkation, A^- negativ geladenes Gegenion, C^+ Kation

13.1.5 TTS mit schallkontrollierter Freigabe

TTS mit schallkontrollierter Freigabe stehen in der Entwicklung hinter den vorgenannten TTS zurück und ihr therapeutischer Wert muß sich erst noch erweisen (12). Unbestritten ist, daß durch Schall und insbesondere Ultraschall mit Frequenzen zwischen 20 kHz und 3,6 MHz und einer Leistung zwischen 0,15 und 4 W/cm^2 der Arzneistoffdurchtritt durch die Haut bis auf das 20-fache des Durchtritts ohne Schallanwendung gesteigert werden kann (13). Die Wirkung des Ultraschall auf die

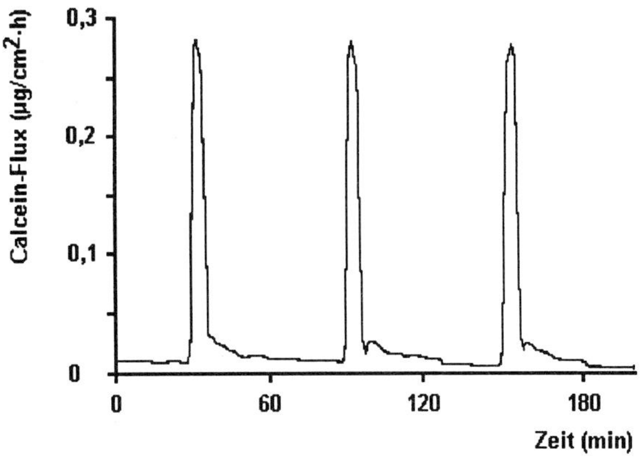

Abb. 13.6: Rhythmischer Flux von Calcein durch Anwendung von 55 min einer Iontophorese von 14 µA/cm2 unterbrochen von 12 ppm Gleichstrompulsen von 115 V, modifiziert nach (10)

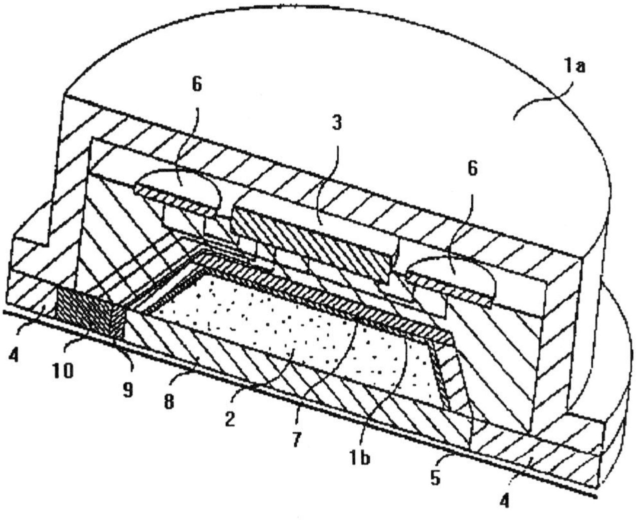

Abb. 13.7: TTS mit Schall-kontrollierter Freigabe, Prototyp modifiziert nach (14)
1a äußere Abdeckung (Gehäuse), 1b innere Abdeckfolie, 2 Reservoir, 3 elektronisches Kontrollelement, 4 Haftschicht (ringförmig), 5 Schutzschicht, 6 Batterien, 7 Ultraschallgenerator, 8 Folie, 9, 10 Vorrichtungen für die Temperaturmessung (IR-Sensor) und ähnliche Steuerfunktionen (feedback)

Haut ist noch nicht restlos aufgeklärt. Neben einer Erwärmung, die infolge der Temperaturabhängigkeit der Diffusionskoeffizienten bereits permeationsfördernd wirkt, wird eine Interaktion der Schallwellen mit den Lipiddoppelschichten für die Steigerung des Arzneistoffdurchtrittes durch die Haut postuliert. Während die Erwärmung bei den TTS mit Schall-kontrollierter Freigabe eher als unerwünscht angesehen werden kann, gibt es auch Vorstellungen (15), die Erwärmung allein zur Kontrolle der Freigabe zu nutzen.

13.2 Besonderheiten des Applikationsortes Haut, Permeationspromotoren

Leider werden die Begriffe Penetration und Permeation nicht einheitlich gebraucht und z.B. in anglo-amerikanischen Publikationen häufig der Resorption (Absorption) gleichgesetzt (16). Daher muß betont werden, daß
die Penetration - das Eindringen des Arzneistoffes in die Haut und
die Permeation - den Hautdurchtritt des Arzneistoffes bedeuten, an die sich als letzter Schritt *die Resorption* - die Aufnahme des Arzneistoffes in die Blut- oder Lymphgefäße anschließen kann.
Schlüsselfaktoren für die Penetration von Arzneistoffen in die Haut (17) sind:
- die physikalisch-chemischen Eigenschaften des Arzneistoffs,
- die Dicke der Hornschicht (schwankt je nach Körperregion) und der Grad ihrer Hydratisierung (der z.B. unter Okklusion erheblich gesteigert ist).

Die Hornschicht (Stratum corneum) besteht aus abgestorbenen, keratinisierten, partiell dehydratisierten Epidermiszellen (Corneozyten) und ist beim Menschen gewöhnlich zwischen 10 und 50 µm dick. Sie wird von Haarfollikeln und den Ausführungsgängen für die Talgsekretion sowie von Schweißdrüsen durchbrochen. Man rechnet beim Hautareal des Menschen von etwa 1,5 m^2 mit einem Flächenanteil dieser Poren von 0,1 bis 0,5%. Die Penetration durch die Haarfollikel, Talg- und Schweißdrüsen (transfollikuläre Penetration) spielt daher quantitativ nur eine untergeordnete Rolle, obwohl sie im Vergleich zur Penetration durch den epidermalen Zellverband (transepidermale Penetration) für viele Arzneistoffe begünstigt ist (16).
Die Arzneistoffe werden demnach überwiegend die Hornschicht transzellulär und interzellulär permeieren, und die verwendeten Vehikel, Lösungsmittel und Tenside können die Arzneistoffpermeation über
- den Haut/Vehikel-Verteilungskoeffizienten (Affinität zum Arzneistoff, Solvenspermeation),
- den Diffusionskoeffizienten (osmotische Eigenschaften, Extraktion von Hautbestandteilen) beeinflussen.

Die Strukturen der Epidermis sind weitgehend im Detail bekannt. Die hauptsächlichen Lipide der Hornschicht bestehen aus mindestens 6 verschiedenen Ceramiden, Fettsäuren und Cholesterol (18). Die Lipide bilden Doppelschichten und Lamellen, deren Anordnung und Zustand für die Permeation von Arzneistoffen maßgeblich ist (19).
Einhergehend mit der weitergehenden Aufklärung der Substrukturen der Epidermis wird nach geeigneten Permeationspromotoren gesucht. Permeationspromotoren (Enhancer) sind Substanzen, die, wenn sie gleichzeitig mit dem Arzneistoff angewandt werden, dessen Penetration und/oder Permeation verstärken (20). Hierzu gehören Sulfoxide (DMSO), ein- und mehrwertige Alkohole (Ethanol), Alkane, Fettsäuren (Ölsäure), Ester, Amine und Amide (Harnstoff, Pyrrolidon und Derivate), Terpene (Limonen), Cyclodextrine und Tenside (15, 20-23).
Besondere Bedeutung hat 1-Dodecylazacycloheptan-2-on (Azone®) erlangt, dessen Wirkung einerseits über die Fähigkeit zur Bildung eines Ionenpaars mit dem Arzneistoff und andererseits mit seinem Einfluß auf die "Fluidität" der Lipidstrukturen der Hornschicht erklärt wird (15, 22). Azone® kann z.B. die Permeation von Haloperidol, Isosorbiddinitrat, Glyceroltrinitrat, Estradiol, Clonidin, Propranolol, Indomethacin, Nifedipin, Nicardipin, Diclofenac und Metoprolol steigern (15).
Tenside, die üblicherweise in pharmazeutischen und kosmetischen Formulierungen enthalten sind, wechselwirken mit den Hautproteinen und können auf diese Weise sowohl erwünschte als auch unerwünschte Effekte auf die Permeation haben. Anionische und kationische Tenside irritieren die Haut und führen zu lokalen Reizungen. Nichtionische Tenside, z.B. Tween®, sollen keine Hautirritationen auslösen.

13.3 Vor- und Nachteile der TTS

Aus pharmakokinetischer Sicht kann die Anwendung eines TTS mit einer i.v. (Dauer-) Infusion verglichen werden (3). Daraus resultieren auch die wesentlichen Vorteile (3, 4, 7, 24), wie

- nahezu konstante Blutspiegel für die Zeit, in der das TTS aufgeklebt ist,
- Umgehung des Gastrointestinaltraktes mit seinen Einflüssen auf den Arzneistoff,
- Reduktion des Arzneistoffmetabolismus durch den primär fehlenden first-pass-Metabolismus der Leber,
- gute Steuermöglichkeiten durch Variation der Fläche/Dosierung des TTS,
- die Möglichkeit zur Verlängerung der Wirkungsdauer von Arzneistoffen mit kurzer biologischer Halbwertszeit,
- die Verminderung der Nebenwirkungen von Arzneistoffen mit geringer therapeutischer Breite,
- eine verbesserte Compliance des Patienten durch einfache Anwendung,

- die Möglichkeit, die Therapie durch Entfernung des Systems von der Haut jederzeit zu unterbrechen.

Bei den Nachteilen der TTS muß man zwischen solchen unterscheiden, die aus dem Therapieschema resultieren (z.B. Nitrat-Toleranz), und solchen, die aus einer unerwünschten Wirkung der Systeme am Applikationsort entspringen. Letztere Nachteile haben eindeutig mit den TTS und/oder bestimmten Arzneistoffen in den TTS zu tun und sollten daher nicht unerwähnt bleiben. Hierzu gehört (25-28), daß

- TTS nicht mit Arzneistoffen funktionieren, die zu Hautirritationen oder zur Sensibilisierung führen,
- TTS insbesondere bei längerer Anwendung am gleichen Applikationsort, die Haut schädigen können, indem sie z.B: die Hautflora und -enzyme beeinflussen,
- je nach Hauttyp Allergien zu Bestandteilen der in den TTS verwendeten Permeationspromotoren und/oder Haftschichten ausgebildet werden,
- die Wirkung, bedingt durch die zunächst notwendige Hautsättigung, erst verzögert eintritt.

13.4 Einsatzgebiete der TTS

13.4.1 TTS bei Angina pectoris

Die Nitrattherapie mit Glyceroltrinitrat, Isosorbiddinitrat oder Pentaerythryltetranitrat beruht auf der gefäßerweiternden Wirkung des in vivo gebildeten NO auf die Koronargefäße. Von den genannten Stoffen ist Glyceroltrinitrat wegen seiner extrem kurzen Halbwertszeit von wenigen Minuten und der ausgeprägten Fähigkeit die Hornschicht zu durchdringen ein nahezu idealer Arzneistoff für TTS (8). Die meisten Präparate (Tab. 13.2) setzen 0,02 $mg/cm^2/h$ frei. Der Arzneistoff ist zu 75 bis 90 % systemisch verfügbar. Der Rest verbleibt am Applikationsort oder wird zersetzt (z.B. u.a. durch die Hautflora). Bereits 30 bis 60 Minuten nach der Applikation ist Glyceroltrinitrat im Plasma nachweisbar.

Ein gleichmäßiger Blutspiegel (steady state) kann bereits nach mehreren Stunden erwartet werden. Allerdings bestehen beträchtliche intra- und interindividuelle Unterschiede sowohl im Niveau als auch dem Zeitpunkt, zu dem das „steady state" erreicht wird. Je nach Fläche und Glyceroltrinitratkonzentration des TTS kann die Plasmakonzentration im „steady state" zwischen 0,1 und 10 ng/ml betragen. Bereits eine Stunde nach Entfernung des TTS sinkt die Plasmakonzentration beträchtlich. Die Ausgangswerte werden jedoch oft erst nach 24 Stunden wieder erreicht (8).

Tab. 13.2: TTS bei Angina pectoris, Arzneistoff: Glyceroltrinitrat, Angaben nach (8,29-32)

Handelsname	Firma	Größe [cm^2]	Dosis [mg]	Freigabe [mg in 24 h]	Bemerkung
MinitranS®, NitroCor® TD, Venitrin T®	3 M Riker	6,7; 13,3	18; 36	5; 15	Matrix, Acrylat
Nitroderm®, Nitroderm® TTS, Transderm-Nitro®, Transiderm®-Nitro	Alza, Ciba-Geigy, Emra, Eurim	10; 20	25; 50	5, 10	Membran-permeations-kontr. Freigabe, Silicon
NTS®, Nitroglycerin transdermal System	Hercon, Watson, Darby, Warner-Chilcott, Berenger-Infale	10; 20; 30	62,5; 125; 183	4,8; 9,6; 14,4	Matrix, Acrylat
Diafusor®, Nitro-Dur®, Nitro-Dur® II	Key pharmaceuticals, Schering-Plough, Pierre Fabre, Sigma-Tau, Knoll, Lavipharm			2,5; 5; 10; 15	Matrix, Acrylat
Adensitrin®, Cedona®, Cordipatch®, Deponit®, Deponit® 5, Deponit® 10	Schwarz Pharma, Byk Gulden, Pharma Medis, Wyeth-Ayerst (American Home Products), Farmitalia Carlo Erba (Pharmacia), Theraplix (Rhone-Poulenc Rorer)	16; 32	16; 32	5; 10	Matrix, Polyisobutylen
Nitrodisc®, Nitradisc®, MDD-NG®	Searle (Monsanto), Heumann	16[1)]	16; 32	5; 10	MDD-Prinzip, Silicon

[1)] Freigabefläche

Glyceroltrinitrat wird enzymatisch (Glutathion-organische Nitratreduktase) in der glatten Gefäßmuskulatur, in den Erythrozyten und in der Leber zu NO (Wirkform) metabolisiert. Das Enzymsystem kann bereits nach 8- bis 12-stündiger Applikation eines TTS einen Sättigungszustand erreichen, so daß weiteres Glycerolnitrat nicht mehr in die Wirkform umgewandelt werden kann (Nitrat-Toleranz). Es wurde jedoch beobachtet, daß diese "Gewöhnung" bei einer Langzeittherapie mit entsprechenden TTS möglicherweise durch eine Enzyminduktion teilweise wieder aufgehoben werden kann. Zur Umgehung der Nitrat-Toleranz werden entgegen der anfänglichen 24-Stunden-Applikation die Pflaster abends entfernt.

13.4.2 TTS bei Kinetose

L-Hyoscin (Scopolamin), ein Muscarinrezeptorantagonist und ein probates Mittel gegen Kinetose, konnte wegen seiner kurzen Halbwertszeit und den bei oraler und parenteraler Applikation auftretenden Nebenwirkungen früher nur eingeschränkt therapeutisch genutzt werden. Die TTS (Tab. 13.3) ermöglichten die Nutzung dieses wirksamen Alkaloids. Sie enthalten 0,2 mg L-Hyoscin in der Haftschicht, die als Initialdosis wirken sollen. 1,5 mg L-Hyoscin befinden sich im Reservoir und werden, vom Kontrollelement gesteuert, über 72 Stunden zur Wirkung gebracht. Trotz der Initialdosis steigen die Blutspiegel nur langsam an, und das therapeutische Niveau wird erst nach 6 bis 8 Stunden erreicht.
Die TTS mit L-Hyoscin werden bevorzugt hinter dem Ohr angewandt, weil hier die Haut für den Arzneistoff etwa 10-fach besser durchlässig ist als z.B. am Oberschenkel. Eine häufige Nebenwirkung, Mundtrockenheit, die bei etwa zwei Drittel aller Anwender auftritt, ist arzneistoffbedingt (parasympatholytischer Effekt).

Tab. 13.3: TTS bei Kinetose, Arzneistoff: L-Hyoscin, Angaben nach (29, 30, 33)

Handelsname	Firma	Größe [cm^2]	Dosis [mg]	Freigabe [mg in 72 h]	Bemerkung
Hyoscine®, Scopoderm®, Scopoderm® TTS, Transcop®, Transderm-Scop®, Transderm® V	Alza, Ciba-Geigy	2,5	1,5[1)]	0,5	Membran-permeations-kontrollierte Freigabe, Polyisobutylen

1) davon 0,2 mg als Initialdosis

13.4.3 TTS zur Nicotin-Entwöhnung

Durch Nicotin-Entwöhnung sollen die unerwünschten Folgen des Rauchens, Lungenerkrankungen (Teer) und koronare Herzerkrankung (Nicotin), abgestellt werden. Durch eine Zigarette erhält der Raucher durchschnittlich 0,05 bis 2 mg Nicotin. Die Nicotin-TTS enthalten bis zu 52,5 mg Nicotin (Tab. 13.4). Der nach Anwendung eines Nicotin-TTS nach etwa 8 Stunden resultierende maximale Blutspiegel ist nur etwa halb so hoch, wie nach dem Rauchen von Zigaretten (Abb. 13.8). Aber dieser Spiegel ist hoch genug, um Entzugserscheinungen zu unterdrücken. Mit Ausnahme der resorbierten Dosis (15 mg) unterscheidet sich die Pharmakokinetik des 16-Stunden TTS von der 24-Stunden-TTS (21 bis 22 mg) nicht.
Die absolute Bioverfügbarkeit des Nicotins aus einem Nicotin-TTS wird mit 82% angegeben (30). Nach wiederholter täglicher Anwendung von Nicotin-TTS wird das "steady state" nach 2 bis 4 Tagen erreicht. Die TTS sind für eine 16- bis 24-stündige Anwendung vorgesehen (34) und machen selbst nicht Nicotin-abhängig. Sie verdoppeln jedoch die Erfolgschancen einer Entwöhnung. Die Patienten-Compliance soll etwa 50% höher als bei einem Nicotin- enthaltenden Kaugummi sein.

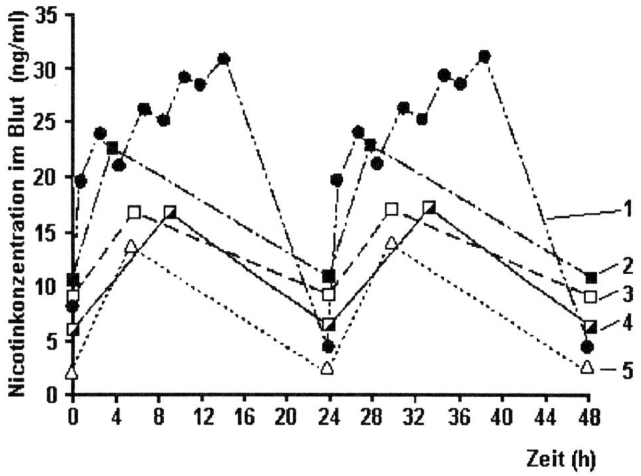

Abb. 13.8: Schematischer Vergleich der Nicotinkonzentration im Blut mod. nach (34),
1 nach dem Rauchen von Zigaretten
und nach Applikation der TTS: **2** Nicoderm®
3 Habitrol®
4 Prostep®
5 Nicotrol®

Tab. 13.4: TTS zur Nicotin-Entwöhnung, Arzneistoff: Nicotin, Angaben nach (29, 30, 34-36)

Handelsname	Firma	Größe [cm²]	Dosis [mg]	Freigabe [mg in 24 h]	Bemerkung
Nicabate®, Nicabate®TTS, Nicoderm®, nicotine transdermal®, TTS-nicotine®	Alza, Hoechst, Marion Merrell Dow, Nycomed Pharma	7	35	1,0	Membran-permeations-kontrollierte Freigabe, Polyiso-butylen
Habitrol®, Nicomed®, Nicopatch®, Nicotinell®, Nicotell® TTS, Nicotinell® TTS	Ciba-Geigy (Novartis), Zyma, Basel Pharmaceutical	10; 20; 30	17,5; 35; 52,5	[1)] 7; 14; 21	Matrix, Acrylat
Nicorette®-NTDS, Nicorette®, Nicotrol®	Cygnus, Parke-Davis (Warner Lambert), McNeil Consumer Products, Pharmetrix, Procter & Gamble	10; 20; 30	8,3; 16,6; 24,9	5; 10; 15	Membran-permeations-kontrollierte Freigabe, Polyiso-butylen
Exodus®, Nicodil®, Nicolan®, Niconil®, Nicotrans®, ProStep®	Elan Pharma, Lederle	7	28	11; 22	
Nicotin- Pflaster-ratiopharm®	Ratiopharm	7	30	23	Matrix

1) in 16 h

13.4.4 TTS zur Schmerz- und Entzündungsbehandlung

Bisher sind lediglich für Fentanyl, ein synthetisches Opioidanalgetikum, TTS im Handel (Tab. 13.5), da dessen physikalisch-chemische Eigenschaften eine transdermale Verabfolgung begünstigen. Das Reservoir stellt ein Gel dar, aus dem der Arzneistoff Membran-permeationskontrolliert freigegeben wird. In der Haut wird zunächst ein Depot aufgebaut. Etwa 6 bis 12 Stunden später werden die analgetisch wirksamen Blutspiegel erreicht. Das "steady state" stellt sich nach etwa 24 Stunden ein und beträgt 0,5 ng/ml für das TTS mit 2,5 mg, 1,2 ng/ml für das TTS mit 5 mg sowie 1,7 ng/ml für das TTS mit 7,5 mg Fentanyl.

Von den nichtsteroidalen Antiphlogistika (NSAID´s) erscheinen Flurbiprofen als stark wirksamer und gut verträglicher Arzneistoff sowie Diclofenac für die Entwicklung von TTS geeignet. Bei Flurbiprofen wurden nach Applikation des TTS zwischen 13 und 339 ng/ml stark schwankende Blutspiegel beobachtet. Diese liegen etwa um den Faktor 100 unter denen, die nach oraler Gabe resultieren. Durch diese niedrigen aber dennoch lokal gut wirksamen Konzentrationen können verminderte systemische Nebenwirkungen (z.B. Ulcus, Asthma) erwartet werden.
Bei Diclofenac wird das Hydroxyethylpyrrolidinsalz verwendet, weil es sowohl in Wasser als auch in apolaren Vehikeln löslich ist und dadurch gut permeiert. Als Reservoir dient in diesem Fall eine Gelatinemasse mit 180 mg des Arzneistoffs. Innerhalb der 12-stündigen Anwendung des TTS werden Plasmakonzentrationen von 3,74 ng/ml erreicht.

Tab. 13.5: TTS zur Schmerz- und Entzündungsbehandlung, nach (24, 29, 30)

Arzneistoff: Handelsname	Firma	Größe [cm^2]	Dosis [mg]	Freigabe [mg je h]	Bemerkung
Fentanyl: Durogesic®	Alza, Janssen (Johnson & Johnson)	10; 20; 30; 40	2,5; 5,0; 7,5; 10	0,025; 0,05; 0,075; 0,1	Membran-permeations-kontr. Freigabe, Silicon
Ohmeda®	Cygnus				Matrix[1)]
Flurbiprofen: Transact®	Targus, Boots	136	40		[2)]
Diclofenac hydroxyethyl-pyrrolidin (DHEP): Flector® EP Tissugel	biochemica SA	150	180		Gelatine-masse[3)]

1) noch nicht zugelassen, 2) in Südafrika zugelassen, 3) in der Schweiz zugelassen

13.4.5 TTS zur Blutdrucksenkung

Clonidin, ein zentraler α_2-Adrenozeptor-Agonist, ist bisher der einzige blutdrucksenkende Arzneistoff, für den ein TTS auf dem Markt ist (Tab. 13.6). Das in drei Clonidin-Konzentrationen angebotene TTS setzt den Arzneistoff Membranpermeationskontrolliert frei. Auch in diesem Fall wird zunächst die Haut gesättigt, ehe nach 2 bis 3 Tagen therapeutisch wirksame Plasmaspiegel erreicht werden. Das "steady state" kann jedoch leicht aufrecht erhalten werden, wenn alle 7 Tage ein neues TTS appliziert wird. Die nach der Verabreichung eines TTS mit 2,5 mg Clonidin

aufgenommene tägliche Dosis beträgt 0,17 mg und entspricht damit der nach peroraler Verabreichung von 0,1 mg resultierenden Dosis.
Für Propranolol/Mepindolol wurde ein lipophiles TTS (TSD, Transdermal Soft Disc) erprobt (37). TSD enthält 20 oder 40 mg Arzneistoff in einer porösen, lipidgetränkten Polyurethan-Matrix. Die erzielten Plasmaspiegel befanden sich nach Entfernung des TSD (nach 24 h) noch im Steigen. Sie lagen jedoch deutlich unter denen, die nach peroraler Applikation der Wirkstoffe resultieren (38). Das „steady state" für Mepindolol, gefunden nach 5-maliger 24-stündiger Verabreichung des TSD mit 20 mg, lag bei 1,5 ng/ml (39).

Tab. 13.6: TTS zur Blutdrucksenkung, Angaben nach (6, 24, 27, 29, 30, 37-40)

Arzneistoff: Handelsname	Firma	Größe [cm^2]	Dosis [mg]	Freigabe [mg in 24 h]	Bemerkung
Clonidin: Catapres®-TTS	Alza, Boehringer	3,5; 7; 10,5	2,5; 5,0; 7,5	0,1; 0,2; 0,3	Membran- permeationskontr. Freigabe, Polyisobutylen
HCD-280®, HCN-280®	Hisamitsu				Matrix
Propranolol/ Mepindolol: BioTSD®[1)]	Smith Kline Dauelsberg	9; 8	20; 40		lipophile poröse Matrix, Polyurethan

1) Präparat noch nicht im Handel

13.4.6 TTS zur Hormonsubstitution

Viele Hormone eignen sich wegen ihrer hohen Wirksamkeit und einer ausreichenden Fähigkeit zur Permeation für eine transdermale Verabreichung. Durch den dabei zunächst fehlenden first-pass-Metabolismus können die über die Leber (Enzyminduktion) ausgelösten Nebenwirkungen, wie Thrombose, Bluthochdruck, Gallenreizung, zumindest eingeschränkt werden. Aktuell sind TTS mit Oestrogenen (bisher ausschließlich Estradiol), mit einer Oestrogen-Gestagenkombination

oder mit Testosteron im Handel (Tab. 13.7). Das erste Estradiol-TTS auf dem Markt (Estraderm®) stellte ein Sytem mit Membran-permeationskontrollierter Freigabe dar. Bei den Nachfolgern (z.B. Oeslim®, Systen®) handelt es sich überwiegend um TTS mit Matrix-diffusionskontrollierter Freigabe, die jedoch hinsichtlich der Arzneistofffreigabe dem System mit Membran-permeationskontrollierter Freigabe nicht nachstehen (Abb. 13.9). In der Regel werden nach ca. 8 Stunden die maximalen Blutspiegel erreicht, die je nach Dosierung zwischen 28 und 130 pg/ml betragen.

Tab. 13.7: TTS zur Hormonsubstitution, Angaben nach (29, 30, 41-48)

Arzneistoff: Handelsname	Firma	Größe [cm²]	Dosis [mg]	Freigabe [mg in 24 h]	Bemerkung
Estradiol: CGS-15885®, Estraderm®, Estraderm® TTS, TTS-estradiol®	Alza, Ciba-Geigy, MTK	5; 10; 20	2; 4; 8	0,025; 0,05; 0,1	Membran-permeations kontrollierte Freigabe, Polyisobutylen
Estraderm® MX	Ciba-Geigy		0,75; 1,5; 3	0,025; 0,05; 0,1	Matrix
Evorel®, Systen®	Janssen-Cilag, Ortho	16	3,1	0,05	Matrix, Acrylat
Fematrix®, Ethiderm®	Ethical Holdings, Duphar, Il-Yang			0,080	Matrix
Oeslim®, TS-17®	Tilderm (Fournier)		5, 10	0,025; 0,05	Matrix
Menorest®, Vivelle®, RG-83933®	Noven Pharmaceuticals, Rhone-Poulenc Rorer	3,29 4,33 6,57	11 14,5 22	0,0375 0,05 0,075	Matrix, Acrylat, Polyisobutylen
Dermestril®	Rotta, Opfermann	9; 18; 38	2; 4; 8	0,025; 0,05; 0,1	Matrix, Acrylat
TTI-101®, beta-Estro Patch®	Theratech, Dae Ha Pharmaceuticals			0,1	Theraderm-LRS liquid reservoir
Tradelia®	Sanofi Winthrop	18	4	0,05	Matrix, Acrylat
FemSeven®	LTS Lohmann Therapie Systeme, Merck		1,5		Matrix
Climara®	Berlex, 3M Pharmaceuticals, Schering AG	12,5; 25	3,075; 7,15	0,05; 0,1	Matrix: 3M Latitude, Acrylat
Estradiol + Norethisteronacetat: CGP-38802®, Estracombi®, Estracomb® TTS	Alza, Ciba-Geigy Estradiol: Norethisteronacetat:	20	10 30	0,05 0,25	Membran-Permeations-kontrollierte Freigabe, Polyisobutylen
Testosteron: Testoderm®	Alza	40; 60		2,4; 3,6	Membran-permeations-kontrollierte Freigabe, Polyisobutylen
Androderm®, Andropatch®	TheraTech, Smith Kline Beecham	7,5 (37[1)])	12,2	2,5	Membran-Permeations-kontrollierte Freigabe, Polyethylen

[1)] Gesamtfläche mit Kleberand

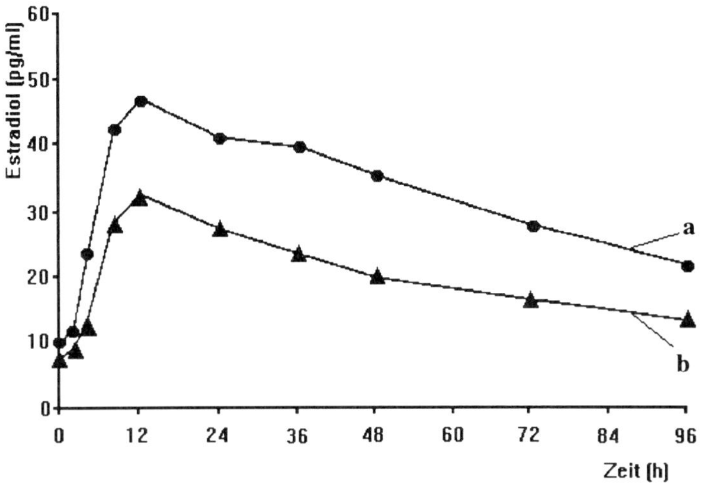

Abb. 13.9: Estradiol-Serumspiegel nach Applikation von Oeslim®(a) und Systen®50 (b), modifiziert nach (49)

Die jüngsten TTS haben Vorteile bezüglich der Dicke und Elastizität (z.B. Estraderm® MX, Climara®, 0,1 bis 0,2 mm). Außerdem sind nunmehr TTS im Handel, die eine Kombination Estrogen/Gestagen enthalten (Kombipatch). Bei den Estrogen-TTS (Monopatch) kann die unerwünschte Proliferation des Endometriums durch die zusätzliche perorale Gabe eines Gestagens unterdrückt werden. Einen diesbezüglichen Kompromiß bildet das Kombinationspräparat Estrapack®, bestehend aus Estrogen-TTS (Estraderm®) und Norethisteronacetat-Tabletten in einer Packung.
Das von Ciba-Geigy in den Verkehr gebrachte Kombinationspräparat (Estracomb®) enthält zwei TTS, ein „Monopatch“ (Estraderm® mit 4 mg Estradiol) und ein „Kombipatch“. Letzteres enthält 10 mg Estradiol und 30 mg Norethisteronacetat in dem brillenförmig (goggle-shaped) aufgebauten Reservoir. Die Freisetzung der Wirkstoffe erfolgt Membran-permeationskontrolliert. Das Norethisteronacetat wird in der Haut durch Esterasen vollständig hydrolysiert. Das Präparat dient zur Hormonsubstitution in der Menopause und Postmenopause. Zunächst wird 2 Wochen lang das „Monopatch“ aus dem gelb weißen Siegelbeutel appliziert. Danach wird 2 Wochen lang das „Kombipatch“ aus dem weißen Siegelbeutel aufgeklebt. Das "steady state" erreicht Norethisteron nach zwei Tagen mit einem Plasmaspiegel von 0,5 bis 1 ng/ml.
Für das männliche Sexualhormon Testosteron wurde zuerst von der Alza Corporation ein TTS mit Membran-permeationskontrollierter Freigabe entwickelt (Testoderm®), das jedoch zur Erzielung eines ausreichenden Wirkspiegels scrotal appliziert werden

mußte (45, 46). Das von TheraTech entwickelte Androderm® hat diesen Nachteil nicht und kann auf den Rücken, den Bauch, die Oberschenkel oder die Unterarme aufgeklebt werden (47, 48). Das System ist kreisrund und mit Kleberand 37 cm^2 groß. Es realisiert den typischen Aufbau eines TTS mit Membran-permeationskontrollierter Freigabe (Abb. 13.1) und besteht (von außen nach innen) aus

- einer transparenten Abdeckfolie aus einem Polymerlaminat,
- dem Reservoir, das den Wirkstoff in einem Polyacrylatgel zusammen mit Ethanol, Glycerol, Glycerolmonooleat und Methyllaurat enthält,
- einer mikroporösen Polyethylenmembran als Kontrollelement,
- einer ringförmigen Haftschicht sowie
- einer relativ komplizierten Schutzschicht (5-Schicht-Laminat: Polyester/Polyurethan, Haftschicht, Aluminiumfolie /Polyester/Polyurethan, Haftschicht, Polyethylen).

Täglich sollen 2 Systeme abends 22 Uhr appliziert werden, um den normalen zirkadianen Rhythmus des Testosteron-Serumspiegels nachzuahmen. In diesem Fall erscheint am frühen Morgen ein maximaler Serumspiegel von etwa 7,5 ng/ml, der im Laufe des Tages auf etwa 3 ng/ml absinkt. Im Durchschnitt werden aus dem TTS 4 bis 5 mg Testosteron über 24 Stunden resorbiert. Nach Entfernung des TTS sinken die Serumspiegel entsprechend der Halbwertszeit von Testosteron (70 min) rasch. Eine Kumulation wird praktisch nicht beobachtet.

13.5 TTS in der Entwicklung oder klinischen Prüfung

Auf eine Darstellung von Generika zu den bereits erläuterten TTS (Tab. 13.2 bis Tab. 13.7), die sich in der Entwicklung oder klinischen Prüfung befinden, muß aus Platzgründen ebenso verzichtet werden, wie auf die Aufzählung der zahlreichen Arzneistoffe, deren transdermale Applikation in der Literatur beschrieben wurde. Erwähnenswert erscheinen jedoch die Entwicklungen, die absehbar zu TTS führen und die sich bereits in einem fortgeschrittenen Stadium der klinischen Prüfung am Menschen (!) befinden (Tab. 13.8).

Tab. 13.8 : TTS in der Entwicklung oder klinischen Prüfung

Arzneistoff (Handelsname, wenn vorhanden)	Firma, Institut	Größe [cm^2]	Dosis [mg]	Freigabe [mg in 24 h]	Indikation, Bemerkung (Literatur)
Estradiol + Levonorgestrel	Sintong Chemical Industrial Co. Ltd.	10	0,03; 0,06		Kontrazeption (49)
Insulin und/oder andere Peptide, z.B. Leuprolid, Enkephalin, Oxytocin, (Epitrans Macra Patch)	Alza, Colombia Univ., Univ. Utah, Res. Inst.Chem.Technol. Dong Shin Pharm, Noven Pharmaceuticals, Genetronics, Pharma Patch, Pharmetrix, Taiho Pharmaceutical				Diabetes, elektr. Strom + Enhancer (30,50)
Campher (Alphanon)	Belmac				Hämorrhoidenmittel (30)
Ethanol	LTS Lohmann Therapie-Systeme				Alkohol-Entwöhnung (3)
5-Fluorouracil	LTS Lohmann Therapie-Systeme, University of Bradford				Cytostatikum (3, 30, 51, 52)
Monoaminooxidase-Inhibitor: Selegilin	Noven Pharmaceuticals, Somerset Pharmaceuticals				Neurologische Indikation, Mittel gegen Parkinson (30)
Physostigmin,	LTS Lohmann Therapie-Systeme, Klinge Pharma GmbH, Alza, Somerset Pharmaceuticals				Mittel gegen Parkinson (3, 30, 53-55)
Ketoprofen	Nichiban Co. Ltd, Alza				Antiphlogistikum, (30, 56, 57)
Ketorolac	Syntex Research				Schmerzmittel (58)
Minoxidil	Wilshire Technologies, MacroChem, Upjohn Company				Haarwuchs-stimulierendes Mittel mit SEPA® (59)
Dopamin D_2-Agonist N-0923	Discovery Therapeutics				Mittel gegen Parkinson (60)

13.6 Literatur

1. Chien, Y.W. Development of transdermal controlled release drug delivery systems: An overview. In: A.F. Kydonieus and B. Berner (Hrsg.), Transdermal Delivery of Drugs, CRC press, Boca Raton, 1987, S. 81-100.

2. Pflegel, P. and Dittgen, M. Arzneimittel und Organismus (VI) - Transdermale Therapeutische Systeme, Pharmazie, 42 (1987) 799-809.

3. Asmussen, B. Transdermal therapeutic systems - actual state and future developments, Methods Find. Exp. Clin. Pharmacol. 13 (1991) 343-351.

4. Dittgen, M. Therapeutische Systeme, spezielle Wundauflagen und Adhäsionsverbände. In: E. Nürnberg and P. Surmann (Hrsg.), Methoden, Bd.5, Springer-Verlag, Berlin, Heidelberg, New York, 1991, S. 974-986.

5. Zaffaroni, A. Haftverband mit Reservoirschicht zur Aufnahme von systemisch wirksamen Arzneimitteln. Alza Corporation, U.S.A. GERM.P 21 35 533 9.41(DE 2 135 533 C3), 1971.

6. Chandrasekaren, S.K. Therapeutic system for administering drugs to the skin. Alza Corporation, U.S.A. U.K.81300286.2(EP 0 033 615), 1981.

7. Knoch, A. and Merkle, H.P. Theorie und Praxis transdermaler Freigabesysteme, Acta Pharm. Technol. 31 (1985) 197-209.

8. Wolff, M., Cordes, G. and Rehe, A. Transdermale Systeme mit Glyceroltrinitrat im Vergleich. Aufbau, Freisetzung und kutane Aufnahme des Wirkstoffs, Dtsch. Apoth. Ztg. 127 (1987) 601-609.

9. Alza Corporation, U.S.A. Electrotransport a technology whose time has come, Data sheet, (1993)

10. Prausnitz, M.R., Pliquett, U., Langer, R. and Weaver, J.C. Rapid temporal control of transdermal drug delivery by electroporation, Pharmaceut Res, 11 (1994) 1834-1837.

11. Prausnitz, M.R. The effects of electric current applied to skin: A review for transder mal drug delivery, Advan Drug Delivery Rev, 18 (1996) 395-425.

12. Meidan, V.M., Walmsley, A.D. and Irwin, W.J. Phonophoresis - Is it a reality? Int J Pharm, 118 (1995) 129-149.

13. Simonin, J.-P. On the mechanisms of in vitro and in vivo phonophoresis, J Control Release, 33 (1995) 125-141.

14. Lipkovker, L.M. Ultrasonic transdermal drug delivery system. Endodermic Medical Tech. Comp., U.S.A. World:PCT/US93/09798 (WO 94/08655), 1994.

15. Santus, G.C. and Baker, R.W. Transdermal Enhancer Patent Literature, J. Controlled Release, 25 (1993) 1-20.

16. Karzel, K. and Liedtke, R.K. Mechanismen transkutaner Resorption, Arzneim.-Forsch./ Drug Res. 39 (1989) 1487-1491.

17. Sitruk-Ware, R. Transdermal application of steroid hormones for contraception, J. Steroid Biochem. Molec. Biol. 53 (1995) 247-251.

18. Wertz, P.W. The nature of the epidermal barrier: Biochemical aspects, Advan Drug Delivery Rev, 18 (1996) 283-294.(Abstract)

19. Fartasch, M. The nature of the epidermal barrier: Structural aspects, Advan Drug Delivery Rev, 18 (1996) 273-282.

20. Walker, R.B. and Smith, E.W. The role of percutaneous penetration enhancers, Advan Drug Delivery Rev, 18 (1996) 295-301.

21. Ghosh, T.K. and Banga, A.K. Methods of Enhancement of Transdermal Drug Delivery: Part II A, Chemical Permeation Enhancers, Pharm. Technol. Eur. 5 (1993) 62-86.

22. Williams, A.C. and Barry, B.W. Skin absorption enhancers, CRC, 9 (1992) 305-353.

23. Noven Pharmaceuticals, I. Transdermal device containing polyvinylpyrrolidone as solubility enhancer. Noven Pharmac. Inc., U.S.A. World: PCT / US95 / 00022 (WO 95/ 18603), 1995.

24. Alza Corporation, U.S.A. Transdermal Technology, Data sheet, 7/13 (1994)

25. Weintraub, M. and Evans, P. Transdermal estradiol: Technology and theory integrated for patient care, Hosp. Formul. 21 (1986) 1001-1006.

26. Zesch, A. Verträglichkeitsaspekte von Transdermalsystemen, Arzneim. -Forsch. / Drug Res. 39 (1989) 1497-1500.

27. Zesch, A. Verträglichkeitsaspekte von Transdermalsystemen aus dermatologischer Sicht, Arzneim. -Forsch. /Drug Res. 39 (1989) 1497-1500.

28. Tobler, K. Nebenwirkungen von Arzneimittel-Pflastern, Pharma-kritik, 15 (1993) 21-24.

29. Rote Liste, ECV Editio Cantor, Aulendorf 1996.

30. Dmello, A. Transdermal Patch Drug Delivery, scrip, (1995)

31. Hadgraft, J. Pharmaceutical aspects of transdermal nitroglycerin, Int. J. Pharm. 135 (1996) 1-11.

32. Man, M., Chang, C., Lee, P.H., Broman, T. and Cleary, G.W. New improved paddle method for determining the in vitro drug release profiles of transdermal delivery systems, J. Control. Release. 27 (1996) 59-68.

33. Monkhouse, D.C. and Huq, A.S. Transdermal drug delivery - problems and promises, Drug Dev. Ind. Pharm. 14 (1988) 183-209.

34. Fagerström, K.O., Säwe, U. and Tonnesen, P. Therapeutic use of nicotine patches: efficacy and safety, J. Drug. Dev. 5 (1993) 191-205.

35. Ho, H. and Chien, Y.W. Kinetic evaluation of transdermal nicotine delivery systems, Drug Dev. Ind. Pharm. 19 (1993) 295-313.

36. Lin, S.S., Chien, Y.W., Huang, W.C., Li, C.H., Chueh, C.L., Chen, R.R.L., Hsu, T.M., Jiang, T.S., Wu, J.L. and Valia, K.H. Transdermal Nicotine Delivery Systems: Multi-Institutional Cooperative Bioequivalence Studies, Drug Dev. Ind. Pharm. 19 (1993) 2765-2793.

37. De Mey, C., Enterling, D., Ederhof, M., Wesche, H. and Osterwald, H. Transdermal delivery of mepindolol and propanolol in normal man. 1st Comm.: Study design, clinical and pharmacodynamic aspects, Arzneim. - Forsch. /Drug Res. 39 (1989) 1505-1508.

38. De Mey, C., Meineke, I., Enterling, D., Rehbock, C. and Osterwald, H. Transdermal delivery of mepindolol and propanolol in normal man. 2nd Comm.: Pharmacokinetic and neuro-endocrine aspects, Arzneim. -Forsch. /Drug Res. 39 (1989) 1508-1512.

39. Liedtke, R.K., Chen, L.S., Mangold, B. and Haase, W. Humanpharmakologische Untersuchungen zur transdermalen Anwendung von Mepindolol, Arzneim. -Forsch. /Drug Res. 39 (1989) 1501-1504.

40. Chlang, C.-M. and Tenzel, R.A. Solid matrix system for transdermal drug delivery. Cygnus Research Company, U.S.A. EU: 90309608.9 (EP 0 416 842 A1), 1990.

41. Wick, S.M. Developing a drug-in adhesive design for transdermal drug delivery, Adhesives Age, (1995) 1-6.

42. Delivery. An update from 3M Pharmaceuticals/Drug Delivery Systems: 7-day estrogen patch launched in the U.S. 5 (1995)

43. Guichard, J.-P., Sauron, R., Dutertre, J.-P., Tanner, T., Woodward, A.J. and Dewland, P.M. A pilot study of the comparative bioavailability of estradiol from two different estradiol transdermal systems: Oeslim 50 and Systen 50, Curr. Therap. Res. 56 (1995) 1022-1032.

44. Sitruk-Ware, R. Transdermal delivery of steroids, Contracept. 39 (1989) 1-20.

45. Place, V.A. and Nichols, K.C. Transdermal delivery of testosterone with TESTODERM to provide a normal circadian pattern of testosterone, Ann. N. Y. Acad. Sci, 618 (1991) 441-449.

46. Cofrancescco, J.J. and Dobs, A.S. Transdermal testosterone delivery systems, Endocrinologist, 6 (1996) 207-213.

47. Meikle, A.W., Arver, S., Dobs, A.S., Sanders, S.W., Rajaram, L. and Mazer, N. Pharmacokinetics and Metabolism of a Permeation - Enhanced Testosterone Transdermal System in Hypogonadal Men: Influence of Application Site - A Clinical Research Center Study, J. Clin. Endocrin. Metabol. 81 (1996) 1832-1840.

48. Sanders, S.W. Transition from temporal to biological control in the clinical development of controlled drug delivery systems, J. Controlled Release, 39 (1996) 389-397.

49. Chien, T.Y., Wu, S.J., Gong, S.J. and Chien, Y.W. Transdermal contraceptive delivery system: preclinical development and clinical assessment, Drug Dev. Ind. Pharm. 20 (1994) 633-664.

50. Inamori, T., Ghanem, A.-H., Higuchi, W.I. and Srinivasan, V. Macromolecule Transport in and Effective Pore Size of Ethanol Pretreated Human Epidermal Membrane, Int. J. Pharm. 105 (1994) 113-123.

51. Yamane, M.A., Williams, A.C. and Barry, B.W. Effects of terpenes and oleic acid as skin penetration enhancers towards 5-fluorouracil as assessed with time; Permeation, partitioning and differential scanning calorimetry, Int J Pharm, 116 (1995) 237-251.

52. Yamane, M.A., Williams, A.C. and Barry, B.W. Terpene penetration enhancers in propylene glycol water co-solvent sys tems: Effectiveness and mechanism of action, J. Pharm. Pharmacol. 47 (1995) 978-989.

53. Jenner, J., Saleem, A. and Swanston, D. Transdermal delivery of physostigmine. A pretreatment against organophosphate poisoning, J Pharm Pharmacol, 47 (1995) 206-212.

54. Shah, J.C., Kaka, I., Tenjarla, S., Lau, S.W.J. and Chow, D. Analysis of percutaneous permeation data. 2. Evaluation of the lag time method, Int. J. Pharm. 109 (1994) 283-290.

55. Walter, K., Muller, M., Barkworth, M.F., Nieciecki, A.v. and Stanislaus, F. Pharmacokinetics of physostigmine in man following a single application of a transdermal system, Br. J. Clin. Pharmacol. 39 (1995) 59-63.

56. Kokubo, T., Sugibayashi, K. and Morimoto, Y. Interaction Between Drugs and Pressure-Sensitive Adhesives in Transdermal Therapeutic Systems, Pharm. Res. 11 (1994) 104-107.

57. Shah, A.K., Wei, G., Lanman, R.C., Bhargava, V.O. and Weir, S.J. Percutaneous absorption of ketoprofen from different anatomical sites in man, Pharmaceut. Res. 13 (1996) 168-172.

58. Roy, S.D., Manoukian, E. and Combs, D. Absorption of transdermally delivered ketorolac acid in humans, J Pharm Sci, 84 (1995) 49-52.

59. Diani, A.R.S., K.L., Zaya, K.L. and Brunden, M.N. The penetration enhancer SEPA augments stimulation of scalp hair growth by topical minoxidil in the stumptail macaque, Skin Pharmacol. 9 (1995) 221-228.

60. SCRIP Nr. 2143, S.22, 5. Juli (1996)

Anschrift des Autors:
Prof. Dr. Michael Dittgen
Jenapharm GmbH
Otto-Schott-Str. 15
D-07745 Jena

14 Therapeutische Nagellacke und Nagelpflaster

Prof. Dr. B. C. Lippold, Universität Düsseldorf

Beispiele für Handelspräparate

Loceryl® Nagellack Roche Lösung
Nagel Batrafen® Lösung zum Auftragen auf Nägel, Hoechst
Mykospor® Nagelset Bayer

14.1 Die menschliche Nagelplatte als Diffusionsbarriere

Die ausdifferenzierte Nagelplatte wird durch abgeflachte Keratinozyten gebildet. Sie enthalten schwefelarme Keratin-Doppelhelices, bestehend aus je einem sauren und einem neutral-basischen Keratinmolekül. Mehrfach-Zusammenlagerung führt zur Ausbildung von Mikrofibrillen (rechtsgängige Superhelix). Diese sind eingelagert in eine schwefelreiche und damit stark vernetzte amorphe Keratinmatrix und ordnen sich zu Makrofibrillen an. Insgesamt liegt ein sogenanntes Hartkeratin vor. Zusätzlich sind bis etwa 1 % Lipide vorhanden, vor allem interzellulär abgelagert und z.T. mit Weichmacherfunktion. Sie besitzen ähnliche Zusammensetzung wie die des Stratum corneums, machen dort allerdings ca. 15 % des Trockengewichtes aus. Wasser ist zu 10 - 20 % in der Nagelplatte enthalten, vor allem in der Keratinmatrix, und sorgt für Flexibilität des Nagels. Wichtigster anorganischer Bestandteil ist Calcium (1). Vollständige Regeneration z.B. nach operativer Entfernung erfolgt nach ca. 6 (Finger) bzw. 12 Monaten (Zeh).
Neue Untersuchungen (1-3) zeigen, daß sich die Nagelplatte im Gegensatz zum Stratum corneum wie eine hydrophile Gelmembran verhält. Vereinfacht ausgedrückt bildet das Keratin ein in Wasser eingetauchtes Netzwerk mit fluktuierenden wassergefüllten Hohlräumen, in denen Diffusion erfolgen kann. Damit zeigt sich die Permeabilität der Nagelplatte unabhängig von der Lipophilie, d.h. z.B. vom Octanol-Wasser-Verteilungskoeffizienten der angewendeten Substanz. Infolgedessen ist auch der maximale Flux einer Verbindung durch die Nagelplatte, d.h. die aus dem mit Wirksubstanz gesättigten Vehikel pro Zeit und Fläche maximal penetrierende Menge, bei ähnlich großen Molekülen allein von deren Wasserlöslichkeit abhängig. Erhöhung der Löslichkeit eines Wirkstoffes vergrößert daher dessen maximalen Flux. Große und geladene Moleküle diffundieren deutlich langsamer als kleine und ungeladene. Entquellung des Keratins reduziert die Permeabilität der Nagelplatte. Diffusions-

koeffizienten von Substanzen mit mittelgroßen Molekulargewichten liegen im Bereich von 10^{-9} $cm^2 \cdot h^{-1}$ und sind damit höher als im Stratum corneum. Insgesamt haben diese Befunde unmittelbar Auswirkung auf die Konzeption und Entwicklung von Arzneimitteln zur ungualen Applikation.

14.2 Nagellacke als Drug Delivery Systeme

Unabhängig von der Art des Vehikels stellt sich bei Anwendung der gesättigten Lösung eines Wirkstoffes (wäßriger oder öliger Träger), d.h. bei maximaler thermodynamischer Aktivität, nach einer typischen Verzögerungszeit dessen maximaler Flux durch die Nagelplatte ein (1-3). Bei niedrigen Konzentrationen reduziert sich der Flux entsprechend dem Bruchteil der Sättigungskonzentration. Nagellacke enthalten nach Verdunsten des Lösungsmittels, was zum Konzentrationanstieg des Wirkstoffes führt, den Wirkstoff in hoher bzw. maximaler thermodynamischer Aktivität. Unter Umständen treten Übersättigungsphänomene mit Überschreitung des maximalen Fluxes auf. Hohe Wirkstoffgehalte garantieren geringe Wirkstoffentleerung bis zur nächsten Applikation. Die Applikationsintervalle lassen sich so auf mehrere Tage ausdehnen. Nagellacke stellen Matrixsysteme dar, mit Polymeren wie Polymethacrylaten als Matrixbildner und Weichmachern als Zusatzstoffen. Für die Penetrationsgeschwindigkeit des Wirkstoffes ist in der Regel nicht die Freisetzung aus dem Lack sondern die Diffusion in der Nagelplatte entscheidend. Nagellacke besitzen gegenüber halbfesten Zubereitungen (Salben) den Vorteil guter Haftung.

14.3 Nagellacke zur Behandlung von Nagelerkrankungen

Bisher kommen Nagellacke mit entsprechenden Antimykotika als Wirkstoffen nur zur Therapie von Onychomykosen zum Einsatz (1), insbesondere bei der distal-subungualen Form. Auch die weiße, superfizielle Nagelmykose läßt sich so behandeln. Der Einsatz bei Candida-Onychomykosen ist umstritten. Bei der proximal-subungualen Onychomykose mit Befall der hautbedeckten Nagelmatrix sind wegen deren schlechter Erreichbarkeit die Erfolge unbefriedigend.

Der Vorteil dieser topischen Therapie besteht in erster Linie in der geringen Wirkstoffbelastung des Gesamtorganismus. Die Therapiedauer ist gegenüber der systemischen Therapie nicht verkürzt und erfordert wie diese hohe Patienten-Compliance. Bei der Auswahl von Antimykotika zur Anwendung als Nagellack ist sowohl auf gute Wasserlöslichkeit als auch auf hohe intrinsische Aktivität (niedrige MHK) zu achten (1-3).

Eine alternative topische Behandlung, ebenfalls ohne operativen Eingriff, stellt der gleichzeitige Einsatz eines Keratolytikums (Harnstoff) und eines Antimykotikums dar (Mykospor® Nagelset Bayer). Erweichtes Hornmaterial ist täglich zu entfernen. Nach vollständiger Nagel-Abtragung etwa nach 2 Wochen muß weitere 4 Wochen antimykotisch nachbehandelt werden.

14.4 Nagelpflaster

In ähnlicher Weise wie Nagellacke lassen sich Pflaster z.B. vom Typ der Matrixsysteme zur Therapie von Onychomykosen anwenden (4). Sie besitzen den Vorteil eines einfacheren Dosierungsschemas (Anwendung nur einmal wöchentlich) und kommen ohne organische Lösungsmittel zu ihrer Entfernung aus. Außerdem sind sie unauffällig.
Die Penetration von Arzneistoffen durch die Nagelplatte führt letztendlich zu ihrer Resorption. Für die topische Anwendung (Nageltherapeutika) sind daher Substanzen zu bevorzugen, die bereits lokal vor Erreichen des großen Blutkreislaufes rasch abgebaut werden (hoher First-pass-Effekt) oder die rasch eliminiert werden (kurze Halbwertszeit). Andererseits liegt die Idee nahe, Nagelpflaster oder auch Nagellacke als Abgabeeinheit für Wirkstoffe zur systemischen Applikation heranzuziehen, d.h. zur

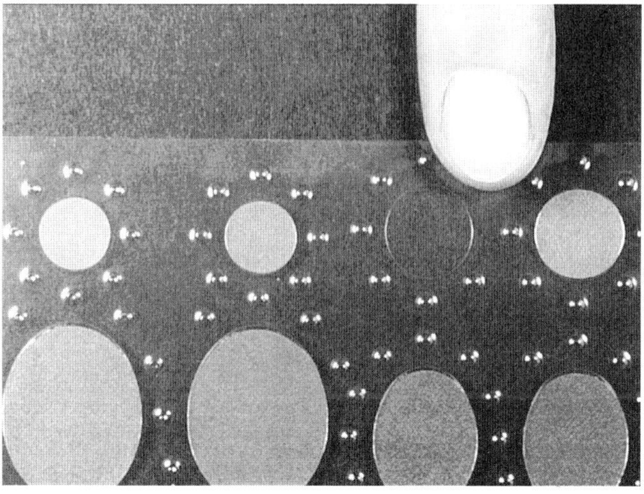

Abb. 14.1: Nagelpflaster (4) verschiedener Abmessungen und Finger mit Nagel und aufgeklebtem Pflaster, (Quelle: Fa. Labtec, Raiffeisenstr. 4, 40764 Langenfeld)

Behandlung gänzlich anderer Erkrankungen als Nagelmykosen. Derartige Abgabesysteme sind damit von ihrer Zielsetzung her den transdermalen Systemen TDS vergleichbar (5).

14.5 Literatur

(1) Mertin, D., Permeabilität der menschlichen Nagelplatte und ihre Vorhersagemöglichkeit mittels einer Keratinmembran tierischer Herkunft, Verlag Mainz, Aachen 1996

(2) Mertin, D., Lippold, B.C., In vitro permeability of the human nail and of a keratin membrane from bovine hooves: influence of the partition coefficient octanol / water and the water solubility of drugs on their permeability and maximum flux, J. Pharm. Pharmacol.,49, 30-34 (1997)

(3) Mertin, D., Lippold, B.C., In vitro permeability of the human nail and of a keratin membrane from bovine hooves: penetration of chloramphenicol from lipophilic vehicles and a nail lacker, J. Pharm. Pharmacol., in press

(4) Cordes, G., Firmeninfo Labtec, Langenfeld 1996

(5) Shuster, S., Systemic drug delivery system through application on nails, Int. Pat. Appl. WO 95/23 S 97

Anschrift des Autors:
Prof. Dr. Bernhard C. Lippold
Institut für Pharmazeutische Technologie
der Heinrich Heine Universität Düsseldorf
Universitätsstr. 1
D-40225 Düsseldorf

15 Mikroemulsionen als neue Wirkstoff-Trägersysteme

Prof. Dr. B. W. Müller, Universität Kiel

Beispiele für Handelspräparate

Contrafungin® Mikromuls, Capsoft®, Capsoft® Creme, Sandimmun® Optoral

15.1 Was sind Mikroemulsionen?

Der Begriff Mikroemulsionen oder sogar Mikroemulsionsgele sorgt selbst unter Fachleuten für Fehlinterpretationen, da man häufig darunter Emulsionen mit einer zerteilten Phase (Öl oder Wasser, je nachdem ob man W/O oder O/W Emulsionen betrachtet) und mit Tröpfchendurchmessern im Nanometerbereich versteht. Der hohe Zerteilungsgrad wird dann häufig für die gute Penetration dieser Systeme verantwortlich gemacht. Diese Definition einer Mikroemulsion ist jedoch völlig falsch, da der hohe Zerteilungsgrad (d.h. die sehr kleinen Tröpfchen) eine sehr hohe Oberfläche der inneren Phase nach sich ziehen müßte. Dies würde wiederum aufgrund der enorm hohen Grenzflächenenergien zu einer sofortigen Destabilisierung führen, was sich in einem Zusammenfließen der kleinen Tröpfchen äußern müßte. Mikroemulsionen sind aber thermodynamisch stabil, und das ist ihr ganz wesentliches Kennzeichen. Selbst wenn eine Mikroemulsion bei höheren oder niedrigeren Temperaturen milchig trüb und salbenartig wird und sich in ihre Phasen zerlegt, im Bereich der Zimmertemperatur bildet sie sich sofort von selbst zurück: ein klares bis opaleszentes, dünnflüssiges System von ölartiger Konsistenz.
Betrachtet man dieses System nun wissenschaftlich, so kann man es am besten als „kritische Lösung" beschreiben. Dieses System besitzt nämlich sowohl Eigenschaften, die man von einer Emulsion her kennt (z.B. kann man mit Hilfe von Laserstreulicht kleine Teilchen messen) als auch Eigenschaften, die einer Lösung zukommen (Arzneistoffe zeigen eine Sättigungslöslichkeit in diesen Systemen und keinen Verteilungskoeffizienten wie in Emulsionen, keine meßbare Grenzflächenspannung zwischen Öl- und Wasserkomponente, thermodynamisch stabil). Die Summe dieser Eigenschaften macht nun die Mikroemulsion als Wirkstoff-Trägersystem so interessant.

15.2 Historisches

Mikroemulsionen sind keine neuen Systeme. Die ersten Patente stammen aus der Zeit der 20er Jahre, wo man Carnauba-Wachs in einem organischen Lösungsmittel gelöst und mit Tensiden und Wasser zu einer Mikroemulsion verarbeitet hatte. Diese Emulsion wurde in Autowaschanlagen auf die gewaschene Lackoberfläche gesprüht. Durch die Verdünnung mit Wasser bricht die Mikroemulsion, das Wachs fällt als dünner Film aus und verleiht der Oberfläche einen schützenden Hochglanz. Die verwendeten Tenside können wegen ihrer Toxizität am Menschen nicht angewendet werden, aber bereits in den 40er und 50er Jahren erkannte man, daß immer zwei Tenside (ein hydrophiles Tensid und ein hydrophobes Kotensid) miteinander gekoppelt werden mußten, und sich nur dann Mikroemulsionen ergaben, wenn diese die Grenzflächenspannung zwischen Öl und Wasser gegen null erniedrigen konnten. Die thermodynamische Stabilität und die Aufhebung der Grenzflächenspannung machen die interessanten Eigenschaften dieses Systems für seine Nutzung in Kosmetik und Pharmazie aus.
Dieses wurde aber erst zu Beginn der 80er Jahre erkannt, und es setzte dann eine immer weiter zunehmende Forschung in den verschiedenen Bereichen ein. Besonders intensiv wurden die Anwendung der Mikroemulsionen für die ternäre Erdölförderung beschrieben, aber auch hier werden toxische Tensidysteme verwendet, die für eine Anwendung am Menschen nicht geeignet sind. Die ersten Patente auf pharmazeutisch-kosmetischem Gebiet wurde fast zeitgleich von Pharmafirmen und universitären Forschergruppen in der ersten Hälfte der 80er Jahre angemeldet. Allerdings hat es dann noch fast 10 Jahre gedauert, bis die ersten Produkte auf dem Markt erhältlich waren.

15.3 Eigenschaften

Die speziellen Eigenschaften der Mikroemulsionen hängen natürlich eng mit ihrem kolloidchemischen Aufbau zusammen. Mikroemulsionen sind also transparente bis opaleszierend trübe, thermodynamisch stabile „kritische" Lösungen. Das Öl ist im Wasser gelöst wie umgekehrt das Wasser im Öl. Im Nanosekundenbereich bilden sich Öltröpfen, zerfallen wieder und es entstehen wasserreiche Bereiche. Dieses pulst permanent hin und her. In Abb. 15.1 ist dieser Vorgang schematisch dargestellt. Die temporäre Ausbildung von strukturierten Mikrobereichen sollte den Blick aber nicht davor verstellen, daß in einem größeren Zeitfenster das System besser als eine isotrope (kritische) Lösung beschrieben werden kann.
Bedingt durch die niedrige oder nicht vorhandene Grenzflächenspannung penetriert eine Mikroemulsion relativ schnell in das Stratum corneum und mischt sich dort mit

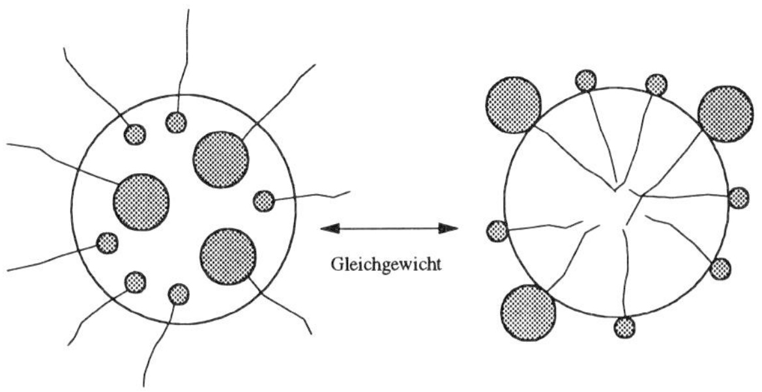

Abb. 15.1: Thermodynamisches Gleichgewicht in einer Mikroemulsion zwischen ölreichen und wasserreichen Bereichen

dem Lipidmantel der Haut. Dies kann sie besser als ein disperses System, weil sie sowohl hydrophile wie lipophile Bereiche hat, aber nicht wie eine Emulsion eine hydrophile oder lipophile äußere Phase. Ein eingearbeiteter Wirkstoff muß nun nicht aus der Grundlage freigesetzt werden, sondern wird mit der Mikroemulsion in die Haut gezogen. Im Stratum corneum befindet sich deshalb nach kürzester Zeit die gesamte Wirkstoffmenge. Dies kann mit Hilfe radioaktiv markierter Substanzen oder mit fluoreszierenden Modellarzneistoffen gezeigt werden. In Abb. 15.2 ist die Einschleusung eines Wirkstoffes schematisch dargestellt.
In analoger Weise kann eine Mikroemulsion aufgrund ihrer fast nicht vorhandenen Grenzflächenspannung (Grenzflächenspannung des Systems geht gegen null!) auch in Wechselwirkung mit der Mukosa des Gastrointestinaltraktes oder des Rektums treten.

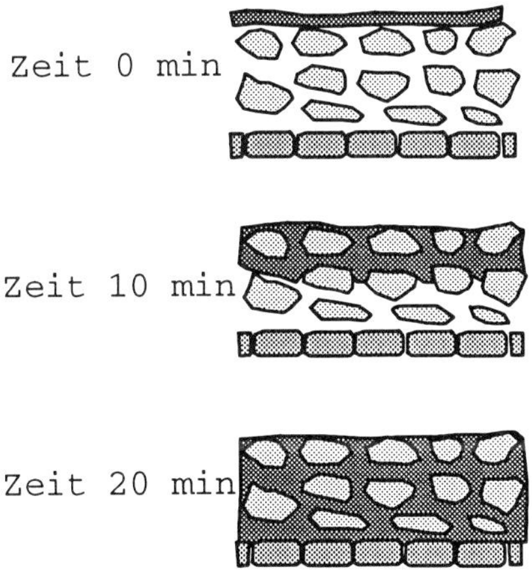

Abb. 15.2: Einschleusung des Wirkstoffes mit der Penetration der Mikroemulsion in das Stratum corneum

So gibt es Veröffentlichungen darüber, daß Insulin in einer Mikroemulsion rektal verabreicht eine Bioverfügbarkeit von nahezu 20 % aufweisen soll. Wegen der niedrigen Grenzflächenspannung kann eine derartige Absorptionsrate aber auch mit der Schädigung der Membran durch das Tensidsystem in Zusammenhang gebracht werden, so daß der Optimierung der verwendeten Tenside eine entscheidende Bedeutung für die Anwendung von Mikroemulsionen zukommt.

15.4 Steuermechanismus für den Wirkstofftransport

Kosmetische Wirkstoffe (Zinkpyrion, γ-Linolensäure) wie aber auch lokal wirkende Arzneistoffe (Antimykotika) sollen in der obersten Hautschicht wirken und nicht in das System weiter penetrieren. Nichtsteroidale Antirheumatika hingegen sollen sich z.B. im Gewebe unter der Haut anreichern, also in viel tiefere Zonen vordringen. Wie kann die Penetrationstiefe der Wirkstoffe durch die Mikroemulsion gesteuert werden?
Löst man einen lipophilen Wirkstoff in der Mikroemulsionsgrundlage (definiert als Mikroemulsion ohne Wasser), so kann man eine Sättigungslöslichkeit feststellen. Gibt man nun schrittweise Wasser zu dem System, so bleibt zwar das kolloide System Mikroemulsion bis zu einer bestimmten Grenzkonzentration erhalten, das ganze System wird aber dadurch hydrophiler und die Sättigungskonzentration nimmt ab. Es kommt zur Übersättigung, die im Becherglas herbeigeführt zur Rekristallisation des Wirkstoffs führt. In Abb. 15.3 ist dies für das nichtsteroidale Antirheumatikum Diclofenac und für den β-Blocker Bupranolol gezeigt. In der Haut wird nach Applikation der Mikroemulsion ebenfalls Wasser aufgenommen, es kommt zur Übersättigung, aber nicht zur Rekristallisation. Der Wirkstoff erhält durch die

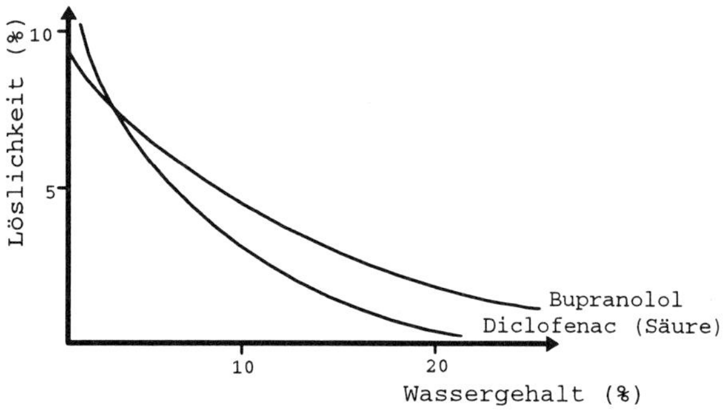

Abb. 15.3: Erniedrigung der Sättigungskonzentration von Diclofenac in einer Mikroemulsion mit aufsteigendem Wassergehalt

Übersättigung eine erhöhte thermodynamische Aktivität und hat das Bestreben, das System schnellstmöglichst zu verlassen. Die Diffusion über das Stratum basale in tiefere Kompartimente nimmt als Folge rasant zu. Der Wirkstoff penetriert aufgrund dieses rein physikalischen Prinzips durch die Haut und wird systemisch verfügbar. Ein sogenannter Enhancer (Gleitschiene oder Absorptionsverbesserer), der die Membranpermeabilität beeinflußt, ist nicht notwendig. Ein derartiger Vorgang kann natürlich in einem in vitro Modell nicht gezeigt werden, weil durch synthetische oder natürliche Membranen das Wasser aus dem Akzeptormedium in die Mikroemulsion dringt und sie damit anders verändert als dies in der Haut der Fall ist. Man ist deshalb auf Tierversuche angewiesen, z. B. auf das sogenannte Dehnsche Rattenhautmodell, das die Messung der Penetrationsrate an einem lebenden Organismus ermöglicht. Um die gegenüber der Humanhaut stark veränderte Penetrationsleistung der Rattenhaut richtig einschätzen zu können, verwendet man als Standard ein Präparat des Handels, das entsprechend klinisch untersucht worden ist.

In Abb. 15.4 ist die über Zeit durch eine standardisierte Hautoberfläche penetrierende Diclofenac-Menge aus VOLTAREN® Emulgel derjenigen aus Mikroemulsionen mit zunehmender Übersättigung gegenübergestellt. Die enorme Zunahme der penetrierenden Wirkstoffmenge mit dem Grad der Übersättigung ist eindeutig und zeigt die einzigartigen Möglichkeiten der Mikroemulsionssysteme als Wirkstoffträger.

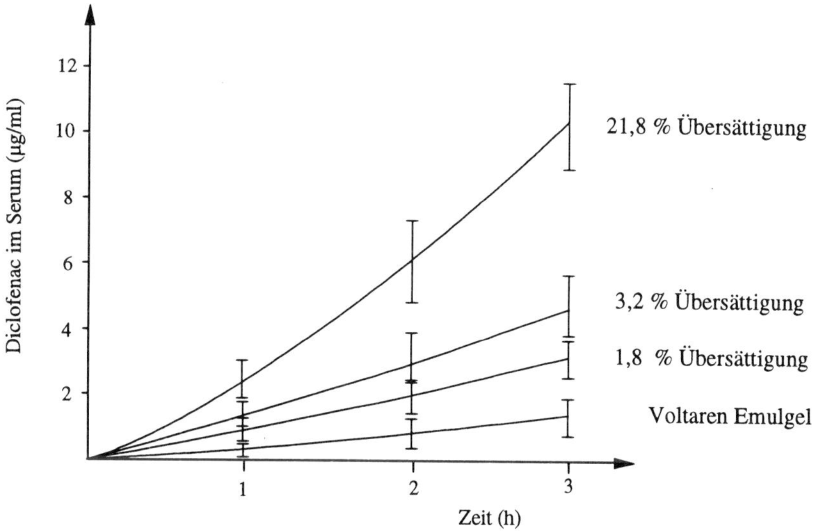

Abb. 15.4 : Penetration von Diclofenac in Voltaren® Emulgel und in Mikroemulsionen mit zunehmender Übersättigung des Wirkstoffs.

Will man nun die systemische Aufnahme des Arzneistoffs verhindern, so muß man eine wasserreiche Mikroemulsion verwenden und den Wirkstoff in derartigen Konzentrationen einsetzen, daß eine Übersättigung nicht eintreten kann. Benötigt man aufgrund der Wirksamkeit Konzentration in der Nähe der Sättigungslöslichkeit, so kann man den Wassergehalt der Mikroemulsion so einstellen, daß eine weitere Aufnahme von Wasser (z.B. durch ungebundenes Wasser in der Haut) zu einem Umkippen der Mikroemulsion in eine O/W-Makroemulsion führt. Geschieht dies im Stratum corneum, so diffundiert der Wirkstoff langsam aus den Öltröpfchen und wird jetzt verzögert freigesetzt. Eine Erhöhung der thermodynamischen Aktivität tritt nicht mehr ein.
Der Vorteil gegenüber einer Creme ist darin zu sehen, daß hier die Zubereitung auf der Haut aufliegt und den Wirkstoff langsam an das Stratum corneum abgibt. Bei einer Mikroemulsion passiert das im Stratum corneum selbst, so daß hier die zur Verfügung stehenden Wirkstoffkonzentrationen viel höher sind. Die schnelle Anreicherung eines Wirkstoffes im Stratum corneum kann mit der fluoreszierenden Modellsubstanz Doxycyclin an Hautschnitten im Fluoreszenzmikroskop verfolgt werden, wie dies in Abb. 15.5 wiedergegeben ist. Peroral sind die Verhältnisse analog. Ein Umschlagen der Mikroemulsionen durch die Aufnahme von Wasser im Magen führt zur spontanen Bildung einer O/W-Makroemulsion. Wird der Wirkstoff dabei in der Ölphase eingeschlossen, so kann er nur langsam herausdiffundieren. Es kommt zu einem Retardeffekt. Ist die Mikroemulsion so eingestellt, daß sie größere Wassermengen aufnehmen kann, ohne ihren kolloiden Status zu verlieren, so führt die eintretende Übersättigung zu einer verstärkten Diffusion und dadurch zu einer verbesserten Bioverfügbarkeit des Wirkstoffs.

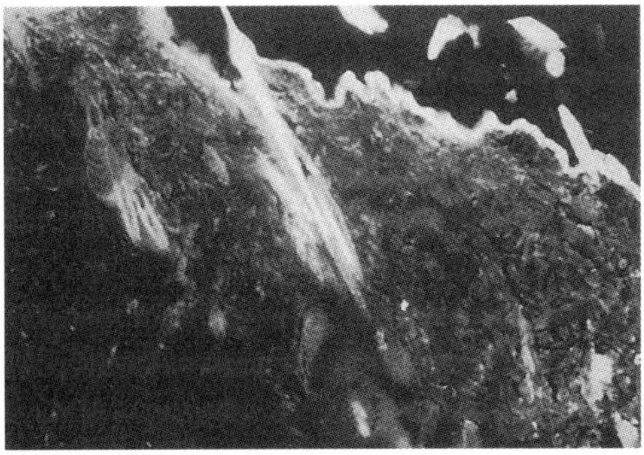

Abb. 15.5: Fluoreszenzmikroskopische Aufnahme eines Gefriermikrotom-Schnittes nach Applikation einer Mikroemulsion mit Doxycyclin-Base nach 3 h

15.5 Mikroemulsionen auf dem Markt

In der Kosmetik befindet sich als Hautpflegeprodukt CAPSOFT® auf dem Markt, das als Wirkstoff 0,2 % Zinkpyrion enthält. Die Mikroemulsion bringt dabei das Zinkpyrion aufgrund der verbesserten Penetration tiefer in das Stratum corneum, so daß der Wirkstoff seine Wirkung besser entfalten kann. Klinische Studien haben gezeigt, daß der Heilungsprozeß einer durch Psoriasis oder Neurodermitis geschädigten Haut positiv beeinflußt wird. Die Mikroemulsion soll jedoch nur als sehr dünner Film auf das Stratum corneum aufgetragen werden, wozu sie im Handelsprodukt mit Isopropylalkohol verdünnt wurde. Bei sehr stark geschädigten Stratum corneum führt der Isopropanolzusatz zu starken Schmerzen auf der Haut. In diesen Fällen soll das Produkt auf einen Teller aufgesprüht und die Hautstellen nach dem Verdunsten des Alkohols mit dem verbliebenen Ölfilm eingerieben werden. Da die Mikroemulsion zudem der Haut Wasser entzieht, soll ca. 1 bis 2 Stunden nach Applikation der Mikroemulsion die Haut mit CAPSOFT® Creme nachbehandelt werden.

Ein zugelassenes Produkt für die arzneiliche Anwendung ist CONTRAFUNGIN® Mikromuls, eine Lösung mit Clotrimazol als Wirkstoff. Bei diesem Produkt ist das Steuerprinzip so ausgelegt, daß durch Zufügen von Wasser und durch Einsatz des Wirkstoffs weit unterhalb der Sättigungskonzentration eine Absorption verhindert wird. Es wird also nur die schnelle Penetration der Mikroemulsion in das Stratum corneum genutzt sowie die Möglichkeit der Wirkungsverlängerung dadurch, daß das System in der Haut durch weitere Wasseraufnahme in eine Makroemulsion umschlägt, aus der der Wirkstoff ganz langsam freigesetzt wird.

Ein weiteres topisches Produkt mit Diclofenac ist in der Zulassung, bei dem genau das Gegenteil beabsichtigt ist. Durch Minimierung der Wasserphase und hoher Wirkstoffkonzentration führt eine weitere Wasseraufnahme nach Applikation auf der Haut zu einer Übersättigung des Systems im Stratum corneum. Dies ergibt hohe Penetrationsraten und somit erhebliche höhere Wirkstoffkonzentration in den Unterhautkompartimenten als es mit den bisher auf dem Markt befindlichen Produkten möglich ist.

Das erste orale Mikroemulsionsprodukt des Marktes ist SANDIMMUN® Optoral in Form einer Weichgelatinekapsel. Das Ciclosporin wird als Mikroemulsion verabreicht in der Bioverfügbarkeit verbessert. Diese Verbesserung betrifft höhere und vor allen Dingen gleichmäßigere Plasmaspiegel.

15.6 Literatur

(1) B. W. Müller, H. J. Franzky, C. J. Kölln, US Patent No. 4, 719, 239 (1988)

(2) B. W. Müller, Deutsche Patentanmeldung Nr. 43 34 553.0-41 (1994)

(3) B. Hauer, A. Mainzer, U. Posanski, J. Vonderacher, Eur. Patentanmeldung Nr. 92810479.3 (1992)

Anschrift des Autors:
Prof. Dr. Bernd W. Müller
Pharmazeutisches Institut
LS Pharm. Technologie & Biopharmazie
Gutenbergstr. 76/78
D-24118 Kiel

16 Perorale Mikroemulsionsformulierung - Sandimmun Optoral® / Neoral®

Dr. A. Meinzer, Dr. E. Müller, Dr. J. Vonderscher, Novartis Pharma AG, Schweiz

16.1 Warum perorale Mikroemulsionen

Die Mikroemulsionstechnologie als Formulierungsprinzip ist nicht neu. Sowohl im chemischen Synthesebereich als auch in der Petroltechnologie sind Mikroemulsionen seit Jahren unentbehrliche Hilfsmittel.

Auch in pharmazeutischen Bereichen waren Mikroemulsionen zumindest in der Entwicklungsphase verschiedener Projekte „im Gespräch". Besonders in der Bearbeitung topischer Präparate hat man sich von diesem galenischen Prinzip sehr viel versprochen.

Die Durchführung einer Entwicklung bis zur Marktreife scheiterte jedoch meist an der, für die moderne pharmazeutische Industrie notwendigen Registrierbarkeit der Einzelkomponenten.

Im Weiteren wurden auch die Möglichkeiten, welche ein derartiges System, insbesondere bei der Verarbeitung schwerlöslicher bzw. lipophiler Wirkstoffe für den pharmazeutischen Bereich eröffnet, falsch eingeschätzt.

Speziell im Bereich der peroralen Anwendungen lag der Schwerpunkt auf dem sogenannten „Absorptionsenhancement", wobei dies überaus wörtlich genommen wurde und über Membraninteraktionen, Absorption der intakten Einheit etc. die Möglichkeit einer Bioverfügbarkeitserhöhung erklärt wurde.

Bezüglich der Erhöhung der Bioverfügbarkeit schwerlöslicher, lipophiler Substanzen, kommt der positive Effekt der Mikroemulsion oder ähnlicher Prinzipien jedoch bereits vor der eigentlichen Absorption zum Tragen. So ist häufig die intrinsische Absorption schwerlöslicher Wirkstoffe aus dem hydrophilen Milieu des Gastrointestinaltraktes in das lipophilere Gewebe der Dünndarmschleimhaut durchaus nicht der limitierende Schritt. Vielmehr erfährt die *in vitro* Formulierung des Wirkstoffes nach peroraler Gabe durch die *in vivo* Bedingungen aktive oder passive Modifikationen, welche beispielsweise eine signifikante Änderung der Lösungskapazität des galenischen Prinzips für den jeweiligen Wirkstoff nach sich ziehen können. So kann unter anderem der Einfluss der Gallensalze auf die meist Solubilisatoren enthaltenden Formulierungen ein Präzipitieren eines bestimmten Anteils des Wirkstoffes durch konkurrierende Interaktion mit dem Tensid bewirken. Ebenso werden dem System, welches

häufig den lipophilen Wirkstoff in einer Ölphase gelöst vorliegt, durch die gesamten körpereigenen Verdauungsfunktionen wichtige Teile des „Lösungsmittels" entzogen.
Die Aufgabe der Mikroemulsion bei peroraler Administration lipophiler Arzneistoffe ist in erster Linie in einer optimierten Vehikelfunktion zu sehen, welche die Verfügbarkeit des Wirkstoffes an dem Absorptionsort im gelösten oder hochdispersen Zustand reproduzierbar gewährleistet.
Der sehr kontrovers diskutierte *in vivo* Effekt eines hohen Zerteilungsgrades der Tröpfchen liegt wahrscheinlich nicht in einer verbesserten Penetrierfähigkeit des Systems. Vielmehr ist anzunehmen, daß die größtmögliche Oberfläche der „dispergierten Ölphase", rein statistisch gesehen, eine Erhöhung der Anzahl der am potentiellen Absorptionsort erscheinenden „gelösten" Wirkstoffmoleküle bewirkt.

16.2 Optimiertes orales Formulierungsprinzip für Ciclosporin A

16.2.1 Beschreibung der Wirksubstanz und der „alten" Formulierung Sandimmun®

Ciclosporin A (Abb. 16.1), ein cyclisches Peptid bestehend aus 11 Aminosäuren, wird durch Fermentation gewonnen und hat sich in den vergangenen Jahren vor allem als

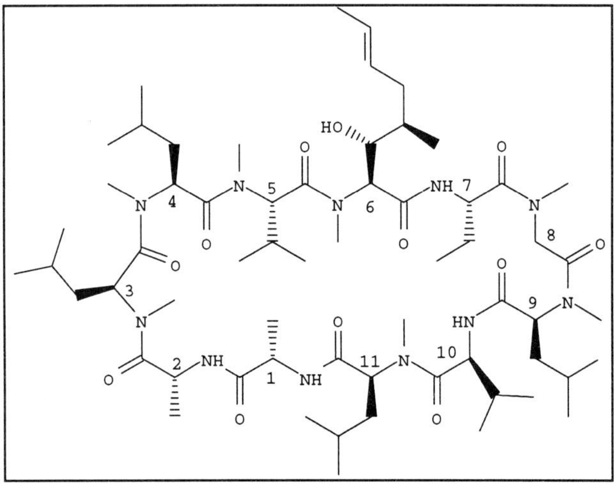

Abb. 16.1: Ciclosporin A,
Cyclo[[(E)-(2S,3R,4R)-3-hydroxy-4-methyl-2-(methylamino)-6-octenoyl]-L-2-aminobutyryl-N-methylglycyl-N-methyl-L-leucyl-L-valyl-N-methyl-L-leucyl-L-alanyl-D-analyl-N-methyl-L-leucyl-N-methyl-L-leucyl-N-methyl-L-valyl]

überaus effektives Immunsuppressivum im Bereich der Organtransplantation etabliert. Das mit einem Molekulargewicht von 1202 recht grosse Ciclosporin A weist eine hohe Lipohilie auf, welche sich folglich in einer sehr geringen Wasserlöslichkeit äußerst (< 0,004% m/V).

Diese Eigenschaften stellten in der Vergangenheit die größte Hürde für die Entwicklung einer adäqaten galenischen Formulierung dar.

Durch eine gewisse Löslichkeit in Ölen (z.B.Olivenöl > 4%) und in Ethanol (~10%) wurde es möglich, ein Emulsionskonzentrat (Sandimmun®) zu entwickeln, welches bei peroraler Administration zu einer, wenn auch relativ variablen, Bioverfügbarkeit von ca. 30% führte.

16.2.2 Theoretisches Design einer adaptierten Formulierung für Ciclosporin A

Wie bereits erwähnt, wurde durch die Sandimmun® Formulierung zwar eine im Allgemeinen zufriedenstellende Bioverfügbarkeit nach peroraler Gabe erreicht, jedoch zeigte sich im Laufe der klinischen Anwendung, daß die Bioverfügbarkeit innerhalb eines Bereiches von 10% bis 60% schwanken kann [1]. Es konnte mehrfach gezeigt werden, daß dieser Effekt auf einen Zusammenhang zwischen der spezifischen galenischen Form und dem jeweiligen physiologischen Zustand des Gastrointestinaltraktes zurückzuführen ist.

Das Emulsionskonzentrat Sandimmun® wird nach Verdünnung in eine grobdisperse O/W-Emulsion mit relativ großen Öltröpfchen überführt, wobei Ciclosporin A weitgehend in der Ölphase gelöst vorliegt.

J.P. Reymond konnte in seiner Dissertationsarbeit [2] eindeutig den Zusammenhang zwischen der Absorption des Wirkstoffes aus peroral verabreichtem Sandimmun® und der natürlichen Fettverdauung nachweisen.

So wurde gezeigt, daß mit Hilfe der Gallensalze die Öltröpfchen, inklusive des darin enthaltenen Wirkstoffes, „weiteremulgiert" und der Verdauung durch die Pankreasenzyme (z.B. Lipasen) zugeführt werden. Hieraus resultieren, nach Reymond, vier Zustände für den Wirkstoff Ciclosporin A (Abb. 16.2), wobei Ciclosporin A aus der praezipitierten Form weitestgehend nicht absorbiert wird, während die in der unverdauten Ölphase gelösten Wirkstoffanteile geringfügig, und der in Verdauungsmizellen vorliegende Wirkstoff signifikant absorbiert werden können.

Um eine Formulierungsstrategie festlegen zu können, wurde zusätzlich das Vorhandensein eines gastrointestinalen Absorptionsfensters mittels einer Intubationsstudie an freiwilligen Probanden untersucht.

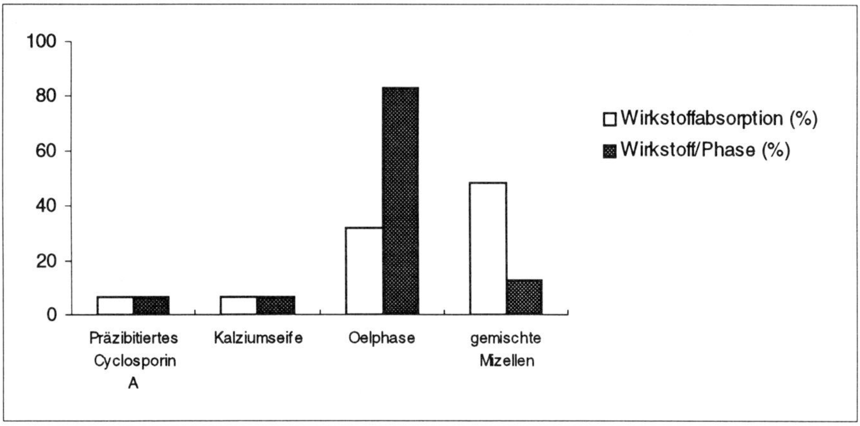

Abb. 16.2: Wirkstoffabsorption und Phasenverteilung der während der Verdauung entstehenden vier Zustände des Ciclosporin A (nach [2]).

Diese von Prof. J. Drewe [3] durchgeführte Studie zeigte, daß Ciclosporin A hauptsächlich im oberen Teil des Gastrointestinaltraktes absorbiert wird, wobei im Colon keine Absorption beobachtet werden konnte (Abb. 16.3).
Die Auswertung der oben angeführten Untersuchungen und die Kenntnis des in vitro Verhaltens einer nach Verdünnung nicht stabil dispergierten Emulsion erlaubten das Erstellen der folgenden Kriterienliste für eine galenische Form, welche zu einer konstanteren Pharmakokinetik durch reduzierte Variabilität führten sollte.
Die galenische Form:

- sollte den Wirkstoff schnell in einer absorbierbaren Form freisetzen. Das heißt, um das Absorptionsfenster vollständig ausnutzen zu können, sollte nicht noch zusätzlich Zeit für den Verdauungsvorgang aufgewendet werden müssen.

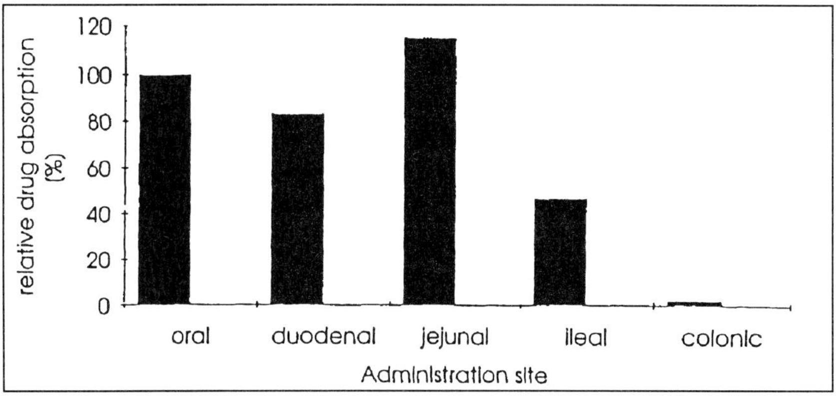

Abb. 16.3: Median der rel. Bioverfügbarkeit aus der „Intubationsstudie" in gesunden Probanden.

- sollte die Fähigkeit besitzen, den schwerlöslichen Wirkstoff Ciclosporin A in einer gelösten bzw. hochdispergierten Form im Gastrointestinaltrakt zur Verfügung zu stellen.
- sollte nach Administration eine vom aktuellen physiologischen Zustand des Gastrointestinaltraktes unabhängige Performance aufweisen. Dies bedeutet beispielsweise ein von den sehr variablen Faktoren wie pH, Vorhandensein von Gallensalzen und Nahrungaufnahme unabhängiges Wirkstofffreisetzungsprofil.
- sollte ein Absorptionsverhalten ähnlich der oben aufgeführten mischmizellaren Verdauungsfraktion aufweisen.

16.2.3 Sandimmun Optoral® [1] - Mikroemulsionsformulierung für Ciclosporin A

Mit der Erfahrung, welche durch Sandimmun® und die zusätzlichen Studien gewonnen wurde, läßt sich heute sagen, daß der Einsatz des Mikroemulsionsprinzips nicht in erster Linie als Maßnahme zur direkten Beeinflussung des Absorptionsverhaltens von Ciclosporin A zu sehen ist. Vielmehr wird auf indirektem Wege, durch Vorliegen des Wirkstoffes in einer gelösten oder hochdispersen Form, eine relativ konstante und reproduzierbare Pharmakokinetik mit einer akzeptablen Bioverfügbarkeit gewährleistet.

Die Mikroemulsion basierend auf einer exakt aufeinander abgestimmten Komposition aus lipophilen, hydrophilen und amphiphilen Bestandteilen hat sich als geeignet erwiesen, sowohl die unter 16.2.2 aufgelisteten Kriterien als auch die Standardanforderungen an eine galenische Form, wie z.B. Stabilität, Wirkstoffbeladung etc. zu erfüllen.

Die Adaptierung der Einzelkomponenten führt nach Verdünnung mit wässrigen Medien zu einem thermodynamisch stabilen, selbstemulgierfähigen, hochdispersen System, welches im Falle von Sandimmun Optoral® im Durchschnitt eine Tröpfchengrösse < 50 nm aufweist.

Dieses Verhalten wird schon unter *in vitro* Bedingungen nach Verdünnen mit Wasser erkennbar. Abb. 16.4 zeigt deutlich die signifikant erhöhte Dispersität der Ciclosporin A Mikroemulsionsformulierung (rechts) gegenüber der entsprechenden Menge reinen Wirkstoffes (links) und auch gegenüber der Emulsionsform (mitte). Hierzu sei erwähnt, daß sich dieser Effekt im Gegensatz zu den beiden Referenzen bei der Mikroemulsionsform ohne aktives Mischen einstellt.

---

[1] Produktbezeichnung weltweit (außer in Deutschland): Sandimmun Neoral®

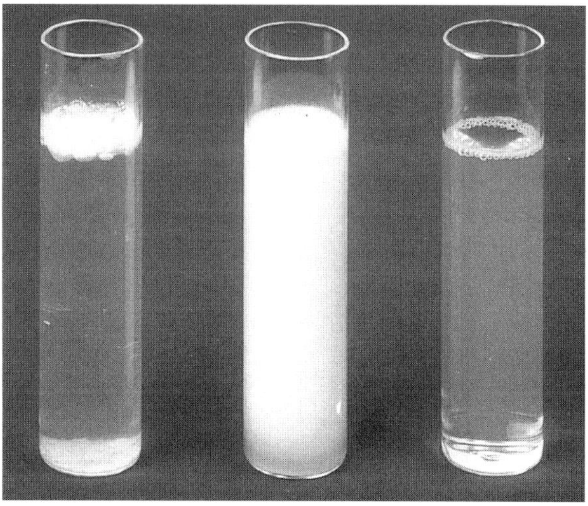

Abb. 16.4: Vergleich Ciclosporin A (links), Sandimmun® (Mitte) und Sandimmun Optoral® (rechts) nach Verdünnen mit Wasser.

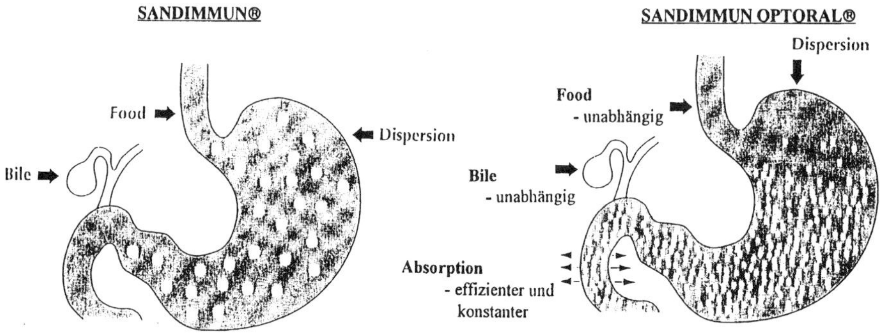

Abb. 16.5: Skizze des Verhaltens von Sandimmun® und Sandimmun Optoral® nach peroraler Administration. (Aus technischen Gründen wurde eine magenähnliche Form repräsentativ für den Verdauungstrakt als Absorptionsort dargestellt).

Die Übertragung der Beobachtung auf *in vivo* Bedingungen ist in Abb. 16.5 dargestellt. Der hier skizzierte Sachverhalt und die daraus zu erwartenden biologischen Effekte wurden anhand unterschiedlicher pharmakokinetischer Parameter in klinischen Studien bestätigt.

16.3 Beispiele für das *in vivo* Verhalten der Mikroemulsionsformulierung Sandimmun Optoral®

16.3.1 Reduktion der pharmakokinetischen Variabilität

Kovarik, Müller und van Bree konnten in einer vergleichenden Pharmakokinetik-studie in Nierentransplantationspatienten [4] zeigen, daß nach peroraler Gabe von Sandimmun Optoral®, die Variabilität der pharmakokinetischen Parameter, im Vergleich zur Sandimmun® Kontrollgruppe, signifikant reduziert war.

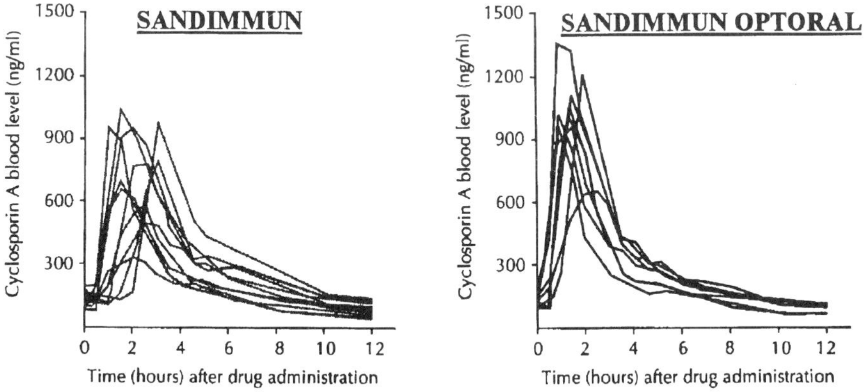

Abb. 16.6: Vergleich der Blutspiegelprofile: Nierentransplantationspatienten [5]

Die dargestellten Profile zeigen deutlich die reduzierte Variabilität in T_{max} und C_{max}. Auch der entsprechende positive Effekt auf die inter-patient Variabilität konnte inzwischen anhand zahlreicher klinischer Studien bestätigt werden.

16.3.2 Reduzierte Abhängigkeit der Absorption von Gallensalzen

Im Laufe der klinischen Anwendung der Emulsionsform Sandimmun® wurde in zahlreichen sogenannten „Malabsorber"-Patienten ein reduzierter intestinaler Gallenfluß diagnostiziert. Ebenso wurde in lebertransplantierten Patienten, deren Gallenflüssigkeit in der postoperativen Phase über eine T-tube abgeleitet wird, eine reduzierte Bioverfügbarkeit nach oraler Gabe von Sandimmun® festgestellt.

Um die weitestgehend gallensalz - oder verdauungsunabhängige Absorption aus der Mikroemulsionsformulierung bestätigen zu können, wurden in einer klinischen Studie an 48 Lebertransplantationspatienten die Emulsionsform von Ciclosporin A der neuen Mikroemulsionsform gegenübergestellt [6].

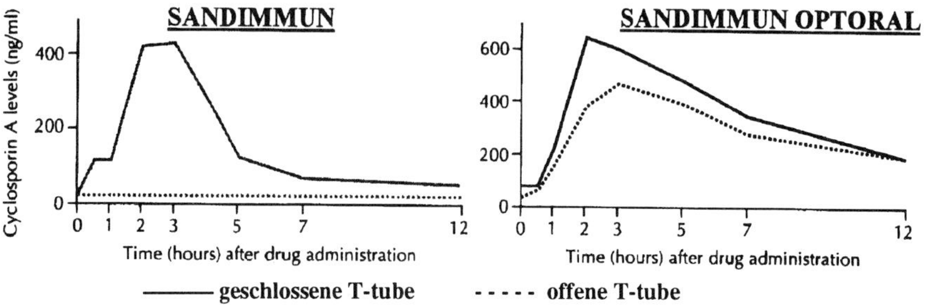

Abb. 16.7: Absorption mit und ohne Gallenfluss (Lebertransplantationspatienten) [6].

Hierbei wurde, bei abfliessender Gallenflüssigkeit über eine geöffnete T-tube die Mikroemulsionsform Sandimmun Optoral® (A) und die „alte" Emulsionsform Sandimmun® (B) zu der jeweiligen Kontrollgruppe mit physiologischem Gallenfluss in den Darmtrakt (geschlossene T-tube) gegenübergestellt.
Bei Abwesenheit von Gallenflüssigkeit im Darmtrakt wurde eine signifikant reduzierte Absorption aus der Emulsionsform gegenüber nur leicht reduzierten "trough-levels" in der Mikroemulsionsgruppe erhalten.
Der direkte Vergleich innerhalb der Produktgruppen bestätigt eine deutlich konstantere, vom Gallenfluß weitestgehend unabhängige, Pharmakokinetik der Mikroemulsionsform.

16.4 Zusammenfassung

Das Mikroemulsionsprinzip wird sicherlich nur schwer als Standard in der Formulierungstechnologie zu etablieren sein.
Der Grund hierfür ist in der Empfindlichkeit dieses Systems gegenüber qualitativen und quantitativen Änderungen der Einzelkomponenten, und der hiermit verbundenen schwierigen Adaption an den jeweiligen Wirkstoff, zu sehen.
Auch macht die biologische Zielsetzung des jeweiligen Projektes ein derartig anspruchvolles System nicht immer erforderlich, bzw ist auch nicht in jedem Falle durch ein derartiges System zu erreichen.
Im Falle von Ciclosporin A jedoch konnte, ohne über eventuelle Interaktionen der Formulierung bzw. deren Bestandteile mit biologischen Membranen zu spekulieren, gezeigt werden, daß das Mikroemulsionsprinzip zum erstenmal anwendbar ist und bei peroraler Gabe zu einer signifikanten Verbesserung des pharmakokinetischen Verhaltens führt. Hierbei muß man sich vor Augen halten, daß in diesem Falle durch eine Optimierung der Parameter Variabilität, Foodinteraktion etc. ein signifikanter

klinischer Vorteil durch Reduktion des Patientenmonitorings und eine sicherere Dosiseinstellung ermöglicht wurde.

16.5 Literatur

[1] Beveridge, T., Gratwohl, A., Michot., F., et al, Curr.Ther.Res., 30(5), 1981

[2] Reymond, J.P., Dissertation „In vitro / in vivo Modelle zur Absorption von Ciclosporin A", Basel 1986

[3] Drewe, J., Beglinger, C., Kissel T., Br.J. Clin.Pharmacol., 33 (39),1992

[4] Kovarik, J.M., Müller, E.A., van Bree, J.B. et al. Ther.Drug.Monit. 1994 (16), 232-237

[5] Müller, E.A. et al, Pharm.res., 1994 (11), 301-304

[6] Grant, D., Levy, G., Presentation am ESOT Kongress, Rhodos, Okt.1993

Anschrift des korrespondierenden Autors:

Dr. Armin Meinzer

Novartis Pharma AG

340-651

CH-4002 Basel

17 Präparate zur parenteralen Ernährung

Dr. Raimund Schuhmann, KVP Pharma- und Veterinär-Produkte GmbH

Beispiele für Handelspräparate

Abbolipid®, Intralipid®, Lipofundin® MCT, Lipovenös®, Glucose 5 / 10 / 20 / 40 / 50 / 70 Braun, Glucose 5 / 10 / 20 / 40 / 50 pfrimmer, Glucosteril® Traubenzuckerlösung 5% / 10% / 20%, Xylit 5% Braun, Xylit 10 pfrimmer, Aminoplasmal®, Aminosteril®, Intrafusin®, Nephroplasmal®, Nephrosteril®, Aminoplasmal® Hepa, Aminosteril® Hepa, Hepar pfrimmer, Addel® N, Tracitrans®

17.1 Einleitung

In der Medizin werden heutzutage sehr viele Medikamente aus galenischen oder medizinischen Gründen parenteral appliziert. Der Begriff „parenteral" kann aus dem griechischen wörtlich mit „unter Umgehung des Magen-Darm-Kanals" übersetzt werden [1]. Allerdings sollte man diesen Begriff vielleicht besser als „Applikation in das Körperinnere" definieren [2], um beispielsweise die sublinguale oder rektale Applikation von der parenteralen Applikation abgrenzen zu können.

Bei der parenteralen Ernährung handelt es sich nicht um eine medikamentöse Therapie, sondern um die intravenöse Zufuhr von vitalen Nährstoffen unter Umgehung des Magen-Darm-Traktes. Diese Form der Ernährung ist dann indiziert, wenn der Patient weder mit normaler Kost noch mit enteraler Sondennahrung ausreichend ernährt werden kann [3]. Dies ist nicht nur bei Resorptionsstörungen infolge einer Erkrankung des Magen-Darm-Traktes der Fall, sondern es ist beispielsweise auch bei prä- und postoperativen Zuständen, die eine längerandauernde Nahrungskarenz erforderlich machen, oder bei posttraumatischen Zuständen verbunden mit einem stark gesteigerten Energiebedarf (z.B. Verbrennungen) notwendig [4].

Teilweise gibt es zwischen einer parenteralen, medikamentösen Therapie und einer parenteralen Ernährung einen fließenden Übergang. Bei der parenteralen Applikation von Plasmaersatzflüssigkeiten (Dextrane, Hydroxyethylstärke oder Gelatine [2]) steht der notfallmedizinische Aspekt im Vordergrund. Dahingegen kann die Gabe von Elektrolyten unterschiedliche Ziele haben. So werden beispielsweise isotonische Elektrolytlösungen zur kurzzeitigen Volumensubstitution bei der Schockbehandlung oder stark hypertone Lösungen als Osmotherapeutika eingesetzt. In beiden Fällen handelt es sich nicht um eine parenterale Ernährung, sondern lediglich um eine parenterale Applikation. Elektrolytlösungen werden aber natürlich auch bei der parenteralen Ernährung benötigt. Bei Stoffwechselentgleisungen (z.B. Alkalose oder Acidose) kann zusätzlich die Gabe spezieller korrigierender Elektrolytlösungen erforderlich sein.

17.2 Parenterale Ernährung

Ziel der parenteralen Ernährung ist es, dem Organismus alle benötigten Nährstoffe in ausreichender und den Bedürfnissen angepaßter Menge zuzuführen. Dazu gehört in erster Linie die Aufrechterhaltung des Wasser- und Elektrolythaushaltes und die Bereitstellung der notwendigen Energieträger (Kohlenhydrate und Fette) und Proteinbausteine (Aminosäuren).

In Abhängigkeit von dem Ernährungsstatus des Patienten und der Dauer der Nahrungskarenz kann man verschiedene Formen der parenteralen Ernährung unterscheiden. Bei der supplementären parenteralen Ernährung wird der Nährstoffbedarf lediglich auf parenteralem Wege ergänzt, die enterale Versorgung ist noch möglich aber nicht ausreichend. Eine Ernährung über einen Zeitraum von wenigen Tagen ist auf parenteralem Wege auch ohne parenterale Fettemulsionen möglich. Diese Form der Ernährung, die allerdings einen guten Ernährungszustand des Patienten voraussetzt, wird als partielle parenterale Ernährung bezeichnet. Demgegenüber spricht man von einer totalen parenteralen Ernährung, die häufig mit TPN (total parenteral nutrition) abgekürzt wird, wenn dem Patienten sämtliche Nährstoffe parenteral verabreicht werden. Auf diesem Wege können Patienten auch über längere Zeiträume ernährt werden, allerdings erfordert diese Ernährungsform eine exakte und patientenindividuelle Dosierung der Nährstoffe [5]. Der Patient muß sozusagen ausgewogen ernährt werden, was aber auch für die alltägliche enterale Ernährung gelten sollte.

Der Nährstoffbedarf ist von mehreren Faktoren abhängig, wobei insbesondere die traumatisch bedingten Stoffwechselveränderungen eine sehr wichtige Rolle spielen. Sie äußern sich in Abhängigkeit von dem Schweregrad des Traumas durch eine Erhöhung des Energieumsatzes und der Stickstoffausscheidung. Dieses Stoffwechselgeschehen ist auf eine initiale katabole Phase als Reaktion auf das Trauma zurückzuführen. Eine Normalisierung des Stoffwechsels und insbesondere des Energieumsatzes kann in schweren Fällen einige Wochen bis Monate dauern [6].

Auf Grund dieser Reaktion auf das Trauma nehmen bei einer totalen parenteralen Ernährung die Stickstoffzufuhr in Form von Aminosäuren und eine ausreichende Gabe von Energieträgern einen hohen Stellenwert ein. Dabei ist zu beachten, daß die Applikation von Aminosäuren bei unzureichender Energiezufuhr in Form von Kohlenhydraten und Fetten praktisch sinnlos ist, da in diesem Fall die Aminosäuren zur Energiegewinnung herangezogen würden.

17.3 Bestandteile der totalen parenteralen Ernährung

Zu den Bestandteilen der totalen parenteralen Ernährung gehören neben den Kohlenhydraten, Fetten und Aminosäuren auch Elektrolyte, Spurenelemente und Vitamine und natürlich eine ausreichende Flüssigkeitsmenge. Komplette Mischungen aus allen Bestandteilen werden als TPN-Mischungen, TPN-Regime oder AIO-Regime (all in one) bezeichnet. Die auch allgemein als Mischinfusionen bezeichneten Systeme haben gegenüber dem Mehrflaschensystem mehrere Vorteile. Mischinfusionen stellen ein geschlossenes System dar, bieten eine hohe mikrobielle Sicherheit und führen zu einer erheblichen Entlastung des Personal auf den Stationen des Krankenhauses, um nur einige Beispiele zu nennen. Des weiteren kann eine konstante, kontinuierliche und simultane Infusion sehr viel besser gewährleistet werden, was als Voraussetzung für eine optimale Verwertung der Nährstoffe angesehen werden muß [7].
Da sämtliche Bestandteile in einer parenteral applizierbaren Form verfügbar sind, ist zunächst einmal jede denkbare, den Bedürfnissen des Patienten angepaßte Mischlösung realisierbar. In vielen Fällen reicht allerdings eine standardisierte Ernährung aus. Eine exakt bilanzierte Ernährung ist nur bei schwerkranken Patienten angezeigt, die über einen längeren Zeitraum ausschließlich parenteral ernährt werden müssen. Bei der Herstellung der Mischlösungen sind neben einer physikalischen Instabilität der parenteralen Fettemulsion auch chemische Vorgänge wie die Maillard-Reaktion oder die Auskristallisation von Calciumphosphat zu beachten. Letztgenanntes ist insbesondere für den Bereich der Pädiatrie wichtig, da dort sehr viel höhere Calciumkonzentrationen eingesetzt werden müssen.
Der tägliche Flüssigkeitsbedarf eines Erwachsenen liegt im Bereich von 35 bis 40 ml/kg KG, so daß bei einem Körpergewicht von 75 kg ein Infusionsvolumen von ca. 2,5 bis 3 Litern resultiert.

17.3.1 Fette

Bsp.: Abbolipid®, Intralipid®, Lipofundin® MCT, Lipovenös®

Fette werden in Form parenteraler Fettemulsionen neben Kohlenhydraten als Energieträger in der totalen parenteralen Ernährung eingesetzt, wobei 40-50% des Energiebedarfs durch Fette gedeckt werden sollten. Der tägliche Bedarf eines Erwachsenen liegt bei ca. 1 g (bis maximal 2 g) pro kg Körpergewicht. Parenterale Fettemulsionen bieten hinsichtlich der Ernährung diverse Vorteile [3]:

- Zufuhr von essentiellen Fettsäuren
- Hohe Energiedichte (1 g Fett = 9,3 kcal, 1 g Kohlenhydrate = 4,1 kcal [8])
- Verringerung der Kohlenhydratbelastung
- Verringerung der osmotischen Belastung
- Möglichkeit der periphervenösen Applikation
- Möglichkeit der Zufuhr von fettlöslichen Vitaminen

Durch die Verringerung der osmotischen Belastung ist es möglich, auch vergleichsweise hochkalorische Mischungen periphervenös zu applizieren. Lösungen bis 800 mosmol können auch periphervenös appliziert werden. Ab einer Osmolarität von 1000 mosmol ist eine zentralvenöse Applikation (Cava-Katheter) zwingend erforderlich [3]. Den Vorteilen steht aber auch ein entscheidender Nachteil gegenüber. Die physikalische Stabilität parenteraler Fettemulsionen wird durch das Mischen insbesondere mit Elektrolyten stark vermindert, so daß die Herstellung von kompletten Mischungen in Abhängigkeit von der Zusammensetzung problematisch sein kann. Parenterale Fettemulsionen weisen für sich allein betrachtet eine physikalische Stabilität über mehrer Jahre auf [9].

Für die parenterale Ernährung werden praktisch von jedem Hersteller 10%ige und 20%ige Fettemulsionen angeboten. Als Ölkomponente wird überwiegend Sojaöl verwendet. In Lipofundin® MCT wurde die Hälfte des Sojaöls durch mittelkettige Triglyceride (MCT) ersetzt, die einen anderen Metabolismus aufweisen. Mittelkettige Triglyceride werden im Vergleich zu den langkettigen Triglyceriden (LCT) schneller und vollständiger oxidiert. Dies liegt unter anderem daran, daß der menschliche Organismus die Fettsäuren der mittelkettigen Triglyceride nicht speichern kann [10, 11, 12]. Langkettige Fettsäuren haben praktisch einen Depoteffekt, der sich allerdings auch nachteilig in Form einer Leberverfettung auswirken kann. Bei der Verwendung reiner MCT-Emulsionen sind Nebenwirkungen beschrieben worden, die auf das verwendete Öl zurückgeführt werden müssen [13]. Bedingt durch die schnelle Freisetzung der mittelkettigen Fettsäuren kommt es zur verstärkten Bildung von Ketokörpern, die eine metabolische Acidose verursachen können [14, 15]. Hinzu kommt, daß mit reinen MCT-Emulsionen dem Organismus keine ungesättigten, essentiellen Fettsäuren zugeführt werden können, die bei der totalen parenteralen Ernährung in ausreichender Menge verabreicht werden müssen. Das in Abbolipid teilweise enthaltene Saflоröl besteht zu ca. 70% aus Linolsäure und ca. 10% aus Linolensäure, womit der Gehalt an mehrfach ungesättigten Fettsäuren im Vergleich zu Sojaöl höher ist. Sojaöl enthält nur ca. 50% Linolsäure und ca. 7% Linolensäure [16, 17, 18]. Langkettige, mehrfach ungesättigte Fettsäuren werden über die Arachidonsäurekaskade zu verschiedenen Prostaglandinen bzw. Leukotrienen verstoffwechselt. Im Unterschied zu Omega-6-Fettsäuren (z.B. Linolsäure) wird für Omega-3-Fettsäuren (z.B. Linolensäure) eine antiinflammatorische Wirkung beschrieben, die auf eine unterschiedliche

Verstoffwechselung zurückgeführt werden kann [19]. Es bestehen Bestrebungen, mit Omega-3-Fettsäuren angereicherte parenterale Fettemulsionen in den Handel zu bringen. Zur Stabilisierung des hochdispersen Systems wird in der Regel Lecithin in einer Konzentration von 1,2% eingesetzt. Das ebenfalls enthaltene Glycerol dient der Isotonisierung.

17.3.2 Kohlenhydrate

Bsp.: Glucose 5 / 10 / 20 / 40 / 50 / 70 Braun, Glucose 5 / 10 / 20 / 40 / 50 pfrimmer, Glucosteril® Traubenzuckerlösung 5% / 10% / 20%, Xylit 5% Braun, Xylit 10 pfrimmer

Kohlenhydrate sind praktisch der wichtigste Energielieferant für den menschlichen Organismus. Neben Glucose wird auch noch der Zuckeralkohol Xylitol verwendet. Xylitol wird insulinunabhängig verstoffwechselt, was insbesondere posttraumatisch auf Grund der gestörten Stoffwechsellage von großer Bedeutung ist, um eine ausreichende Energiezufuhr zu gewährleisten. Es ist zu beachten, daß Glucose für einige Zellen essentiell ist und es bei einer zu hohen Dosierungen des Zuckeralkohols zu Nebenwirkungen kommen kann. Bei Verwendung eines Kohlenhydratgemisches empfiehlt sich eine Glucose-Xylitol-Kombination im Verhältnis von 2:1. Der tägliche Bedarf eines Erwachsenen liegt für Glucose bei ca. 4 g (bis maximal 6 g) pro kg Körpergewicht. Für Xylitol wurde eine Tageshöchstdosis von 3 g pro kg Körpergewicht festgelegt [3]. Glucose-Lösungen werden je nach Hersteller in sehr unterschiedlichen Konzentrationen angeboten (5%, 10%, 20%, 40%, 50% oder 70%), Xylitol-Infusionslösungen stehen nur in den geringen Konzentrationen zur Verfügung. Fructose und Sorbit, die noch bis zu Beginn der 90er Jahre zur parenteralen Ernährung eingesetzt wurden, sind 1994 vom damaligen Bundesgesundheitsamt wegen der Gefahr einer sogenannten Fructoseintoleranz für die parenterale Anwendung negativ beurteilt worden. Bei der Fructoseintoleranz handelt es sich um einen vererblichen Enzymdefekt, der unter der Infusion von Fructose oder Sorbit zum Tode führen kann.

17.3.3 Aminosäuren

Bsp.: Aminoplasmal®, Aminosteril®, Intrafusin®, Nephroplasmal®, Nephrosteril®, Aminoplasmal® Hepa, Aminosteril® Hepa, Hepar pfrimmer

Aminosäuren als Grundbausteine der Eiweiße dienen dazu, die Funktion der Eiweiße im Körper aufrechtzuerhalten bzw. wiederherzustellen. Da der Organismus sich die Eiweiße aus den Grundbausteinen selbst aufbaut, ist es zweckmäßig, direkt die Aminosäuren zu applizieren. Dabei werden Lösungen eingesetzt, die das gesamte Spektrum der Aminosäuren beinhalten. In den Eiweißen kommen ausschließlich L-Aminosäuren

vor. D-Aminosäuren können zwar als Stickstoffquelle genutzt und sogar zu L-Aminosäuren metabolisiert werden, allerdings geht auf diesem Wege ein Teil der verabreichten Aminosäuren über die Niere verloren. Aus diesem Grunde werden fast ausschließlich L-Aminosäuren verwendet [20].
Ob bestimmte Zusammensetzungen der Aminosäurelösung für den Organismus wirklich vorteilhaft sind, wird kontrovers diskutiert [5, 6]. Mit Ausnahme einer Nieren- oder Leberinsuffizienz, für die es speziell zusammengesetzte Lösungen gibt (Nephroplasmal®, Nephrosteril®, Aminoplasmal® Hepa, Aminosteril® Hepa, Hepar pfrimmer), scheint die richtige Dosierung, d.h. Stickstoffmenge, wichtiger zu sein als geringe Unterschiede in der Zusammensetzung. Der tägliche Bedarf eines Erwachsenen wird mit ca. 0,8 g Aminosäuren pro kg Körpergewicht angegeben. Im posttraumatischen Zustand kann der Bedarf auf Grund der erhöhten Stickstoffausscheidung bis auf maximal 2 g steigen. Die Konzentration der Aminosäuren in den Infusionslösungen liegt je nach Präparat zwischen 5 und 15%.

17.3.4 Elektrolyte

Bsp.: Addel®, Tracitrans®, Konzentrate einzelner Salze

Die für den Organismus wichtigsten Kationen sind Natrium-, Kalium-, Calcium- und Magnesiumionen, wobei die einwertigen Ionen in sehr viel höheren Konzentrationen appliziert werden müssen. Bei den Anionen sind Chlorid und Phosphat zu nennen (s. Tab. 17.1). Elektrolyte stehen in Form von Konzentraten einzelner Salze oder aber auch als konzentrierte Lösungen verschiedener Salze (z.B. Addel® oder Tracitrans®) zur Verfügung, die den Infusionslösungen zugesetzt werden. Diese Konzentrate muß man deutlich von isotonischen Lösungen (z.B. Ringerlösung) abgrenzen, die zur kurzzeitigen Volumensubstitution verwendet werden. Insbesondere bei einer längerdauernden totalen parenteralen Ernährung müssen die Elektrolyte sehr individuell dosiert werden.

17.3.5 Vitamine und Spurenelemente

Bei einer länger andauernden, totalen parenteralen Ernährung muß der Patient auch mit einer ausreichenden Menge an Vitaminen und Spurenelementen versorgt werden. Nicht nur durch eine unzureichende Gabe von Vitaminen sondern auch von Spurenelementen kann es während einer parenteralen Ernährung zu Mangelerscheinungen kommen. So wurden beispielsweise für Zn^{2+} vielfach Mangelsyndrome beschrieben, die durch eine parenterale Applikation dieses Spurenelementes ausgeglichen werden

Tab. 17.1: Täglicher Elektrolytbedarf eines Erwachsenen nach [3] (Die Berechnungen der Konzentration in der TPN-Mischung basieren auf einem Körpergewicht von 75 kg und einem täglichen Infusionsvolumen von 2,5 bis 3 l.)

	tägl. Bedarf [mmol/kg KG]	Konz. in der TPN-Mischung [mmol/l]
Na^{+}	1,0 - 3,0	30 - 90
K^{+}	0,7 - 1,0	20 - 30
Ca^{2+}	0,11	~ 3
Mg^{2+}	0,11	~ 3
Chlorid	1,2 - 1,7	30 - 50
Phosphat	0,7	~ 20

konnten [21]. Die Empfehlungen bzw. Angaben zur Substitution von Spurenelementen in der parenteralen Ernährung eines Erwachsenen sind sehr unterschiedlich. Spurenelemente werden in der Regel als Kombinationslösungen mit anderen Bestandteilen der parenteralen Ernährung angeboten. Zur Vitaminsubstitution können Injektionslösungen handelsüblicher Vitaminpräparate verwendet werden (z.B. Multibionta® zur Infusion).

17.3.6 Kombinationslösungen

Für die parenterale Ernährung sind auch industriell hergestellte Kombinationslösungen erhältlich, die sehr unterschiedlich zusammengesetzt sein können. Im Sinne der Roten Liste [22] versteht man darunter Mischungen aus Aminosäuren, Kohlenhydraten und Elektrolyten. Es werden aber auch Mischungen aus Kohlenhydraten + Elektrolyten, Aminosäuren + Elektrolyten oder Aminosäuren + Kohlenhydraten angeboten, die man auch als Kombinationslösungen bezeichnen könnte. Teilweise sind auch noch Spurenelemente enthalten. Eine Auflistung - auch einer Auswahl - ist auf Grund der Vielfalt der Präparate nicht erfolgt. Es bleibt allerdings festzuhalten, daß parenterale Fettemulsionen bedingt durch die physikalische Stabilität der Emulsionstropfen nicht in Kombination mit anderen Bestandteilen angeboten werden können. Komplette TPN-Mischungen können nur kurzfristig gelagert werden.

17.4 Herstellung von TPN-Mischungen

Eine industrielle Herstellung von TPN-Mischungen ist auf Grund von chemischen und physikalischen Instabilitäten nicht möglich, was auch für die gut untersuchten standardisierten Regime gilt. Hinzu kommt teilweise die Notwendigkeit einer patientenindividuellen Dosierung der Bestandteile. Somit müssen die Bestandteile in der Klinik selbst gemischt werden. Aus Gründen der Arzneimittelsicherheit sollten TPN-Mischungen unter aseptischen Bedingungen, d.h. unter einer Laminar-Air-Flow-Bank (LAF), zubereitet werden [23].

Die Befüllung der Infusionsbeutel kann durch die sogenannte Schwerkraftbefüllung erfolgen. Dazu werden die benötigten Infusionslösungen und parenteralen Fettemulsionen aufgehängt und über ein Zuleitungssystem mit dem Infusionsbeutel verbunden. Diese zeitaufwendige Methode kann mittels Vakuumkammer, in die der Infusionsbeutel gelegt wird, beschleunigt werden. Es bleiben allerdings die Nachteile, daß Teilmengen nur sehr ungenau und umständlich entnommen werden können, und daß der Mischungsvorgang für eine abschließende Kontrolle nicht automatisch dokumentiert werden kann. Heutzutage gibt es verschiedene vollautomatische Systeme, an die bis zu sechs Infusionsflaschen angeschlossen werden können. Aus den Infusionsflaschen wird das gewünschte Volumen millilitergenau mit Hilfe von Pumpen entnommen und in den angeschlossenen Infusionsbeutel gegeben. Teilweise wird das entnommene Volumen zusätzlich durch Wägung kontrolliert. Der Ablauf des Mischungprozesses kann ausgedruckt und somit dokumentiert werden. Die Entnahme von Teilmengen ist problemlos möglich.

Bei der Herstellung der TPN-Mischungen wird empfohlen, die Fettemulsion als letzte Komponente zuzugeben [24]. Dadurch wird das Zetapotential der Fetttröpfchen am wenigsten beeinflußt. Durch die nachträgliche Zugabe einer Elektrolytlösung oder einer hochkonzentrierten Glucoselösung mit einem recht niedrigen pH-Wert kann es an der Eintropfstelle zu einer vorübergehenden Erniedrigung des Zetapotentials und somit zu einer physikalischen Instabilität der Fettemulsion kommen.

Zu den wichtigsten Inkompatibilitäten der fettemulsionsfreien Mischung zählen die Maillard-Reaktion und das Ausfallen von Calciumphosphat. Beide Reaktionen sind stark von der Konzentration, aber auch von der Temperatur und dem pH-Wert abhängig. Bei der patientenindividuellen Herstellung der TPN-Mischungen in der Klinik ist die Maillard-Reaktion unbedeutend, da es je nach Zusammensetzung und Lagerungstemperatur erst nach 4 bis 8 Wochen zu einer leichten Gelbfärbung kommt, die den Ablauf der Reaktion anzeigt [25, 26]. Auf Grund des Elektrolytbedarfs eines Erwachsenen ist noch nicht mit der Auskristallisation von Calciumphosphat zu rechnen. Bei der Herstellung der TPN-Mischung sollten die calcium- und phosphathaltigen Konzentrate allerdings zuvor getrennt verdünnt werden, damit es nicht lokal zu sehr hohen Konzentrationen kommt. Problematisch wird es hingegen bei TPN-Mischungen für die Pädiatrie, da insbesondere Säuglinge und Kleinkinder einen sehr viel höheren Calciumbedarf haben als Erwachsene.

Danksagung

Mein Dank gilt an dieser Stelle Herrn Dr. Dr. D. Wichelhaus, B. Braun Melsungen AG, für die freundliche Unterstützung und hilfreiche Diskussion einiger Fragen.

17.5 Literatur

[1] Pschyrembel Klinisches Wörterbuch, 255. Auflage, Walter de Gruyter Berlin (1986)

[2] Mutschler, E., Arzneimittelwirkungen: Lehrbuch der Pharmakologie und Toxikologie, 7. Auflage, Wissenschaftliche Verlagsgesellschaft Stuttgart (1996)

[3] ADKA-Ausschuß für Klinische Pharmazie (Hrsg.), Mischlösungen zur parenteralen Ernährung („Praxis der Klinischen Pharmazie", Band 2), Deutscher Apotheker Verlag Stuttgart (1993)

[4] Juchli, L., Krankenpflege - Praxis und Theorie der Gesundheitsförderung und Pflege Kranker, 5. Auflage, Georg Thieme Verlag Stuttgart (1987)

[5] B. Braun Melsungen AG, Parenterale Ernährung: Ein kurzer Leitfaden, Nr. 14, (1994)

[6] Schmitz, J.E., Dölp, R., Altemeyer, K.-H., Grünert, A., und Ahnefeld, W.F., Parenterale Ernährung: Stoffwechsel und Substrate, Arzneimitteltherapie 3, 162-172, (1985)

[7] B. Braun Melsungen AG, Mischlösungen für die parenterale Ernährung: Klinische Aspekte, Anforderungen, Herstellung (1996)

[8] Thews, G., Mutschler, E., und Vaupel, P., Anatomie, Physiologie, Pathophysiologie des Menschen, 3. Auflage, Wissenschaftliche Verlagsgesellschaft Stuttgart (1989)

[9] Schuhmann, R., Physikalische Stabilität parenteraler Fettemulsionen - Entwicklung eines Untersuchungsschemas unter besonderem Aspekt analytischer Möglichkeiten, Dissertation, Freie Universität Berlin (1995)

[10] Bach, A.C., Frey, A., und Lutz, O., Clinical and experimental effects of medium chain triglyceride based fat emulsions - a review, Clin. Nutr. 8, 223-235 (1989)

[11] Eckart, J., Adolph, M., Mühlen, U., und van der Naab, V., Fat emulsions containing medium chain triglycerides in parenteral nutrition of intensive care patients, J. Parent. Ent. Nutr. 4, 360-366 (1980)

[12] Schricker, Th., Bedeutung der Fette als Energieträger, Membranbausteine und Immunmodulatoren in der parenteralen Ernährung, Anästhesiol. Intensivmed. Notfallmed. Schmerzther. 28, 240-243 (1993)

[13] Niemann, W., und Nehne, J., Fettemulsionen für parenterale Ernährung, Offenlegungsschrift des Deutschen Patentamtes DE 3131460 A1 (1983)

[14] Guisard, D., und Debry, G., Metabolic effects of a medium-chain triglyceride emulsion injected intravenously in man, Horm. Metab. Res. 4, 509 (1972)

[15] Karlson, P., Kurzes Lehrbuch der Biochemie für Mediziner und Naturwissenschaftler, 12. Auflage, Georg Thieme Verlag Stuttgart (1984)

[16] Burchart, G.J., Whitington, P.F., Halbrehder, D.K., und Helms, R.A., Triglyceride and fatty acid clearence in neonates following safflower oil emulsions infusion, J. Parent. Ent. Nutr. 7, 251-253 (1983)

[17] Coran, A.G., Drongowski, R., Sarahan, T.M., und Wesley, J.R., Comparison of a new 10% and 20% safflower oil fat emulsion in pediatric parenteral nutrition, J. Parent. Ent. Nutr. 5, 236-239 (1981)

[18] Wagner, H., Pharmazeutische Biologie, Drogen ind ihre Inhaltsstoffe, 3. Auflage, Gustav Fischer Verlag Stuttgart (1985)

[19] Bell, S.J., Mascioli, E.A., Bistrian, B.R., Babayan, V.K., und Blackburn, G.L., Alternative lipid sources for enteral and parenteral nutrition: Long- and medium-chain triglycerides, structured triglycerides and fish oils, J. Am. Diet. Assoc. 91, 74-78 (1991)

[20] Fresenius AG, Infusionstherapie und klinische Ernährung, med.-wiss. Abteilung der Fresenius AG, 16. Auflage (1989)

[21] Seeling, W.-D., und Ahnefeld, F.W., Störungen des Wasser-, Elektrolyt-, und Säuren-Basen-Status, Wissenschaftliche Verlagsgesellschaft Stuttgart (1988)

[22] Rote Liste 1995, Bundesverband der Pharmazeutischen Industrie, Editio Cantor Verlag, Aulendorf (1995)

[23] Allwood, M.C., Compatibility and stability of TPN mixtures in big bags, J. Clin. Hosp. Pharm. 9, 181-198 (1984)

[24] Semler, P., und Sommermeyer, K., Bedeutung der Kompatibilität von Mischlösungen mit Fettemulsionskomponenten für die parenterale Ernährung, Infusionstherapie 14, 274-282 (1987)

[25] Huber, B., Krämer, H., Ledl, F., und Vogel, L., Maillard-Produkte, Krankenhauspharmazie 10, 168-172 (1989)

[26] Nordfjeld, K., Rasmussen, M., und Guano Jensen, V., Storage of mixture for total parenteral nutrition - long-term stability of a total parenteral nutrition mixture, J. Clin. Hosp. Pharm. 8, 265-274 (1983)

Anschrift des Autors:

Dr. Raimund Schuhmann

KVP Pharma- und Veterinär-Produkte GmbH

Projensdorfer Str. 324

D-24106 Kiel

18 Parenterale Fettemulsionen als Arzneistoffträger

Dr. J. Schmitt, B. Braun Melsungen AG

Beispiele für Handelspräparate

Diazepam-®Lipuro; Etomidat-®Lipuro; Disoprivan®; Lipotalon®; Stesolid®

18.1 Eignung von O/W-Emulsionen als Wirkstoffträger

O/W-Emulsionen zur intravenösen Applikation, sog. „Fettemulsionen", werden bereits seit einigen Jahrzehnten erfolgreich in der klinischen Ernährung eingesetzt (1). Die stoffliche Zusammensetzung, Herstellung und Stabilität dieser parenteralen Fettemulsionen sind gut dokumentiert und genügen höchsten pharmazeutischen Qualitätsansprüchen (2, 3, 4). In einigen neueren Publikationen sind wichtige physikochemische Parameter, wie z. B. mittlerer Teilchendurchmesser, Teilchengrößenverteilung, Oberflächenpotential, Partikelstruktur, als auch Wechselwirkungen mit Serumbestandteilen, die wesentlich sind für die Eignung der Fettemulsionen als Wirkstoffträger, näher charakterisiert (5, 6, 7, 8). Diese beispielhaft für eine große Anzahl von Arbeiten zur Charakterisierung von parenteralen Fettemulsionen herausgegriffenen Untersuchungen zeigen, daß es sich bei den Fettemulsionen um eine gut etablierte und sichere Arzneiform handelt, die sich aufgrund ihres strukturellen Aufbaus, ihrer physikochemischen Eigenschaft und ihres in vivo-Verhaltens als Träger für in Wasser schwerlösliche und/oder wasserunlösliche Wirkstoffe einsetzen läßt.

18.2 Vorteile durch den Einsatz parenteraler Fettemulsionen

Die Vorteile, die sich aus dem Einsatz von parenteralen Fettemulsionen als Träger von lipophilen Wirkstoffen ergeben, lassen sich, vereinfacht ausgedrückt, im wesentlichen in zwei Bereiche aufteilen:
Für den Pharmazeuten ergibt sich die Möglichkeit wasserunlösliche bzw. schwerlösliche Wirkstoffe in einer sicheren Arzneiform, die auf einer ausgereiften Herstellungstechnologie beruht, für parenterale Applikationen herzustellen. Dem Anwender (Arzt) können damit Arzneimittel zur Verfügung gestellt werden, die sich zum Teil sonst nicht parenteral oder intravenös applizieren lassen oder sich nur durch den Einsatz von Lösungsvermittlern, wie z. B. Propylenglykol oder Cremophor® für

parenterale Anwendungen verfügbar machen lassen (9). Dabei sind es gerade solche Lösungsmittel und Lösungsvermittler, die bei intravenöser Verabreichung der entsprechenden Arzneimittel zu Unverträglichkeitsreaktionen, wie Venenreizung und Thrombophlebitis, führen können (10, 11). Demgegenüber zeichnen sich die als Wirkstoffträger für die Arzneistoffe Diazepam, Etomidat und Propofol eingesetzten handelsüblichen Fettemulsionen Lipofundin-®MCT und Intralipid® durch ihre gute Verträglichkeit und Unbedenklichkeit aus (2, 12), die sie im Indikationsgebiet der klinischen Ernährung schon seit vielen Jahren unter Beweis stellen (13).

18.3 Anästhetika in wirkstoffhaltigen Fettemulsionen

Aufgrund ihres Wirkorts (ZNS) und der damit notwendigen Voraussetzung der Passage durch die Blut-Hirn-Schranke, haben die meisten Anästhetika eher einen lipophilen Stoffcharakter und eignen sich daher besonders für einen Einbau in die Ölphase einer Fettemulsion. Es ist daher nicht verwunderlich, daß es sich bei den derzeit erfolgreichsten, im Handel befindlichen wirkstoffhaltigen Fettemulsionen Diazepam-®Lipuro, Etomidat-®Lipuro und Disoprivan® um Arzneimittel für den Einsatz in der Anästhesie handelt. Alle drei Wirkstoffe sind praktisch nicht wasserlöslich, erst durch den Einsatz von parenteralen Fettemulsionen wurden Arzneimittel erhalten, die einen intravenösen Einsatz ohne größere Nebenwirkungen erlauben (2, 14).
Besonders anschaulich wird der positive Einfluß der Fettemulsion als Wirkstoffträger im Falle des Etomidats, wo durch den Einsatz der Fettemulsion Lipofundin® MCT 20% eine deutliche Verbesserung hinsichtlich der Venenverträglichkeit, bei unveränderter Pharmakokinetik und Pharmakodynamik, erreicht wurde (12, 15, 16, 17).
Bei den hier angeführten Produkten ist keine Beeinflussung der Wirksamkeit und pharmakokinetischer Parameter der Wirkstoffe durch die Fettemulsion festzustellen, trotzdem sollte dies bei einem Wechsel der galenischen Form durch eine Bioäquivalenzuntersuchung abgeklärt werden.

18.4 Herstellung und Stabilitätsuntersuchungen wirkstoffhaltiger Fettemulsionen

Prinzipiell lassen sich wirkstoffhaltige Fettemulsionen nach zwei Methoden herstellen, die als De-Novo-Herstellung und In-Situ-Herstellung bezeichnet werden (2). Bei der In-situ-Herstellung wird der entsprechende Wirkstoff in eine handelsübliche Fettemulsion eingebracht, und es wird versucht, diesen durch Mischen, Rühren etc. in der Ölphase zu solubilisieren (18). Diese Methode eignet sich nur in wenigen Fällen

zur Herstellung eines sicheren Arzneimittels von gleichbleibender und reproduzierbarer Qualität und ist deshalb nicht geeignet wirkstoffhaltige Fettemulsionen im industriellen Maßstab herzustellen (2).
Bei der De-Novo-Herstellung wird der Wirkstoff (z. B. Etomidat) in der Ölphase der Emulsion gelöst und nach Zugabe des Emulgators (z. B. Eilecithin) durch eine Hochdruckhomogenisierung die wirkstoffhaltige Fettemulsion gebildet. Der Herstellungsprozeß ist in seinen wesentlichen Schritten identisch mit dem der Herstellung von Fettemulsionen zur parenteralen Ernährung (19).
Zum Einsatz bei der Herstellung der wirkstoffhaltigen O/W-Emulsion eignen sich auch deshalb prinzipiell alle Ausgangsmaterialien, die bei der Herstellung von Fettemulsionen zur klinischen Ernährung benutzt werden (1, 3).
Als Öle werden bevorzugt Sojaöl (langkettige Triglyceride, LCT) und fraktioniertes Kokosöl (mittelkettige Triglyceride, MCT) und Mischungen aus LCT- und MCT-Ölen eingesetzt. Wobei sich die MCT-Öle durch ihre unterschiedliche physiko-chemischen Eigenschaften im Vergleich zu den LCT-Ölen, wie z. B. niedrigere Viskosität, höhere Dichte, niedrigere Hydrophobie besonders zur Solubilisierung von schwerlöslichen Wirkstoffen eignen (20).
Daneben können auch noch andere hydrophobe, ölartige Substanzen eingesetzt werden, wie z. B. Fettsäurealkylester (insbesondere Ölsäureethylester) und acetylierte Monoglyceride (21, 22).
Üblicherweise beträgt der Ölanteil in den Fettemulsionen 10 - 20 %. Als Emulgatoren kommen Lecithine natürlicher Herkunft (Ei, Sojabohne) in Konzentrationen von 5 - 20 mg/ml Emulsion zum Einsatz. Als Isotonisierungsmittel dienen Glycerol und Xylit. Die Wirkstoffmenge, die in der Ölphase der Emulsion gelöst werden kann, ist direkt abhängig von den physikalisch-chemischen Eigenschaften der Substanz und des Lösungsvermögens des ausgewählten Öls oder der Öl-Mischung. Die exakte Menge an Wirkstoff wird in separat durchzuführenden Löslichkeitsuntersuchungen ausgetestet. Aus Stabilitätserwägungen geht man heute davon aus, daß die maximale Wirkstoffkonzentration 50 % des Fettanteils der Emulsion nicht übersteigen sollte.
Die Wirkstoffkonzentrationen der beschriebenen Produkte liegen bei 2 mg/ml (Etomidat-®Lipuro), 5 mg/ml (Diazepam-®Lipuro) und 10 mg/ml (Disoprivan®).
Die Stabilitätsuntersuchungen müssen nach den allgemeinen Kriterien für parenterale Fettemulsionen (z. B. Teilchengröße, - verteilung, pH etc.) und wirkstoffspezifischen Parametern (Abbauprodukte) durchgeführt werden. Ein destabilisierender Einfluß des Wirkstoffs auf die Fettemulsion ist an Veränderungen des mittleren Teilchendurchmessers (in der Regel 200 - 300 nm) und drastischen Änderungen des pH-Wertes (im allgemeinen 7,0 - 8,5) zu erkennen. Gute Übersichten über die Art und Methodik von durchzuführenden Stabilitätsuntersuchungen sind in der einschlägigen Literatur zu finden (6, 7). Die Haltbarkeitsdauer von Fettemulsionen liegt bei mindestens 2 Jahren

bei einer Lagerungstemperatur von 25° C (Raumtemperatur). Der Einfluß des Wirkstoffes auf die Stabilität der wirkstoffhaltigen Fettemulsion ist im allgemeinen eher gering. Tritt jedoch eine Destabilisierung der Fettemulsion durch die Aufnahme eines Wirkstoffes in die Ölphase auf, ist dies meistens schon direkt nach dem Homogenisierungsprozeß durch ein Brechen der Emulsion zu erkennen.
Einen weiteren kritischen Punkt im gesamten Herstellungsverfahren stellt die bei parenteralen Fettemulsionen notwendige Sterilisation des Fertigproduktes bei 121° C dar. Dadurch kann es bei hitzelabilen Wirkstoffen zu Abbau- oder Zersetzungsreaktionen kommen, die in einigen Fällen zu einer Abscheidung des Wirkstoffes aus der Ölphase und eventuell anschließender Präzipitation führen können.
Als generelle Vorgehensweise für die Formulierung wirkstoffhaltiger Fettemulsionen sollten die folgenden Punkte beachtet werden:

1. Stabilität des ausgewählten Wirkstoffes unter den durchzuführenden Sterilisationsbedingungen für Fettemulsionen.
2. Löslichkeit des Wirkstoffes in der Ölphase der Fettemulsion in der gewünschten Konzentration.
3. Kompatibilität und Stabilität von Wirkstoff und Fettemulsion während des Herstellungsprozesses und der Lagerung.
4. Potentielle Abbauprodukte des Wirkstoffes, die während des Homogenisierungs- und Sterilisationsprozesses entstehen können.
5. Aufbau einer Analytik zur Bestimmung des Wirkstoffes und dessen Abbauprodukten in der Fettemulsion.

Erfahrungsgemäß läßt sich die Eignung eines bestimmten Wirkstoffes zur Solubilisierung in der Ölphase einer Fettemulsion nur annähernd aus den zur Verfügung stehenden physikalisch/chemischen Kenndaten, wie z. B. den Verteilungskoeffizienten in Wasser-Lösungsmittelgemischen oder der Löslichkeit in organischen Lösungsmitteln abschätzen, so daß für eine endgültige Bewertung mindestens eine Überprüfung der Öllöslichkeit oder die Herstellung von Testemulsionen durchgeführt werden sollte.
Die sich daran anschließenden Kompatibilitäts- und Stabilitätsuntersuchungen lassen eine endgültige Bewertung darüber zu, ob ein Wirkstoff in der Arzneiform Fettemulsion realisiert werden kann.

18.5 Zusammenfassung, Überblick

Auf Basis der aus pharmazeutisch-technologischer Sicht ausgereiften und etablierten Methodik zur Herstellung von parenteralen Fettemulsionen steht eine Darreichungsform zur Verfügung, die es möglich macht, in Wasser schwerlösliche Wirkstoffe für

parenterale Applikationen bereitzustellen bzw. bekannte Arzneimittel in einer neuen und aufgrund ihrer guten Verträglichkeit vorteilhaften Arzneiform anzubieten. Die beschriebenen Produkte Diazepam-®Lipuro, Etomidat-®Lipuro und Disoprivan® verdeutlichen die Möglichkeiten der parenteralen Fettemulsionen als Arzneistoffträger. In diesem Zusammenhang ist besonders auf die aus dem jahrelangen Einsatz in der klinischen Ernährung gewonnenen Erkenntnise zur Sicherheit und Unbedenklichkeit dieser Arzneiform hinzuweisen.
Bei Beachtung der oben beschriebenen Herstellungs- und Auswahlkriterien sind sicherlich noch eine ganze Reihe von Wirkstoffen in dieser Darreichungsform für parenterale Anwendungen zur Verfügung zu stellen (2, 3, 19).

18.6 Literatur

(1) **Geyer, R. P.; Watkin, D. M.; Matthews, L. W.; Stare, F. J.**; Parenteral Nutrition. XI. Studies with Stable and Unstable Fat Emulsions Administered Intravenously; **Proc. Exp. Biol., 77, 1951, 872-876**

(2) **Lucks, J.-S.; Müller, B. W.**; Parenterale Fettemulsionen - Struktur, Stabilität, Verwendung und In-vivo-Schicksal; **Krankenhauspharmazie, 15. JG, Nr. 2, 1994, 51-57**

(3) **Hansrani, P. K.; Davis, S. S.; Groves, M. J.**; Parenteral Fundamentals - The Preparation and Properties of Sterile Intravenous Emulsions; **Journal of Parenteral Science and Technology, Vol. 37, No. 4, July-August 1983, 145-150**

(4) **Nehne, J.**; Herstellung, Güteprüfung sowie Handhabung von MCT-haltigen Fettemulsionen; **Beitr. Infusionstherapie klin. Ernährung, Vol. 20, 10-19 (Karger, Basel 1988)**

(5) **Westesen, K.; Wehler, T.**; Physicochemical Characterization of a Model Intravenous Oil-in-Water Emulsion; **Journal of Pharmaceutical Sciences, Vol. 81, No. 8, August 1992, 777-786**

(6) **Komatsu, H.; Kitajima, A.; Okada, S.**; Pharmaceutical Characterization of Commercially Available Intravenous Fat Emulsions: Estimation of Average Particle Size, Size Distribution and Surface Potential Using Photon Correlation Spectroscopy; **Chemical and Pharmaceutical Bulletin, Vol. 43, No. 8, 1995, 1412 - 1415**

(7) **Yamaguchi, T.; Nishizaki, K.; Itai, S.; Hayashi, H.; Ohshima, H.**; Physicochemical Characterization of Parenteral Lipid Emulsion: Influence of Cosurfactants on Flocculation and Coalescence; **Pharmaceutical Research, Vol. 12, No. 9, 1995, 1273-1278**

(8) **Carstensen, H.; Müller, R. H.; Müller B. W.**; Particle size, surface hydrophobicity and interaction with serum of parenteral fat emulsions and model drug carriers as parameters related to RES uptake; **Clincial Nutrition, 11, 1992, 289-297**

(9) **Anschel, J.**; Lösungsmittel und Lösungsvermittler in Injektionen; **Pharmazeutische Industrie, 27, 1965, 781-787**

(10) **Graham, C. W.; Pagano, R. R.; Katz, R. L.**; Thrombophlebitis After Intravenous Diazepam - Can It Be Prevented? - **Anesthesia and Analgesia, Vol. 56, No. 3, May-June, 1977, 409-413**

(11) **Doenicke, A.; Nebauer, A. E.; Hoernecke, R.; Mayer, M.; Roizen, M. F.**; Osmolalities of Propylene Glycol-Containing Drug Formulations for Parenteral Use. Should Propylene Glycol Be used as a Solvent?; **Anesth. Analg., 75, 1992, 431-435**

(12) **Doenicke, A.; Kugler, A.; Vollmann, N.; Suttmann, H.; Taeger, K.**; Etomidat mit einem neuen Lösungsvermittler - Klinisch-experimentelle Untersuchungen zur Venenverträglichkeit und Bioverfügbarkeit; **Anaesthesist, 39, 1990, 475-480**

(13) **Eckart, J.; Wolfram, G.**; Fett in der parenteralen Ernährung 4 - experimentelle und klinische Aspekte MCT-haltiger Fettemulsionen; **Symposium Frankfurt/M., Oktober 1991, ISBN 3-88603-457-7**

(14) **Thorn-Alquist, A.-M.**; Parenteral Use of Diazepam in an Emulsion Formulation. A Clinical Study; **Acta anaesth. scand., 21, 1977, 400-404**

(15) **Suttmann, H.; Doenicke, A.; Kugler, J.; Laub, M.**; Eine neue Zubereitung von Etomidat in Lipidemulsion - Bioverfügbarkeit und Venenreizung; **Anaesthesist, 38, 1989, 421-423**

16) **Kulka, P. J.; Bremer, F.; Schüttler, J.**; Narkoseeinleitung mit Etomidat in Lipidemulsion; **Anaesthesist, 42, 1993, 205-209**

(17) **Altmayer, P.; Grundmann, U.; Ziehmer, M.; Larsen, R.**; Vergleichende Wirksamkeits- und Verträglichkeitsuntersuchung einer neuen galenischen Zubereitung von Etomidat; **Anästhesiol. Intensivmed. Notfallmed. Schmerzther., 28, 1993, 415-419**

(18) **Babl, J.; Doenicke, A.; Mönch, V.**; New formulation of Propofol in an LCT-MCT Emulsion - Approach to Reduce Pain on Injection; **EHP, Vol. 1, No. 1, January 1995, 15-21**

(19) **Prankerd, R. J.; Stella, V. J.**; The Use of Oil-in-Water Emulsions as a Vehicle for Parenteral Drug Administration; **Journal of Parenteral Science & Technology; Vol. 44, No. 3, May-June 1990, 139-149**

(20) **Europäische Patentanmeldung, Veröffentlichungsnummer: 0 143 305**

(21) **European Patent Specification, Publication Number: 0 353 267**

(22) **von Dardel, O.; Mebius, C.; Mossberg, T.; Svensson, B.**; Fat emulsion as a vehicle for Diazepam. A study of 9492 patients; **Br. J. Anaesth. 55, 1983, 41-47**

Anschrift des Autors:
Dr. Jürgen Schmitt
Sparte Pharma Hospital Drugs
B. Braun Melsungen AG
Carl-Braun-Str. 1
D-34212 Melsungen

19 Multiple Emulsionen vom Typ Wasser-in-Öl-in-Wasser (W/O/W) in Kosmetika

Dr. S. H. Gohla, Fa. Beiersdorf, Hamburg

Beispiele für Handelspräparate

La Prairies Time Management Moisturizer, Nivea® Visage Optimale 3, Nivea® Visage Optimale Eye Care, Eucerin Hydrobalance (in Vorbereitung)

19.1 Definition multipler Emulsionen

Als multiple Emulsionen werden komplexe Systeme bezeichnet, in denen Tröpfchen der dispergierten Phase selber zusätzlich kleinere Tröpfchen enthalten, die identisch mit oder verschieden von der kontinuierlichen Phase sind. Prinzipiell sind zwei Basisvarianten denkbar. Wasser-in-Öl-in-Wasser (W/O/W) bzw. (O/W/O).

19.2 Herstellungsverfahren

Das Phänomen der multiplen Tropfenbildung wurde zuerst von Boys 1890 beschrieben [1]. Trotz der wissenschaftlichen Abhandlung von Seifritz in 1925 zu diesem Thema, blieben multiple Emulsionen bis in die sechziger Jahre unseres Jahrhunderts eine Laborkuriosität [2]. 1965 wurde von Herbert, einem Endokrinologen, eine Methode zur verbesserten Verabreichung von Vaccinen, die bis dato nur in Form öliger bzw. wasser-in-ölartiger Formulierungen verabreicht werden konnten, auf Basis einer multiplen Emulsionstechnologie entwickelt [3]. Dieses sogenannte „Zweischrittverfahren" bedient sich zweier Emulgierschritte [Abb. 19.1]. In einem ersten Herstellungsschritt wird eine W/O Emulsion erzeugt, die in einem weiteren Emulgierschritt als Ölphase eingesetzt und mit einer weiteren Wasserphase, die einen hydrophilen Emulgator enthält, reemulgiert wird. Herbert konnte so die Patientencompliance bei der Vaccinierung deutlich erhöhen, da Systeme gebildet wurden, die nicht thrombotisch wirkten bzw. lokal unverträglich waren. Die Methode nach Herbert ist Basis der wesentlichen Publikationen, Patentanmeldungen und mechanistischen Untersuchungen zum Thema „Multiple Emulsionen".
Generell können multiple Emulsionen, insbesondere die vom Typ W/O/W, nach dem bereits beschriebenen „Zweischrittverfahren" sowie nach verschiedenen „Einschritt-

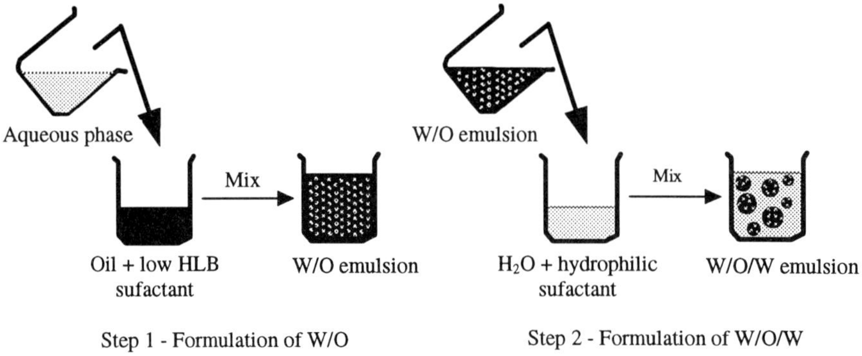

Abb. 19.1: Zweischritttechnologie nach Herbert et al. Eine primäre Wasser-in-Öl-Emulsion (W/O) wird als Ölphase für einen weiteren Emulgierschritt verwendet. Die W/O wird mit einer Wasserphase, die einen hydrophilen Emulgator enthält in eine Wasser-in-Öl-in-Wasser-Emulsion (W/O/W) umgesetzt.

verfahren" hergestellt werden. So können W/O/W Emulsionen aus multilamellaren Gelnetzwerkstrukturen entstehen, wenn spezifische, quellbare Emulgatoren eingesetzt und unter Einsatz polarer Ölkomponenten schwach geschert werden [4]. Die so erhaltenen multiplen Emulsionen bestehen aus großen Öltropfen mit unregelmäßiger Form, zeigen eine nur mittelmäßig ausgeprägte Tröpfchenmultiplizität[1], sind sehr scherstressempfindlich und daher sehr schwer großtechnisch herzustellen.
Ein weiteres Verfahren basiert auf der „Direktemulgierung", der sogenannten „Oleosomenformierung" [5]. Als „Oleosomen" werden die spiegeleierartigen Gelnetzwerkstrukturen bezeichnet, die sich beim Abkühlprozeß um die primären Öltropfen ausbilden. Prinzipiell können bei dieser Herstellungstechnologie einerseits der einzusetzende hydrophile bzw. lipophile Emulgator in die Ölphase eingesetzt werden, bzw. der hydrophile Emulgator in Form einer Suspension in die Wasserphase eingebracht werden, wobei der lipophile Emulgator vorzugsweise in der polaren Ölphase verbleibt [6]. Beide Technologien ergeben multiple Emulsionen mit guter Tröpfchenmultiplizität, allerdings der Tendenz, während der Lagerung in „einfache" Öl-in-Wasser Emulsionen umzuschlagen, d.h. die Tropfen verlieren ihre Multiplizität. Diese Methode erlaubt die Herstellung von W/O/W Emulsionen in einem Maßstab von bis zu 50 kg. Ihr Nachteil besteht in der Scherstreßempfindlichkeit, die eine Zerstörung der Systeme beim Abkühlvorgang bedingt.

---

[1] $\text{Multiplizität [\%]} = \dfrac{\text{Anzahl multipler Tropfen}}{\text{Anzahl einfacher Tropfen}} \times 100$

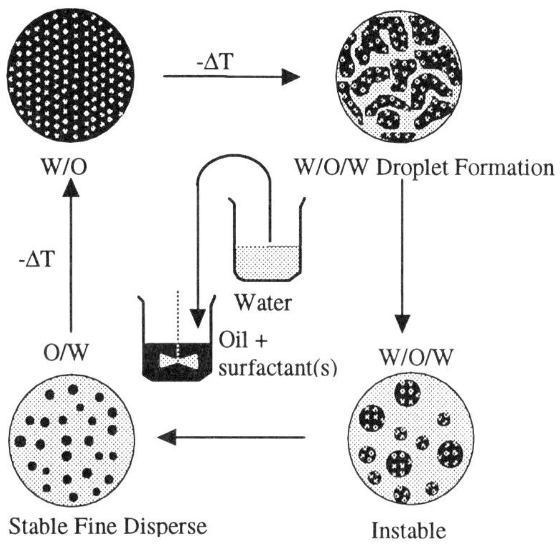

Abb. 19.2: W/O/W-Emulsionen entstehen spontan als Zwischenprodukt des Phaseninversionsprozesses während des Abkühlvorgangs. Die Phaseninversion wird gefördert, wenn unpolare Ölphasen eingesetzt werden und lipophile Co-Emulgatoren in das System eingebracht werden, die während des Phaseninversionsprozesses an der Grenzfläche präsent sind.

Eine weitere Herstellungsmethode nutzt die spontane Formation multipler Tropfen während der Phaseninversion. Diese Methode wurde 1925 zuerst von Seifritz beschrieben und gilt seither als Laborkuriosität, da dieser W/O/W-Übergangszustand instabil und von nur sehr geringer Ausbeute der multiplen Tröpfchen begleitet war [9, Abb. 19.2].

19.3 Stabilitätsprobleme und Maßnahmen zur gezielten Stabilitätserhöhung

Leider zeigen die oben beschriebenen Technologien zahlreiche Nachteile. Diese bestehen im wesentlichen in der mangelnden mikroskopischen und makroskopischen Stabilität, sehr begrenzter großtechnischer Machbarkeit und, nicht zuletzt, in der häufig mangelnden kosmetischen Verwendbarkeit der Systeme. Um diesen Schwierigkeiten besser begegnen zu können, wurde von der PE Face Development Group der Beiersdorf AG ein neuartiges Einschrittverfahren etabliert, das im Labor- und auch industriellen Maßstab gleichermaßen kosmetische, wie stabile, multiple Emulsionen vom Typ W/O/W ergibt [7, 8].

Diese Technologie, die „partielle Phasen-Solu-Inversion“ (PPSI-technology), basiert auf der Eigenschaft hydrophiler Emulgatoren, bei steigenden Temperaturen vermehrt lipophil zu reagieren. Das ist durch den Verlust ihrer Hydrathüllen zu erklären. Den Punkt, der als Funktion der Temperatur den eigentlich hydrophilen Emulgator lipophil reagieren läßt, bezeichnet man als Phaseninversionspunkt. Die Temperatur, bei der das Phänomen auftritt, als Phaseninversionstemperatur (PIT). Die PIT Methode wird verwendet, um besonders feindisperse O/W-Emulsionen zu erzeugen, da beim Abkühlprozeß der Emulgator seinen ursprünglich hydrophilen Charakter wieder erhält und die frei werdende Energie das bei hohen Temperaturen entstandene W/O-System in feinstverteilte O/W-Tröpfchen reinvertiert.

Die wesentlichen Grundlagen des PIT-Emulgierprozesses zur Herstellung von Mikroemulsionen bzw. feinstverteilten O/W-Systemen wurden von Shinoda et al., Lin et al. und Förster et al. geliefert [9, 10, 11].

Um die Unterschiede der PIT-Emulgiertechnik gegenüber der PPSI-Technik zur Herstellung multipler Emulsionen darzulegen, bedarf es eines kurzen Exkurses in die Parameter, die erfüllt werden müssen, um den Phaseninversionsprozeß als Emulgiertechnik zu nutzen.

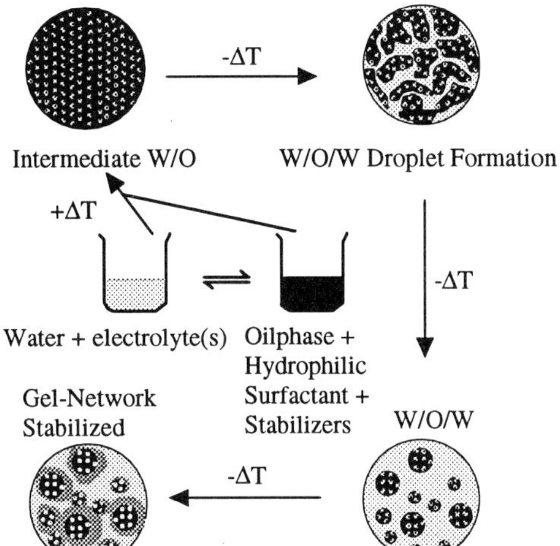

Abb. 19.3: PPSI-Technologie - Die partielle Phaseninversion zu W/O/W Emulsionen wird durch den Einsatz hydrophiler Emulgatoren in einer polaren Ölphase favorisiert, wenn diese mit Wasserphasen umgesetzt werden, die definierte Mengen an Elektrolyten beinhalten. Die Stabilisierung dieser Systeme erfolgt entweder durch Hydrokolloide oder durch den Einsatz von lipophilen Stabilisatoren, die zum Zeitpunkt der Phaseninversion nicht an der Grenzfläche vorhanden sind.

Um eine homogene, feindisperse O/W-Emulsion nach PIT zu erzeugen, bedarf es der Fähigkeit der eingesetzten Emulgatoren, bei erhöhter Temperatur ihre Hydrathülle zu verlieren und somit lipophil zu werden. Um diese Eigenschaft optimal nutzen zu können, ist die Positionierung des hydrophilen Emulgators in einer vorzugsweise nicht polaren Ölphase und die Verwendung lipophiler Co-Emulgatoren notwendig [Abb. 19.2]. Die Verwendung nicht polarer Öle senkt die Phaseninversionstemperatur, genauso wie die Verwendung der lipophilen Co-Emulgatoren sowie, mit Einschränkungen, die Verwendung von Elektrolyten. Die Verwendung von Ölen mit Triglyceridanteilen von < 50 % bedingen die PIT ebenso wie hydrophile Emulgatoren, die bei Erreichen der PIT schnell in die Wasserphase zurückdiffundieren. Das läßt sich insbesondere durch mittelethoxylierte C12 bis C18 Emulgatoren erreichen. Ferner ist der lipophile Co-Emulgator bei Erreichen der Phaseninversionstemperatur an der Phasengrenzfläche lokalisiert [Abb. 19.2].

Was passiert nun, wenn die Bedingungen der PIT so verändert werden, daß polare Ölkomponenten, definierte Elektrolytkonzentrationen, Co-Emulgatoren, welche während der PIT nicht an der Grenzfläche lokalisiert sind und hydrophile Emulgatoren eingesetzt werden?

Durch die Arbeiten von Lin et al. und Sherman et al. wurden ab 1975 multiple Tröpfchenbildungen beschrieben, die als Zwischenschritt während des Phaseninversionsprozesses spontan auftraten [9,12]. Ausbeute und Lebensdauer dieser Übergangsprodukte war bescheiden. Daher hatte diese Beobachtung den Stellenwert einer Laborkuriosität, bei der sich als Endprodukt feindisperse O/W Emulsionen (gemäß PIT) ausbildeten. Betrachtet man nun die Bedingungen, unter denen Lin et al. diese Beobachtungen zur W/O/W-Bildung während des Phaseninversionsprozesses machten, genauer, so sind folgende Veränderungen der für die Entstehung von PIT Emulsionen optimalen Bedingungen erkennbar. Lin vermutete, daß die Formation multipler Tröpfchen genau dann auftrat, wenn der hydrophile Emulgator in der Ölphase positioniert wird. Eine gezielte Stabilisierung der intermediären W/O/W-Formation während der PIT konnte durch den Einsatz von Ölkomponenten mit Triglyceridanteilen von > 50% und elektrolythaltigen Wasserphasen erreicht werden. Die so entstandenen Systeme zeigten eine ausgeprägte Multiplizität, tendierten aber ohne den Einsatz von Stabilisatoren und/oder W/O Emulgatoren (Hydrokolloide bzw. Fettalkohole etc.) zur Flotation der entstandenen multiplen Tropfen auf der Wasserphase. Die W/O/W-Tröpfchen entstanden ferner nur dann, wenn im Temperaturbereich der Phaseninversion eine deutliche „Canali"-Bildung in den präformierten Tröpfchen zu beobachten war [Abb. 19.3, 19.4]. Eine makroskopische Stabilisierung dieser Systeme konnte durch den Einsatz von kolloidalen bzw. gelnetzwerkbildenden Substanzen erfolgen. Voraussetzung: Die eingesetzten Stabilisatoren dürfen hier allerdings während der PIT nicht an der Grenzfläche

vorliegen, sondern müssen komplett in der Ölphase löslich sein. Ferner darf der eingesetzte hydrophile Emulgator während des Abkühlprozesses nicht vollständig in die Wasserphase reinvertieren. Diese partielle Phaseninversion wird durch die Verwendung von definierten Mengen an Elektrolyten gefördert, die ein partielles Aussalzen des hydrophilen Emulgators an der Grenzfläche bedingen. Die Stabilität und Multiplizität dieser W/O/W-Technologie konnte durch unterschiedliche Tests eindrucksvoll bestätigt bzw. visualisiert werden [Abb. 19.5, 19.6, 19.7, 19.8].
So hergestellte W/O/W-Emulsionen zeigen ausgeprägte makroskopische sowie mikroskopische Langzeitstabilitäten, auch unter wechselnden bzw. Streßlagerbedingungen (+40°C, -10°C, etc.) (19.9), hohe kosmetische Akzeptanz und Pflegeleistung sowie eine leichte Reproduzierbarkeit mit „Bordmitteln" im Industriemaßstab (>2t) [Abb. 19.8, 19.9].

19.4 Zulassungsstatus der für multiple Emulsionen eingesetzten Hilfsstoffe

Die Qualität der eingesetzten Wirk- und Hilfsstoffe wird durch die 6-te Änderungsrichtlinie der Kosmetik VO und das LMBG für kosmetische Zwecke geliefert.

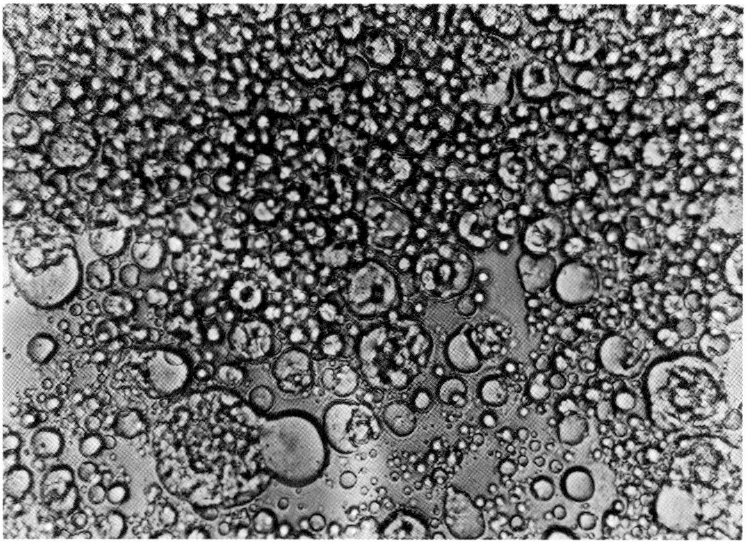

Abb. 19.4: Vorstufen der W/O/W Tröpfchen (Canali-Bildung) einer PPSI-Technologie multiplen Emulsion direkt nach der Phasenvereinigung (T=80°C).

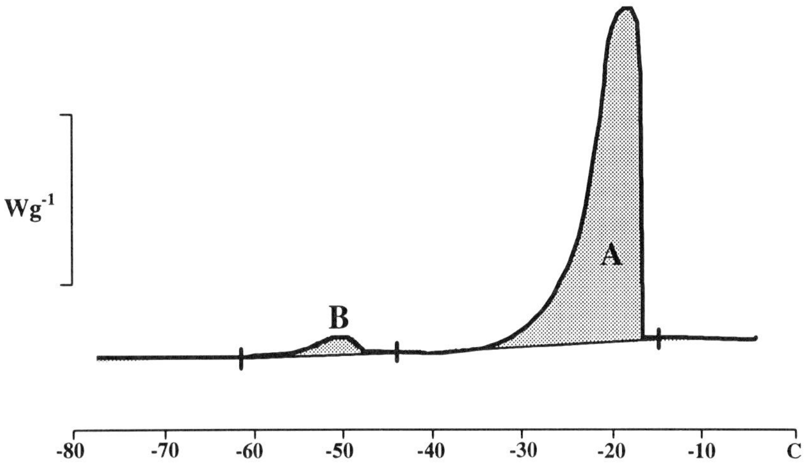

Abb. 19.5: DSC-Messung einer Standard-W/O/W nach PPSI-Technologie hergestellt. A repräsentiert die externe Wasserphase, während B die internen, sekundären Wassertröpfchen darstellt.

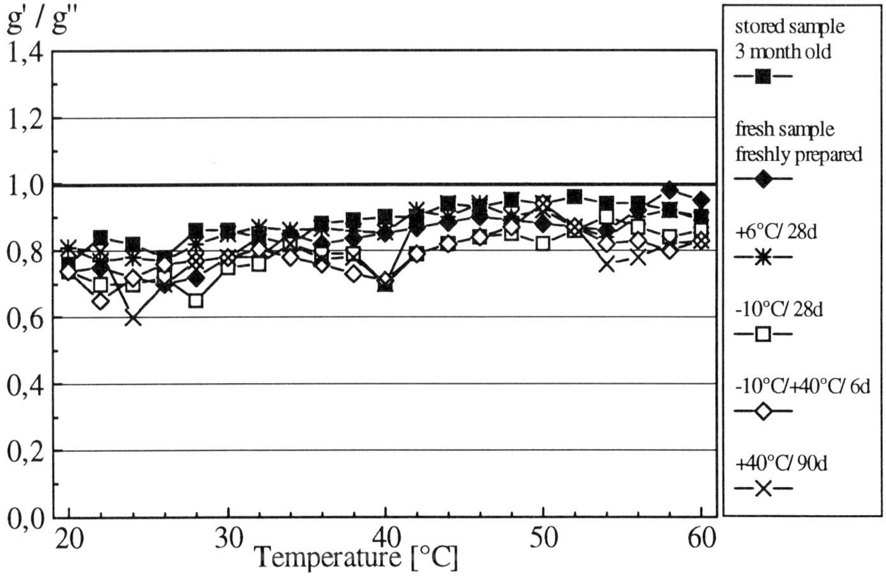

Abb. 19.6: zeigt das Verhältnis der elastischen (g') und viskosen (g'') Eigenschaften am Beispiel einer PPSIT-Standardemulsion. Werte von tan δ > 1,0 geben erste Hinweise auf zu erwartende Langzeitstabilitätsprobleme. Das oben abgebildete System zeigt tan δ Werte deutlich kleiner 1, die ab ca. 50°C leicht ansteigen.

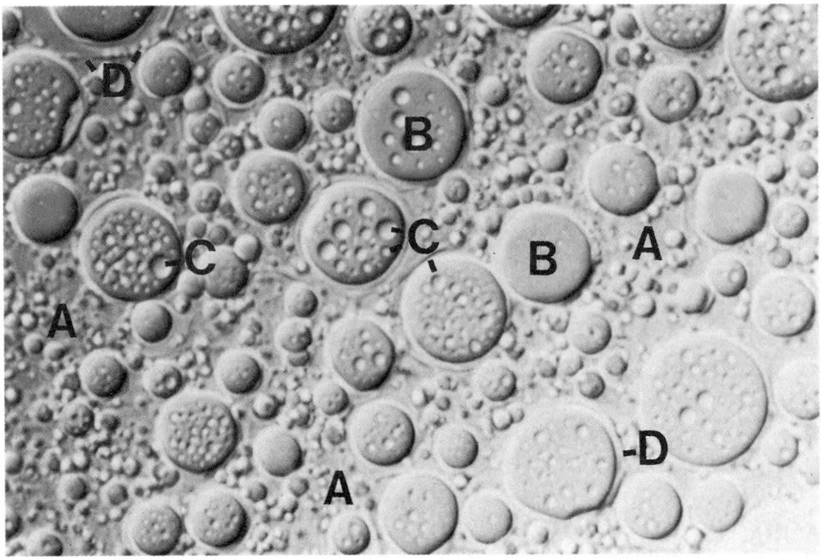

Abb. 19.7: Multiple W/O/W-Emulsionen, hergestellt nach dem PPSI-Technologieprinzip (Vergr. 1250x), A = erste Wasserphase, B = Öltropfen, C = sekundäre Wasserphase, D = multilamellares Gelnetzwerk

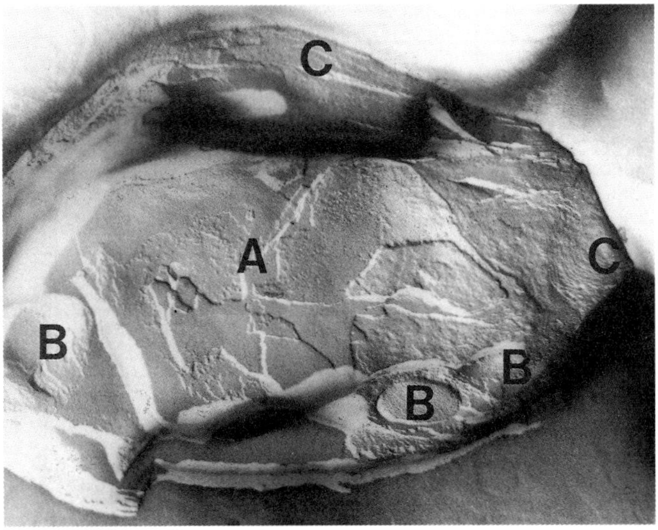

Abb. 19.8: TEM-Aufnahme eines Öltröpfchens einer PPSI W/O/W-Emulsion, A = primäres Öltröpfchen, B = sekundäre Wassertröpfchen, C = multilamellares Gelnetzwerk

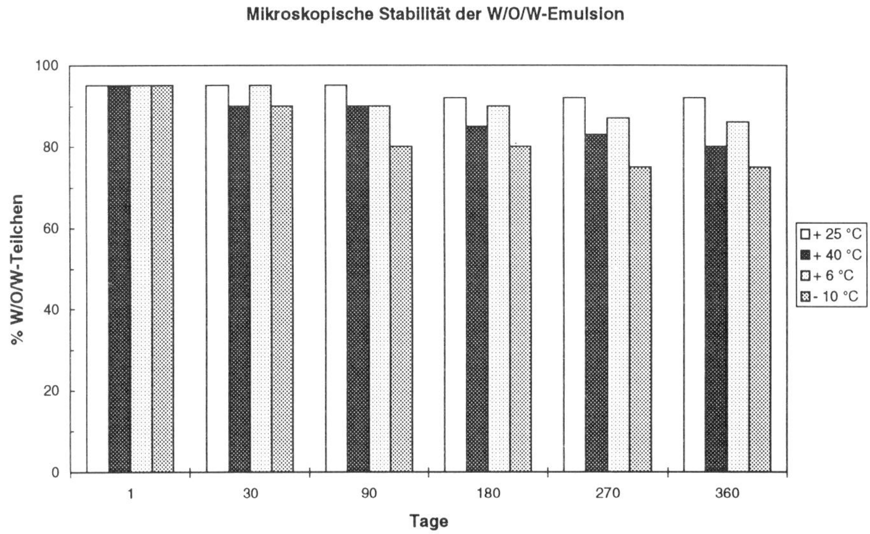

Abb. 19.9: Mikroskopische Stabilität der W/O/W-Emulsionen bei Lagertemperaturen von -10 °C, +6 °C, +25 °C und +40 °C.

19.5 Vorteile multipler Emulsionen bei kosmetischen Präparaten

Multiple Emulsionen stellen nicht nur für den Kosmetikchemiker aus technologischer Sicht eine Herausforderung dar. Um möglichst langanhaltende und vorteilhafte Hautpflegeeffekte zu erzielen, bedarf es guter galenischer Grundlagen, die nicht nur im Rahmen des Qualitätsmanagements die Anforderungen an Stabilität, Reinheit und Unbedenklichkeit der ausgewählten Inhaltsstoffe erfüllen, sondern darüber hinaus einen spürbaren und meßbaren Pflegeeffekt auf der Haut erzielen. Multiple Emulsionen vom Typ W/O/W vereinigen aufgrund ihres Aufbaus die klassischen Eigenschaften von Wasser-in-Öl-Emulsionen mit denen der leichteren Öl-in-Wasser-Emulsionen und somit Hautbarriereschutz und Langzeitpflege mit aktiver Feuchtigkeitspflege. Dabei wird direkt nach dem Auftragen der W/O/W auf die Haut das Wasser der äußeren Wasserphase an die Haut abgegeben. Kühlung und Feuchtigkeitspflege, wie bei einer Feuchtigkeitscreme auf O/W Basis, sind die Folge. Gleichzeitig legt sich ein Schutzfilm aus fusionierenden Fetttröpfchen auf die Haut, aus denen nach und nach die dort eingeschlossenen, zusätzlichen Wassertröpfchen die Haut langfristig mit Feuchtigkeit versorgen. So kann selbst nach einmaliger

Anwendung dieser Produkte noch nach 18-24 Stunden ein signifikanter Befeuchtungseffekt nachgewiesen werden.
Eine weitere Eigenschaft dieses Emulsionstyps besteht in der Fähigkeit, das Hautfeuchtigkeitsspeichervermögen deutlich zu verbessern. So konnten ausgedehnte Studien mit einer Anwendungsdauer von 12 Wochen eine deutliche Verbesserung des Wasserhaushaltes der oberen Hautschichten belegen. Die regelmäßige Anwendung von W/O/W Emulsionen führte zu einer stetigen Verbesserung der Hautbefeuchtung, die nach ca. 8 Wochen Anwendung ihren Maximalwert erreicht und bei weiterer Anwendung dieses hohe Niveau beibehält. Durch den variablen Elektrolytgehalt zeigt die W/O/W Technologie auch eine normalisierende Wirkung auf extrem trockene Hautzustände sowie empfindliche, aber nicht krankhaft veränderte Haut. Ferner können multiple Emulsionen, insbesondere die vom Typ W/O/W, als dermale „sustained release“ Systeme oder zum Schutz von empfindlichen Inhaltstoffen verwendet werden. So können in den Multilamellarphasen lipophile Wirkstoffe (z.B. Vitamine) bzw. hydrophile Wirkstoffe unterschiedlicher Provenienz in die innere bzw. die äußeren Wasserphasen eingearbeitet werden.

19.6 Multiple Emulsionen im Lebensmittelbereich

Die Verwendung von multiplen Emulsionen erfolgt in der Herstellung von Leichtmayonnaisen sowie von flüssigen Kaffeeweißern mit niedrigem Fettgehalt.

19.7 Multiple Emulsionen für Pharmazeutika

Bezeichnenderweise wurde als erste Verwendung multipler Emulsionen die bessere Verfügbarkeit und Verträglichkeit von Vaccinen durch den Endokrinologen Herbert 1965 beschrieben. Die pharmazeutische Verwendung multipler Emulsionen besteht in der getrennten Verabreichbarkeit von inkompatiblen Wirkstoffen in einem Vehikelsystem, insbesondere bei der intravenösen bzw. intramuskulären Applikation. Dadurch können Patientencompliance sowie eine Depotwirkung des zu applizierenden Wirkstoffes erzielt werden. Diese Anwendung hat sich bei Vaccinierungen und insbesondere Bolusapplikationen von Impfstoffen bewährt. Für diese Zwecke eignet sich das von Herbert beschriebene Zweischrittverfahren besonders. Leider ist die erforderliche Trennung inkompatibler Wirkstoffe nur kurzfristig möglich.
Für galenische Zubereitungen sind kontrollierte Wirkstofffreigaben unter Dosisreduktion über einen verlängerten Zeitraum denkbar. W/O/W's nach in situ Einschrittverfahren können, durch modifizierbare Penetrationseigenschaften, auch ein interessantes Vehikel für Corticosteroide darstellen.

19.8 Marktrelevante kosmetische W/O/W-Produkte auf Basis der PPSI-Technologie

Die oben beschriebene Technologie findet zur Zeit Einsatz in Gesichtspflegeprodukten von La Prairie und NIVEA Visage. La Prairies Time Management Moisturizer nutzte die Herstellung stabiler W/O/W-Emulsionen auf Basis der PPSI-Technologie als erstes Produkt, gefolgt von NIVEA® Visage Optimale 3 bzw. NIVEA® Visage Optimale Eye Care. Juvena plant auf Basis dieser Technologie die Stabilisierung eines Co-Enzyms als state of the art Antifaltenprodukt.
Für die Apotheke wird zur Zeit ein parfumfreies W/O/W-Produkt unter dem Namen Eucerin Hydrobalance entwickelt. Dieses Produkt besitzt aufgrund seiner Zusammensetzung sowie des Verzichts auf jegliche Parfümierung ein besonders hohes Akzeptanzniveau für Kunden mit extrem empfindlicher Haut.

19.9 Zusammenfassung

Die PPSI-Technologie liefert erstmals eine großtechnisch verwendbare Methode zur Herstellung multipler W/O/W Emulsionen. Durch die Verwendung von elektrolythaltigen Wasserphasen, polaren, natürlichen Ölkomponenten und nur geringen Mengen hydrophiler Emulgatoren, konnten die Bedingungen der PIT-Emulsionstechnologie so verändert werden, daß anstatt feindisperser flüssiger O/W-Systeme multiple W/O/W-Systeme mit hoher Multiplizität entstehen (Anzahl multipler Tröpfchen/einfacher Tröpfchen $\geq$ 90%). Die Methode eignet sich zur Herstellung hochpflegender Emulsionen genauso wie zur Verarbeitung von Arzneistoffen, die in Form eines „sustained release" über einen langen Zeitraum mit der Haut in Kontakt gebracht werden sollen.

19.10 Literatur

[1] **Boys CV.**, In Soap bubbles - Their colours and the forces which mould them, Young Eds. (1890)

[2] **Seifritz WJ.**, Studies in emulsions, J. Phys. Chem. 29 (1925), 738-749

[3] **Herbert WJ.**, Multiple Emulsions, Lancet 11 (1965), 771.

[4] **Taelman NC., Loll P.**, Multiple emulsions in cosmetics, ICI Surfactants publication (1993), In Cosmetics 1994, Barcelona

[5] **Dahms G.**, Properties of O/W Emulsions with Anisotopic Lamellar Phases, Cosmetics & Toiletries, 101 (Nov1986), 113-115

[6] Patentanmeldung W/O/W 1 BDF

[7] Patentanmeldung W/O/W 2 BDF

[8] **Gohla SH., Nielsen J.** , Partial phase solu-inversion technology (PPSIT), SÖFW-Journal 121 (10) (1995), 707-713.

[9] **Shinoda K., Saito H.**, The stability of O/W type emulsion as functions of temperature and the HLB of emulsifiers: The emulsification by PIT-method, Ibid., 30 (1969), 258-63.

[10] **Lin TJ., Kurihara H., Ohta H.**, Effect of surfactant migration on the stability of emulsions, J. Soc. Cosmet. Chem. 24 (1973), 797-814.

[11] **Förster Th., Schambil F., Tesmann H.**, Emulsification by the phase inversion temperature method: The role of self-bodying agents and the influence of oil polarity, Int. J. Cosm. Sci. 12 (1990), 217-227.

[12] **Sherman P., Perkins C.**, Mechanism of temperature induced phase inversion in o/w emulsions stabilized by o/w and w/o emulsifier blends, Progr. Colloid & Polymer Sci. 63 (1978), 10-14

Anschrift des Autors:

Dr. Sven H. Gohla

Beiersdorf AG

Kst. 4251

Unnastr. 48

D-20245 Hamburg

20 Arzneimittel mit Phosphatidylcholin und Liposomen: Entwicklung, Bewertung, Perspektiven

Dr. M. Ghyczy, Nattermann Phospholipid GmbH, Köln

Beispiele für Handelspräparate

Abelcet®, AmBisome®, DaunoXome®, Doxil®, Epaxal-Berna, Essaven® Gel, Hametum® Creme, Hepaplus® 30 Emgel, Heparin PUR/-forte, LipoStabil®, Pevaryl®-Lipogel, Valium® MM

20.1 Zusammenfassung

Liposomen wurden von Anfang an aus Phosphatidylcholin (PC) oder aus Mischungen von Phospholipiden (PL), die hauptsächlich PC enthalten, hergestellt. PC wurde in Arzneimitteln schon vor der Zeit der Entdeckung des Liposoms als Wirkstoff, als Emulgator und als Bestandteil von Mischmizellen benutzt. Die Liposomen-Welt hat die Erfahrungen mit PC in Arzneimitteln bis heute nicht zur Kenntnis genommen.
Die Entwicklung der Liposomen nahm in Europa und USA eine unterschiedliche Richtung. Bedingt durch den leichten Zugang zu Risikokapital in den USA, entwickelten dort neugegründete Firmen Liposomen mit patentfreien Substanzen für lebensrettende Indikationen, die die aufwendigsten, aber publikumswirksamste Zielsetzung für neue Arzneimittelformen sind. Für Amphotericin B wurden Formulierungen entwickelt, die aus der Sicht der Kranken den Vorteil der besseren Verträglichkeit haben. Drei Produkte sind auf dem Markt, wobei in einem der Produkte PC als Hilfsstoff und nicht als Liposome enthalten ist. Für Anthracycline sind seit 1996 zwei liposomale Produkte auf dem Markt. Beide sollen den Wirkstoff vorzugsweise zu Krebszellen transportieren. Diese kreativen Produkte wurden von den Liposomen-Firmen selbst entwickelt und vermarktet.
In Europa bestimmten zwei andere Schwerpunkte die Entwicklung. Für die Haut als Applikationsorgan konnten Produkte für die Erhöhung der Wirksamkeit von Antimykotika, die verbesserte Penetration von Heparin und die Erhöhung der antiinflammatorischen Wirksamkeit von Naturstoffen erreicht werden. In allen Produkten wird für die Zulassung das PC als Hilfsstoff und nicht das Liposom deklariert. Der zweite Schwerpunkt stellt ein liposomaler Impfstoff für Hepatitis A dar. Die fast 15jährige Entwicklungszeit der Liposomen für Arzneimittel haben somit zu unterschiedlichen Produkten geführt, die therapeutische Vorteile haben. Die

Berücksichtigung des bisher Erreichten und die Kenntnisnahme der pharmakologischen Wirkungen des PC's zeigen den Weg zu neuen, bedeutenderen Produkten. Die erfolgreiche Einführung dieser Präparate belegt, daß die lange und teure Entwicklung von Formulierungen, die ausschließlich in Liposomen eingekapselte Substanzen enthalten und diesen Zustand auf die Dauer der Stabilitätsgarantie erhalten, nur selten notwendig ist. Die Vorteile heutiger liposomaler Arzneimittel ist durch das Vorhandensein von PC erklärbar und in den meisten Fällen ist für die Vorteile die liposomale Form nicht notwendig.
Liposomale Arzneimittel sind bis heute nicht für große Indikationen entwickelt worden und große, internationale Pharmafirmen sind nicht unter den Anbietern. Obwohl es im Interesse der zu behandelnden Patienten liegt, verbesserte Arzneiformen für alte oder neue Wirkstoffe zur Verfügung zu haben, scheint dieser Weg bis heute nicht dem Interesse der Industrie zu entsprechen.

20.2 Biologische Membranen, Phospholipide, Liposomen

Biologische Membranen haben eine Matrix aus PL in der u.a. Proteine, Lipide und Kohlenhydrate verankert sind. Werden die PL aus dieser Struktur herausgelöst und mit Wasser verrührt, so bilden sich Vesikel, die seit 1965 als Liposomen bezeichnet werden. Von einigen Autoren werden auch Vesikel Liposomen genannt, die eine Doppelmembran aus anderen Amphiphilen als PL haben. Diese Tatsache hat dazu geführt, daß Liposomen als Oberbegriff Eigenschaften zugeschrieben werden, die von chemisch unterschiedlichen Amphiphilen als Baustein bestimmt werden und nicht für Liposomen aus PL gültig sind. Anders formuliert: für die biologische Wirksamkeit ist nicht die Form „Kugel" primär entscheidend, sondern entscheidend ist, aus welchen Substanzen die Kugel aufgebaut ist. Es gibt mehrere hundert Amphiphile, die im Wasser Vesikel mit Doppelmembranen als Haut bilden, deren toxikologische Eigenschaften aber ungeklärt sind (1). In diesem Beitrag werden nur Liposome aus PL berücksichtigt.
Außerdem wird auf den Name Lecithin verzichtet, da er synonym mit Phosphatidylcholin aber auch mit einer Mischung aus unterschiedlichen PL und Öl benutzt wird.

20.3 Phosphatidylcholin

Von allen PL ist PC in höchsten Konzentrationen in biologischen Membranen vorhanden. Es bildet spontan Liposomen und ist das einzige PL, das in industriellem Maßstab und zu einem Preis verfügbar ist, der kommerziell eine interessante

Entwicklung ermöglicht. Es ist außerdem das einzige PL das toxikologisch dokumentiert ist.
PC aus der Sojabohne wird seit den 50er Jahren als Arzneimittelwirkstoff für parenterale und orale Formen verwendet. Es schützt die Leber gegenüber toxischen Substanzen wie Ethanol, organischen Lösungsmittel, Paracetamol, Tetracycline, Rifampicin (Essentiale®). Parenteral verabreichtes Soja-PC ist ein Linolsäure-Substrat für die Verestung des Cholesterins und soll damit die Plaquebildung vermindern (LipoStabil®).
Seit den 70er Jahren wird PC zusammen mit Gallensäuren z.B. Glycocholsäure als Lösungsvermittler für Arzneimittel in Parenteralia benutzt (z.B. Valium® MM).
PC-reiche Fraktionen aus Hühnerei sind seit den 50er Jahren als Emulgatoren für Öle im Gebrauch. Diese Emulsionen werden für die parenterale Fetternährung benutzt (Intralipid®, Lipofundin®). Für die topische Anwendung wird eine Soja-PC Fraktion als Penetrationshilfe für Heparin und Aescin seit den 60er Jahren benutzt (Essaven®).

20.4 Liposomen in der Grundlagenforschung

Die Bildung von Vesikeln aus PL und Wasser kann unter einem Mikroskop beobachtet werden. Bereits 1911 hat O. Lehmann in seinem Buch „Neue Untersuchungen über flüssige Kristalle" diese Beobachtung beschrieben und durch Bilder dokumentiert (2). Bangham et al. haben 1965 mit Hilfe der Elektronenmikroskopie die Struktur von multilamellaren Vesikeln sichtbar gemacht. Weismann benannte diese Vesikel noch im selben Jahr als Liposome (3) und seitdem gilt Bangham als Entdecker dieser neuentdeckten, aber in der Evolution vor Jahrmilliarden entstandenen Bläschen.
Bangham hat die Bedeutung der Liposomen für die biologische Forschung als erster entdeckt. Er und seine Gruppe in Babraham (UK) haben nach 1965 maßgeblich dazu beigetragen, daß an dem Modell Liposome wichtige Eigenschaften biologischer Membranen aufgeklärt werden konnten. Diese Erkenntnisse bildeten eine der Grundlagen für die Nutzung der Liposomen in Arzneimitteln (4).

20.4.1 Liposomen als pharmazeutische Formulierung

Für eine ideale Therapie formulierte Paul Ehrlich die Forderung, die Wirksubstanz überwiegend zu den erkrankten Organ zu transportieren. Die Möglichkeit in zell-ähnlichen Vesikeln Arzneimitteln einzukapseln und als ein trojanisches Pferd in den Organismus zu bringen, hatten Forscher in der Hoffnung bestärkt, das hochgesteckte Ziel von Ehrlich erreichen zu können. Durch Modifizierung der Eigenschaften der Liposomenmembran und die Beschaffung der Oberfläche, sollten die eingekapselten Substanzen gezielt ihren Weg zum Ziel finden können.

Auch die Möglichkeit, die Liposomen als biologische Lösungsmittel für wasserunlösliche Substanzen zu nutzen, wurde erkannt. Eine weitere Zielsetzung war, durch Einkapselung die schnelle Verstoffwechselung in der Leber zu verhindern und eine längere Plasmahalbwertszeit des Arzneimittels und somit höhere Wirksamkeit zu erreichen.
Neben der funktionellen Möglichkeiten der Liposomen als Träger von Arzneimitteln, war die toxikoloische Unbedenklichkeit der PL und besonders von PC, ausschlaggebend. Die mehrjährigen Erfahrungen mit PC und PC-Fraktionen in der Humantherapie waren ein großer Vorteil gegenüber anderen Amphophilen und Emulgatoren, die zwar als Liposome-Rohstoff geeignet sind, für die hingegen entsprechende Daten nicht vorliegen.

20.4.2 Geschichte der Entwicklung liposomalen Arzneimittel

Die frühe Forschungstätigkeit von Pharmafirmen und Instituten ist durch Patentanmeldungen dokumentiert. So haben in den folgenden Jahren Firmen Patente offengelegt: 1968 Bristol Myers; 1971 Inchema S.A.; 1973 Bayer; 1974 Battelle; Stanford University; National Res. Deb. Comp., Lever Brothers; Rahman; Y-E; 1975 Tanabe; 1976 ICI. Keine dieser Anmeldungen hat zu einem neuen Arzneimittel geführt.
Die Gründe mögen unterschiedlicher Natur sein und deren genaue Ergründung ist ohne interne Kenntnisse kaum möglich. Eine der größten Hindernisse für die Weiterfolgung der Entwicklungen war sicherlich, daß in den 70ern reines PC zwar hergestellt, aber für den Markt nicht verfügbar war (Nattermann). Erst ab Anfang 1980 haben Hersteller größere Mengen PC aus der Sojabohne und dem Hühnerei angeboten (Lipoid, Lucas Meyer, Nattermann). Die Verfügbarkeit von hydrierten PC war ab Mitte der 80er Jahre gegeben. Synthetisches PC und andere PL mit definierten Fettsäuren, mit denen besonders Universitäten arbeiteten, waren im Kilogrammaßstab erst ab 1990 verfügbar. Die Preise für letztere Substanzen sind heute immer noch ein Hindernis, wenn Arzneimittelformulierungen für eine breite Anwendung entwickelt werden sollen.

20.4.3 Entwicklung liposomaler Arzneimittel: die Liposome Companies in den USA

Im Jahr 1981 wurden in den USA drei Firmen gegründet, die sich das Ziel gesetzt haben, für lebensrettende Arzneimittel Liposomen zu entwickeln und zu verlizensieren. Für die Liposomen als neue Arzneimittelformen war diese Zielsetzung die aufwendigste und publikumwirksamste. Der Glaube an Erfolg und das unternehmerische Risiko einerseits, die Organisationform als „Venture Capital Company“ andererseits, sind Markenzeichen dieser Firmen. Sie haben durch ihre rege wissenschaftliche Marketingtätigkeit in Büchern, Patentanmeldungen, Veröffentlichungen, Kongressveranstaltungen das Image über die Möglichkeiten der Liposomen - nicht immer zu deren Vorteil - bis vor kurzem maßgeblich geprägt.

Die folgende Tabelle gibt die wichtigsten Daten der Firmen und der Produkte wieder:

Tab. 20.1: Liposomale Arzneimittel für parenterale Anwendung entwickelt von Liposome Company´s in USA. Wirtschaftliche Daten aus Script entnommen.

Name	**Zahl Mitarb.**	**net profit (loss) Mio $**	**Produkt; Einführung**	**Indikation**	**Umsatz**
NeXstar (NeXagen und Vestar)	180 (1995)	(36,5)	**AmBisome®** Amphotericin B 1991 **DaunoXome®** Daunorubicin 1995	invasive Pilzinfektion Kaposi Sarkom	50 Mio $ 1995
Sequus (Liposome Technology)*	**	(33,6)	**Doxil®** Doxorubicin 1995	Kaposi Sarkom	**
The Liposome Company	188 (1993)	(35,7)	**Abelcet®** Amphotericin B 1995	invasive Candidiasis	3 Mio $ 1995

*Das Produkt Amphotec® (Amphotericin) wurde nicht aufgeführt, da es sich um eine kollodiale Dispersion mit Cholesterinsulfat als Hilfsstoff handelt. Das Produkt ist weder liposomal noch enthält es Phospholipide.
**Daten nicht bekannt

20.4.4 Die Entwicklung liposomaler Arzneimittel in Europa

Die Unternehmensform der „Venture Capital Company“ ist in Europa erst in der Entwicklung begriffen, es wurden hier daher weniger risikoreiche und realistischere Ziele für die Entwicklung liposomaler Arzneimittel gesetzt. Basierend auf der Arbeit von Mezei (5), in der die Anreicherung von topisch applizierten, wasserunlöslichen Substanzen in der Hornhaut mit Liposomen bewiesen wurde, hat Cilag als erster erkannt, daß liposomale Dermatika Vorteile haben könnten. Die 1984 angefangene Entwicklung führte bereits 1988 zu der Einführung von Pevaryl®-Lipogel (6).

Das erfolgreiche Marketing der Kosmetikhersteller machte die Liposomen in der Öffentlichkeit bekannt und populär. Diese Voraussetzungen waren günstig für die Entwicklung freiverkäuflicher Arzneimittel für die topische Anwendung.
In immunologischen Studien wurden seit langem Emulsionen aus nicht genau beschriebenen Mischungen von Phospholipiden als Haptene benutzt. Es ist heute bekannt, daß verschiedene Lipide, auch Phospholipide untereinander, einen anderen Grad an Antigenität haben. Seitdem die einzelnen Lipide und die Liposomentechnologie verfügbar sind, werden immunologische Untersuchungen nur mit definierten Aggregaten, bestehend aus bestimmten Lipiden, durchgeführt. Diese Grundlagen waren für die Entwicklung liposomaler Impfstoffe im Schweizerischen Serum - und Impfinstitut Bern wichtig. In Zusammenarbeit mit anderen Schweizer Kliniken ist es gelungen, den ersten liposomalen Impfstoff zu entwickeln und zu registrieren.
In der folgenden Tabelle sind die Hersteller und deren liposomalen Arzneimittel zusammengefaßt:

Tab. 20.2: Liposomale Arzneimittel für die Behandlung der Haut und eines Vakzins entwickelt in Europa

Firma; Land	Produkt: Name, Jahr	Produkt: Inhalt (Auswahl)	Indikation
Cilag; CH	**Pevaryl®-Lipogel** 1988	Econazol, Lecithin*	Antimykotikum;
Hexal; D	**Hepaplus® 30 Emgel** 1993	Heparin, Lecithin*	Schwellungen;
Ratiopharm; D	**Heparin PUR/-forte** 1994	Heparin, Lecithin*	Schwellungen;
Schwabe, D	**Hametum® Creme** 1996	Hamamelis Extrakt, Phosphatidylcholin*	Wundbehandlung, Entzündungen;
Schweizerische Serum- und Impfinstitut; CH	**Epaxal-Berna** 1994	Inaktivierte Hepatitis A Virionen; Liposomen aus PC, PE und Hämagglutinine	Hepatitis A Impfung;

*Lecithin und Phosphatidylcholin wird synonym benutzt

20.5 Analyse der wichtigsten Aspekte liposomaler Arzneimittel

20.5.1 Parenterale Anwendung

Die Einkapselung von wasserlöslichen Substanzen, die Verlängerung der Plasmakonzentration und die Erhöhung der Konzentration in Zielorganen oder Zielzellen, ist die anspruchsvollste Aufgabe der Liposomen-Entwicklung. Die Zulassung von zwei Produkten, Doxil® und DaunoXome® zeigt, daß dieses Ziel erreicht wurde (7, 8, 9). Es wird sich allerdings erst in mehreren Jahren zeigen, ob in der Behandlung von einen großen Zahl von Patienten die erwarteten Hoffnungen erfüllt werden.

Die Einkapselung von wasserunlöslichen Substanzen ist eine leichtere Aufgabe. Besonders dankbarer Kandidat für eine verbesserte Form ist das Amphotericin B. Im Arzneimittel, das bis vor kurzem ausschließlich verfügbar war (Fungizine®, Bristol-Myers Squibb), wird Desoxycholsäure als Lösungsvermittler für Amphotericin B verwendet, eine toxische und membranschädigende Substanzen (10). Da es bekannt ist, daß die Toxizität von Desoxycholsäure durch PC erniedrigt werden kann, war es naheliegend zu versuchen, Amphotericin B mit PC als Hilfsstoff zu formulieren (11). So konnte die niedrigere Toxizität von liposomalem Amphotericin an Hand von verlängerten Überlebensraten von infizierten Mäusen bereits 1982 nachgewiesen werden (12). Der Vergleich der entwickelten Produkte beweist, daß die erniedrigte Toxizität nicht an Liposomen gebunden ist. Das Liposomen-Produkt und das Produkt, das PC-Amphotericin Komplex enthält, haben eine verbesserte Verträglichkeit. Für erniedrigte Nephrotoxizität ist also das PC, und nicht die Vesikel-Form des PC verantwortlich.

Die wirtschaftliche Aspekte dieses neuen Produktes werden im Zusammenhang mit den sehr hohen Preisen und der verlängerten Lebenserwartung diskutiert (13). Für die Zukunft ist zu erwarten, daß preiswertere Produkte verfügbar sein werden, da der Preis für Desoxycholsäure und PC etwa gleich ist, somit diese Hilfsstoffe nicht preisbestimmend sein können.

Die Einführung des ersten liposomalen Impfstoffes zeigt das mögliche Potential der Liposomen für die Immunologie auf. Das Hepatitis A Virion wurde in einem Liposom eingekapselt, das aus PC, Phosphatidylethanolamin und Hämagglutinin aus Influenza-Virus besteht. Die Wirksamkeit dieses Produktes konnte durch die Immunisierung von 104 Probanden nach einmaliger Applikation gezeigt werden (14, 15).

Die Produkte für die parenterale Applikation sind in der folgenden Tabelle zusammengefaßt:

Tab. 20.3: Liposomale, parenterale Arzneimittel und Vakzin

Produkte	Applikation	Substanz hydrophil/lipophil	Strukturen der Formulierung	Vorteile
Doxil®; **DaunoXome®**	parenteral	hydrophil	Liposome mit Polymer überzogen; Liposome in Gelphase, PC und Cholesterin	Halbwertzeit, Konzentration Zielzelle
AmBisome®; **Abelcet®**	parenteral	lipophil	Liposome, Substanz und Doppelmembrane gelöst; PC-Substanz Komplex	Verträglichkeit
Epaxal-Berna	parenteral	hydrophil	Liposome; Virion in Doppelmembran integriert	Wirksamkeit

20.5.2 Topische Anwendung

Die Haut als Applikationsort für Liposome ist günstig, da der Applikationsort und Wirkort weniger als einen Millimeter voneinander entfernt sind. Der frühe Befund, daß in Liposomen eingekapselte Steroide bevorzugt in der Epidermis eingelagert werden, führte zu der Überlegung, Krankheiten der Haut mit in Liposomen verkapselte Wirkstoffe zu behandeln (5). In dem Produkt Pevaryl®-Lipogel ist das wasserunlösliche Econazol in der Lipidphase der Liposomen-Doppelmembran stabilisiert. Innerhalb der Haltbarkeit des Präparates können keine Econazol-Kristalle nachgewiesen werden (6). Für die Zulassung wurde nur PC als Hilfsstoff und nicht die liposomale Struktur deklariert. Diese Einschränkung ermöglichte die kurze Entwicklungszeit und ist maßgeblich für die Kosten der Entwicklung und der Herstellung verantwortlich. Die überlegene Wirksamkeit des Pevaryl®-Lipogels wird durch die höhere Wirkstoffkonzentration in der Haut und kürzere Behandlungsdauer dokumentiert (16).

Gele, die Heparin und PC als Hilfsstoff für die erhöhte Penetration enthalten, sind seit ca. 30 Jahren im Gebrauch (Essaven® Gel). Die Optimierung dieser Formulierung und die Assoziation der Liposomen mit Heparin, führte zu Produkten, die in der Be-

handlung von Blutergüssen und Stauungen vorteilhaft gegenüber Formulierungen sind, die kein PC enthalten.
Die entzündete Haut kann erfolgreich mit Hamamelis-Extrakt, als O/W-Emulsion formuliert, behandelt werden. In einer Pilotstudie konnte gezeigt werden, daß die lichtinduzierte Erythem-Schwelle durch Vorbehandlung der Haut mit Liposome verdoppelt werden kann (17). Diese Kenntnis stützt die Ergebnisse, die mit dem Produkt Hametum® Creme in der Behandlung von entzündeter Haut erzielt wurden (18). In diesem Arzneimittel wurde PC nicht als Liposom formuliert sondern in eine O/W-Emulsion eingearbeitet.
Alle zugelassenen, topischen, liposomalen und PC-haltigen Arzneimittel deklarieren PC als Hilfsstoff. Auch in dem topischen Anwendungsgebiet scheint die vorteilhafte Wirkung der Fomulierungen mit dem Vorhandensein von PC und nicht mit der Form Liposom begründet zu sein.
Die folgende Tabelle vergleicht die wichtigsten Aspekte der liposomalen Arzneimittel für die Haut als Applikationsort.

Tab. 20.4: Liposomale Arzneimittel für die Haut als Applikationsorgan

Produkt	Applikation	Substanz hydrophil/lipophil	Struktur der Formulierung	Vorteile
Pevaryl®-Lipogel	topisch	lipophil	Liposome, Substanz gelöst in Doppel-membran	Anreicherung in der Horn-haut, Wirk-samkeit
Hepaplus® 30 Emgel; **Heparin PUR/-forte**	topisch	hydrophil	Liposome, Protein mit Doppelmembran assoziiert	Penetration durch die Haut
Hametum® Creme	topisch	hydrophil	Mischung: PC, Pflanzenextrakt, O/W-Emulsion	Wirksamkeit

20.6 Haben liposomale Arzneimittel eine Zukunft?

Die Abwägung und Gewichtung von 15jähriger Entwicklungszeit und die dabei aufgewendeten Kosten mit dem Erreichten, gemessen an zur Verfügung stehenden neuen Arzneimitteln, berechtigt zu dieser provokativen Frage. Besonders bedenklich ist die Tatsache, daß keine international bedeutende Pharmafirma ein Weltpräparat auf Basis von Liposomen bisher entwickelt hat. Die Entwicklung neuer Formulierungen

für alte Wirksubstanzen mit Vorteilen für die Behandlung von Kranken ist von allgemeinem Interesse. Andererseits ist es eine offene Frage, inwieweit für solche Formulierungen die Vorteile ausgelobt und höhere Preise durch die Kostenträger akzeptiert werden. Die Berücksichtigung der Liposomen oder PC bei Neuentwicklungen sollte ein aussichtsreicher Weg für bessere Produkte sein.
Neben diesen gesellschaftspolitischen Aspekten sind andere Faktoren von Bedeutung. So könnte die Berücksichtigung folgender drei Aspekte die Zukunft der Liposomen und PC in Arzneimitteln erfolgreicher gestalten, als es die Vergangenheit war.

20.6.1 Terminologie

Als Liposomen sollten nur solche Vesikel bezeichnet werden, die mit einer Doppelmembran aus PC oder PC-Mischungen umhüllt sind. PC´s sind körpereigene Substanzen mit bekannten Toxizitäten, sie haben spezifische chemische und physikalische Eigenschaften. Sie wurden seit über 30 Jahren parenteral, oral und topisch als Hilfsstoffe verwendet. Ihre Anwendung als Wirkstoff beweist, daß sie pharmakologische Wirkungen haben. Sie unterliegen bei der Zulassung unterschiedlichen Kriterien als andere Amphiphile, die auch Liposome bilden.
Die Wirkung von Liposomen in biologischen Systemen wird entscheidend durch die Bestandteile der Membran, der Vesikel bestimmt. Andere liposomenbildende Amphiphile haben mit den Phospholipiden nur diese Eigenschaft gemeinsam. Ihre Funktionen in vivo müssen deshalb unterschiedlich zu PC sein.
Die Literatur über Liposome wächst seit Jahren und ist heute kaum zu überblicken. Die Eingrenzung der Terminologie wird für die Entwickler in der Pharmazeutischen Industrie das Gebiet überschaubarer und glaubwürdiger machen. Die Auffindung der geeigneten Liposomen wäre einfacher und der Einstieg in die neuen Technologien würde weniger Hemmnisse haben.
Wahrscheinlich ist diese Forderung für ein bereits etabliertes Fachgebiet nicht mehr zu erfüllen. Als Minimalforderung sollten aber die Aussagen über Funktionen von Liposomen in Arzneimitteln oder in anderen Anwendungsgebieten immer verbunden werden mit der Aussage über die Zusammensetzung.

20.6.2 Pharmakologische Wirksamkeit

PC als pharmazeutische Wirksubstanz ist seit 1952 im Gebrauch (Essentiale®, LipoStabil®). Seit dieser Zeit sind in mehreren Ländern Millionen Patienten mit diesen Arzneien behandelt worden. Unter den wissenschaftlichen Unterlagen sind überwiegend Arbeiten aus der frühen Zeit dieser Präparate. Andererseits gibt es eine große Zahl von klinischen Studien und Beobachtungen, die von Herstellern dieser Präparate ausgewertet und in Broschüren dokumentiert wurden (19, 20).

Zusätzliche Quelle für Anregungen sind die in der internationalen Literatur vorhandenen Publikationen über die Wirkung von PC in Versuchen mit Zellen und Tieren und in Humanversuchen.
Diese Informationen können wertvolle Hinweise zu der Fragestellung geben, welche Möglichkeiten und Limitationen mit Liposomen bzw. PC erwartet werden können.

20.6.3 Zugelassene Präparate

Die zugelassenen liposomalen oder PC-haltigen Arzneimittel sind eine wertvolle Quelle für die Entwicklungsideen neuer Arzneimittel. Die Erkenntnisse der liposomalen Formulierung mit Amphotericin B legen nahe, daß der Ersatz von toxischen Emulgatoren, Lösungsvermittler durch PC die Verträglichkeit parenteraler Präparate verbessern kann.
Die Erhöhung des Plasmaspiegels und die Verbesserung der Verträglichkeit kann für lipophile Substanzen erreicht werden, wenn die Substanz in den Liposomen gelöst ist und das verwendete Liposome im Gelzustand ist.
Die qualitative Erhöhung der Hautpenetration für wasserlösliche Makromoleküle kann durch die Gegenwart von Liposomen aus PC erreicht werden. PC oder Liposomen erhöhen die entzündungshemmende Wirkung von Arzneimitteln. Diese Formulierungen können erfolgreich zu OTC-Präparaten entwickelt werden.
Die erfolgreiche Einführung dieser Präparate belegt, daß die lange und teure Entwicklung von Formulierungen, die ausschließlich in Liposomen eingekapselte Substanzen enthalten und diesen Zustand für die Dauer der Stabilitätsgarantie erhalten, nicht für alle Anwendungen notwendig ist. Die Vorteile heutiger liposomaler Arzneimittel sind durch das Vorhandensein von PC erklärbar und in den meisten Fällen ist für die Produktvorteile die liposomale Form nicht notwendig.

20.7 Literatur

1. Ringsdorf, H.; Schlarb, B.; Venzmer, J.; Molekulare Architektur und Funktion von polymeren orientierten Systemen - Modelle für das Studium von Organisation, Oberflächenkennung und Dynamik bei Biomembranen; Angew. Chem.; 100; 117-162; 1988

2. Lehmann, O.; Neue Untersuchungen über Flüssige Kristalle. II. Teil; Carl Winter's Universitätsbuchhandlung; Heidelberg; 1912

3. Bangham, A. D.; Standish, M. M.; Watkins, J. C.; J. Mol. Biol.; 13; 238-252; (1965)

4. Bangham, A. D.; Liposomes: The Babraham connection; Chem. Phys. Lipids; 64; 275-285; (1993)

5. Mezei, M.; Gulasekharam, Y.; Liposomes - A selective drug delivery system for the topical route of administration: gel dosage form; J. Pharm. Pharmacol.; 34; 473-474; 1982

6. Kriftner, R. W.; Liposome Production; The ethanol injection technique and the development of the first approved liposome dermatic; Liposome Dermatics; Springer-Verlag; Braun-Falco, O.; Korting, H. C.; Maibach, H.I. (Eds.); 91-100; 1992

7. Lasic, D. D.; Doxorubicin in sterically stabilized liposomes; Nature; 380; 561-562; 1996

8. Forssen, E. A.; Male-Brune, R.; Adler-Moore, J. P.; Lee, M. J.; Schmidt, P. G.; Krasieva, T. B.; Shimizu, S.; Tromberg, B. J.; Fluorescence imaging studies for the disposition of daunorubicin liposomes (DaunoXome®) within tumor tissue; Cancer. Res.; 56 (9); 2066-75; 1996

9. Gill, P. S.; Espina, B. M.; Muggia, F.; Cabriales, S.; Tulpule, A.; Esplin, J. A.; Liebmann, H. A.; Forssen, E.; Ross, M. E.; Levine, A. M.; Phase I/II clinical and pharmacokinetic evaluation of liposomal daunorubicin; J. Clin. Oncol.; 13 (4); 996-1003; 1995

10. Kuroki, S.; Mosbach, E. H.; Stenger, R. J.; Cohen, B. I.; McSherry, C. K.; Comparative effects of deoxycholate and 7-methyl-deoxycholate in the hamster; Hepatology; 7 (2); 229-34; 1987

11. Martin, G. P.; Marriott, C.; Membrane damage by bile salts: the protective function of phospholipids; J. Pharm. Pharmacol.; 33; 754-759; 1981

12. Taylor, R. L.; Williams, D. M.; Craven, P. C.; Graybill, J. R.; Drutz, D. J.; Magee, W. E.; Amphotericin B in liposomes: a novel therapy for histoplasmosis; Am. Rev. Respir. Dis.; 125 (5); 610-611; 1982

13. Tollemar, J.; Ringdén, O.; Lipid formulations of Amphotericin B: Less toxicity but at what economic cost?; Drug Saf.; 13 (4); 207-218; 1995

14. Loutan, L.; Bovier, P.; Althaus, B.; Glück, R.; Inactivated virosome hepatitis A vaccine; Lancet; 343; 322-324; 1994

15. Glück, R.; Mischler, R.; Finkel, B.; Que, J. U.; Scarpa, B.; Cryz Jr, S. J.; Immunogenicity of new virosome influenza vaccine in elderly people; Lancet; 344; 160-163; 1994

16. Raab, W.; Liposomen - eine neue Form dermatologischer Wirkstoffträger; Ärztliche Cosmetologie; 18; 213-224; 1988

17. Thiele, B.; Ghyczy, M.; Lunow, C.; Teichert, H. M.; Wolff, H. H.; Influence of phospholipid liposomes (PLL) on UVB-induced erythema formation; Arch. Dermatol. Res.; 285; 428-431; 1993

18. Korting, H. C.; Schäfer-Korting, M.; Hart, H.; Laux, P.; Schmid, M.; Anti-inflammatory activity of hamamelis distillate applied topically to the skin: Influence of vehicle and dose; Eur. J. Clin. Pharmacol.; 44; 315-318; 1993

19. Gundermann, K.-J.; Schneider, E. (Eds.); Produktmonographie; Essentiale® Essentiale® Forte; Rhône-Poulenc Rorer; 1989

20. Gundermann, K.-J.; Schneider, E. (Eds.); Produktmonographie; LipoStabil®; Rhône-Poulenc Rorer; 1990

Anschrift des Autors:
Dr. Miklós Ghyczy
Nattermann Phospholipid GmbH
Postfach 35 01 20
D-50792 Köln

21 Liposomen in Arzneimitteln

Prof. Dr. R. Schubert, Universität Freiburg i.Br.

Beispiele für Handelspräparate / Warenzeichen

AmBisome®, Abelcet®, Alveofact®, Amphocil®, DaunoXome®, Pevaryl®-Lipogel, HeparinPur®, HeparinPur®-forte, Niosomen®, Stealth®-Liposomen

21.1 Liposomentypen

Vesikel sind kugelig in sich abgeschlossene Membranlamellen, die einen wässrigen Innenraum von einer kontinuierlichen wässrigen Phase abtrennen. Die Membranen bestehen meist aus einer Lipiddoppelschicht (Bilayer) amphiphiler Lipide, deren hydrophile Teile („Kopfgruppen") zur wässrigen Seite gerichtet sind. Die lipophilen Molekülteile der beiden Lipidschichten (Monolayer, Leaflets) sind einander zugewandt und bilden den hydrophoben Innenbereich der Membran (Abb. 21.1).
Liposomen (oder Liposome) sind künstlich hergestellte Vesikel. Zur ihrer Herstellung werden hauptsächlich Phospholipid, Cholesterol und Glycolipide verwendet. Bei Vesikeln aus synthetischen nichtionischen Lipiden, die wegen gesättigter Kohlenwasserstoffketten und intramolekularer Etherbindungen hohe chemische Stabilität zeigen, spricht man von nichtionischen Vesikeln (NSV = non-ionic surfactant vesicles, Niosomen®).
Liposomen haben einen Durchmesser zwischen etwa 20 nm und mehreren µm. Ihre Membranen haben eine Dicke von etwa 5 nm.
Die New York Academy of Science (1977) definierte mit SUV, LUV und MLV die drei Grundtypen von Liposomen, die sich durch ihre Größe und Lamellenzahl unterscheiden (1). Diese Definition wurde später erweitert:

21.1.1 SUV (small unilamellar vesicles)

Kleine unilamellare Vesikel haben einen Durchmesser bis zu 50 nm und unterscheiden sich von anderen Liposomen durch große Membrankurvaturen (s. Abb. 21.1) und daraus resultierenden Membranspannungen.
Für die kleinstmöglichen durch Ultraschall aus Eilecithin hergestellten SUV (2) mit einem Durchmesser von 23 nm ist der Lipidanteil im äußeren Monolayer fast doppelt

so groß wie im inneren. Das Volumen des hydratisierten Bilayers ist etwa 4,5 mal so groß wie der wässrige Innenraum.
Durch diese Eigenschaften der SUV ist ihre Verwendung als Membranmodell begrenzt. Die Deformationen bewirken einen metastabilen Membranzustand mit gesteigerter Neigung zu Fusion und Wechselwirkung mit größeren Molekülen, sowie eine erhöhte Membranpermeabilität für hydrophile Moleküle. Aus dem geringen Innenvolumen der SUV resultiert eine geringe Einschlußeffizienz für hydrophile Moleküle. Die geringe Größe kann jedoch beim Einsatz als Arzneistoffträger für eine bessere Organverteilung vorteilhaft sein. Während große Liposomen nach intravasaler Applikation meist in Organen wie Leber und Milz abgefangen werden, in denen die Gefäßendothelien netzartig durchbrochen sind und Löcher von etwa 100 nm aufweisen (Retikuloendotheliales System = RES), können SUV zu einem geringen Teil durch Lücken zwischen den Endothelzellen der Kapillarwände aus dem Gefäßsystem in umliegende periphere Gewebe entweichen.

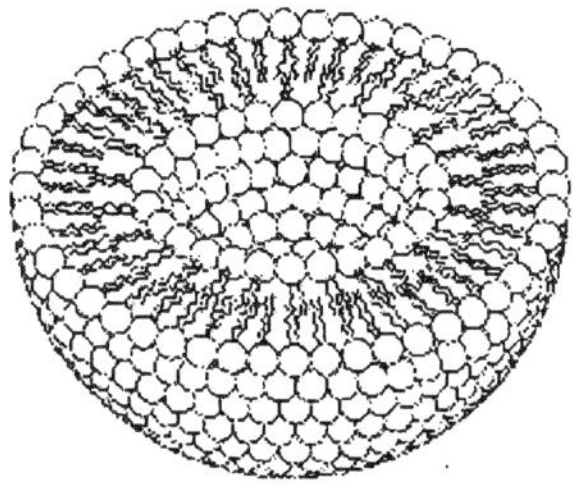

Abb. 21.1: Schematische Darstellung eines Liposoms aus Phospholipiden, die als Bilayer einen wässrigen Innenraum umhüllen. Hier handelt es sich um ein sehr kleines Vesikel (SUV) mit einem Durchmesser von etwa 20 nm.

21.1.2 LUV (large unilamellar vesicles)

Große unilamellare Vesikel (s. auch Abb. 21.2) sind mit einem Durchmesser von > 50 nm in ihren Membranen nahezu spannungsfrei und zeigen daher bessere Lagerstabilität. Bei geeigneter Herstellung kann ausreichende Größenhomogenität erreicht werden, was sie zusammen mit ihren singulären Lamellen auch zu geeigneten Modellen für biologische Membranen macht. Durch einen hohen Quotienten von wässrigem Innenvolumen zu Lipidvolumen ergibt sich bei der Verwendung als Arzneistoffträger ein günstiges Verhältnis von verkapselter Menge an hydrophiler Substanz zu eingesetztem Lipid.

21.1.3 OLV (oligolamellar large vesicles) und MVV (multivesicular vesicles)

Bei genauerer Strukturanalyse zeigt sich, daß bei den meisten LUV-Herstellungsmethoden als Nebenprodukte Liposomen mit einigen Lamellen entstehen. Bei OLV ist durch zusätzliche Membranen die Freisetzung des Wirkstoffs verzögert und das Schicksal der Liposomen in der Zelle kann verändert sein.
MVV sind Liposomen, in denen zwei oder mehr Vesikel nebeneinander in einem größeren Vesikel verkapselt sind. Solche Strukturen sind häufig bei der Präparation von MLV zu finden (s. Abb. 21.2).

21.1.4 MLV (multilamellar large vesicles)

Große multilamellare Vesikel haben eine Größe von etwa 100 nm bis zu mehreren 1000 nm und besitzen eine große Zahl konzentrischer Bilayerschalen (s. auch Abb. 21.2). Die Gruppe von Bangham klärte ihre Struktur auf (3) und verwendete sie zunächst als Modelle zur Messung der Permeabilität verschiedener Ionen durch Membranen (4).

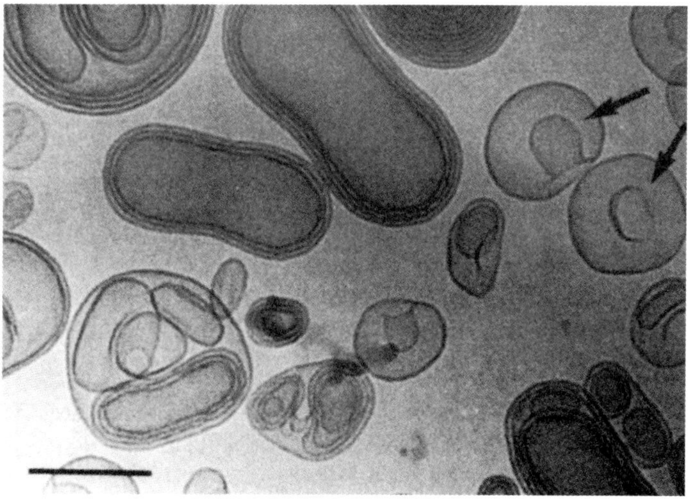

Abb. 21.2: Cryo-Elektronenmikroskopische Aufnahme von Liposomen. Hier liegen nebeneinander multilamellare Vesikel (MLV, oberer Bildrand Mitte), oligolamellare Vesikel (OLV, oben Mitte), multivesikuläre Vesikel (MVV, unten links und oberer Bildrand links), sowie unilamellare große Vesikel vor (LUV mit Membraneinstülpungen, siehe Pfeile). Balken: 200 nm (aus (61)).

Durch ihre hohe Lamellenzahl ist die Freisetzung hydrophiler Moleküle gehemmt, was zur Erzielung eines Depoteffektes ausgenutzt werden kann. Als Nachteil erweist sich oft ihre bevorzugte Aufnahme in phagozytierende Zellen der RES-Organe nach parenteraler Applikation. Ein weiterer Nachteil ist das ungünstige Verhältnis von hydrophilen Wirkstoffen zu Lipid.
Die Charakterisierung der Größe von Liposomen kann routinemäßig mit Photonenkorrelationsspektroskopie (quasielastischer Lichtstreuung) oder statischer Laserlichtstreuung erfolgen. Elektronenoptische Untersuchungen sind aufwendig, liefern aber bessere Ergebnisse zur Beurteilung der Größenverteilung. Vor allem die Cryo-Elektronenmikroskopie gibt zusätzlich Aufschluß über die Zahl der Lamellen und die vorhandenen Liposomenstrukturen (siehe Abb. 21.2).

21.2 Verwendungsmöglichkeiten

Die vielseitigen Anwendungsbereiche der Liposomen beruhen auf den verschiedenen Möglichkeiten der Assoziation von Stoffen mit diesen Partikeln. So können hydrophile Moleküle im wässrigen Innenraum verkapselt, amphiphile oder geladene Moleküle an die Membranen adsorbiert oder lipophile Moleküle in die inneren Membranbereiche inkorporiert werden. Durch die Wahl der Membranlipide, der Lamellenzahl und der Größe kann der Beladungsgrad mit Wirkstoffen variiert und die Wirkstofffreisetzung modifiziert werden. Durch die Verkapselung wird das Liposom zu einem Transportmittel und für hydrophile Wirkstoffe zu einer Permeationsbarriere mit Depoteffekt. Die Permeationsgeschwindigkeit hängt einerseits von der Membranbeschaffenheit und andererseits von der Lipophilie und Größe der Wirkstoffmoleküle ab. Selbst bei großen Molekülen wird der verkapselte Anteil dabei jedoch langsam (auch bei Lagerung) aus den Liposomen freigesetzt. Bei Adsorption und Inkorporierung liegt ein Gleichgewicht zwischen liposomal gebundenem und in wässriger Phase gelöstem Wirkstoff vor, was bei Verdünnung der Liposomen zu weiterer Freisetzung des Wirkstoffs führt. Adsorption an und Inkorporierung in die Membran machen die Liposomen zu Lösungsvermittlern mit einer großen Freisetzungsoberfläche, z.B. für Cyclosporin A (5) oder Nifedipin (6).
Liposomen werden auch ohne Wirkstoffe eingesetzt, wenn durch die Membranen eine Schutzwirkung oder durch die Lipide eine positive Auswirkung auf den Metabolismus erzielt werden soll.
Viele liposomale Präparate sind in Entwicklung. Neben dem Hauptanwendungsgebiet in der Nahrungsmittelindustrie, wo mehrere tausend Tonnen an Lecithinen verwendet werden, gewinnen sie auch im pharmazeutisch technologischen Bereich als Wirk-

stoffträger sowie in der Biopharmazie als Membran- und Verteilungsmodelle zunehmend an Bedeutung.

21.2.1 Membranmodelle

Da Liposomen, vor allem LUV, der Lipidmatrix von Zellmembranen sehr ähnlich sind, können sie einerseits zur Messung der Permeation von Wirkstoffen durch Membranen verwendet werden (4,7) und andererseits zur Untersuchung der Verteilung von Wirkstoffen zwischen Membranen und wässriger Phase. Die Verteilungskoeffizienten zeigen dabei oft eine nichtlineare Abhängigkeit von der Wirkstoffkonzentration (8,9). Daraus kann der Anteil des Wirkstoffs abgeschätzt werden, der an der Oberfläche adsorbiert, bzw. im Membraninneren gebunden ist. Der Verteilungskoeffizient von schwachen Säuren und Basen zeigt eine ausgeprägte pH-Abhängigkeit, die durch die Ladungen sowohl der Wirkstoffmoleküle als auch der Membranlipide bedingt ist (10). Liposomen sind als Verteilungsmodelle für biologische Membranen anderen Systemen wie Octanol/Puffer überlegen. Sie bieten zudem die Möglichkeit, durch die Lipidwahl verschiedene biologische Membranen zu imitieren.

21.2.2 Wirkstoffträger

Liposomen können im pharmazeutischen und kosmetischen Bereich als Wirkstoffträger eingesetzt werden. Sie dienen dabei als Depot mit kontrollierter Freisetzung, als Trägersysteme zur gezielten Organverteilung (Targeting) oder als Hilfsmittel zur verbesserten Aufnahme von Wirkstoffen in bestimmte Zellen.
Durch ihre natürlichen und untoxischen Bausteine besitzen sie gegenüber anderen Systemen wie Nanopartikeln eine höhere Akzeptanz. Wegen ihrer Instabilität gegen Magen-pH, Enzyme im Magen-Darm-Trakt und Gallensalzen im Dünndarm ist ein peroraler Einsatz von Liposomen bisher nicht sinnvoll. Die wichtigsten Anwendungswege sind die parenterale und topische Applikation. Hier sind viele Präparate in Entwicklung oder bereits zugelassen (siehe auch Kapitel „Arzneimittel mit Phosphatidylcholin und Liposomen“)

21.2.2.1 Parenterale Applikation

Für Liposomen zur parenteralen Anwendung gelten die allgemeinen Anforderungen für Parenteralia. Sterilität ist durch geeignete aseptische Herstellverfahren zu erreichen. Bei größeren MLV entfällt die Möglichkeit einer Sterilfiltration. Pyrogenfreiheit ist zunächst von den eingesetzten Lipiden zu fordern. Hier ergibt sich die Schwierigkeit, daß bakterielle Endotoxine in den Liposomenmembranen „versteckt“ und somit zunächst nicht nachweisbar sein können. Sie können aber nach Auflösung der Lipide in Ethanol mit geeigneten Filtern entfernt werden (11). Isohydrie bzw. Euhydrie und

Isotonie sind für liposomale Produkte problemlos einzuhalten. Konservierungsmittel werden wegen ihrer störenden Wirkung auf die Liposomenmembran nur ungern verwendet.
Die Liposomengröße kann durch den Herstellungsprozeß variiert werden. Sie liegt für Parenteralia dabei meist unter 0,2 µm. Ein Partikelgrößenwachstum während der Lagerung soll durch die Wahl der Lipide verhindert werden.
Nach intravasaler Applikation werden reine Phospholipidpartikel von Plasmalipoproteinen, vor allem von HDL, durch Lipidaustausch destabilisiert (12). Ein Zusatz von Cholesterol verhindert diesen Lipidaustausch und hat daher einen wichtigen stabilisierenden Effekt.
Konventionelle Liposomen werden innerhalb weniger Minuten nach intravasaler Applikation zum größten Teil in den RES-Organen Leber und Milz wiedergefunden. Der Grund hierfür ist die Adsorption verschiedener Serumproteine, sogenannter Opsonine, an die Oberfläche der Liposomen und die dadurch bedingte Aufnahme in die Makrophagen. Diese erkennen Liposomen und andere Partikel auf Grund des Opsonisierungsmusters (13) als fremd und eliminieren sie.
Zur gezielten Ansteuerung anderer Gewebe wie peripherer Organe oder Tumoren muß zunächst die RES-Aufnahme unterdrückt werden, um die Verweilzeit der Liposomen im Blut zu verlängern. Dies kann durch Modifizierung der Liposomenoberflächen mit hydrophilen Polymeren erreicht werden. Am häufigsten wird Polyethylenglycol (M_r etwa 2000) verwendet (14-17). Das PEG wird dabei mit einem Ende kovalent an etwa 10 % der Membranlipide gekoppelt und verhindert durch sterische Stabilisierung eine Proteinadsorption. Die auf diese Weise modifizierten Produkte werden als langzirkulierende, RES-vermeidende oder Stealth® -Liposomen bezeichnet.
Diese zeigen eine Halbwertszeit der Blutverweildauer bis zu 20 Stunden. Die meisten soliden Tumoren entwickeln ein Gefäßsystem, das ähnlich wie bei den RES-Organen Lücken aufweist. Durch diese können zytostatikahaltige Liposomen aus den Gefäßen freigesetzt und dann in die Tumorzellen aufgenommen werden.
Lipophile Wirkstoffe, die sich in den Membranen der Liposomen lösen, dort aber nicht stabil verankert sind, zeigen nach intravasaler Applikation eine schnelle Umverteilung in umliegende lipophile Strukturen, z.B. an Serumalbumin oder Zellmembranen. Dadurch wird ein Targeting an ein gewünschtes Zielorgan nur begrenzt möglich sein.
Subkutan oder intramuskulär applizierte Liposomen können nur in die Blutzirkulation gelangen, wenn sie von den peripheren Lymphkapillaren, die größere Wandöffnungen aufweisen, aufgenommen und über das Lymphsystem dann letztlich in das Blutgefäßsystem abgegeben werden. Ein Großteil der Liposomen verbleibt jedoch an der Injektionsstelle und kann bei chemisch aggressiven Wirkstoffen wie Zytostatika Gewebsschäden hervorrufen.

16.2.2.2 Topische Applikation

Die Haut ist ein wirksamer Schutz gegen die Permeation von Wasser und hydrophilen Substanzen und das Eindringen von Partikeln in den Organismus. Vor allem der oberste Teil der Epidermis, das Stratum corneum (SC, Hornschicht), verhindert durch seine besondere Struktur ein Eindringen von körperfremden Stoffen. Im Gegensatz zu den tieferliegenden Hautschichten enthalten die Lipidschichten im SC keine Phospholipide. Diese sind hier ersetzt durch Ceramide, die sehr kleine Kopfgruppen besitzen und somit nur eine geringe Hydratation der Haut zulassen. Dadurch wird die Bildung auch von kleinsten Wasserporen durch die Haut verhindert und somit der Körper vor Verdunstung von Wasser geschützt. Die Ceramide der Haut unterscheiden sich von denen aus anderen Geweben, z.B. aus dem Gehirn, durch ungleiche Länge der Lipidseitenketten. Dadurch werden die Lipidmonolayer zu komplexen Multischichten verzahnt, die zum Teil mit den abgestorbenen Hornzellen kovalent verbunden sind. Der hohe Sättigungsgrad der Ceramide und die anderen Lipide wie Cholesterol, Cholesterolester , Cholesterolsulfat und freie Fettsäuren führen zu einer gelartigen Lipidstruktur mit geringer Fluidität, die zur geringen Hautpermeabilität beiträgt.
In vielen Untersuchungen konnte gezeigt werden, daß konventionelle Liposomen als intakte hydrophile Partikel nicht durch die Haut penetrieren und damit auch keine transepidermale Trägerfunktion für Wirkstoffe haben können (18,19). In elektronenmikroskopischen Untersuchungen konnten nach topischer Liposomenapplikation zwar Vesikel in tieferen Schichten des SC gezeigt werden (20), diese entstehen aber wahrscheinlich durch Vesikulierung hauteigener Lipide. Gleiche Phänomene konnten nach Applikation bestimmter nichtionischen Vesikeln gezeigt werden (21) und werden ähnlich gedeutet. Trotzdem ist eine gewisse penetrationsfördernde Wirkung liposomaler Präparate wahrscheinlich. Für die Verteilung aus liposomalen Zubereitungen konnte gezeigt werden, daß lipophile Wirkstoffe wie Cortisol über längere Zeit in hohen Konzentrationen im SC gehalten werden (drug localizing effect), ohne daß sie den systemischen Kreislauf erreichen (22). Eine mögliche Erklärung ist der okklusive Effekt der auftrocknenden Lecithinlamellen, wodurch ein steigender Wassergehalt das Eindringen sowohl von hydrophilen als auch von lipophilen Wirkstoffen in die oberen Hautschichten fördert. Eine andere Erklärung ist eine erleichterte Penetration durch Bildung niedermolekularer Komplexe aus Wirkstoff und liposomalen Lipiden.
Zusätzlich können sehr schwer lösliche Wirkstoffe im lipophilen Innenbereich der Liposomenmembranen inkorporiert werden. Bei topischer Applikation bilden sie dann ein Wirkstoffdepot und erleichtern durch ihre große Gesamtoberfläche die Freisetzung in die Haut.
Eine Neuentwicklung sind die sogenannten Transfersomen (23), die die Penetration von größeren Mengen selbst großer und hydrophiler Wirkstoffmoleküle durch die Haut

ermöglichen. Der Wirkungsmechanismus wird dabei noch diskutiert. Die großen Mengen an eingesetzten Tensiden scheinen sowohl die Liposomen, als auch die Hautlipide während des Durchtritts der Lipidaggregate zu fluidisieren. Zudem scheint der osmotische Gradient durch das SC eine Rolle zu spielen.

21.2.3 Kosmetischer Hautschutz

Konventionelle Liposomen kommen, wie gezeigt, bisher als transdermale Transportform nicht in Frage. Sie können aber durch okklusiven Effekt die Hydratation im SC verbessern. Hier muß jedoch berücksichtigt werden, daß die liposomalen Lipidbausteine von der Lipidzusammensetzung der Hornschicht meist erheblich abweichen und deren natürliche Schutzfunktion bei längerer Anwendung stören könnten. Besser als Phospholipide scheinen hier Ceramide geeignet zu sein, auch wenn die Struktur der verwendeten Spezies sich von der des SC unterscheidet.

21.2.4 Transfer von Nukleinsäuren

Zur Reparatur von genetischen Defekten in somatischen Zellen können Nukleinsäuren als pharmazeutische Wirkstoffe eingesetzt werden. Die Entwicklung einer geeigneten Transportform ist mit eine Aufgabe der Pharmazeutischen Technologie. Nukleinsäuren können auf Grund ihrer Ladung und ihrer Größe alleine nicht durch die Zellmembran in die Zelle gelangen. Zur Infektion von Zellen besitzen Viren dazu einen komplexen Apparat, der die Aufnahmemechanismen der Zellen wie z.B. die rezeptorvermittelte Endozytose ausnutzt, um ihr genetisches Material in die Zelle zu transfizieren. Zur Transfektion werden deshalb modifizierte Viren verwendet, die das therapeutisch relevante Gen in die Zellen einschleusen. Viren haben zwar eine hohe Transfektionseffizienz und es gelingt oft, die Nukleinsäuren so in die Zelle einzubauen, daß die genetische Information exprimiert wird. Sie haben aber auch Nachteile, wie unzureichende Sicherheit oder Abhängigkeit der Transfektion vom Zellzyklus. Als eine der möglichen Alternativen werden liposomale Systeme entwickelt. Besonders aussichtsreich erscheinen dabei zur Zeit kationische Lipide, die zunächst Liposomen formen. Nach Zugabe von Nukleinsäuren erfolgt eine Transformation zu komplexen und noch wenig charakterisierten Strukturen, die wahrscheinlich über Endozytose in die Zielzellen aufgenommen werden, wenn sie noch eine geringe positive Ladung besitzen. Eine Verbesserung der noch unbefriedigenden Transfektions- und Expressionseffizienz und die Aufklärung der Aufnahmemechanismen in die Zellen und der Transportmechanismen in den Zellkern sind Gegenstand zahlreicher Untersuchungen vieler Forschergruppen (24-27).

21.3 Auswahlkriterien für die Liposomenlipide

Hier bieten sich natürliche, halb- und vollsynthetische Membranlipide an. Der wichtigste Membranbaustein ist Phosphatidylcholin (PC, Lecithin). Für die meisten Anwendungen kann PC aus Eigelb oder aus Soja verwendet werden. Beide sind Mischungen aus PC-Spezies mit Fettsäureresten verschiedener Kettenlängen über 14 C-Atomen und unterschiedlichem Sättigungsgrad. Ei-PC ist etwas teurer, ist dem PC tierischer Zellmembranen aber ähnlicher. Durch Verderb hochungesättigter langer Fettsäurereste kann aber ein unangenehmer Geruch auftreten. Beide natürlichen PC-Mischungen sind untoxisch und in hoher Reinheit (>98%) käuflich. Der Begriff Reinheit kann sich dabei auf die Abwesenheit von Lysolipiden oder Nicht-Phospholipiden beziehen oder auf das Fehlen anderer Phospholipidspezies wie Phosphatidylethanolamin (PE), Phosphatidylglycerol (PG) oder Sphingomyelin (Sph). PC in natürlichen Mischungen mit PE, PG und Sph ist billiger und liefert in vielen Fällen stabilere Produkte. Ei- und Soja-PC bilden bei Temperaturen zwischen 0 °C und weit über der Körpertemperatur fluide flüssigkristalline Membranen (L_α-Phase). Durch Zugabe von Cholesterol (bis zu etwa 50 mol%) kann die Fluidität und damit die Permeabilität der Liposomenmembranen herabgesetzt werden. Eine andere Möglichkeit ist die Verwendung von Phospholipiden mit gesättigten Fettsäuren. Diese können durch katalytische Hydrierung von Ei- oder Soja-PC erhalten werden und liegen bis über 50 °C in der Gelphase (L_β-Phase) vor. Dadurch sind die Membranen weniger permeabel. Diese Lipide sind aber schwieriger zu verarbeiten und können zudem zu veränderten pharmakologischen Effekten führen. Vollsynthetische Phospholipide mit definierten Übergangstemperaturen zwischen der L_α- und L_β-Phase sind teuer und werden nur zur temperaturabhängigen Steuerung der Wirkstofffreisetzung benötigt. Als anionische Ladungsträger zur Erhöhung der Lagerstabilität eignen sich Phosphatidylserin (z.B. aus Schweinehirn) und Phosphatidylglycerol (z.B. aus Eigelb). Das früher verwendete anionische Dicetylphosphat und vor allem das kationische Stearylamin scheinen toxikologisch nicht unbedenklich.

21.4 Herstellungsmethoden

Hier sollen nur die für die industrielle Herstellung wichtigsten Methoden besprochen werden. Zu ausführlichen Übersichten über Herstellungsmethoden sei auf die Literatur verwiesen (28-33).

Bei der Wahl der Methode können die Herstellungskosten, der Präparationsmaßstab, Rückstände an unerwünschten Substanzen, die Einschlußeffizienz von Wirkstoffen, Liposomengröße oder Lamellarität, die Homogenität und Stabilität der Präparate und die Möglichkeit der sterilen Herstellung eine Rolle spielen. Zusätzlich muß berücksichtigt werden, daß manche Lipide oder Wirkstoffe bestimmte Herstellungsmethoden ausschließen können.

21.4.1 Spontane Vesikelbildung

Bei Zugabe von Wasser zu trockenen Membranlipiden werden diese zunächst hydratisiert und quellen. Dieser Vorgang kann durch Vorhomogenisation mit einfachen Laborgeräten beschleunigt werden. Oft werden Lipidfilme aus einer organischen Lösung auf die Glaswand eines Rundkolbens aufgezogen, um eine schnelle Lipidhydratation zu ermöglichen (Filmmethode). Während der Hydratation bilden sich spontan MLV, OLV und myelinartige Strukturen, die bereits bei geringer mechanischer Einwirkung in Liposomen umgeformt werden.

21.4.2 Mechanische Verfahren

Zu diesen Verfahren zählen Methoden, bei denen durch Scherkräfte, Drucksprünge oder Schallenergie die Lamellen von MLV zerrissen werden und danach neu vesikulieren. In vielen Fällen ist es ausreichend, Größe und Lamellenzahl der spontan gebildeten MLV zu reduzieren. Dies kann durch einfache Homogenisierung mit dem Ultraturrax erfolgen, wenn kleinere MLV hergestellt werden sollen. Durch Einwirkung großer Ultraschallenergien bei Verwendung von Ultraschallspitzen bilden sich SUV (2), was mit bloßem Auge durch die völlige Klärung der Lipidsuspensionen nach etwa 10 Minuten verfolgt werden kann. Danach findet man jedoch größere Mengen an Metallverunreinigungen aus der Ultraschallspitze im Präparat. Eine Behandlung im Ultraschallbad führt lediglich zu einer Verkleinerung der MLV. Bei Verwendung einer French Press bilden sich etwas größere, meist unilamellare Liposomen (34,35), ebenso mit speziellen käuflichen Geräten wie dem Microemulsifier (36) oder Hochdruckhomogenisatoren (37), bei denen ein Materialabrieb durch Verwendung von gehärteten Stahl oder Keramik minimiert werden kann (38). Die auf die Liposomen einwirkenden Energien beeinflussen stark die Liposomengröße. So haben Druck und Zahl der Homogenisationszyklen Einfluß auf die Größe und Stabilität der SUV. Innerhalb eines Tages nach Herstellung kann es zum Größenwachstum kommen (39).
Extrusion, d.h. Pressen der Lipiddispersionen durch definiert große Poren von Membranen, meist aus Polycarbonat (40,41), liefert ein Gemisch von LUV und OLV. Mit kleineren Extrudern können sehr schnell geringe Liposomenmengen hergestellt werden (42). Neuentwickelte Geräte erlauben bei erhöhtem Druck bis 100 bar eine kontinuierliche Extrusion größerer Volumina (43).

21.4.3 Verwendung organischer Lösungsmittel

Werden Membranlipide in organischen Lösungsmitteln gelöst und dann mit Pufferlösungen gemischt, so hängt der Bildungsmechanismus der Liposomen von der Mischbarkeit des Lösungsmittels mit Wasser ab. Alkoholische Lösungen müssen mit Wasser dabei auf weniger als 16% (w/w) verdünnt werden, damit die Lipide unlöslich werden und sich als Lamellen anordnen (44), wobei vorwiegend kleine Liposomen entstehen. Etherische Lösungen werden in warmen Puffer injiziert (45). Dabei bilden sich an den Phasengrenzen Lipidmonolayer, die sich nach Verdampfen des Ethers zu inhomogenen Gemischen von großen LUVs und OLVs umbilden.

21.4.4 Verwendung von Detergenzien

Detergenzien können mit Membranlipiden sogenannte Mischmizellen bilden. Zur Liposomenherstellung sind solche Detergenzien geeignet, die bei Konzentrationen etwas oberhalb der CMC (kritisch mizellare Konzentration) mit den Lipiden scheibenförmige Aggregate bilden. An Mischmizellen gebundene Detergenzien stehen im Gleichgewicht mit Detergensmonomeren. Wird die Monomerkonzentration erniedrigt, kommt es zur Desorption der gebundenen Detergenzien und zur Fusion der Mischmizellen. Detergensentfernung führt somit zur ständigen Vergrößerung der Scheibenmizellen. Bei einer kritischen Größe werden durch die Kantenspannungen Kurvaturen der Mischmizell-Scheiben induziert und es erfolgt Vesikulierung der Membranlamellen.

Die Größe der Vesikel wird vor allem bestimmt durch die Art des verwendeten Detergens (46). Sie kann zusätzlich durch entsprechende Randbedingungen, wie Verhältnis von Detergens- und Lipidausgangskonzentration (47), Geschwindigkeit der Detergensentfernung (48) und Präparationstemperatur (49) verändert werden.

Die Entfernung bzw. Erniedrigung der Konzentration der Detergensmonomere kann z.B. durch Dialyse mit Hohlfasern (50) oder Membranen (48) oder durch Verdünnen der Mischmizell-Lösung (51) erreicht werden. Bei Detergenzien mit niedriger CMC (< 100 µmol/l) ist der Monomeranteil nur gering. Hier empfiehlt sich die Absorption der Detergensmonomere an geeignete Gelmaterialien (52).

Geeignete Detergenzien sind Gallensalze (vor allem Natriumcholat), n-Alkyl-Saccharide (vor allem n-Octyl β-D-glucopyranosid) und n-Alkyl-Oligooxyethylene. Von den letzteren eignet sich insbesondere n-Octyl-tetraoxyethylen (C_8E_4) zur Herstellung großer Liposomen mit geringen Lamellenzahlen (53). Eine Übersicht über die ersten beiden Gruppen ist bei (54) zu finden.

Die gezeigten Detergensmethoden bieten die Möglichkeit, nach Sterilfiltration der Mischmizellösung sterile Liposomen im Großmaßstab herzustellen (55). Der Hauptvorteil ist, daß die Liposomengröße steuerbar ist. Je rascher die Detergens-

entfernung erfolgt, desto höher sind die einsetzbaren Lipidkonzentrationen und desto homogener ist die Größenverteilung. Bei Detergensentfernung durch Cross-Flow-Filtration, die für industrielle Zwecke beliebig große Ansätze zuläßt, können Liposomen innerhalb einer Stunde hergestellt werden, wobei ausschließlich unilamellare Vesikel entstehen (56).
Die verbleibenden Detergensreste in den Liposomen liegen meist unter 1 mol%. Dabei ist ein Einfluß auf die Membranpermeabilität vernachlässigbar (57). Bei Verwendung von Natriumcholat als natürlichem Detergens sind bei diesem Restgehalt auch bei parenteraler Applikation keine Toxizitätsprobleme zu erwarten.

21.4.5 Modifizierungen der Liposomenoberflächen

Liposomenoberflächen können zur spezifischen Erkennung durch Zielgewebe, -zellen oder -organellen modifiziert werden. Zur „Funktionalisierung" von Liposomen mit Antikörpern, Enzymen und anderen Molekülen wird auf verschiedene Kopplungsmethoden hingewiesen (58-60).

21.5 Einarbeitung von Wirkstoffen und Lagerstabilität

Lipophile Wirkstoffe können zusammen mit Membranlipiden in organischen Lösungsmitteln solubilisiert werden. Nach Lösungsmittelentfernung und Resuspendierung in Puffern verbleiben sie bei Lagerung entsprechend dem Verteilungskoeffizienten zum größten Teil in den Liposomenmembranen.
Hydrophile Wirkstoffe können kovalent mit Membranankern wie Fettsäuren oder Phospholipiden verbunden und als lipophile Prodrugs in den Membranen verankert werden (61,62).
Normalerweise sollen hydrophile Wirkstoffe jedoch während der Herstellung der Liposomen in den wässrigen Innenraum verkapselt werden. Zu diesem Zweck müssen bei mechanischen Herstellverfahren die Membranen der zunächst gebildeten MLV vorübergehend permeabilisiert werden. Dies kann durch mehrere Maßnahmen erfolgen: Durch Entfernung der Hydrathülle werden die Liposomenmembranen destabilisiert und dadurch große Membrandefekte erzeugt, die einen drastischen Permeabilitätsanstieg sowie Fusionen und Vesikulierungen zur Folge haben. Solche Membranstörungen können durch Lyophilisieren und Rehydratation (dehydration/ rehydration vesicles, DRV) (63) erzeugt werden. Aber auch Frier/Tau-Zyklen mit und ohne Ultrabeschallung (64,65) induzieren Defektbildungen in den Membranen, wodurch große hydrophile Moleküle in vorgefertigte Liposomen diffundieren und verkapselt werden können. Gleichzeitig nimmt jedoch der mittlere Durchmesser von MLV ab, der von SUV und LUV vergrößert sich unter Zunahme der Lamellenzahl.

Nach dieser Verkapselung von Wirkstoffen erfolgt dann die eigentliche mechanische Größeneinstellung der Liposomen.
Die Einschlußeffizienz hängt letztlich weitgehend vom Verhältnis des wässrigen Innenvolumen aller Liposomen zum wässrigen Gesamtvolumen ab und läßt sich für den Fall unilamellarer monodisperser Liposomen theoretisch berechnen (66).
Nach Abtrennung des nichtverkapselten Anteils durch Dialyse oder Gelchromatographie ist die Lagerstabilität von Liposomen mit hydrophilen Wirkstoffen geringer, da diese dann langsam durch die Membranen nach außen entweichen.
Sehr hohe Einschlußraten für manche Stoffe können nach Erzeugung von pH-Gradienten erzielt werden, die einen Transport von Substanzen in vorgefertigte Liposomen bewirken. So kann ein unterschiedlicher pH-Wert in Innen- und Außenraum benutzt werden, um Liposomen mit schwachen Säuren oder Basen zu beladen (67). Dabei diffundiert der Anteil des Wirkstoffs, die beim pH-Wert in der kontinuierlichen Phase ungeladen und hydrophob ist, in den Innenraum, wird dort dem anderen pH-Wert entsprechend geladen und hydrophilisiert und bleibt deshalb genügend lang verkapselt. Dieses Verfahren wird zum Beispiel benutzt, um vorgefertigte Liposomen mit einer Effizienz von über 90 % mit Doxorubicin zu beladen (68). Doxorubicin kann auch nachträglich in Liposomen verkapselt werden, die Ammoniumsulfat enthalten (69). Ammoniak diffundiert dabei aus den Liposomen, während der Wirkstoff als Amin durch die Membran in den Innenraum diffundiert und dort als Sulfat ausfällt.
Eine weitere Möglichkeit der nachträglichen Beladung besteht in der kurzzeitigen Permeabilisierung durch Zugabe sublytischer Detergensmengen (detergent-induced liposome loading, DILL). Dabei können in konzentrierten Liposomendispersionen Moleküle bis zu einer Molmasse von 70.000 mit einer Effizienz von bis zu 50 % verkapselt werden (66).
Die Lagerstabilität von Liposomen ist außer durch die Freisetzung hydrophiler Stoffe auch durch die Hydrolyse der Estergruppen in den Lipiden und oxidative Veränderungen begrenzt. Die Oxidation kann durch Zugabe von etwa 0,1 % α-Tocopherol unterdrückt werden, das oftmals käuflichen Lipiden bereits zugesetzt ist. Die Hydrolysegeschwindigkeit in wässrigen Dispersionen hat ein Minimum bei einem pH-Wert von etwa 6,5 (70).
Lyophilisierte Produkte zeigen auch bei Anwesenheit von Zuckern wie Glucose oder Saccharose nach Rekonstitution mit Wasser einen hohen Anteil an freigesetztem hydrophilen Wirkstoff. Liposomen mit inkorporiertem lipophilen Wirkstoff sind ohne größere Probleme lyophilisierbar und rekonstituierbar.
In Kapitel „Arzneimittel mit Phospholipiden und Lecithin" erfolgt eine ausführliche Übersicht über liposomale Präparate. Hier soll auf einige Liposomenpräparate zur parenteralen und topischen Applikation näher eingegangen werden.

21.6 DaunoXome®

DaunoXome® sind Liposomen mit verkapseltem Daunorubicin. Sie enthalten nach den Angaben des Pharmazeutischen Unternehmens (71) in 25 ml Infusionskonzentrat: Daunorubicinhydrochlorid 53,46 (entsprechend 50 mg als Daunorubicin-Base), davon sind 50 mg liposomal verkapselt.
Sonstige Bestandteile der Liposomen: 753 mg Distearoylphosphatidylcholin, 180 mg Cholesterin, 7 mg Citronensäure. Die Liposomen haben eine mittlere Größe von ca. 45 nm.
Pufferbestandteile: 2125 mg Saccharose, 94 mg Glycin, 7 mg Calciumchlorid, sowie HCl und NaOH zur pH-Einstellung und Wasser für Injektionszwecke. Der pH liegt zwischen 4,5 und 6,5. Es sind keine Konservierungsstoffe enthalten.
Das Konzentrat darf nur mit 5%iger Glucoselösung verdünnt werden, nicht mit Salzlösungen. Die Wirkstoffkonzentration liegt im Konzentrat bei 2,1 mg/ml und soll auf 0,2 bis 1 mg/mg verdünnt werden und in 30 bis 60 Minuten i.v. appliziert werden. Dabei ist die Lösung nach Verdünnen innerhalb von 6 Stunden zu verbrauchen. In der ungeöffneten Ampulle hat das Produkt eine Verfallszeit von 6 Monaten bei einer Lagertemperatur von 2 ° bis 8 °C.
Das Produkt wird zur Behandlung des späten Stadiums des Kaposi-Sarkoms bei AIDS eingesetzt.
Es wird davon ausgegangen, daß die SUV durch Endothellücken in den neugebildeten Kapillaren der Tumoren aus dem Blutgefäßsystem in das Tumorgewebe gelangen können und dort von den Tumorzellen aufgenommen werden. In der Zelle wird das Anthrazyklin-Antibiotikum freigesetzt und bewirkt die Proliferationshemmung.
Durch die liposomale Verkapselung werden verschiedene Absichten verfolgt: Während freies Daunorubicin kardiotoxisch ist, wird liposomales nur zu einem unwesentlichen Teil in das Herzgewebe aufgenommen. Es konnte gezeigt werden, daß der Wirkstoff in liposomaler Form in größerer Menge in den Tumor gelangt und dort wirksam wird. Pharmakokinetische Untersuchungen besagen, daß die initiale Plasmahalbwertszeit (ca. 6 Stunden) gegenüber freiem Daunorubicin um mehr als fünffach verlängert ist und das Verteilungsvolumen (ca. 3 l) um das 200- bis 400-fache kleiner ist. Die Spitzenserumkonzentrationen liegen deshalb etwa um einen Faktor von 100 höher. Dies kann damit erklärt werden, daß der Wirkstoff auch während der Blutzirkulation liposomal verkapselt bleibt.
Durch die gewählten Liposomenbestandteile Distearoylphosphatidylcholin und Cholesterol (2:1 mol/mol) wird eine sehr starre Membran gebildet. Dadurch wird zum einen die Freisetzung des verkapselten Wirkstoffs stark verzögert, wodurch eine für wässrig dispergierte Liposomen passable Lagerzeit von 6 Monaten erreicht wird. Zum

anderen wird dadurch die Adsorption von Opsoninen unterdrückt (s. Parenterale Applikation), wodurch die Plasmahalbwertszeit hoch und die Aufnahme in Leber und Milz vergleichsweise gering bleibt. Der Cholesterolzusatz bewirkt zudem eine Stabilisierung gegen einen Lipidaustausch und Zerstörung durch HDL (s. Parenterale Applikation).
Die Liposomengröße deutet auf eine Herstellung mittels Hochdruckhomogenisation hin. Bei dieser Liposomengröße erfolgt dabei eine nur wenig effiziente Verkapselung. Es ist daher anzunehmen, daß die Liposomen nachträglich durch pH-Gradienten beladen werden (s. Einarbeitung von Wirkstoffen und Lagerstabilität).

21.7 AmBisome®

AmBisome® sind Liposomen mit inkorporiertem Amphotericin B (AmB). Sie enthalten nach den Angaben des pharmazeutischen Unternehmens (72) in einem sterilen, pyrogenfreien Lyophilisat:
50 mg Amphotericin B, welches in der Liposomenmembran gebunden ist.
Sonstige Bestandteile der Liposomen: 213 mg hydriertes Sojaphosphatidylcholin, 52 mg Cholesterol, 84 mg Distearoylphosphatidylglycerol, 0,64 g α-Tocopherol;
Weitere Hilfsstoffe: 1 g Saccharose, 30 mg Dinatriumsuccinathexahydrat.
Zur Rekonstitution wird das Lyophilisat mit 12 ml gekühltem Wasser für Injektionszwecke auf einen Wirkstoffgehalt von etwa 4 mg/ml eingestellt und kurz geschüttelt. Mit 5%iger steriler Glucoselösung wird auf 0,2 bis 2,0 mg/ml Wirkstoff verdünnt und unter aseptischen Bedingungen vor der Infusion durch einen 5 µm-Filter filtriert. Die Dispersion darf 6 Stunden verwendet werden. Sie soll in 30 bis 60 Minuten appliziert werden. Zur Verdünnung darf keine Salzlösung verwendet werden. Die Haltbarkeit des Produkts im ungeöffneten Behältnis beträgt etwa 2,5 Jahre bei einer Lagertemperatur von 2 ° bis 8 °C.
Das Produkt wird zur Behandlung von schweren systemischen Mykosen eingesetzt, die zum Beispiel bei immungeschwächten Patienten auftreten. Durch die liposomale Inkorporierung wird der Organismus vor freiem AmB geschützt.
AmB ist wirksam gegen verschiedene Pilze. Der Wirkstoff bindet an Ergosterol in der Pilzmembran und löst danach unter anderem eine Permeabilitätserhöhung der Membran aus, die zum Zelltod führt. Freies AmB hat jedoch mehrere Nebenwirkungen und zeigt bei Mäusen ein LD_{50} von 2,3 mg/kg, während für AmBisome die LD_{50} von AmB über 175 mg/kg liegt. Die verminderte Toxizität ist darin begründet, daß in AmBisome der Wirkstoff vollständig in die Liposomenmembran integriert und dort auch während der Blutzirkulation stabil inkorporiert ist. Dies wird durch Ladungswechselwirkung mit dem Membranlipid Phosphatidylglycerol erreicht. Das

hydrierte Sojalecithin stabilisiert die Membran und unterdrückt die Opsonisierung der Liposomen. Cholesterol verhindert, daß durch Lipidaustausch mit HDLdie Liposomen zerstört werden. Es liegen Liposomen einer Größe von unter 100 nm vor, die Halbwertszeiten im Blut von etwa 0,6 h (initial) und 30 Stunden (spät) zeigen. Die Serum-Spitzenspiegel liegen wesentlich höher als bei freiem Wirkstoff. Nach einem Tag finden sich etwa 20 % des Wirkstoffs in Leber und Milz. Das Verteilungsvolumen von AmBisome liegt bei etwa 28 l und ist somit etwa zehnmal so hoch wie bei DaunoXome®. Die unterschiedlichen pharmakokinetischen Daten für DaunoXome® und AmBisome sind u.a. durch die unterschiedliche Liposomengröße zu erklären.
Die benötigte Dosis von AmBisome liegt normalerweise bei 1 mg AmB pro Tag und kg Körpergewicht. Es können aber bis zu 3 mg/kg·d und mehr benötigt werden. Dadurch entstehen täglich hohe Therapiekosten von etwa 300 bis über 1000 DM pro Patient.

21.8 Fettemulsion mit Amphotericin B

In vielen Kliniksapotheken wird deshalb aus Kostengründen erwogen, AmB in Fettemulsionen zur parenteralen Ernährung zu verabreichen, die wesentlich preiswerter sind. Solche Präparate sind zwar nirgendwo zugelassen, wurden aber seit der ersten Veröffentlichung (73) trotzdem bereits des öfteren eingesetzt. Entscheidend ist hier zunächst die Art der Herstellung dieser Emulsionen. Eine nachträgliche Zumischung von AmB (wie auch anderer lipophiler Arzneistoffe) zu vorgefertigten Emulsionen ist besonders problematisch. Hier muß zunächst untersucht werden, ob sich AmB in der Fettphase löst, um einen Vorteil gegenüber einer emulsionsfreien Zubereitung zu erzielen. AmB scheint sich jedoch nicht mit Fett zu mischen (74). Noch wichtiger ist die Messung der Teilchengröße in den Emulsionen, auch nach mehrstündiger Lagerung, wie sie in der Klinikumspraxis vorkommen kann. Instabilitäten oder Teichengrößen von mehrerern µm entsprechen nicht mehr den Anforderungen an i.v. Infusionen und können lebensbedrohliche Embolien auslösen. Nach Mischung von Fungizone® (einem Desoxycholat-haltigen AmB-Präparat) mit Intralipid® 20% wurden in wenigen Stunden mehrere Prozent von Fetttröpfchen mit Größen bis zu 25 µm gefunden (75). Auch bei Mischungen von AmB mit Fettemulsionen anderer Hersteller zeigten sich Instabilitäten (76). Wegen der aufgeführten Probleme ist nicht verwunderlich, daß in der Literatur die AmB-Fettemulsionen im Vergleich zu freiem oder gar zu liposomalem AmB in Bezug auf Wirksamkeit und Nebenwirkungen kritisch oder zumindest widersprüchlich bewertet werden (77-79).

21.9 Andere lipidhaltige Präparate mit Amphotericin B: Abelcet® und Amphocil®

Ebenso wie AmB in Fettemulsionen handelt es sich bei Abelcet® und Amphocil® nicht um liposomale Präparate. Sie seien hier aber der Vollständigkeit halber aufgeführt.
Amphocil (= amphotericin B colloidal dispersion, ABCD) besteht aus equimolaren Mengen an AmB und Cholesterolsulfat und hat eine scheibenähnliche Form mit einer mittleren Größe von etwa 120 nm.
Abelcet® (= amphotericin B lipid complex, ABLC) besteht aus Dimyristoyllecithin und Dimyristoylphosphatidylglycerol (7:3) und enthält 35 mol% AmB. Das Aggregat besitzt eine bandartige Struktur einer Länge von mehr als 1.6 µm (80).
Beide Präparate sind etwas weniger aktiv als AmBisome. Übersichten über die lipidhaltigen AmB-Präparate sind bei Lit. (81) und (82) zu finden.

21.10 Alveofact®

Alveofact® (83) ist ein liposomales Präparat, das aus dem ausgewaschenen Surfactant der Rinderlunge über mehrere Zentrifugations- und Waschschritte, sowie anschließender Lösungsmittelextraktion und Sterilfiltration der organischen Lösung gewonnen wird. Nach Trocknung und Resuspendierung in wässriger Phase erfolgt Homogenisation durch eine French Press unter Kühlung und aseptischen Bedingungen. Das Präparat wird vor allem zur Therapie des Atemnotsyndroms bei Frühgeborenen *(infant respiratory distress syndrom, IRDS)* eingesetzt. Die Fertigampulle mit wässriger Suspension (oder Trockenampulle nach Resuspendierung des Lyophilisats in mitgeliefertem Puffer aus NaCl und $NaHCO_3$) enthält 50 mg Gesamtphospholipide des Lungensurfactant in 1,2 ml. Die Phospholipide bestehen zu etwa 80 % aus Lecithin (dieses überwiegend aus Dipalmitoylphosphatidylcholin), 11% Phosphatidylglycerol, 4 % Phosphatidylethanolamin, sowie Spuren von Sphingomyelin, Phosphatidylserin, Phosphatidylinositol, Cardiolipin und Lysolecithin. Diese Phospholipide haben einen Anteil am Gesamtlipid von etwa 90 %. Daneben sind Cholesterol und Glyceride mit etwa 3 und 4 %, Spuren von freien Fettsäuren und etwa 1 % Surfactant-Proteine SP-B und SP-C enthalten. Diese Proteine sind wesentlich für die Bildung von Monolayerschichten aus den Lipiden auf der Alveolenoberfläche, wodurch die dynamische Oberflächenspannung der Grenzschicht herabgesetzt und der pulmonale Gasaustausch ermöglicht wird. Damit enthält Alveofact die wesentlichen Bestandteile des Lungensurfactant, der bei Frühgeborenen nur unvollständig entwickelt ist.

Wenn die Sauerstoffversorgung des beatmeten Frühgeborenen kritisch ist, wird das Präparat als Suspension in einer Dosis von 50 mg Phospholipiden pro kg Körpergewicht mittels eines Katheters in die Lunge instilliert. Bis zu drei Folgeapplikationen sind möglich. Die Spreitung bis in die Alveolen erfolgt durch den applizierten Sauerstoffdruck und die eigene hohe Spreitfähigkeit des substituierten Surfactant. Durch die Therapie wird die Beatmung des Frühgeborenen wesentlich erleichtert und die Mortalität konnte entscheidend gesenkt werden. In klinischen Studien konnte zudem gezeigt werden, daß sich Alveofact auch zur Prophylaxe bei drohendem ARDS (adult/aquired respiratory distress syndrom) eignet. ARDS ist ebenfalls ein lebensbedrohlicher Ausfall der Lungenfunktion und kann durch verschiedene Ursachen (Erkrankungen oder Unfälle) auftreten.
Die Qualitätskontrolle von Surfactantpräparaten umfaßt zunächst die analytischen und biophysikalischen Prüfungen, vor allem der Viskosität und der Herabsetzung der Grenzflächenspannung. Die Größe der Vesikel im Alveofact liegt überwiegend zwischen 0,3 und 0,4 µm, wenn das Lyophilisat der Trockenampulle dreimal in Puffer durch eine Kanüle rekonstituiert wird. Bei der bisher zugelassenen wässrigen Suspension treten zusätzlich Aggregate bis zu 1 µm auf.
Neben der Kontrolle der Sterilität und Pyrogen- und Virusfreiheit ist die Freiheit von BSE-Erregern hier von besonderer Wichtigkeit. Mit Scrapie-Erregern und verschiedenen Viren als Modell konnte gezeigt werden, daß durch das Herstellungsverfahren eventuell vorhandene BSE-Erreger und Viren um einen Faktor von über 10^{21} abgereichert werden (84), wobei ein Faktor von etwa 10^{8} ausreichend wäre. Das Präparat kann somit als sicher angesehen werden.

21.11 Pevaryl®-Lipogel

Pevaryl-Lipogel® ist ein liposomales Produkt zur lokalen Behandlung von Pilzerkrankungen der Haut. In 1 g sind 10 mg Econazol (Base), Soja-Lecithin, sowie Konservierungsmittel, Antioxidantien und weitere nicht deklarierte Hilfsstoffe enthalten (85). Pevaryl-Lipogel war das erste liposomale Dermatikum, ist EG-weit zugelassen, wird aber nicht in allen EG-Staaten vermarktet.
Die Liposomen werden mittels Ethanol-Injektion in einen 50-fachen Überschuß an wässriger Phase und anschließender Homogenisation hergestellt. Dabei entstehen hauptsächlich unilamellare Liposomen mit einer mittleren Größe von etwa 170 nm. Der Wirkstoff ist dabei zu etwa 95% in die Liposomenmembranen inkorporiert. Die Haltbarkeit des Präparates beträgt bei Raumtemperatur etwa 2 Jahre. Das Gel wird einmal täglich über 1 bis 3 Wochen auf die Haut aufgetragen und zeigt eine etwa

doppelt so hohe Haut-Eindringtiefe und Wirksamkeit von Econazol im Vergleich zu einer entsprechenden Creme (86).

21.12 HeparinPur®

HeparinPur® und HeparinPur®-forte (87) sind liposomale wässrig/ethanolische Dispersionen mit etwa 10% Lecithin und 16% (w/w) Ethanol und einem Heparingehalt von etwa 30.000 bzw. 60.000 I.E. pro Packungseinheit (25 g). Das Soja-Lecithin hat einen Gehalt an Phosphatidylcholin von mehr als 90%. Das verwendete Heparin-Natrium hat eine Aktivität von etwa 170 I.E. je Milligramm.
Die Liposomen werden durch Dispergieren von Heparin-Natrium mit Lecithin in Ethanol/Wasser hergestellt. Das System ist selbstpuffernd, hat einen pH von ca. 6,5 und ist über 3 Jahre stabil. Die Größe der Liposomen liegt etwa bei 130 bis 170 nm, wobei jedoch die Teilchengröße bei der topischen Anwendung keinen großen Einfluß auf die Wirksamkeit hat.
Beim Aufsprühen auf die Haut entsteht durch Verdunstung von Ethanol, sowie durch teilweise Fusion der Vesikel eine einem Isogel entsprechende komplexe Struktur aus ein- und vielschichtigen Vesikeln und Membranlamellen (88). Das Präparat wird deshalb auch als Sprühgel bezeichnet.
Die Präparate zeigen gegenüber vergleichbaren Heparin-Gelen eine deutliche Verbesserung der Mikrozirkulation in der Haut (89), die nur durch Eindringen von Heparin in tiefere Hautschichten erklärbar ist. Da eine Penetration intakter Liposomen in die Haut nicht in Frage kommt, ist dieser Effekt eventuell durch eine erleichterte intradermale Diffusion von kleinen Heparin/Lecithin-Aggregaten möglich, wobei das enthaltene Ethanol und die okklusive Wirkung des auf die Haut auftrocknenden Lipidgeles unterstützend wirken kann.

21.13 Literatur

1) New York Acad. Sci.; The use of liposomes in biology and medicine. Conference Proceedings; (1977)

2) Huang, C.; Studies on phosphatidylcholine vesicles. Formation and physical characterization; *Biochemistry;* 8; 344-351; (1969)

3) Bangham, A. D.; Horne, R. W.; Negative staining of phospholipids and their structural modification by surface-active agents as observed in the electron microscope; *J. Mol. Biol.*; 8; 660-668; (1964)

4) Bangham, A. D.; Standish, M. M.; Watkins, J. C. ; Diffusion of univalent ions across the lamellae of swollen phospholipids; *J. Mol. Biol.;* 13; 238-252; (1965)

5) Fahr, A.; Holz, M.; Fricker, G.; Liposomal formulations of Cyclosporin A: influence of lipid type and dose on pharmacokinetics; *Pharm. Res*; 12; 1189-1198; (1995)

6) Hamann, H.-J.; Nothelle, R.; Serno, P.; Industrial implementation of liposomal solubilization: chemical, physicochemical and technical considerations; *APV-Kurs: Technologie liposomaler Präparate in Pharmazie und Kosmetik;* Freiburg; 1996

7) Schubert, R.; Liposomale Membranen als Permeationsbarrieren. in: *Proceedings of MoBBEL*; K.-U. Fröhlich, S. Jonjic, W. Mutter, H. Safayhi, R. Schubert, eds.; Intemann, Prien; pp. 68-84; (1989)

8) Schubert, R.; Schmidt, K.-H.; Structural changes in vesicle membranes and mixed micelles of various lipid compositions after binding of different bile salts; *Biochemistry;* 27; 8787-8794; (1988)

9) Hellwich, U.; Schubert, R.; Concentration-dependent binding of the chiral β-blocker oxprenolol to isoelectric or negatively charged unilamellar vesicles;*Biochem. Pharmacol.*; 49; 511-517; (1995)

10) Pauletti, G. M.; Wunderli-Allenspach, H.; Partition coefficients in vitro: artificial membranes as a standardized distribution model*; Eur. J. Pharm. Sci.*; 1, 273-282; (1994)

11) Schmidtgen, M.; Brandl, M.; Detection of lipopolysaccharides in phospholipids and liposomes using the limulus test; *J. Liposome Res.;* 5; 109-116; (1995)

12) Scherphof, G.; Damen, J.; Wilschut, J.; Interactions of liposomes with plasma proteins; in: *Liposome Technology, 1rst Edition, Vol. III,* G. Gregoriadis, ed.; CRC Press, Boca Raton, FL; 205-246; (1984)

13) Chonn, A.; Semple, S. C.; Cullis, P. R.; Association of blood proteins with large unilamellar liposomes in vivo: relation to circulation lifetimes

14) Allen, T. M.; Redemann, C.; Martin, F.; Hansen, C.; Liposomes containing synthetic lipid derivatives of polyethylene glycol show prolonged circulation half-lives in vivo. *Liposomes in Drug Delivery, 21 Years on.* London, 12-15 December 1990; (1990)

15) Papahadjopoulos, D.; Stealth liposomes: prolonged circulation time in blood, improved accumulation in tumors and increased therapeutic index; *Liposomes in Drug Delivery, 21 Years on.* London, 12-15 December 1990; (1990)

16) Allen, T. M.; Chonn, A.; Large unilamellar liposomes with low uptake into the reticuloendothelial system; *FEBS Lett.*; 223; 42-46; (1987)

17) Blume, G.; Cevc, G.; Liposomes for the sustained drug release in vivo; *Biochim. Biophys. Acta;* 1029; 91-97; (1990)

18) Schubert, R.; Liposomes in topical application and their mode of action in the skin; *Arch. Pharm*; 324; 627-633; (1991)

19) Lasch, J.; Bouwstra, J.; Interactions of external lipids (lipid vesicles) with the skin; *J. Liposome Res.;* 5; 543-569; (1995).

20) Foldvari, M.; Gesztes, A.; Mezei, M.; Dermal drug delivery by liposome encapsulation: clinical and electromicroscopical studies; *J. Microencapsulation;* 7; 479-489; (1990)

21) Hofland, H. E. J.; Bouwstra, J. A.; Spies, F.; Boddé, E.; Nagelkerke, J. F.; Cullander, C.; Junginger, H. E.; Interactions between non-ionic surfactant vesicles and human stratum corneum in vitro; *J. Liposome Res.;* 5; 241-263; (1995)

22) Wohlrab, W.; Lasch, J.; The effect of liposomal incorporation of topically applied hydrocortisone on its serum concentration and urinary excretion*; Dermatol. Mon.schr.;* 175; 348-352; (1989)

23) Cevc, G.; Blume, G.; Lipid vesicles penetrate into skin owing to the transdermal osmotic gradients and hydration force; *Biochim. Biophys. Acta;* 1104; 226-232; (1992)

24) Felgner, P. L.; Particulate systems and polymers for in vitro and in vivo delivery of polynucleotides; *Adv. Drug Del. Rev.*; 5; 163-187; (1990)

25) Gao, X.; Huang, L.; Cationic liposome-mediated gene transfer; *Gene Therapy;* 2; 710-722; (1995)

26) Behr, J.-P.; Synthetic gene-transfer vectors; *Acc. Chem. Res.;* 26; 274-278; (1993)

27) Zabner, J.; Fasbender, A.J.; Moninger, T.; Poellinger K.A., Welsh, M.J.; Cellular and molecular barriers to gene transfer by a cationic lipid; *J. Biol. Chem.*; 279; 18997-19007; (1995)

28) Szoka, F.; Papahadjopoulos, D.; Comparative properties and methods of preparation of lipid vesicles (liposomes); *Annu. Rev. Biophys. Bioeng.* 9; 467- 508; (1980)

29) Gregoriadis, G. ed.; *Liposome Technology, Vol. I,* 1rst Edition; Preparation of Liposomes; CRC Press, Boca Raton, Florida; (1984)

30) Arndt, D.; Fichtner, I.; *Liposomen. Darstellung, Eigenschaften, Anwendungen;* Akademie-Verlag, Berlin; (1986)

31) Hope, M. J.; Bally, M. B.; Mayer, L. D.; Janoff, A. S.; Cullis, P. R.; Generation of multilamellar and unilamellar phospholipid vesicles; *Chem. Phys. Lipids*; 40, 89-107; (1986)

32) Lichtenberg, D.; Barenholz, Y.; Liposomes: preparation, characterization,and preservation; *Meth. Biochem. Anal*; 33; 337-462; (1988)

33) New, R. R. C.; *Liposomes, a practical approach;* IRL Press, Oxford; (1989)

34) Barenholz, Y.; Amselem, S.; Lichtenberg, D.; A new method for preparation of phospholipid vesicles (liposomes) - french press; *FEBS Lett*; 99; 210-214; (1979)

35) Hamilton, R. L.; Goerke, J. Jr.; Gno, L.; Williams, M. C.; Havel, R. J.; Unilamellar liposomes made with the french pressure cell: a simple preparative and semiquantitative technique; *J. Lipid Res*; 21; 981-992; (1980)

36) Mayhew, E.; Lazo, R.; Vail, W. J.; King, J; Green, A. M.; Characterization of liposomes prepared using a microemulsifier; *Biochim. Biophys. Acta*; 775; 169-174; (1984)

37) Mentrup, E.; Stricker, H.; Herstellung von Liposomen mit einem Hochdruckhomogenisator; *Pharm. Ind.*; 52; 343-347; (1990)

38) Brandl, M.; Bachmann, D.; Drechsler, M.; Bauer, K. H.; Liposome preparation by a new high pressure homogenizer Gaulin Micron LAB 40; *Drug Dev. Ind. Pharm.*;16; 2167-91; (1990)

39) Brandl, M.; Bachmann, D.; Drechsler, M.; Bauer, K. H.; iposome preparation using high-pressure homogenizers; Liposome Technology, G. Gregoriadis ed.; 1st Edition, Vol. I; CRC; 49-65; (1993)

40) Olson, F.; Hunt, C. A.; Szoka, F. C.; Vail, W. J.; Papahadjopoulos, D.; Preparation of liposomes of defined size distribution by extrusion through polycarbonate membranes; *Biochim. Biophys. Acta*; 557; 9-23; (1979)

41) Hope, M. J.; Bally, M. B.; Webb, G.; Cullis, P. R.; Production of large unilamellar vesicles by a rapid extrusion procedure. Characterization of size distribution, trapped volume and ability to maintain a membrane potential; *Biochim. Biophys, Acta*; 812; 55-65; (1985)

42) MacDonald, R. C.; MacDonald, R.; Menco, B.; Taleshita, K.; Subbarao, N. K.; Hu, L.; Small-volume extrusion apparatus for preparation of large unilamellar vesicles; *Biochim. Biophys. Acta;* 1061; 91; 297-303; (1991)

43) Schneider., T.; Sachse, A.; Rößling, G.; Brandl, M.; Large-scale production of liposomes of defined size by a new continuous high pressure ectrusion device; *Drug Dev. Ind. Pharm.;* 20; 2787-2807; (1994)

44) Batzri, S.; Korn, E. D.; Single bilayer liposomes prepared without sonication. Biochim; *Biophys. Acta*; 298, 1015-1019; (1973)

45) Deamer, D.; Bangham, A. D.; Large volume liposomes by an ether vaporization method; *Biochim. Biophys. Acta*; 443, 629-634; (1976)

46) Weder, H-G.; Zumbühl, O.; The preparation of variable sized homogeneous liposomes for laboratory, clinical, and industrial use by controlled detergent dialysis, in: *Liposome Technology, Vol. I,* 1rst Edition; Preparation of Liposomes; G. Gregoriadis, ed.; *CRC Press*, Florida; pp. 79-107; (1984)

47) Schurtenberger, P.; Mazer, N.; Känzig, W.; Micelle to vesicle transition in aqueous solutions of bile salt and lecithin; *J. Phys. Chem.*; 89; 1042-1049; (1985)

48) Milsmann, M. H. W.; Schwendener, R. A.; Weder, H-G.; The preparation of large single bilayer liposomes by a fast and controlled dialysis; *Biochim. Biophys. Acta*; 512; 147-155; (1978)

49) Schurtenberger, P.; Bertani, R.; Känzig, W.; Formation of mixed bile salt-lecithin vesicles: a study of the temperature dependence; *J. Colloid Interf. Sci.*; 114; 82-87; (1986)

50) Rhoden, V; Goldin, S. M.; Formation of unilamellar lipid vesicles of controllable dimensions by detergent dialysis; *Biochemistry*; 18; 4173-4176; (1979)

51) Schurtenberger, P.; Mazer, N.; Waldvogel, S.; Känzig, W.; Preparation of monodisperse vesicles with variable size by dilution of mixed micellar solutions of bile salt and phosphatidylcholine; *Biochim. Biophys. Acta*; 775; 111-114; (1984)

52) Philippot, J.; Mutaftschiev, S.; Liautard, J. P.; A very mild method allowing the encapsulation of very high amounts of macromolecules into very large (1000 nm) unilamellar liposomes; *Biochim. Biophys. Acta*; 734; 137-143; (1983)

53) Jopski, B.; Pirkl, V.; Jaroni, H. W.; Schubert, R.; Schmidt, K. H.; Preparation of hemoglobin-containing liposomes using octylglucoside and octyltetraoxyethylene; *Biochim. Biophys. Acta*; 978; 79-84; (1989)

54) Schwendener, R. A.; Asanger, M.; Weder, H. G.; n-Alkyl-glucosides as detergents for the preparation of highly homogeneous bilayer liposomes of variable sizes (60-240 nm Ø) applying defined rates of detergent removal by dialysis; *Biochem. Biophys. Res. Commun.*; 100; 1055-1062; (1981)

55) Hirnle, P.; Schubert, R.; Liposomes containing blue dye for preoperative lymph node staining: distribution and stability in dogs after endolymphatic injection; *Int. J. Pharm.*; 72; 259-269; (1991)

56) Schubert, R.; Peschka, R.; Purmann, T.; Tangential filtration preparation of liposomal drugs and liposome product thereof; *U.S. Application* No 08/333,790; (1994)

57) Lasch, J., Schubert, R.; The interaction of detergents with liposomal membranes. in: *Liposome Technology, Vol. II;* 2nd Edition; G Gregoriadis, ed., CRC Press, Boca Raton, Florida, 233-260; (1992)

58) Torchilin, V. P.; Goldmacher, V. S.; Smirnov; Comparative study on covalent immobilization of enzymes on the surface of liposomes; *Biochem. Biophys. Res. Commun.*; 85; 983-990; (1978)

59) Heath, T. D.; Fraley, R. T.; Papahadjopoulos, D.; Antibody targeting of liposomes: cell specificity obtained by conjugation of F(ab') to vesicle surface; *Science;* 210; 539-541; (1980)

60) Weissig, V.; Lasch, J.; Klibanov, A. L.; Torchilin, V. P.; A new hydrophobic anchor for the attachment of proteins to liposomal membranes; *FEBS Lett.*; 202; 86-90; (1986)

61) Schwendener, R. A.; Schott, H.; Hartmann, H. R.; Supersaxo, A.; Rubas, W.; Hengartner, H.; Liposomes as carriers of lipophilic cytosinearabinoside- and fluorodeoxyuridine-derivatives. Their cytostatic effect and possibilities for tumor-specific therapy; *Onkologie*; 10; 232-239; (1981)

62) Schott, H.; Seelig, R.; Hengartner, H.; Schwendener, R. A.; Palmitoyl derivatives of L-cystein, cysteamin and their incorporation into the bilayers of unilamellar liposomes; *Biochim. Biophys. Acta*; 940; 127-135; (1988)

63) Kirby, C.; Gregoriadis, G.; Dehydration-rehydration vesicles: a simple method for high yield drug entrapment in liposomes; *Biotechnology*; 2; 979-984; (1984)

64) Pick, U.; Liposomes with a large trapping capacity prepared by freezing and thawing of sonicated phospholipid mixtures; *Arch. Biochem. Biophys.*; 212; 186-194; (1981)

65) Strauss, G.; Freezing and thawing of liposome suspensions. in: *Liposome Technology, Vol. I,* 1rst. Edition; Preparation of Liposomes; G Gregoriadis, ed.; CRC Press; Florida; pp. 197-219; (1984)

66) Schubert, R.; Wolburg, H.; Schmidt, K.-H.; Roth, H. J.; Loading of preformed liposomes with high trapping efficiency by detergent-induced formation of transient membrane holes; *Chem. Phys. Lipids*; 58; 121-129; (1991)

67) Bally, M. B.; Hope, M. J.; Van Echteld, C. J. A.; Cullis, P. R.; Uptake of safranine and other lipophilic cations into model membrane systems in response to a membrane potential; *Biochim. Biophys. Acta*; 812; 66-76; (1985)

68) Cullis, P. R.; Generation and loading of liposomal drug delivery systems; *Liposomes in Drug Delivery*; 20 Years on. London; 12 -15 December 1990; (1990)

69) Bolotin, E. M.; Cohen, R.; Bar, L. K.; Emanuel, N.; Ninio, S.; Lasic, D. D.; Barenholz, Y.; Ammonium sulfate gradients for efficient and stable remote loading of amphipathic weak bases into liposomes and ligandosomes; *J. Lipsome Res.;* 4; 455-479; (1994)

70) Grit, M.; de Smidt, J. H.; Struijke, A.; Crommelin, D. J. A.; Hydrolysis of phosphatidylcholine in aqueous liposome dispersions; *Int. J. Pharm.*; 50; 1-6; (1989)

71) DaunoXome, Produktmonographie Fa. Nexstar Pharmaceuticals; (1996)

72) AmBisome, Produktmonographie Fa. Vestar Pharmaceuticals; (1994)

73) Chavenet, P. Y.; Garry, I.; Charlier, N.; Caillot, D.; Kisterman, J.-P.; D'Athis, M.; Portier, H.; Trial of glucose versus fat emulsion in preparation of Amphotericin for use in HIV infected patients with candidiasis. *Br. Med. J.;* 305; 921-925; (1992)

74) Trissel, L. A.; Amphotericin B does not mix with fat emulsion; *Am. J. Health-Syst. Pharm.;* 52; 1463-1464; (1995)

75) Ranchere, J. Y.; Latour, J. F.; Fuhrmann, C.; Lagallarde, C.; Loreuil, F.; Amphotericin B intralipid formulation: stability and particle size; *J. Antimicrob. Chemother.;* 37; 1165-1169; (1996)

76) Heide, P. E.; Hehenberger, H.; Tensiometrische und konduktometrische Stabilitätsuntersuchungen von Amphotericin B in Fettemulsionen; *Österr. Krankenhauspharmazie;* 10; 36-43; (1996)

77) Heinemann, V.; Kähny, B.; Debus, A.; Wachholz, K.; Jehn, U.; Pharmacokinetics of liposomal amphotericin B (AmBisome) versus other lipid-based formulations; *Bone Marrow Transplantation;* 14 (Suppl. 5); S8-S9; (1994)

78) Arning, M.; Kliche, K. O.; Heer-Sonderhoff, A. H.; Wehmeier, A.; Infusion-related toxicity of three different amphotericin B formulations and its relation to cytokine plasma levels; *Mycoses;* 38; 459-465; (1995)

79) Amphotericin B-Intralipid; *Drugs Fut;* 20; 293-294; (1995)

80) Mehrere Artikel über ABLC in *Drugs of Today;* 32(5) und 32 (Suppl. G), (1996)

81) Lipp, H.-P.; Amphotericin B und seine Lipidcarrier; *Krankenhauspharmazie;* 18; 104-112; (1997)

82) Tollemar, J.; Ringdén, O.; Lipid formulations of Amphotericin B. Less toxicity at what economic costs?; *Drug Savety;* 13; 207-218; (1995)

83) Alveofact, Produktinformation Fa. Dr. Karl Thomae GmbH (1996)

84) Werz, W.; Berthold, W.; Walter J.; Weller, E.; Peano, S.; Conz, A.; Mendes, I. A.; Schuurmann, R.; Sol, C.; BSE and virus safety of surfactant*; Arch. Virol.;* in press

85) Pevaryl-Lipogel, Produktinformation der Fa. Janssen-Cilag AG (1996)

86) Neff, R.; Feasibility of topical liposome drugs produced on an industrial scale; *Adv. Drug Del. Rev.;* 18; 343-347, (1996)

87) Produktinformation Fa. ratiopharm

88) Rades, T.; Gerke, A.; Schütze, W.; Müller-Goymann, C.C.; Characterization of a commercial liposome spray; *Pharmazie;* 52; 44-50 ; (1997).

89) Artmann, C.W.; Fassihi, A.; Kröling, P.; Regenold, J.; Röding, J.; Rußmann, D.; Schneeberger, C.; Vehikelabhängige Mikrozirkulation der Haut; *Z. Allg. Med.;* 73; (1997), im Druck.

Anschrift des Autors:
Prof. Dr. Rolf Schubert:
Pharmazeutisches Institut
Lehrstuhl Pharmazeutische Technologie
Hermann-Herder-Str. 9
D-79104 Freiburg

22 Mikropartikel und Implantate: Arzneiformen zur parenteralen Applikation

Prof. Dr. A. Fahr und Prof. Dr. T. Kissel, Universität Marburg

Handelspräparate

Enantone Depot®, Decapeptyl Depot®, Parlodel LA®, Parlodel LAR®, Profact Depot®, Zoladex®

22.1 Partikuläre Injektionen: Warum?

Mehr als 50% der verfügbaren Arzneimittel sind zur oralen Verabreichung entwickelt worden. Trotzdem hat diese weitverbreitete Verabreichungsart für die verschiedensten Arzneistoffe erhebliche Nachteile: Abbau im Gastrointestinaltrakt, große Schwankung der Absorption, aufgrund des first pass Effektes geringe Bioverfügbarkeit, Einfluß fettreicher Nahrung auf die Absorption, etc..

Die Bioverfügbarkeit, z.B. von Bromocriptin, einem Dopamin-Agonist mit prolactin-inhibitorischer Wirkung liegt bei oraler Gabe zwischen 4 bis 5%.

Besonders Substanzen aus der biotechnologischen Forschung, wie z.B. Peptide und Proteine, gehören zu den „Problemkindern" in der pharmazeutischen Technologie, denn diese Substanzen werden schon im Magen-Darm-Trakt abgebaut. Die oft im Minutenbereich liegenden Halbwertszeiten der Plasmaspiegel von Pharma-Peptiden und -Proteinen fordern zusätzlich gänzlich andere Verabreichungswege, denn mehrfache Injektionen pro Tag über einen längeren Zeitraum werden von vielen Patienten nicht akzeptiert werden.

Eine besondere Herausforderung an die pharmazeutische Technologie stellen gentherapeutische Arzneistoffe (z.B. DNA), bei denen eine orale Verabreichungsart im Moment noch völlig undenkbar ist.

Parenterale Depotpräparate sind schon seit längerem in Form von kristallinen Steroid-Suspensionen [1] oder Insulin-Zink-Suspensionen [2] bekannt. Der Wirkstoff wird zwar aus solchen Formulierungen in kontinuierlicher Weise über Stunden oder Tage freigesetzt, aber eine Kontrolle der Freisetzung ist selbst in dieser kurzen Zeit nur beschränkt möglich und vom physikochemischen Verhalten des Gesamtkomplexes abhängig.

Anders ist dies bei bioabbaubaren Einbettungsstoffen. Hier kann der Abbau und damit die Freisetzung des eingebettenen Wirkstoffes in weiten Grenzen durch die verwendete Einbettungsmatrix festgelegt werden.
Eine Möglichkeit für Depotformen auf Polymerbasis stellen die Implantate dar. In vielen Fällen bietet sich aber eher eine parenterale Depotinjektion in Form von Mikropartikeln für subkutane oder intramuskuläre Anwendung an [3]. Das Entwicklungsziel solcher Formulierungen für Peptide und Proteine ist die Erreichung eines konstanten Plasmaspiegels über einen Zeitraum von mehreren Monaten.
Um die Wirkung des Pharmakons über diese lange Zeit zu gewährleisten, muß der Wirkstoff hochpotent sein, da sonst eine viel zu große Menge der Formulierung injiziert werden muß. Der Wirkstoff sollte auch eine angemessene therapeutische Bandbreite haben, da trotz hohem technischen Aufwand eine gewisse Variabilität der Freisetzung nicht vermieden werden kann.
Im Falle von Bromocriptin-Mikropartikeln konnte dies mit Parlodel LA® erzielt werden [4]. Für Applikationen im 1-Monats-Rhythmus wurde eine weitere Formulierung mit höherer Abbaurate (Parlodel LAR®) entwickelt [5].

22.2 Darreichungsformen auf Polymerbasis

Angetrieben wurde die Entwicklung von polymerbasierten parenteralen Darreichungsformen durch die geringe orale Bioverfügbarkeit von LHRH-Agonisten [3]. Heute sind doch einige polymerbasierte Depotformen auf dem Markt, die zunehmend an Bedeutung gewinnen (siehe Tab. 22.1).

Tab. 22.1: Im Handel erhältliche Polymer-Formulierungen (PLG = poly(DL-lactide-co-glycolide), PLA = polylactide, Glu-PLG = Sternpolymer, siehe auch Abb. 22.3 und Text).

Hersteller	Handelsname	Form	Polymer-komposition	Verfahren	Wirkstoff
HMR AG	Profact Depot®	Implantat	PLG 75:25	Extrusion	Buserelin
Debiopharm	Decapeptyl Depot®	Mikropartikel	PLG 50:50	Phasenseparation	Triptorelin
Sandoz Pharma AG	Parlodel LA®	Mikropartikel	PLA	Sprühtrocknung	Bromocriptin
Sandoz Pharma AG	Parlodel LAR®	Mikropartikel	Glu-PLG	Sprühtrocknung	Bromocriptin
Takeda Chem. Ind. Grünenthal GmbH	Enantone Depot®	Mikropartikel	PLG 75:25	W/O/W Emulsion	Leuprorelin
Zeneca GmbH	Zoladex®	Implantat	PLG 50:50	Extrusion	Goserelin

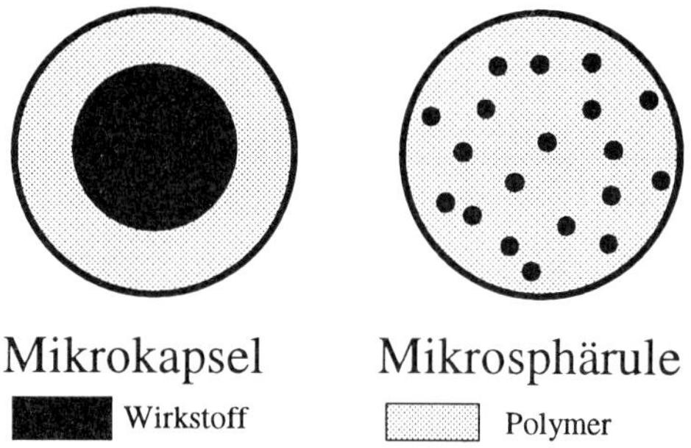

Abb. 22.1: Vergleich Mikrokapsel - Mikrosphärule

22.3 Der Begriff „Mikroverkapselung“

Allgemein wird bei der Mikroverkapselung der unveränderte Wirkstoff in Polymerpartikeln von etwa 1 - 1000 µm Durchmesser eingebettet. Der Ausdruck „Mikroverkapselung“ beschreibt also den technologischen Vorgang, bei dem in flüssiger oder fester Form hochdispergierte Arzneistoffpartikel in einem Schritt in ein Polymer eingebettet oder damit überzogen werden. Unter den natürlichen und synthetischen Polymeren findet sich z.B. auch Gelatine als Umhüllungsmaterial.
Im Genaueren beschreibt der Ausdruck „Mikrokapseln“ (engl.: microcapsules) die Umhüllung feiner Wirkstoffpartikel mit einem Polymer (Größe < 250 µm), so daß die Arzneiform mit üblichem Injektionsbesteck verabreicht werden kann (Abb. 22.1). In diese Begriffskategorie fallen weiterhin die Mikrosphärulen (microspheres), in denen das Pharmakon in der Polymermatrix entweder gelöst oder dispergiert vorliegt. Diese Technologie hat den Vorteil, daß die bei Mikrosphärulen immer wieder auftretenden Risse in der Polymermatrix keine große Auswirkung auf die Freisetzung des Wirkstoffes nach außen haben.
Beide Formen werden auch unter dem Begriff Mikropartikel subsumiert.

22.3.1 Implantate

Implantate sind in den meisten Fällen starre, zylinderförmige Polymerstäbchen mit eingebettetem Wirkstoff; ein Millimeter dick und kürzer als 10 mm. Dies ist von den meisten Patienten tolerierbar; längere Implantate können an den meisten Applikationsorten zu Behinderungen führen.

22.4 Mikroverkapselung: Die Technik

Der Wirkstoff wird zuerst in einer organischen Lösung des Polymers mittels Ultraschall oder Homogenisatoren dispergiert. Ein Alternativschritt ist die Emulgierung einer wäßrigen Lösung des Wirkstoffes in eine organische Lösung des Polymers (Abb. 22.2).

Mehrere Verfahren zur eigentlichen Mikroverkapselung sind bekannt, von denen drei in der industriellen Praxis Bedeutung gewonnen haben:

- Sprühtrocknung
- Phasenseparation (Koazervation)
- W/O/W-Emulsion

Im Falle der Sprühtrocknung wird das Polymer in einem geeigneten (apolaren) Lösungsmittel gelöst, der Wirkstoff wird dazugegeben und die erhaltene Lösung oder Suspension in einem heißen Luftstrom zerstäubt. Das Lösungsmittel sollte rasch verdunsten und wird in einem umweltbewußten Betrieb auch wieder aufgefangen. Die so geformten Mikropartikel werden durch den Luftstrom in einen Zyklon getragen und dort gesammelt.

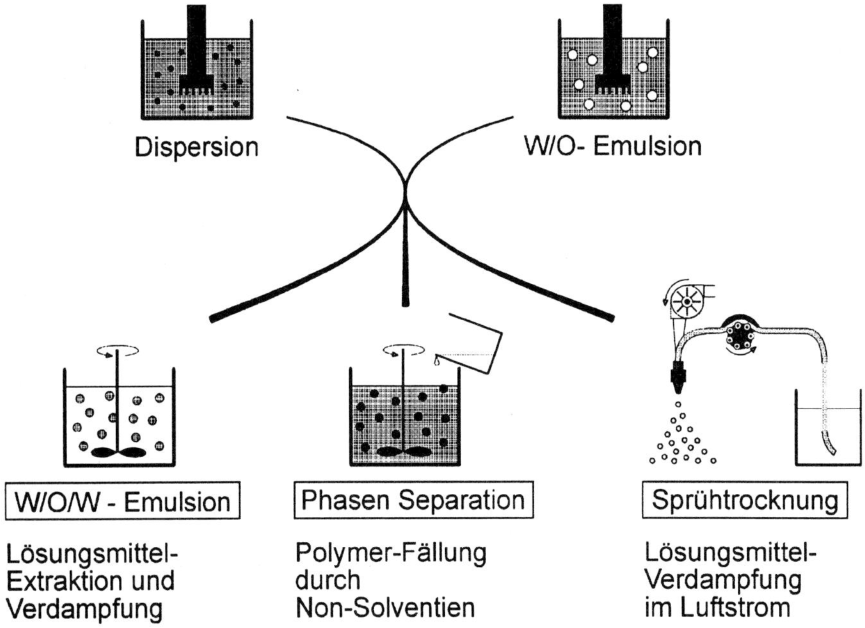

Abb. 22.2: Die verschiedenen Herstellungsverfahren von Mikropartikeln (modifiziert nach [9]).

Die Sprühtrocknung an sich ist ein kontinuierlicher und technologisch ausgereifter Prozeß; aus der Milchpulverproduktion z.B. sind Produktionszahlen von Tonnen pro Tag bekannt. Außerdem wird diese Herstellungsmethode auch für Antibiotika-Polymermikropartikel unter aseptischen Bedingungen verwendet.
Gegenüber den anderen in Frage kommenden Verfahren zeichnet sich die Sprühtrocknung durch bessere Reproduzierbarkeit in der Herstellung und einfachere Übertragung in Produktionsmaßstäbe (upscaling) aus.
Beim W/O/W-Emulsionsverfahren wird eine wäßrige Wirkstofflösung (W_1) mit einer Lösung des Polymers in organischem Lösungsmittel, wie z.B. Methylenchlorid, emulgiert. Diese W_1/O-Emulsion wird dann in einem großen Volumen einer polyvinylalkohol-haltigen W_2-Phase Lösung dispergiert. Das apolare Polymerlösungsmittel kann sich nun in diese Wasserphase verteilen. Das Polymer wird koazerviert.
Bei der Phasenseparation wird zu der Dispersion oder Emulsion des Wirkstoffs in einer organischen Lösung des Polymers ein Phasenseparator (oft Siliconöl) gegeben. Dies induziert dann eine Polymer-Koazervation auf dem Wirkstoff.
Nach der Bildung der Mikropartikel mittels W/O/W-Emulsion oder Phasenseparation werden diese nach den üblichen Methoden gehärtet, filtriert und gewaschen.
Alle geschilderten Verfahren belasten die entsprechenden Formulierung mechanisch, chemisch und thermisch. Auch dies hängt natürlich vom aktuellen Wirkstoff ab. Es ist auch zu erwarten, daß die geschilderten Verfahren unterschiedliche Zustandsformen des Wirkstoffes und des Polymers induzieren werden. Besonders bei Wirkstoffmolekülaggregationen kann dann die Freisetzung aus der Polymermatrix behindert sein.
Bei allen Verfahren müssen organische Lösungsmittel eingesetzt werden, die nach der Herstellung wieder aus der Formulierung bis auf einen Restgehalt entfernt werden müssen. Dies geschieht in der Regel durch Vakuumtrocknung. Als Lösungsmittel hat sich unter den vielen möglichen [6] Methylenchlorid durchgesetzt, obwohl auch dieses Lösungsmittel nicht unumstritten ist.

22.4.1 Herstellung von Implantaten

Das gebräuchliche Verfahren zur Herstellung von Implantaten ist die Extrusion [7]. Hierzu wird eine Pulvermischung aus Wirkstoff, Polymer und weiteren Hilfsstoffen erhitzt durch eine Düse gepreßt. Dabei bildet sich ein Zylinderkörper („Spaghetti“), der weiter verarbeitet werden kann. Die Vorheiz-Temperatur kann je nach Polymer über 100 °C betragen, so daß die eingearbeiteten Wirkstoffe durchaus mit dem Polymer interagieren können. Auch Abbauprozesse des Wirkstoffes sind während dieses Verfahrens bei der hohen Temperatur nicht ausgeschlossen.

Polymilchsäure
(statt CH_3 nur H:
Polyglykolsäure)

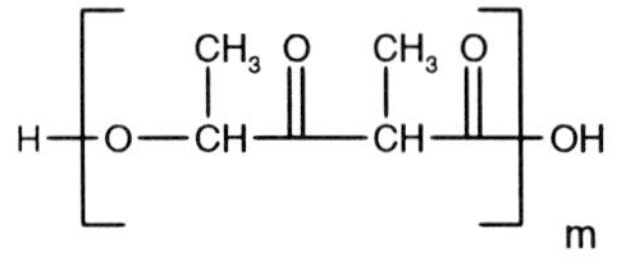

Poly(D,L-lactid-co-glycolid)

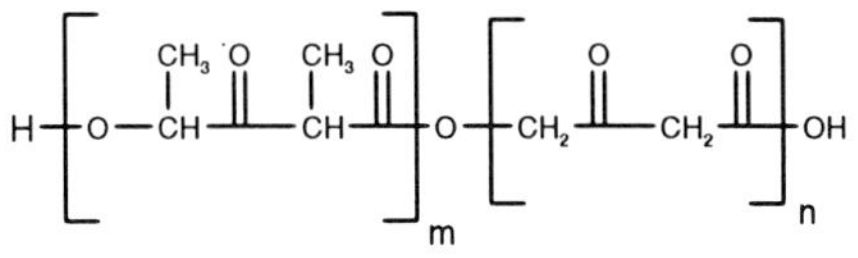

Sternpolymer

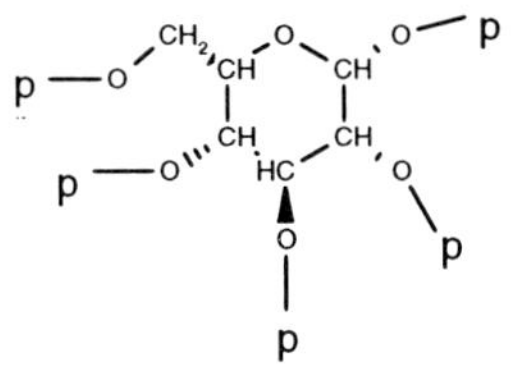

Copoly(L-Milchsäure-Oxyethylen-
β-L-Milchsäure) R = CH_3

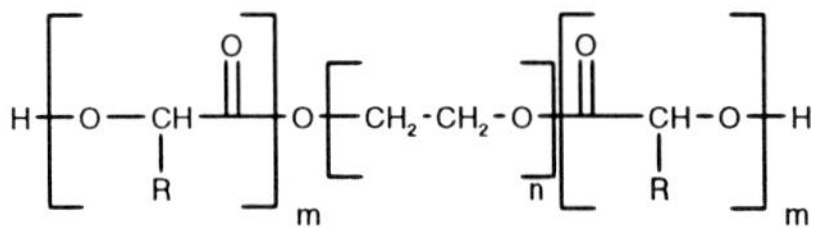

Polyanhydrid

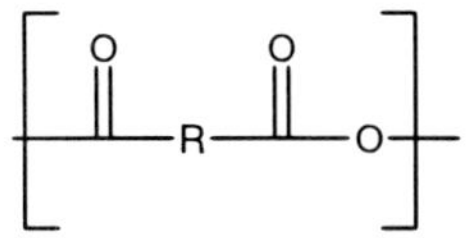

Polyorthoester

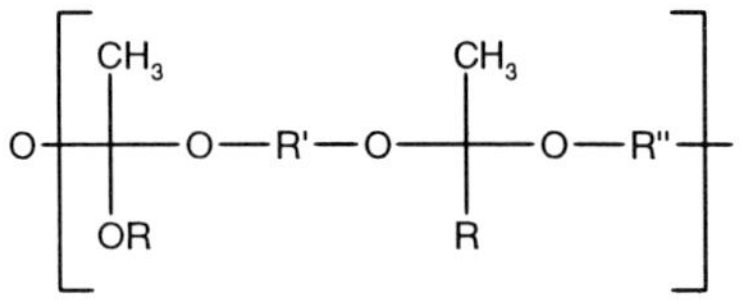

Polyethylencarbonat

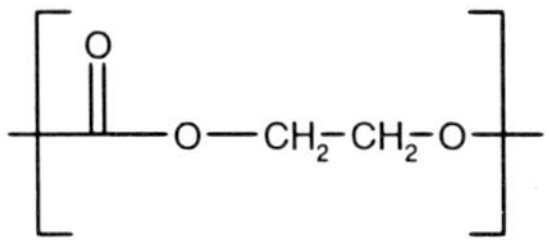

Abb. 22.3 : Gebräuchliche synthetische Polymere in der Pharmazie zur Herstellung von Mikropartikeln. Bei den Sternpolymeren bedeutet „p" eine Polymerkette (z.B. Polymilchsäure).

22.5 Die Polymermatrix

Ein weiterer wichtiger Faktor bei der Mikroverkapselung ist die Wahl des geeigneten Polymers. Dieser Faktor bestimmt weitgehend die Art und Geschwindigkeit der Freisetzung des Pharmakons. Das Polymer sollte außerdem bioabbaubar und biokompatibel sein, so daß es nach der Wirkstoffliberation ohne Nebenwirkungen komplett abgebaut wird.

Für die Formulierung eines Wirkstoffes muß der Träger der Erfahrung nach jeweils neu auf den Wirkstoff abgestimmt werden. Bei Mikrosphärulen betrifft dies in erster Linie das Polymer. Eigenschaften wie Fließfähigkeit, Bioabbaubarkeit, Pharmakonpermeabilität, Lipophilie, Gewebeverträglichkeit und prozeßbedingte Qualitäten wie mechanische Beschaffenheit bestimmen wesentlich die Auswahl und das Design des „Hilfsstoffes" Polymer. Besonders größere hydrophile Proteine können in dem in der Regel hydrophoben Polymerbett Aggregate bilden, die dann nur noch schwer beim Polymerabbau freisetzbar sind. Es ist leicht einzusehen, daß die Entwicklungsschritte zu einem verträglichen Polymer ähnlich aufwendig sein können, wie die Entwicklung des Pharmakons selbst (siehe auch [8,4]).

Viele Polymerklassen wurden auf die o.a. Eigenschaften hin überprüft. Die heute am häufigsten verwendeten biokompatiblen, bioabbaubaren Polymere sind die thermoplastischen Polyester der α-Hydroxycarbonsäuren wie z.B. Polymilchsäure (diese wird z.B. auch als resorbierbares Nahtmaterial in der Chirurgie eingesetzt) und Polyglykolsäuren sowie Copolymere (PLG) aus diesen Klassen (siehe Abb. 22.3). Durch die verschiedenen Sequenzen im Polymer (zufällige Sequenz: ABBABABB, alternierend: ABABABAB oder blockweise: AAAABBBB „Blockcopolymere") ist den Pharmazeuten ein weiterer Freiheitsgrad zur Steuerung der Polymereigenschaften an die Hand gegeben. Seit kurzem werden auch Polyethylencarbonate als Polymermatrizes für Depotformen innerhalb der pharmazeutischen Industrie diskutiert.

Die bisher beschriebenen Polymere sind recht lipophil. Wie aus der pharmazeutischen Praxis bekannt ist, denaturieren Proteine recht schnell beim Kontakt mit lipophilen Oberflächen (Stichwort Schaumbildung). Bei größeren, labileren Proteinen sind also bei der Einbettung in solche Polymere Denaturierungen zu erwarten. Durch den Einbau von hydrophilen Domänen in ansonsten lipophile Polymere wird versucht, diese Denaturierungstendenz zu umgehen. So wurden Triblockpolymere mit hydrophilen Bezirken ([9], siehe Abb. 22.3: Copoly(L-Milchsäure-Oxyethylen-β-L-Milchsäure)) mit den besprochenen Eigenschaften synthetisiert.

Im Laufe der Zeit wurde an verschiedenen Orten versucht, Polymere zu synthetisieren - die in den Körper eingebracht - nur eine Erosion an der Oberfläche der Mikrosphäre zeigen und somit keine Erosion im Innern stattfindet. Dies würde das

Design von Retardformen wesentlich erleichtern (siehe auch Abschnitt „Freigabeverhalten“). Im Falle der Polyanhydride [10] und der Polyorthoester [11] erfüllte sich diese Hoffnung nach vielen eingehenden Untersuchungen nicht. Dagegen gibt es im Falle des Polyethylencarbonates [12,13] über weite Strecken keinen generellen Molekulargewichtsverlust, sondern nur eine generelle Massenabnahme (kompletter Abbau einzelner angegriffener Fadenmoleküle). Dies und andere Untersuchungsergebnisse deuten auf eine Oberflächenerosion des Polyethylencarbonates hin. In einer kürzlich erschienenen Patentschrift wird die Möglichkeit des Abbaus durch ein Superoxidradikalanion O_2^- diskutiert [14].
Neben den hier diskutierten synthetischen Polymeren finden sich in der Literatur auch natürlich vorkommende Polymere. So wurden z.B. Albumine [15] als Matrixmaterial eingesetzt. Andere Biopolymere sind z.B. Fibrin, Kollagen, Gelatine, Stärke oder auch Chitin. Für den kommerziellen Gebrauch sind diese Biopolymere nicht gut geeignet, da die Chargen in Reinheit und Zusammensetzung stark variieren können. Auch die oft notwendige chemische Vernetzung zur Mikropartikelherstellung dieser Biopolymere kann Probleme in der Biokompatibilität und Immunogenität der Partikel mit sich bringen.

22.5.1 Ein Beispiel aus der pharmazeutischen Industrie

Die Firma Sandoz Pharma AG in Basel hat ein Polymer mit speziellem Abbaumuster auf der Grundlage des Polylactid-co-glykolids entwickelt. Während die meisten anderen Polymere in diesem Anwendungsbereich linear (also einfache Fadenmoleküle) sind, weist dieses spezielle Polymer eine sternartige Verzweigungsstruktur auf, in der PLG-Polymere an ein zentrales Glukosemolekül gebunden werden (Glu-PLG). Diese Struktur erhöht die Bioabbaubarkeit unter Beibehaltung der anderen vorteilhaften Eigenschaften wie Stabilität und vorteilhafte mechanische Eigenschaften.
Der Bioabbau findet bei beiden Arten von Polymeren (linear und sternförmig) auf ähnliche Weise statt: die labilen Esterbindungen der Polymere werden hydrolysiert, was zu einem generellen Molekulargewichtsabbau führt. Die Hydrolyse dauert an, bis die abgespaltenen Fragmente klein genug sind, um von der Depotstelle durch physikalische und biologische Prozesse abtransportiert zu werden. Im Falle der sternförmigen Polymere geschieht die Abnahme des Molekulargewichtes des Polymers wesentlich rascher als bei den rein fadenförmigen Polymerstrukturen. Die entstehenden Abbauprodukte sind im Falle der hier besprochenen Darreichungsformen Milch- oder Glykolsäure, also körpereigene Substanzen ohne besondere toxische Eigenschaften.

22.6 Sterilisation

Wie alle Parenteralia müssen auch Mikropartikel und Implantate steril sein. Die üblichen Verfahren in der pharmazeutischen Technologie wie Hitzesterilisation können hier nicht angewandt werden, da die Formulierungen dann unbrauchbar werden. Die meisten Polymere - besonders die bioabbaubaren - haben Phasenübergangstemperaturen deutlich unter 100 °C. Hitzesterilisation würde unweigerlich ein Zerfließen der Formulierung nach sich ziehen. Neben der durchaus akzeptablen, aber technologisch sehr aufwendigen aseptischen Herstellung werden in der Polymertechnologie häufig die γ-Strahlen zur Sterilisation eingesetzt. Diese Sterilisationsart ist in den meisten Ländern zugelassen, bleibt aber in Deutschland Ausnahmefällen vorbehalten.

Die Formulierungen werden üblicherweise mit 25 kGy (2,5 Mrad) Strahlungsenergie sterilisiert. Diese Dosis führt unvermeidlich zur Radikalbildung auch im Polymer und im Wirkstoff. Leider gibt es nur sehr wenige Publikationen aus den sicher zahlreichen Untersuchungen über diese Sterilisationsmethode. Eine dieser wenigen Studien mit PLG und Captopril zeigt beispielsweise [16], daß γ-Strahlung die Polymere abbaut und die Freisetzung des Wirkstoffes verändert. Die Erfahrung zeigt aber auch, daß bei sorgfältiger Wahl von Polymer und Wirkstoffart ein Abbau des Wirkstoffes bei Strahlensterilisation in engen, reproduzierbaren Grenzen gehalten werden kann.

22.7 Das Wirkstoff-Freigabeverhalten

Für die Freisetzung des Wirkstoffes aus der Polymermatrix werden drei verschiedene Mechanismen diskutiert:

- Diffusionskontrollierte Freisetzung (Poren-Diffusion)
- Matrixerosionskontrollierte Freisetzung (Matrix-Erosion)
- Matrixquellungskontrollierte Freisetzung (Case-II-Diffusion)

Bei der diffusionskontrollierten Freisetzung diffundiert Wasser in die Mikrosphäre und löst die erste Schicht des eingebetteten Wirkstoffes heraus (Abb. 22.4). Der osmotische Druck des in den weiteren Schichten angelösten Wirkstoffs läßt Poren bis an die Mikropartikeloberfläche entstehen. Während die Wasserfront weiter in das Mikropartikel eindringt, werden Kanäle geformt, durch die der Wirkstoff von innen nach außen diffundieren kann.

Während bei dem eben definierten Mechanismus das Polymer inert bleibt, wird es bei der erosionskontrollierten Freisetzung zu einem Abbau des Polymers kommen, in dessen Folge der eingebettete Wirkstoff aus der Matrix entlassen wird. Im Falle des

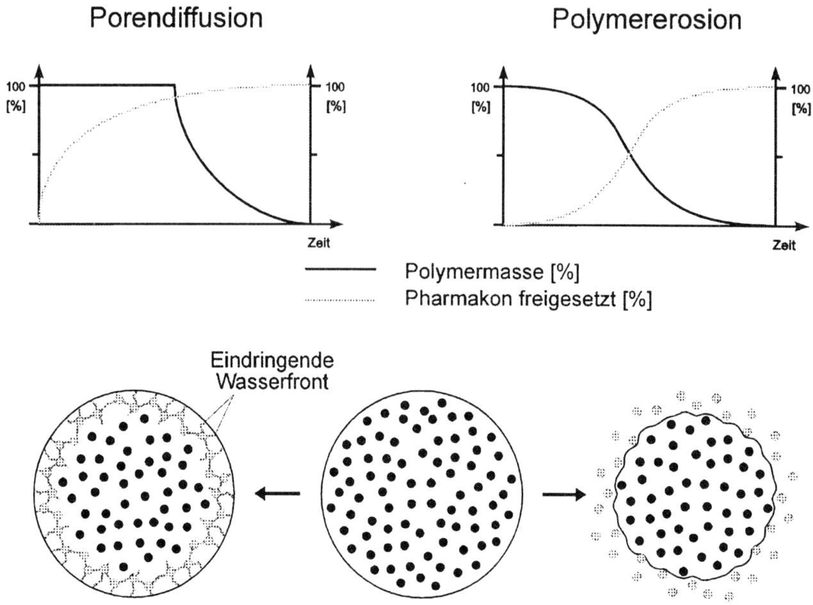

Abb. 22.4: Freisetzungsmechanismen von Proteinen aus Polymermatrizes

Polyethylencarbonates wird dies zu einem reinen Abbau an der Oberfläche des Mikropartikels führen und so nur die Wirkstoffmoleküle freisetzen, die sich direkt in der Oberflächenabbauzone befinden, während z.B. im Falle der Polymilchsäure dies auch gleichzeitig in den tieferen Schichten des Mikropartikels geschehen wird.

Der dritte Freisetzungsmechanismus ist eine Kombination aus den ersten beiden beschriebenen Mechanismen. In diesem Fall sorgt die in das Mikropartikel eindringende Wasserfront zu einer zonal fortschreitenden Quellung der Polymermatrix, aus der dann die Wirksubstanz langsam herausdiffundiert.

Im Falle von Parlodel LAR® wird der dritte hier beschriebene Freisetzungsmechanismus diskutiert, also eine Kombination aus Porendiffusion und Erosion. Dies sorgt für eine therapeutisch wirksame Plasmakonzentration an Bromocriptin sowohl im Tierversuch wie auch am Menschen über einen längeren Zeitbereich, die allerdings über die Wirkdauer in bestimmten Grenzen variiert.

Bei allen bekannten Mikropartikel-Darreichungsformen ist das Ziel einer Freigabekinetik nullter Ordnung über das gesamte Therapieintervall noch nicht erreicht worden (im Falle der Case-II-Diffusion über einen gewissen Bereich des Therapieintervalles schon verwirklicht). Durch die Vorgabe, daß das Polymer im Körper abgebaut werden soll und somit dieser Abbauvorgang bereits kurz nach der Applikation beginnt, wird bei gleichmäßiger Verteilung des Wirkstoffes in das Mikropartikel kein Freigabeverhalten nullter Ordnung erzeugt werden können.

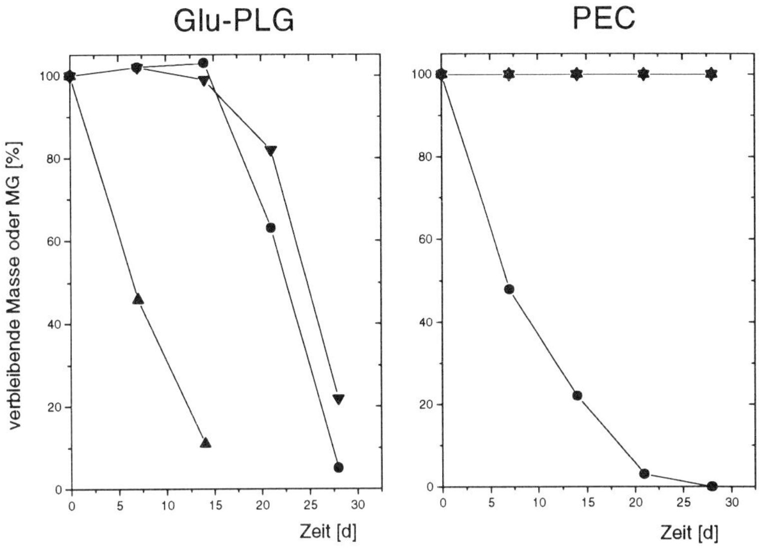

Abb. 22.5: Vergleich der bulk-Erosion (links) und der Oberflächenerosion (rechts) *in vitro* und *in vivo* anhand des Verlaufes von Massenabnahme und Molekulargewichtsabnahme zweier repräsentativer Polymere (Zeichnung nach [14], modifiziert). Subkutane Applikation der Polymere in Ratten: ● = verbleibende Polymermasse; ▲ = Molekulargewicht des verbleibenden Polymers. *In vitro* Inkubation der Polymere in PBS, pH 7,4; ▼ = verbleibende Polymermasse (cave: ▲ und ▼ liegen für PEC übereinander, d.h. Molekulargewicht *in vivo* und Molekularmasse *in vitro* bleiben konstant bei 100 %); Glu-PLG: Sternpolymer mit zentralem Glucosemolekül; PEC: Polyethylencarbonat.

Im Falle des Polylactides und den anderen erwähnten Modifikationen wird die Matrix auch vom Inneren her abgebaut und führt so zu komplizierten Freisetzungsmustern. Der Abbau im Kern ist durch eine Autokatalyse bedingt: Durch die Anhäufung von Milchsäure oder Glykolsäure als Folge der Hydrolyse wird der pH im Kern soweit erniedrigt, daß die weitere Hydrolyse der Esterbindungen begünstigt wird, während der pH-Wert der Oberflächenphase der Mikropartikel durch die physiologische Umgebung bedingt weitgehend stabil ist. Abb. 22.5 zeigt für Glu-PLG (Sternpolymer) die typischen Abbaureaktionen *in vivo*: Der Massenverlust wird durch Molekulargewichtsabnahme verursacht, dies wird auch als „bulk-Erosion" bezeichnet. Dies geschieht für diese Polyester auch *in vitro* (Abb. 22.5, Abbau von Glu-PG in PBS). Beim Polyethylencarbonat dagegen kann von einer reinen Oberflächenerosion ausgegangen werden. Dies zeigt sich deutlich in Abb. 22.5: Der Massenverlust *in vivo* findet bei faktisch gleichbleibendem Molekulargewicht statt. Es findet *in vitro* kein signifikanter Massenabbau statt. Es gibt eine lineare Korrelation zwischen Polymer-Massenabbau und Freisetzung von Modell-Wirkstoffen [14]. Bei entsprechender Wirkstoffverteilung in dem Polyethylencarbonat-Mikropartikel (höhere Konzentration im Kern als im peripheren Bereich) wird dies zu einer Freigabekinetik nullter Ordnung führen. Für derartige Verteilungsmuster des Wirkstoffes in dem Mikropartikel (die leicht berechnet werden können) fehlen vorderhand allerdings die technologischen Voraussetzungen zur Realisierung.

22.8 Charakterisierung der Mikropartikel

Neben den eben beschriebenen biopharmazeutischen Eigenschaften der Mikropartikel werden partikuläre Systeme in der Pharmazie vor allem durch physikalische und chemische Parameter charakterisiert. Unter diesen Parametern ist die Größenverteilung der Partikel besonders wichtig. Bei dem beschriebenen Größenbereich von 1 - 250 μm gibt es im Grunde nur ein geeignetes physikalisches Routineverfahren: die Laserlicht-streuanalyse, die allerdings Kugelgestalt der Partikel zur Routineanalyse voraussetzt (für Grundlagen siehe z.B. [17]). Zusätzlich können optische, aber aufwendigere Verfahren (z.B. Rasterelektronenmikroskopie) eingesetzt werden, die auch weitere Informationen wie z.B. die 3D-Gestalt der Partikel liefern können.

Methoden wie HPLC, RIA, Elektrophorese und Spektroskopie (UV, IR) werden zur Gehalts- und Reinheitsprüfung eingesetzt. Obwohl die Analytik für Pharmazeutika auf einem hohen Stand und in der Standardliteratur gut beschrieben ist, bildet die Charakterisierung der hier in kleinen Mengen auftretenden Abbau- und Kreuzreaktionsprodukte bei Sterilisation und Lagerung von Pharmazeutika in mikropartikulären Formulierungen eine besondere Herausforderung an den Analytiker.

Für den Fall der Verarbeitung von größeren Proteinen in Polymeren besteht die Gefahr der Denaturierung der Proteine durch den Kontakt mit dem hydrophoben Polymer. Für diese Fälle muß mit geeigneten Methoden auch die funktionelle Integrität des eingebetteten und des freigesetzten Wirkstoffes nachgewiesen werden.

Für die Charakterisierung des Polymers selbst sind ebenfalls eine Fülle von Methoden entwickelt worden (z.B. Gelpermeationschromatographie oder Rheologie für die Molekulargewichtsbestimmung), auf die aber in diesem Rahmen nicht näher eingegangen wird (siehe z.B. [18]).

Nicht nur die Eigenschaften des Polymers selbst, sondern auch die physikalische Aggregationsform von Polymer und Wirkstoff kann die biopharmazeutischen Eigenschaften der Mikropartikel stark beeinflussen. So ist die Kristallinität der Partikel ein

wichtiger Parameter beim *in vivo* Verhalten dieser Formulierungen [19]. Kristalline Bezirke im Mikropartikel werden *in vivo* wesentlich langsamer abgebaut als amorphe Bereiche [20]. Da Mikropartikel sich im Laufe der Lagerungszeit auch in diesem Parameter ändern, sollte dieser Eigenschaft besondere Beachtung geschenkt werden. Die wichtigsten Untersuchungsmethoden sind hier Pulverdiffraktometrie und Differential Scanning Calorimetry (DSC).
Auch die Glasübergangstemperatur (T_g), also der Übergang von einem glasähnlichen in einen gummiartigen Zustand der Arzneiform, hängt in großem Maße von dem verwendeten Polymer ab. Da der eingebettete Wirkstoff aber auch einen Einfluß auf diesen Parameter hat, muß dieser ebenfalls in der endgültigen Formulierung bestimmt werden. Die T_g bestimmt auch das Freigabeverhalten der Form; besonders bei Formulierungen, deren T_g im Bereich der Körpertemperatur von 37 °C liegen, wird dies ein wichtiges Kriterium sein.
Es gibt seit längerem intensive Bemühungen, das weiter oben erwähnte *in vivo* Freigabeverhalten von Mikropartikeln durch *in vitro* Methoden zu simulieren. Leider konnte dies nur in den wenigsten Fällen gelingen. Selbst bei retrospektiven Analysen mit vorhandenem *in vivo* Zahlenmaterial können Zusammenhänge zwischen *in vitro* und *in vivo* nicht immer belegt werden. Es scheint, als ob die Physiologie und Biochemie am Depotort noch nicht genügend bekannt ist und damit noch nicht zufriedenstellend simuliert werden kann [21].
Im Rahmen der Bemühungen um Qualitätsverbesserung von Pharmazeutika werden deshalb auch für die Zulassung von Polymeren weitergehende Untersuchungen notwendig werden. So werden wahrscheinlich Arzneimittelchargen nach dem LADME-System (Liberation, Absorption, Distribution, Metabolismus, Elimination) zu charakterisieren sein. Da *in vitro* Modelle für diese Untersuchungen noch nicht aussagekräftig genug sind, sind hohe Kosten für die Entwicklung neuer Formulierungen zu erwarten.

22.9 Darreichungsformen

Aus Stabilitätsgründen sollten Mikropartikel, wie auch das Parlodel LAR®, trocken und kühl gelagert werden. Andererseits ist es natürlich für eine intramuskuläre Injektion unerläßlich, die Mikropartikel in einem geeigneten Medium zu resuspendieren. Um Kontaminationen zu vermeiden und die Handhabung der Darreichungsform zu verbessern, wurde im Falles der Bromocriptin-Mikropartikel eine Doppelkammerspritze gewählt. In der unteren Kammer ist das Suspendierungsmittel, während sich in der oberen Kammer (der Injektionsnadel zugewandten Seite) die

trockenen Mikropartikel befinden. Die Konstruktion der Doppelkammerspritze erlaubt nun das Mischen der beiden Komponenten und die darauffolgende direkte Applikation. Andere Darreichungsformen der Mikropartikel auf dem Markt bestehen aus Injektionsspritzen und Ampullen, in denen die beiden Phasen separat gelagert werden. Bei genügender Umsicht ist auch damit kontaminationsfreies Arbeiten möglich.
Tab. 22.1 zeigt die auf dem Markt befindlichen Implantate und Mikropartikel-Systeme auf Polymerbasis.

22.10 Zusammenfassung und Ausblick

Parlodel LAR® ist das Beispiel einer modernen Darreichungsform, das sich auch für andere Wirkstoffklassen eignen wird. Wirkstoffe höheren Molekulargewichtes wie z.B. Peptide oder Proteine werden in absehbarer Zeit nur parenteral verabreichbar sein. Die prinzipiell kurze systemische Verweildauer solcher Wirkstoffe erfordert konstante Freisetzungsraten über längere Zeiten, die entweder durch die vorgestellten chemischen Freigabesysteme oder über physikalisch-chemische Darreichungsformen wie Pumpen u.ä. erreicht werden können.
Erfolgversprechende Ansätze mit Polymer-Formulierungen betreffen z.B. die Dopamin-Therapie des Gehirnes [22], die Immunisierung z.B. mit Tetanus-Toxoid [9] oder Virusantigenen [23].
Die gerade beginnende Ära der somatischen Gentherapie konzentriert sich im Moment auf lokale systemische Verabreichung von DNA bzw. RNA. Auch hier gibt es die ersten experimentellen Arbeiten, die DNA in Polymere [24] einarbeiten, um zukünftig einerseits die DNA gezielt verabreichen zu können und andererseits die DNA über einen längeren Zeitraum (hier eher in Tagen zu messen) den zu transformierenden Zellen anzubieten.
In der Diskussion finden sich auch Ansätze, parenterale Depotformen wie z.B. Mikropartikel mit Rückkopplungsmechanismen (z.B. pH- oder Insulin-abhängige Polymere) auszustatten. Diese Ansätze führten aber bisher nicht zu marktfähigen Produkten.

22.11 Literatur

(1) Leung, S.H.S.; Robinson, J.R., Lee, V.H.L.: Parenteral Products. in Robinson, J.R. und Lee, V.H.L. (ed.), Controlled Drug Delivery. New York: Marcel Dekker Inc., 1987

(2) Kissel, T., Volland, C., Applikationsformen des Insulins, Dtsch. Apotheker Ztg. 134, 549 (1994)

(3) Tice, T.R.; Mason, D.W., Gilley, R.M.: Clinical use and future of parenteral microsphere delivery systems. In: Prescott, L.F. und Nimmo, W.S.: Novel Drug Delivery and its Therapeutic Application. New York: J. Wiley & Sons, S. 223 (1989)

(4) Kissel, T.; Demirdere, A.: VIII. Microspheres - a controlled release system for parenteral application. in: Müller, B.W.: Controlled Drug Delivery. Stuttgart: APV Paperback 17, S. 103 (1987)

(5) Kissel, T., Brich, Z., Bantle, S., Nimmerfall, F., Lancranjan, J., Vit, P., Parenteral depot-system on the basis of biodegradable polyesters, J. Control. Rel. 16, 27 (1991)

(6) Bodmeier, R., Chen, H., Solvent selection in the preparation of poly(DL-Lactide) microspheres prepared by the solvent evaporation method, Int. J. Pharm. 43, 179 (1988)

(7) Hutchinson, F.G., Furr, B.J.A., Biodegradable polymer systems for sustained release of polypeptides, J. Controlled Rel. 13, 279 (1990)

(8) Tice, T.R., Cowsar, D.R., Biodegradable controlled-release parenteral systems, Pharm. Technol. November, 26 (1984)

(9) Kissel, T., Li, Y.X., Volland, C., Görich, S., Koneberg, R., Parenteral protein delivery systems using biodegradable polyesters of ABA block structure, containing hydrophobic poly(lactide-co-glycolide) A blocks and hydrophilic poly(ethylene oxide) B blocks, J. Controlled Rel. 39, 315 (1996)

(10) Mathiowitz, E., Langer, B., Polyanhydride microspheres as drug carriers. I. Hot-melt microencapsulation, J. Controlled Rel. 5, 13 (1987)

(11) Heller, J., Himmelstein, K.J., Poly(orthoester) biodegradable polymer systems, Methods Enzymol. 112, 422 (1985)

(12) Inoue, S., Copolymerization of carbon dioxide and epoxide: functionality of the copolymer, J. Macromol. Sci. Chem. A13, 651 (1979)

(13) Kawaguchi, T., Nakano, M., Juni, K., Inoue, S., Yoshida, Y., Examination of biodegradability of poly(ethylene carbonate) and poly(propylene carbonate) in the peritoneal cavity in rats, Chem. Pharm. Bull. 31, 1400 (1983)

(14) Schutzrecht CH WO 95/06077 (1995-03-02). Sandoz Ltd.

(15) Gupta, P.K., Hung, C.T., Albumin microspheres. II. Applications in drug delivery, Microencapsulation 6, 427 (1989)

(16) Volland, C., Wolff, M., Kissel, T., The influence of terminal γ-sterilization on captopril containing poly(DL-lactide-co-glycolide) microspheres, J. Control Rel. 31, 293 (1994)

(17) Lines, R., Vom Sieben bis zu Laser-Doppler-Messungen. Überblick über mögliche Verfahren der Teilchen-Charakterisierung, CAV 28 (1991)

(18) Lill, N., Tertsch, K., Injizierbare Arzneiformen auf Basis biodegradabler Polymere. Teil 2: Charakterisierung, PZ Prisma 3, 60 (1996)

(19) Kissel, T., Injizierbare Retardformen, Acta Pharm. Techn. 29, 223 (1983)

(20) Fischer, E.W., Sterzel, H.J., Wegner, G., Investigation of the structure of solution grown crystals of lactide copolymers by means of chemical reactions, Kolloid Z. Z. Polymere 251, 980 (1973)

(21) Visscher, G.E., Pearson, J.E., Fong, J.W., Argentieri, G.J., Robinson, R.L., Maulding, H.V., Effect of particle size on the *in vitro* and *in vivo* degradation rates of poly(DL-lactide-co-glycolide) microcapsules, J. Biom. Mat. Res. 22, 733 (1988)

(22) McRae-Degueurce, A., Hjorth, S., Dillon, D.L., Mason, D.W., Tice, T.R., Implantable microencapsulated dopamine (da): a new approach for slow-release da delivery into brain tissue, Neurosc. Lett. 92, 303 (1988)

(23) Kreuter, J., Liehl, E., Berg, U., Soliva, M., Speiser, P.P., Influence of hydrophobiicty on the adjuvant effect of particulate polymeric adjuvants, Vaccine 6, 253 (1988)

(24) Mizuno, M., Yoshida, J., Sugita, K., Yagi, K., Growth inhibition of glioma cells of different cell lines by human interferon-ß produced in the cells transfected with its gene by means of liposomes, J. Clin. Biochem. Nutrit. 9, 73 (1990)

Anschrift der Autoren:

Prof. Dr. Alfred Fahr
Institut für Pharmazeutische
Technologie und Biopharmazie
Philipps-Universität Marburg,
Ketzerbach 63
D-35032 Marburg

Prof. Dr. Thomas Kissel
Institut für Pharmazeutische
Technologie und Biopharmazie
Philipps-Universität Marburg,
Ketzerbach 63
D-35032 Marburg

23 Kontrastmittel für die bildgebende medizinische Diagnostik

Dr. W. Weitschies, Institut für Diagnostikforschung, Berlin

Beispiele für Handelspräparate

Handelsname	Wirkstoff	Anwendung	Kapitel
Angiografin	Amidotrizoat	Röntgenverfahren	23.2.3.2
Biliscopin®	Iotroxinsäure	Röntgenverfahren	23.2.3.2
Biloptin®	Natriumiopodat	Röntgenverfahren	23.2.3.3
Cardiolite®	MIBI (Kit)	Szintigraphie	23.5.2
Ceretec®	HMPAO (Kit)	Szintigraphie	23.5.2
Echovist®	D-Galaktose	Ultraschall	23.4.2
Endorem	Eisen(II,III)-oxide	Magnetresonanztomographie	23.3.2
Falibaryt®	Bariumsulfat	Röntgenverfahren	23.2.3.1
Fluorescein-Lösung	Fluorescein, Dinatriumsalz	Fluoreszenzangiographie	23.6.1
Fluoreszein SE Thilo	Fluorescein, Dinatriumsalz	Ophthalmologie	23.6.1
Gastrografin®	Amidotrizoat	Röntgenverfahren	23.2.3.2
Gastrolux®	Amidotrizoat	Röntgenverfahren	23.2.3.2
Hexabrix®	Ioxaglinsäure	Röntgenverfahren	23.2.3.2
Hytrast®	Iopydol, Iopydon	Röntgenverfahren	23.2.3
ICG-Pulsion	Indocyaningrün, Natriumsalz	Fluoreszenzangiographie	23.6.1
Imagopaque®	Iopentol	Röntgenverfahren	23.2.3.3
Imeron®	Iomeprol	Röntgenverfahren	23.2.3.3
Isovist®	Iotrolan	Röntgenverfahren	23.2.3.3
Levovist®	D-Galaktose, Palmitinsäure	Ultraschall	23.4.2
Lipiodol® Ultra Fluid	Iodierte Fettsäureester	Röntgenverfahren	23.2.3
Magnevist®	Gadopentetsäure, Dimegluminsalz	Magnetresonanztomographie	23.3.2
Magnevist® enteral	Gadopentetsäure, Dimegluminsalz	Magnetresonanztomographie	23.3.2

Handelsname	Wirkstoff	Anwendung	Kapitel
Micropaque®	Bariumsulfat	Röntgenverfahren	23.2.3.1
Microtrast®	Bariumsulfat	Röntgenverfahren	23.2.3.1
Myoscint®	Anitmyosin-Antikörper (Kit)	Szintigraphie	23.5.2
Myoview®	Tetrofosmin (Kit)	Szintigraphie	23.5.2
Nanocoll®	Nanokolloid (Kit)	Szintigraphie	23.5.2
OctreoScan®	Pentetreotid (Kit)	Szintigraphie	23.5.2
Omnipaque®	Iohexol	Röntgenverfahren	23.2.3.3
Omniscan®	Gadodiamid	Magnetresonanztomographie	23.3.2
Peritrast®	Amidotrizoat	Röntgenverfahren	23.2.3.2
Peritrast®-Oral	Amidotrizoat	Röntgenverfahren	23.2.3.2
Pro-Hance®	Gadoteridol	Magnetresonanztomographie	23.3.2
Solcoscint® MAA	Makroaggregiertes Albumin	Szintigraphie	23.5.2
Solutrast®	Iopamidol	Röntgenverfahren	23.2.3.3
Telebrix® Gastro	Ioxitalaminsäure	Röntgenverfahren	23.2.3.2
Ultravist®	Iopromid	Röntgenverfahren	23.2.3.3
Unibaryt®	Bariumsulfat	Röntgenverfahren	23.2.3.1
Unibaryt® Brausetbl.	NaH_2CO_3, Citronens., Dimeticon	Röntgenverfahren	23.2.3.1
Urografin®	Amidotrizoat	Röntgenverfahren	23.2.3.2
Urovison® /-R	Amidotrizoat	Röntgenverfahren	23.2.3.2
Visipaque®	Iodixanol	Röntgenverfahren	23.2.3.3

23.1 Einleitung

In Zusammenhang mit medizinischen diagnostischen Verfahren werden häufig Stoffe oder Zubereitungen von Stoffen im oder am menschlichen oder tierischen Körper angewendet. Bei diesen Stoffen kann es sich sowohl um Arzneimittel im Sinne des Arzneimittelgesetzes als auch um Hilfsmittel handeln. Beispiele für typische Hilfsmittel sind z.B. Elektrodenkontaktgele oder Ultraschallkontaktgele, die zur Verbesserung der elektrischen Feldableitung beziehungsweise der Ultraschallübertragung verwendet werden. Arzneimittel im Sinne des Arzneimittelgesetzes werden aus

verschiedenen Gründen bei diagnostischen Verfahren eingesetzt. So können beispielsweise Sedativa oder Lokalanästhetika dazu beitragen, die durch die Untersuchung verursachten Beschwerden zu lindern. Die Arzneimittel können aber auch einen integralen Bestandteil des diagnostischen Verfahrens darstellen, indem sie Krankheiten, Körperschäden oder Funktionen des Körpers erkennen lassen. Derartige Arzneimittel werden als *In vivo*-Diagnostika bezeichnet. Sofern es sich bei den jeweiligen Verfahren um bildgebende diagnostische Verfahren handelt, werden diese Arzneimittel auch als Kontrastmittel bezeichnet.
Der Kontrastmittelbegriff stammt ursprünglich aus der Röntgendiagnostik, da hier bestimmte Arzneimittel eine diagnostisch relevante Anhebung oder Abschwächung der Röntgenstrahlen („Kontrastierung") bewirken. Das Verständnis des Begriffes Kontrastmittel geht inzwischen jedoch über diese Wirkung von Arzneimitteln bei bildgebenden diagnostischen Verfahren hinaus. Kontrastmittel können auch eigenständig Signale erzeugen oder sich zur Signalaussendung anregen lassen, die im Rahmen des jeweiligen Verfahrens detektiert und ausgewertet werden. Die bekanntesten Beispiele für derartige Kontrastmittel sind die Radiodiagnostika, die in der nuklearmedizinischen Diagnostik eingesetzt werden. Die Tab. 23.1 gibt einen Überblick über einige diagnostische Verfahren und die klinisch eingesetzten *In vivo*-Diagnostika.
Durch die Einführung neuartiger Techniken und Kontrastmittel nimmt der Umfang der mit bildgebenden Verfahren erzielbaren Diagnosen ständig zu, wobei die Qualität der anatomischen Abbildung der Organe einen sehr hohen Stand erreicht hat. Mittels moderner Gerätetechnik lassen sich räumliche Auflösungen von bis unter 1 mm erzielen. Neben der Abbildung der Morphologie von Geweben und Organen („morphologische Diagnostik") ist ein weiterer Anwendungsbereich der bildgebenden Diagnostik die Darstellung der Funktionalität von Organen („Funktionsdiagnostik"). Daneben besteht bei einigen Verfahren (vergl. Abb. 23.1) die Möglichkeit der Visualisierung von Vorgängen auf molekularer Ebene („molekulare Diagnostik"). Die Übergänge zwischen den einzelnen Anwendungsbereichen bildgebender Verfahren sind allerdings fließend, so daß eine eindeutige Zuordnung nicht immer möglich ist.

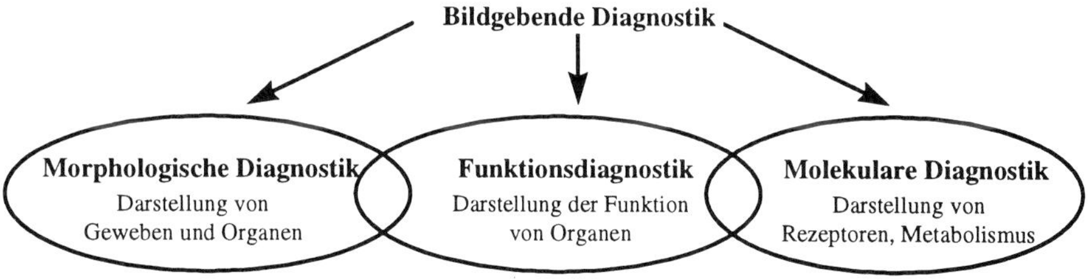

Abb. 23.1: Unterteilung der bildgebenden Diagnostik in morphologische Diagnostik, Funktionsdiagnostik und molekulare Diagnostik.

Tab. 23.1: Diagnostische Verfahren und In vivo-Diagnostika

Bezeichnung	**Bildgebung**	***In vivo*-Diagnostika**
Röntgendiagnostik		
Durchleuchtung und Aufnahme	ja	Derivate der Triiodbenzoesäure, Bariumsulfat
Computertomographie	ja	Derivate der Triiodbenzoesäure, Bariumsulfat
Angiographie	ja	Derivate der Triiodbenzoesäure, Bariumsulfat
Ultraschall		
Schnittbilddarstellung	ja	Mikrogasblasen
Dopplerverfahren	je nach Technik	Mikrogasblasen
Magnetresonanzverfahren		
Magnetresonanztomographie	ja	Paramagnete oder Ferromagnete
NMR-Spektroskopie	nein	nein (in vorklinischer Forschung)
Nukleardiagnostische Verfahren		
Szintigraphie	ja	γ-Strahler
SPECT[1]	ja	γ-Strahler
PET[2]	ja	Positronenstrahler
Optische Verfahren		
Endoskopie	ja	nein
Fluoreszenzangiographie	ja	Fluoreszenzfarbstoffe
Thermographie	ja	nein
Ableitung von elektrischen Feldern		
Elektrokardiogramm (EKG)	nein	nein
Elektroencephalogramm (EEG)	nein	nein
Elektromyogramm (EMG)	nein	nein
Biomagnetismus	nein	nein

[1] Single Photon Emission Computed Tomography [2] Positronen-Emissions-Tomographie

Die durch das Arzneimittelgesetz vorgegebenen allgemeinen Anforderungen an Arzneimittel gelten selbstverständlich auch für Kontrastmittel. Bei der Beurteilung der Wirksamkeit ist jedoch in diesem Fall nicht die therapeutische Wirkung, sondern der diagnostische Nutzen entscheidend. Eine therapeutische Wirkung ist bei Kontrastmitteln in der Regel nicht gegeben und auch nicht Ziel der Entwicklung und Anwendung. Jedoch kann insbesondere bei den radioaktiven Arzneimitteln eine zum Teil erhebliche Überschneidung zwischen Arzneimitteln zur diagnostischen und therapeutischen Anwendung auftreten.
Der diagnostische Nutzen eines Kontrastmittels wird durch vielfältige Parameter bestimmt. Besondere Bedeutung hat hier zunächst die für das diagnostische Verfahren grundlegende physikalische Wechselwirkung der Substanz. Für das Verständnis von Kontrastmitteln ist deshalb die Kenntnis der Art der physikalischen Wechselwirkung erforderlich. Des weiteren sind insbesondere pharmakokinetische Parameter (z.B. Organverteilung, Eliminationshalbwertszeit) zur Erzielung eines diagnostischen Nutzens von großer Wichtigkeit. Die strenge Nutzen-Risiko-Abwägung bei Kontrastmitteln setzt eine sehr gute Verträglichkeit der Substanzen voraus. Für Radiodiagnostika gelten darüber hinaus besondere Anforderungen bezüglich des Strahlenschutzes der beteiligten Personen, also Untersucher und Patient.
Die für eine Kontrastierung erforderlichen Konzentrationen an Kontrastmitteln sind für die jeweiligen Verfahren sehr unterschiedlich (vgl. Tab. 23.2).

Tab. 23.2: Für Kontrasteffekte erforderliche Konzentrationen an Kontrastmitteln

Bildgebendes Verfahren	**Kontrastmittel-konzentration***	**Kontrastquelle**
Röntgenverfahren	mmol - µmol / ml	I
Magnetresonanztomographie	nmol / ml	Gd
Ultraschall	fmol / ml	Gasblasen**
Nukleardiagnostik	fmol / ml	^{18}F, ^{99m}Tc, ^{123}I

* Ungefähre Angaben, da erhebliche Unterschiede je nach Kontrastmittel, Anwendungsgebiet und Gerätetechnik möglich sind.
** Angabe der molaren Konzentration bezieht sich auf Stickstoff enthalten in Gasblasen mit einem Radius von 1 µm.

Im folgenden werden die physikalischen Grundlagen bildgebender Verfahren kurz dargestellt und einige der in Deutschland im Handel befindlichen Kontrastmittel vorgestellt. Neben den in der Häufigkeit der Anwendung überragend bedeutenden Röntgenkontrastmitteln finden dabei die in der pharmazeutischen Literatur bisher zumeist weniger berücksichtigten Kontrastmittel für die Verfahren der Magnetresonanztomographie, des Ultraschalls, der Fluoreszenzdiagnostik und der Nuklearmedizin besondere Beachtung. Eine detailliertere Beschreibung insbesondere der Röntgenkontrastmittel hätte den vorgegebenen Rahmen der Darstellung weit überschritten. Der interessierte Leser wird hierfür auf weiterführende Literatur verwiesen.

23.2 Kontrastmittel für Röntgenverfahren

Mit der Entdeckung der Röntgenstrahlung im Jahr 1895 durch Wilhelm Conrad Röntgen wurde die medizinische Diagnostik grundlegend verändert. Es stand zum erstenmal ein Verfahren zur Verfügung, das innere Strukturen des Körpers ohne die Notwendigkeit der Eröffnung sichtbar werden ließ. Aufgrund der in den Anfängen der Röntgenverfahren mangelhaften Abbildung der inneren Organe waren zunächst jedoch nahezu ausschließlich Aufnahmen des Skeletts und der Lungen möglich. Der Wunsch, weitere Organe beurteilen zu können, führte bald nach Entdeckung der Röntgenstrahlung zu den ersten Röntgenkontrastmitteln. Die Tabelle Tab. 23.3 zeigt eine kurze chronologische Auflistung der historischen Entwicklung der Anwendung ausgewählter Röntgenkontrastmittel.

Tab. 23.3: Kurze Chronologie von Röntgenkontrastmitteln

Jahr	
1895	Entdeckung der Röntgenstrahlung durch Wilhelm Conrad Röntgen
1897	Bismutsalze zur Magen-Darmuntersuchung
1905	Sauerstoffeinblasung in das Kniegelenk (Arthrographie)
1910	Bariumsulfat zur Magen-Darmuntersuchung
1922	Lipiodol® zur Bronchographie
1924	Tetraiodphenolphthalein zur Gallendarstellung
1930	Einführung von Uroselectan zur Urographie
1938	Radioiod-Schilddrüsendiagnostik und -therapie
1953	Triiodbenzoesäure als Grundkörper für Röntgenkontrastmittel (Amidotrizoat)
1977	Einführung von Amipaque® als erstes nichtionisches Röntgenkontrastmittel

23.2.1 Physikalische Grundlagen

Diagnostische Röntgenverfahren basieren auf der Verwendung von elektromagnetischer Strahlung mit Wellenlängen im Bereich von ca. 0,01 bis 0,1 nm. Es handelt sich um Photonenstrahlung, die in der Atomhülle oder im Coulombschen Feld von Atomen durch Anregung mit geeigneten hohen Energien entsteht. Die als Strahlungsquelle verwendeten Anodenstrahler erzeugen ein kontinuierliches Quantenspektrum aller Energien bis zu einem Höchstwert (Bremsstrahlung), das durch das Linienspektrum der strahlenden Atome überlagert ist. Zur Detektion von Röntgenstrahlung werden für Röntgenaufnahmen zumeist Röntgenfilme, bei der Durchleuchtung Leuchtschirme (häufig in Kombination mit Bildverstärkern und Fernsehmonitoren) eingesetzt. In der Computertomographie kommen Kristalldetektoren und Gasdetektoren zur Anwendung. Die Bildgebung mittels Röntgenstrahlung beruht auf der unterschiedlichen Absorption der Photonen durch verschiedene Körpergewebe.

Bei den Röntgenkontrastmitteln ist zwischen positiven Kontrastmitteln und negativen Kontrastmitteln zu unterschieden. Erstere bewirken eine verstärkte Absorption der Röntgenstrahlung im Vergleich zum umliegenden Gewebe. Negative Kontrastmittel weisen eine geringere Strahlungsabsorption als Körpergewebe auf. Typische negative Kontrastmittel sind Gase wie Luft und Kohlendioxid.

Die Absorption von Röntgenstrahlung nimmt mit steigender Ordnungszahl der Elemente zu. Um eine möglichst hohe Effektivität von positiven Röntgenkontrastmitteln zu erreichen, werden Verbindungen von Elementen mit hoher Ordnungszahl als Röntgenkontrastmittel verwendet. Die meisten Röntgenkontrastmittel enthalten deshalb Iod (Ordnungszahl 53) als Kontrastquelle. Des weiteren ist Bariumsulfat aufgrund der hohen Ordnungszahl des Bariums (Ordnungszahl 56) als Röntgenkontrastmittel sehr effektiv. Aber auch die Verwendung von Verbindungen anderer Elemente ist beschrieben, wie zum Beispiel in den Anfängen der Röntgenkontrastmittel von Bismutverbindungen (Ordnungszahl von Bismut: 83) und Thoriumdioxid (Ordnungszahl von Thorium: 90). Aufgrund des allgemeinen Mechanismus der positiven oder negativen Kontrastgebung sind Röntgenkontrastmittel bei allen auf Röntgenstrahlung basierenden Verfahren wirksam. Unterschiede ergeben sich jedoch hinsichtlich der bei den verschiedenen Techniken für eine diagnostisch relevante Kontrastierung erforderlichen Konzentrationen an Röntgenkontrastmitteln und damit in den pro Untersuchung erforderlichen Dosierungen.

Die technisch einfachsten Röntgenverfahren sind die Durchleuchtung und die Röntgenaufnahme. Gegenüber den Anfängen der Röntgendiagnostik wurden durch verbesserte Techniken die pro Untersuchung erforderlichen Strahlendosen erheblich reduziert.

Tab. 23.4: Einige Darstellungsprinzipien und Untersuchungsmethoden unter Verwendung von Röntgenkontrastmitteln (modifiziert nach [1])

Darstellungsprinzip	*Methode*	*Kontrastmittel*
Lumenfüllung	Darstellung Gastrointestinaltrakt	$BaSO_4$, nierengängige Kontrastmittel
	Arthrographie	nierengängige Kontrastmittel, Luft
	Sialographie	nierengängige Kontrastmittel
	Fistulographie	nierengängige Kontrastmittel
	Hysterosalpingographie	nierengängige Kontrastmittel
	Zystographie	nierengängige Kontrastmittel
	Myelographie	nierengängige Kontrastmittel
	Bronchographie	partikuläre Kontrastmittel, nierengängige Kontrastmittel
Organfunktion	I.v. Urographie	nierengängige Kontrastmittel
	Inf. Urographie	nierengängige Kontrastmittel
	Orale Cholegraphie	orales Cholegraphikum
	I.v. Cholegraphie	lebergängige Kontrastmittel
	Inf. Cholegraphie	lebergängige Kontrastmittel
Angiographie	Kardioangiographie	nierengängige Kontrastmittel
	Koronarangiographie	nierengängige Kontrastmittel
	Aortographie	nierengängige Kontrastmittel
	Zerebrale Angiographie	nierengängige Kontrastmittel
	Phlebographie	nierengängige Kontrastmittel
	I.v. digitale Subtraktionsangiographie (DSA)	nierengängige Kontrastmittel
	I.a. DSA	nierengängige Kontrastmittel
	direkte Lymphographie	ölige Röntgenkontrastmittel

Eine sehr bedeutende Weiterentwicklung der Röntgenverfahren stellt die von Hounsfield und Cormack im Jahr 1971 eingeführte Computertomographie (CT) dar. Bei der Computertomographie handelt es sich um ein Schnittbildverfahren. Dabei wird die abzubildende Körperschicht durch einen Fächerstrahl in zahlreichen Projektionsrichtungen durchstrahlt und die Strahlungsabschwächung für alle Projektionsrichtungen durch ein Detektorsystem registriert. Die aus den Meßwerten berechneten Schwächungskoeffizienten werden normiert (Hounsfield-Werte) und zu einem Bild verarbeitet. Trotz der anfallenden enormen Datenmengen ist inzwischen eine Bilderstellung in „Echtzeit" möglich.
Weitere spezielle Röntgenverfahren betreffen die Angiographie, d.h. die Darstellung von Blutgefäßen (Arteriographie, Venographie) oder Lymphbahnen, beziehungsweise Lymphknoten (Lymphographie).

23.2.2 Anwendungsgebiete von Röntgenkontrastmitteln

Röntgenkontrastmittel werden für eine Vielzahl unterschiedlichster Röntgenuntersuchungen eingesetzt. Die Anwendungsmöglichkeiten reichen von der morphologischen Darstellungen von Hohlräumen bis hin zur Funktionsdiagnostik von Organen wie zum Beispiel Niere und Leber. Die Tab. 23.4 zeigt eine Übersicht gängiger Röntgenkontrastmittelanwendungen.

23.2.3 Röntgenkontrastmittel

Die Abb. 23.2 gibt eine Übersicht über die unterschiedlichen Gruppen von Röntgenkontrastmitteln. Iodhaltige wasserunlösliche Röntgenkontrastmittel auf der Basis von Diiodpyridon (Hytrast®) werden nach Instillation zur Bronchographie eingesetzt. Der ebenfalls wasserunlösliche Ethylester des iodierten Mohnöls (Lipiodol® Ultra Fluid) wird nach Anfärbung der Lymphbahnen mit Methylenblau zur Lymphographie direkt in die Lymphbahnen injiziert (direkte Lymphographie).

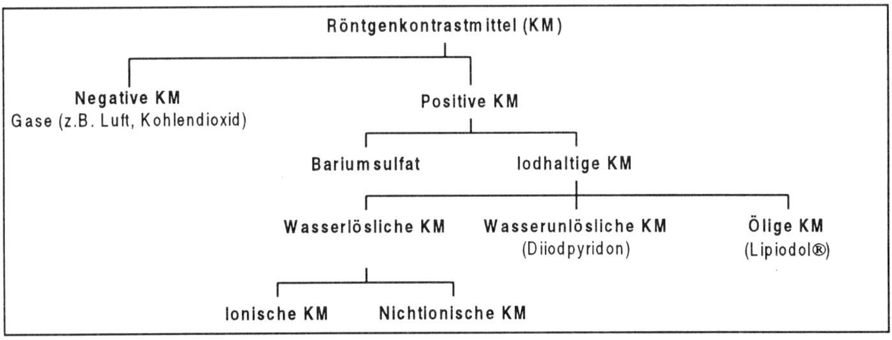

Abb. 23.2: Einteilung von Röntgenkontrastmitteln (nach [1])

23.2.3.1 Bariumsulfathaltige Röntgenkontrastmittel

Orale Röntgenkontrastmittel auf der Basis von Bariumsulfat sind schon sehr lange in der klinischen Anwendung (vergl. Tab. 23.3). Bariumsulfat ist bei unverletztem Gastrointestinaltrakt ein sicheres Kontrastmittel. In Tab. 23.5 sind die Handelspräparate auf der Basis von Bariumsulfat aufgeführt. Die Partikelgrößen der Bariumsulfatpartikel variieren zwischen den einzelnen Präparaten erheblich, sie liegen zwischen ca. 0,1 µm und 10 µm. Für Bariumsulfat mit einer Partikelgröße von 0,04 µm bis 0,1 µm ist eine geringgradige gastrointestinale Resorption durch Persorption nachgewiesen [2]. Bei vorliegenden oder vermuteten Perforationen der Organe des Gastrointestinaltrakts ist die Verwendung von Bariumsulfat jedoch kritisch, da in den Bauchraum eingedrungenes Bariumsulfat nicht ausgeschieden wird und zu Bauchfellentzündungen führen kann. Zur Doppelkontrastdarstellung, also der

Röntgenkontrastaufnahme unter Füllung der Organlumen mit Gas bei gleichzeitigem Belag der Organoberflächen mit Kontrastmittel, wird zusätzlich ein Kohlendioxidbildner (z.B. Unibaryt® Brausetabletten) oder wäßrige Methylcelluloselösung verabreicht.

Tab. 23.5: Orale Röntgenkontrastmittel auf der Basis von Bariumsulfat

Wirkstoff	Handelsnamen
Bariumsulfat	Falibaryt® Micropaque® Microtrast® Unibaryt®

23.2.3.2 Ionische Röntgenkontrastmittel

Die im Handel befindlichen wasserlöslichen, intravenös applizierten Röntgenkontrastmittel basieren auf dem in Abb. 23.3 wiedergegebenen Grundkörper der Triiodbenzoesäure. Das Iod ist in diesem Grundkörper bei dem sehr hohen Molmassenanteil an Iod von 84 % extrem fest gebunden. Durch die Wahl der Reste R_1 und R_2 sowie eine Amidbildung am Carbonsäurerest lassen sich weitgehende Variationen der physikochemischen und biologischen Eigenschaften der Kontrastmittel erreichen. So führt die Einführung hydrophiler Seitenketten an R_1 und R_2 zu einer überwiegend renalen Elimination der Substanz. An R_1 oder R_2 nicht substituierte Derivate der Triiodbenzoesäure werden dagegen überwiegend biliär eliminiert. Die Einführung einer aliphatischen Brücke zwischen dem Carbonsäurerest und dem Benzolring verringert die Acidität der Carbonsäure. Dies wird bei den oralen Cholegraphika (zum Beispiel Iopodinsäure) genutzt. Durch den erhöhten pK_s-Wert liegen diese Röntgenkontrastmittel bei den pH-Werten des Darms zum Teil undissoziiert vor und sind deshalb im Gegensatz zu den Benzoesäurederivaten gastrointestinal resorbierbar.

Eine Übersicht über einige ionische Röntgenkontrastmittel und ihre Anwendungsgebiete gibt die Tab. 23.6. Mit Ausnahme von Hexabrix® weisen die ionischen

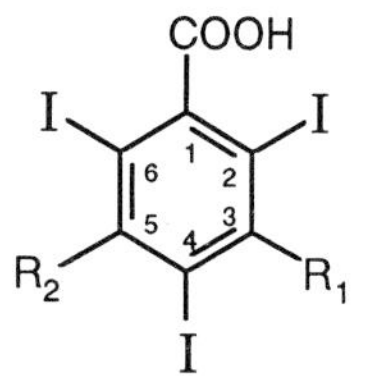

Abb. 23.3: Stuktur der triiodierten intravenös applizierten Röntgenkontrastmittel

Röntgenkontrastmittel bei hohen Iodkonzentrationen, wie sie z.B. für Gefäßdarstellungen häufig erforderlich sind, sehr hohe osmotische Drücke auf (vgl. Tab. 23.8). Ihre Bedeutung nimmt zunehmend ab, da mit den nichtionischen Röntgenkontrastmitteln Präparate mit deutlich reduzierten osmotischen Drücken zur Verfügung stehen.

Tab. 23.6: Bezeichnungen, Strukturformeln und Hauptanwendungsgebiete ionischer Röntgenkontrastmittel

Wirkstoff	**Strukturformel**	**Handelsnamen**	**Hauptanwendung**
Amidotrizoesäure	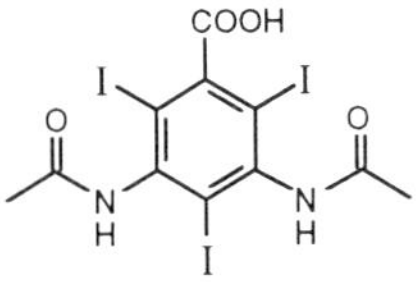	Gastrografin® Gastrolux® Peritrast®-Oral	Darstellung des Gastrointestinaltrakts
		Angiografin®, Peritrast®, Urografin®, Urovison®	Urographie, Sialographie, Fistulographie, Angiographie
Iotroxinsäure	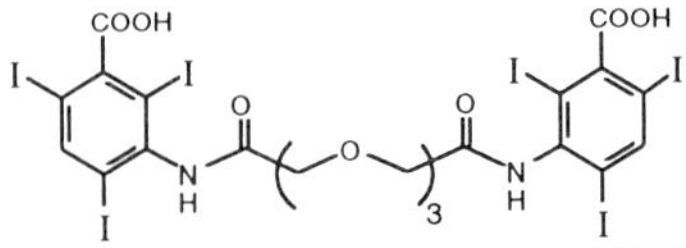	Biliscopin®	intravenöse Cholezysto-Cholangiographie
Ioxaglinsäure	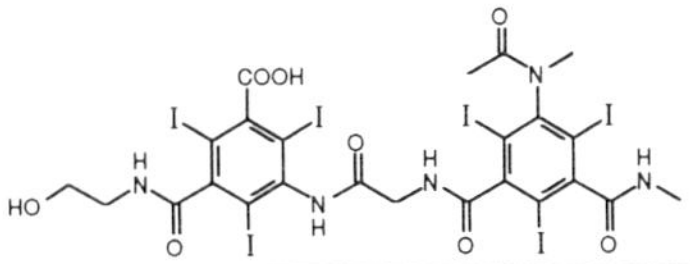	Hexabrix®	Angiographie
Iodipaminsäure	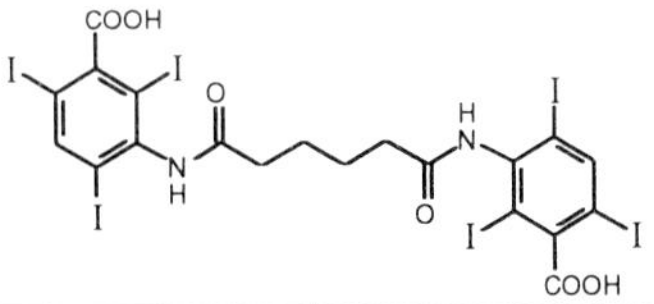	Biligrafin®	i.v. Cholegraphie
Iopodinsäure	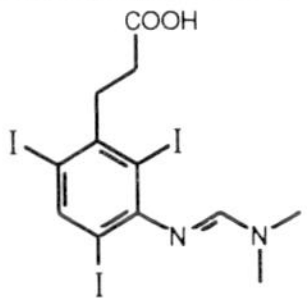	Biloptin®	orale Cholegraphie
Ioxithalaminsäure	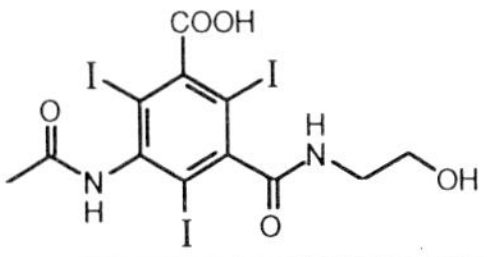	Telebrix® Gastro	Darstellung des Gastrointestinaltrakts

Tab. 23.7: Bezeichnungen, Strukturformeln und Hauptanwendungsgebiete nichtionischer Röntgenkontrastmittel

Wirkstoff	Strukturformel	Handelsnamen	Hauptanwendung
Iopentol	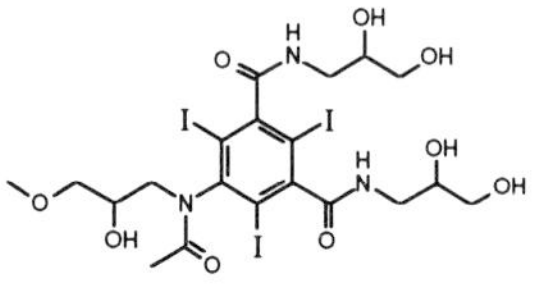	Imagopaque®	Angiographie
Iomeprol	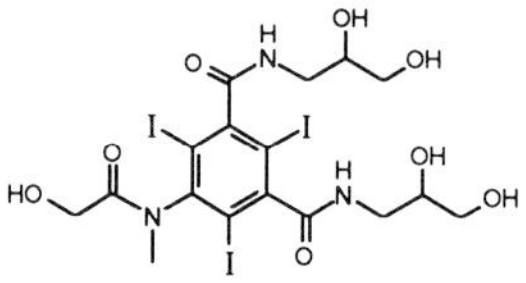	Imeron®	Angiographie
Iotrolan	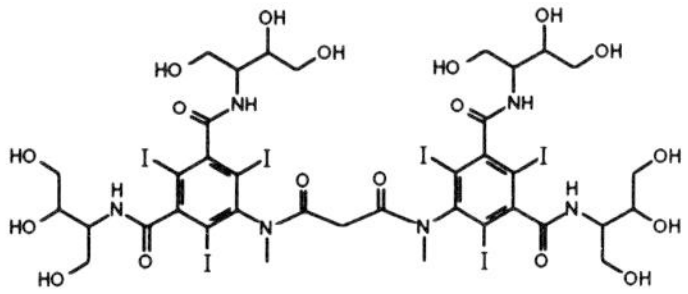	Isovist®	Myelographie
Iohexol	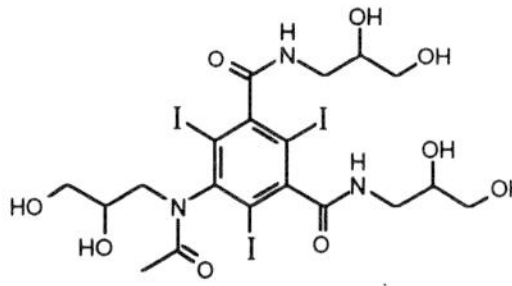	Omnipaque®	Angiographie, Urographie, CT
Iopamidol	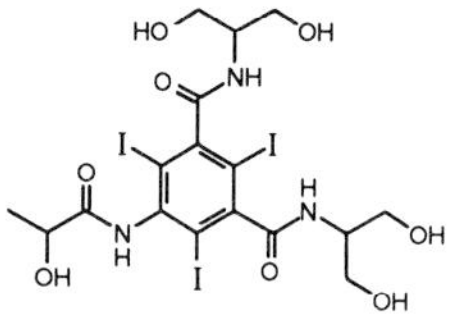	Solutrast®	Angiographie, Urographie, CT
Iopromid	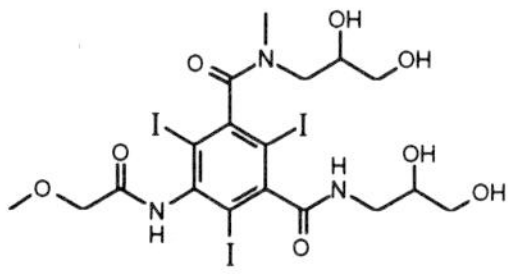	Ultravist®	Angiographie, Urographie, CT
Iodixanol	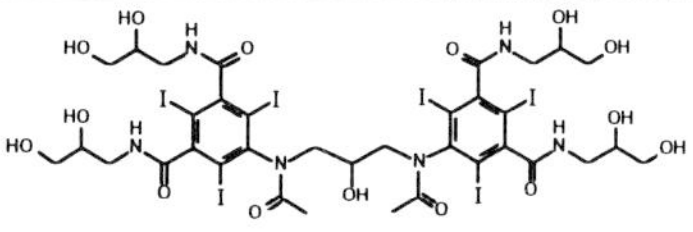	Visipaque®	Angiographie

23.2.3.3 Nichtionische Röntgenkontrastmittel

Eine Übersicht über nichtionische Röntgenkontrastmittel und ihre Anwendungsgebiete gibt die Tab. 23.7. Die nichtionischen Röntgenkontrastmittel weisen gegenüber ionischen Röntgenkontrastmitteln eine höhere Allgemeinverträglichkeit auf. Dies beruht insbesondere auf den deutlich reduzierten osmotischen Drücken. In Tab. 23.8 sind die osmotischen Drücke einiger Handelspräparate bei vergleichbaren Konzentrationen an Iod wiedergegeben. Durch einen hohen osmotischen Druck können insbesondere Kontrastmittelnebenwirkungen wie zum Beispiel Gefäßschmerz, Endothelschäden, Blut-Hirn-Schrankenstörungen, Thrombose und Thrombophlebitis verursacht werden.

Tab. 23.8: Osmolalität einiger ionischer und nichtionischer Röntgenkontrastmittel (Mittelwerte bei 37°C, nach [1])

Röntgenkontrastmittel	**Iodkonzentration** mg / ml	**Osmolalität** mosmol / kg Wasser
Urografin®	292	1500
Angiografin®	306	1530
Urovist®	306	1530
Omnipaque®	300	685
Imagopaque®	300	683
Isovist®	300	290
Ultravist®	300	607

23.3 Kontrastmittel für die Magnetresonanztomographie

Die Magnetresonanztomographie (MRT) geht auf Arbeiten von P. Lauterbur aus dem Jahr 1973 zurück. Aufgrund der hervorragenden Bildqualität, des hohen Weichteilkontrastes, der hohen räumlichen Auflösung, der vielfältigen Möglichkeit zur Beeinflussung des Kontrastes durch Geräteparameter und der Vermeidung ionisierender Strahlung hat die MRT große Bedeutung erlangt. Wie bei den Röntgenverfahren wurde auch bei der Entwicklung der Magnetresonanztomographie sehr bald die Nützlichkeit von entsprechenden Kontrastmitteln erkannt. Das erste Kontrastmittel für die MRT (Gd-DTPA) wurde im Jahr 1988 in Deutschland eingeführt.

23.3.1 Physikalische Grundlagen

In der Magnetresonanztomographie (MRT) werden Schnittbilder des Körpers durch Nutzung der Kernspinresonanz von Protonen erzeugt. Die MRT ist damit ein spezialisiertes Anwendungsgebiet der magnetischen Resonanz von Atomkernen (*engl.* nuclear magnetic resonance, NMR).
Atomkerne mit ungerader Protonen- und/oder Neutronenzahl besitzen einen Kerndrehimpuls (Kernspin), der aufgrund der magnetischen Induktion ein magnetisches Moment (Kernmoment) erzeugt. Sie verhalten sich damit in gewisser Hinsicht vergleichbar mit rotierenden positiv geladenen Kugeln. Die Stärke des Kernmoments ist je nach Atomkern unterschiedlich. In Tab. 23.9 ist für einige der biologisch relevanten Atomkerne mit Kerndrehimpulsen ihre relative Nachweisbarkeit mittels Magnetresonanz wiedergegeben.

Tab. 23.9: Atomkerne mit magnetischen Kerspinmomenten und ihre relative Nachweisbarkeit

Atomkern	**relative Nachweisbarkeit [%]** (bezogen auf ^{1}H)
^{1}H	100
^{13}C	1,6
^{14}N	0,1
^{17}O	2,9
^{19}F	83
^{23}Na	9,3
^{31}P	6,6

In Abwesenheit eines äußeren magnetischen Feldes sind die Rotationsachsen der Atomkerne zufällig verteilt, so daß der Mittelwert der magnetischen Kernspinmomente einer Ansammlung derartiger Atomkerne Null ist. In einem homogenen statischen Magnetfeld wird auf die magnetischen Kernspinmomente eine Kraft ausgeübt, die sie ausrichtet. Dadurch wird makroskopisch ein magnetisches Moment meßbar. Wird auf die ausgerichteten Kernspinmomente durch ein Hochfrequenzfeld eine Kraft senkrecht zur Feldlinienrichtung des statischen Magnetfeldes ausgeübt, werden sie senkrecht zu der Feldlinienrichtung und Drehimpulsrichtung ausgelenkt. Dadurch präzedieren sie um die Richtung des ausrichtenden statischen Feldes. Durch den in Abb. 23.4 gezeigten Vergleich mit einem rotierenden Kreisel kann dieser Vorgang veranschaulicht werden. Die Drehachse eines angestoßenen Kreisels bewegt sich auf einem Kegelmantel; sie präzediert. Der durch den Hochfrequenzimpuls gebildete Öffnungswinkel des Kegels nimmt nach Abschalten des Hochfrequenzfeldes durch Umgebungs-

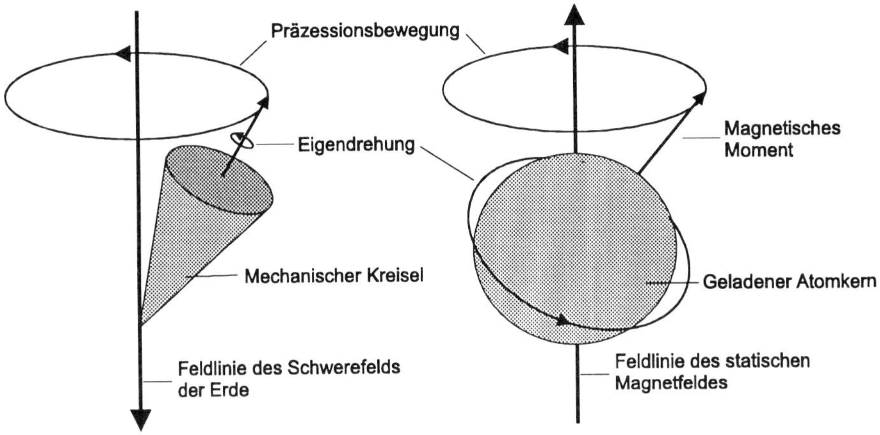

Abb. 23.4: Vergleich der Präzessionsbewegungen eines mechanischen Kreisels und eines Kernspinmoments nach Auslenken aus der feldparallelen Lage (nach [3]).

einflüsse wieder ab. Dieser Vorgang wird als Relaxation bezeichnet. Die Relaxationszeit ist die Zeit, innerhalb derer nach Abschalten des Hochfrequenzfeldes die Auslenkung auf 1/e des Ausgangswertes (entspricht 37%) abgeklungen ist.
Man unterschiedet prinzipiell zwei Relaxationszeiten: T_1 (Spin-Gitter-Relaxation) und T_2 (Spin-Spin-Relaxation). T_1 beschreibt die Rückkehr der Kernspinmomente in die feldparallele Ausgangslage. T_2 beschreibt die zunehmende Gleichverteilung der untereinander zunächst parallelen Ausrichtung der Kernspinmomente in der Beobachtungsebene.
Die Frequenz der Präzession (Larmor-Frequenz) ist der Stärke des magnetischen Feldes und einer atomkernspezifischen Konstanten (gyromagnetisches Verhältnis) proportional. Folglich lassen sich Atomkerne mit geringen Hochfrequenzfeldstärken aus der Ausrichtung ablenken, wenn die Frequenz des Hochfrequenzfeldes mit der Stärke des statischen magnetischen Feldes und der für die jeweilige Atomkernart spezifischen Präzessionsfrequenz abgestimmt ist (Resonanzbedingung).
In der MRT wird dieses Phänomen zur Erstellung von Schnittbildern dadurch genutzt, daß die Protonen im Körper in einem homogenen statischen Magnetfeld, das durch magnetische Gradientenfelder in allen drei Raumrichtungen zusätzlich ortsabhängig gemacht wird, durch Hochfrequenzimpulse angeregt werden. Für die MRT werden Protonen verwendet, da sie mit Abstand am häufigsten im Körper vorkommen und die günstigste Nachweisbarkeit besitzen (vgl. Tab. 23.8). MR-Tomographen arbeiten mit magnetischen Feldstärken zwischen 0,02 Tesla und 2 Tesla (in der experimentellen Radiologie sogar bis 5 Tesla). Ein MRT-Gerät besteht somit aus einem zumeist supraleitenden Magneten zur Erzeugung eines statischen homogenen Magnetfeldes,

Spulen zur Erzeugung von magnetischen Gradientenfeldern, Hochfrequenzspulen zur Erzeugung der Hochfrequenzimpulse und Detektion der Meßsignale, einem Frequenzgenerator und einem Prozeßrechner zur Datenerfassung und Bilderstellung.
Die MRT ermöglicht mehrere unterschiedliche Meßverfahren mit zum Teil auch sehr schnellen Messungen (pro Schnittbilderstellung unterhalb einer Sekunde Meßzeit). Von großer Bedeutung gerade im Zusammenhang mit der Anwendung von Kontrastmitteln für die Magnetresonanztomographie ist das Spin-Echo-Verfahren. Bei diesem Verfahren setzt sich das gemessene Signal S wie folgt zusammen:

$$S = \rho \cdot f(v) \cdot e^{-TE/T_2} \cdot (1 - e^{-TR/T_1}) \qquad \text{(Gl. 23.1)}$$

(ρ)	: Anzahl der Protonen pro Volumen
f(v)	: Funktion der Geschwindigkeit der Kerne
T_1, T_2	: Relaxationszeiten
TE, TR	: Konstanten, die mit dem zeitlichen Ablauf der Bilderzeugung zusammenhängen

Aus der Gleichung wird ersichtlich, daß in der MRT eine Vielzahl von Parametern gemessen werden kann. So können beispielsweise die Geschwindigkeit der Protonen (z.B. zur Blutflußmessung), die Protonendichte (z.B. zur Gewebedarstellung) und die Relaxationszeiten (z.B. zur Gewebedifferenzierung) bestimmt werden.
Kontrastmittel für die MRT können prinzipiell auf unterschiedliche Weise wirken. Substanzen mit von Protonen verschiedenen nachweisbaren Atomkernen (z.B. ^{19}F) können direkt bestimmt werden. Dies erfordert jedoch in der Regel sehr hohe Konzentrationen an Kontrastmittel (vgl. Tab. 23.9) und führt aufgrund der von Protonen unterschiedlichen Resonanzfrequenz zu erheblichem technischen Aufwand. Des weiteren können Substanzen eingesetzt werden, die die ^{1}H-Protonendichte verändern (z.B. Deuterium, Luft). Große Bedeutung als Kontrastmittel für die MRT haben paramagnetische Substanzen gewonnen, die die Relaxationszeiten der Protonen verkürzen. Daneben ist auch ein superparamagnetisches Kontrastmittel erhältlich, das insbesonders stark die T_2^*-Relaxationszeiten der Protonen beeinflußt. In beiden Fällen werden also nicht die Kontrastmittel unmittelbar nachgewiesen, sondern die Kontrastmittel bewirken über eine physikalische Wechselwirkung mit den Protonen schon in sehr geringen Konzentrationen eine detektierbare Signaländerung. Die physikalische Wechselwirkung beruht hauptsächlich auf der Erzeugung einer lokalen Inhomogenität des Magnetfeldes durch die Kontrastmittel.

Tab. 23.10: Bezeichnungen, Strukturformeln und Komplexstabilitätskonstanten paramagnetischer Kontrastmittel für die MRT

Kontrastmittel		Handelsname	Komplexstabilitätskonstante
Gadopentetsäure, Dimegluminsalz	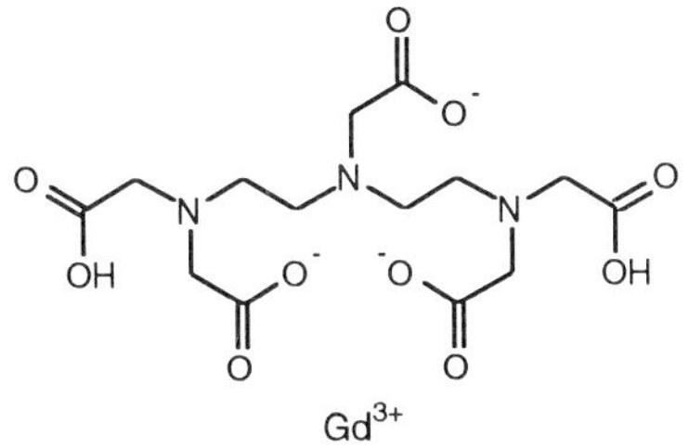	Magnevist®	27,1
Gadodiamid	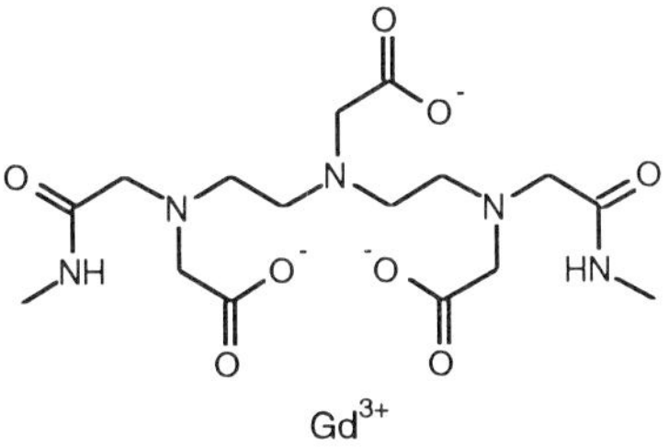	Omniscan®	16,9
Gadoteridol	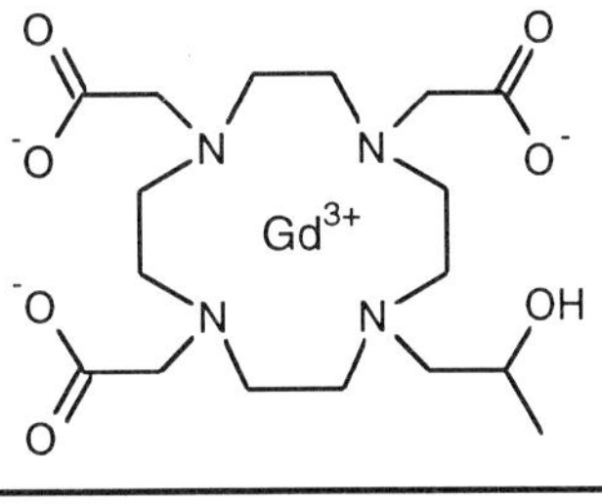	Pro-Hance®	23,8

23.3.2 Kontrastmittel für die MRT

Die derzeit klinisch verwendeten paramagnetischen Kontrastmittel für die MRT basieren alle auf Gadolinium-Verbindungen. Gadoliniumsalze wie Gadoliniumchlorid, Gadoliniumsulfat und Gadoliniumacetat sind aufgrund ihrer Toxizität und geringen Wasserlöslichkeit bei neutralem pH nicht als Kontrastmittel verwendbar. Durch Chelatierung des Gadolinium-Ions (Gd^{3+}) mit geeigneten Komplexbildnern wie z.B. DTPA konnte eine sehr hohe Verträglichkeit, hohe Komplexstabilität und eine schnelle renale Elimination nach parenteraler Applikation erreicht werden. In Tab. 23.10 sind die derzeit verfügbaren paramagnetischen Kontrastmittel für die MRT aufgeführt.

Die paramagnetischen MRT-Kontrastmittel werden insbesondere zum Nachweis und zur Charakterisierung von Tumoren, zur Darstellung von Entzündungen und Abszessen, zur Verbesserung der Blutgefäßdarstellung und zum Nachweis der Perfusion von Geweben und der Ausscheidungsfunktion der Nieren eingesetzt.
Bei den aufgeführten Präparaten handelt es sich prinzipiell um wäßrige Lösungen zur parenteralen Anwendung. Für die Kontrastierung des Gastrointestinaltraktes nach oraler oder rektaler Applikation steht eine spezielle Formulierung von Gd-DTPA (Magnevist® oral) mit niedrigerer Wirkstoffkonzentration zur Verfügung.
Als superparamagnetisches Kontrastmittel zur Detektion von Tumoren in Leber und Milz mittels Magnetresonanztomographie steht eine nach Verdünnung mit 5%iger Glukoselösung intravenös infundierbare kolloidale Lösung magnetischer Eisenoxidteilchen zur Verfügung (Endorem®). Der mittlere Kerndurchmesser der Eisenoxidteilchen beträgt cirka 4 - 5 nm. Sie sind durch eine adsorbierte Hülle aus Dextran gegen Aggregation und Sedimentation stabilisiert. Der hydrodynamische Durchmesser der Teilchen beträgt cirka 120 - 180 nm [4].
Nach intravenöser Infusion werden die magnetischen Teilchen schnell von den Zellen des mononukleären phagozytierenden Systems (MPS) überwiegend in Leber und Milz aufgenommen und führen dadurch zu einer Kontrastierung dieser beiden Organe. Bei den meisten Tumoren unterbleibt diese Kontrastmittelaufnahme, so daß sie sich in der MRT-Aufnahme als nicht kontrastierte Bereiche innerhalb der Organe erkennen lassen. Die Eisenoxidteilchen werden biologisch abgebaut und dem Eisenpool des Körpers zugeführt.

23.4 Kontrastmittel für Ultraschallverfahren

Die Verwendung von Ultraschallwellen zur bildlichen Darstellung von Körperstrukturen wurde in den 50er Jahren begonnen. Die Gerätetechnik wird seitdem ständig weiterentwickelt, wobei die erreichbare Auflösung stark von der Frequenz abhängt, die wiederum die Eindringtiefe bestimmt. Die Darstellung von Körperstrukturen mit Ultraschall ist mittlerweile das am häufigsten in der medizinischen Diagnostik verwendete bildgebende Verfahren.
Das erste standardisierte Kontrastmittel für Ultraschalluntersuchungen (Echovist®) wurde im Jahr 1990 in Deutschland zugelassen. Aufgrund der zunächst sehr begrenzten Einsatzgebiete ist die Anwendung von Ultraschallkontrastmitteln im Vergleich zu Röntgenkontrastmitteln oder Kontrastmitteln für die MRT bisher wenig verbreitet. Mit dem 1996 eingeführten Levovist® ist inzwischen erstmals ein Ultraschallkontrastmittel mit breitem Anwendungsgebiet verfügbar.

23.4.1 Physikalische Grundlagen

Für diagnostische Ultraschallverfahren werden Ultraschallwellen im Frequenzbereich von cirka 2 bis 20 MHz eingesetzt. Zur Ultraschallerzeugung werden in der Regel piezoelektrische Keramiken verwendet. Alle bildgebenden Ultraschallverfahren beruhen darauf, daß ein in den Körper gesendeter Ultraschallimpuls von den Organen und Geweben teilweise reflektiert beziehungsweise gestreut wird und die zum Ultraschallwandler zurückkehrenden Impulsanteile detektiert werden (Puls-Echo-Verfahren, vgl. Abb. 23.5). Aus den Zeitdifferenzen zwischen Sendesignal und Empfangssignalen werden die Tiefen der Reflektoren beziehungsweise Streukörper im Körper errechnet. Eine Schnittbilddarstellung (B-Bild) erhält man durch den Betrieb mehrerer Ultraschallwandler parallel zueinander. Das Verfahren ist außerordentlich schnell, so daß eine Darstellung der Schnittbilder auf einem Monitor in Echtzeit erfolgen kann. Bildgebende Ultraschallverfahren sind deshalb auch gut zur Darstellung sich bewegender Organe (wie z.B. das Herz) geeignet.

Zusätzlich läßt sich mittels des Dopplereffektes (s. Abb. 23.6) die Bewegungsgeschwindigkeit und Bewegungsrichtung von Reflektoren beziehungsweise Streukörpern bestimmen. Die Darstellung der gemessenen Bewegungsgeschwindigkeiten und Bewegungsrichtungen wird bei Farbdoppler-Geräten direkt farbkodiert in die Schnittbilddarstellungen integriert.

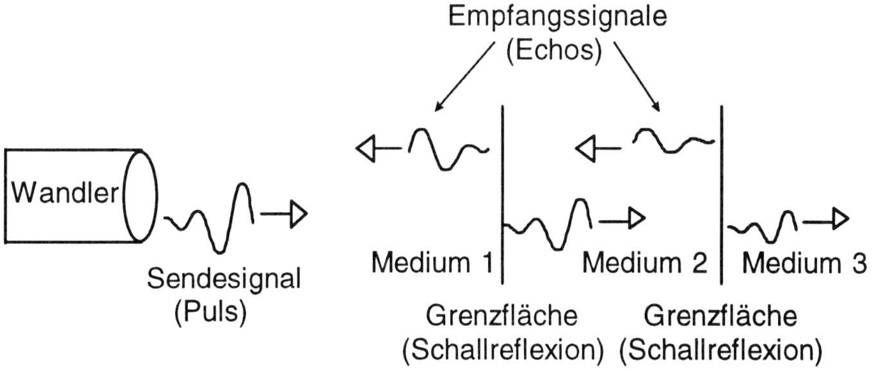

Abb. 23.5: Prinzip der Puls-Echo-Verfahren. Ein Sendepuls wird an den Grenzflächen teilweise reflektiert und die dabei entstehenden Echos werden laufzeitabhängig detektiert.

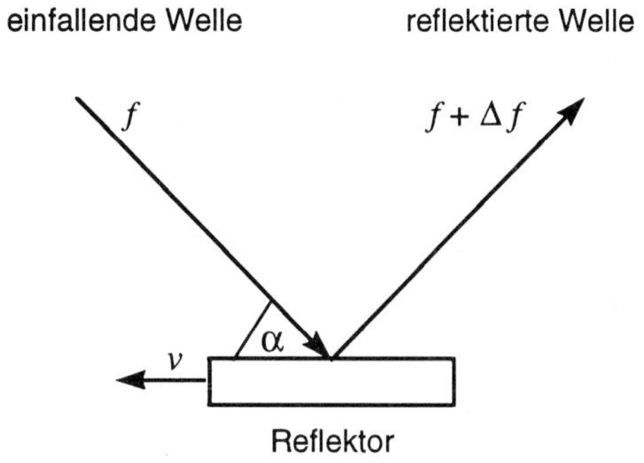

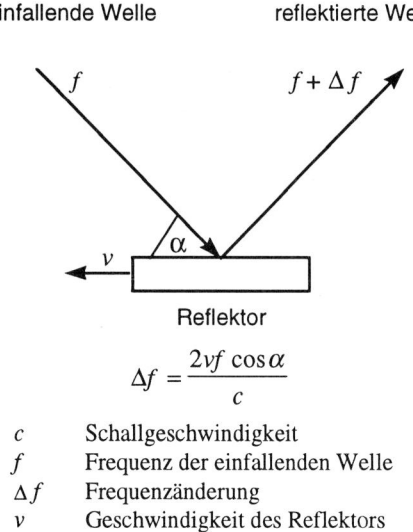

$$\Delta f = \frac{2vf\cos\alpha}{c}$$

c	Schallgeschwindigkeit
f	Frequenz der einfallenden Welle
Δf	Frequenzänderung
v	Geschwindigkeit des Reflektors

Abb. 23.6: Prinzip der Dopplerverfahren. Die Frequenz einer an einem bewegten Objekt (Reflektor) reflektierten Schallwelle erfährt durch die Eigenbewegung des Reflektors eine Frequenzänderung.

Kontrastmittel für Ultraschallverfahren können auf einer ganzen Reihe unterschiedlicher physikalischer Wechselwirkungen beruhen. In der klinischen Anwendung ist die verstärkte Streuung von Schallwellen durch die Injektion geeigneter Streukörper von Bedeutung. Streuung tritt dann auf, wenn die Größe eines Streukörpers im Bereich der Wellenlängen des Schallsignals oder darunter liegt. Das Ausmaß der Streuung ist vom Dichteunterschied zwischen dem Material des Streukörpers und dem umgebenden Medium sowie vom Durchmesser des Streuers abhängig. Generell gilt, je höher der Dichteunterschied ist und je größer der Streukörper ist, desto stärker ist die Streuung. Maximale Dichteunterschiede lassen sich durch die Verwendung von Gasblasen als Ultraschallkontrastmittel erzielen. Die chemische Zusammensetzung des Gases ist dabei für das Ausmaß der Streuung nur von untergeordneter Bedeutung. Die obere Grenze für die Blasengröße wird durch die Größe der Kapillaren des Blutgefäßsystems bestimmt. Ultraschallkontrastmittel sind somit injizierbare Suspensionen von stabilisierten Gasblasen mit Maximaldurchmessern im Größenbereich der zellulären Blutbestandteile. Da die Ultraschallstreuung an Gasblasen außerordentlich effektiv ist, liegen die für eine diagnostisch nutzbare Kontrastierung erforderlichen Gasmengen im Bereich von Mikrolitern.

23.4.2 Ultraschallkontrastmittel

Echovist® besteht aus sterilen und pyrogenfreien, agglomerierten Galaktosemikropartikeln, die zu 99 Prozent kleiner als 12 µm sind. Vor der Anwendung wird Echovist® je nach erforderlicher Dosierung mit einer beigefügten zwanzigprozentigen Galaktoselösung suspendiert, wobei die zwischen den Mikropartikeln befindliche Luft in Form von Mikroblasen frei wird. Es resultiert eine weiße, intravenös injizierbare Suspension. Diese Suspension enthält durch die Mikropartikel stabilisierte Mikroblasen, die Ultraschallwellen ungefähr 10000 mal effektiver streuen als Erythrozyten. Nach intravenöser Injektion lösen sich die Mikropartikel und damit auch die durch die Mikropartikel stabilisierten Gasbläschen auf. Sie sind deshalb nicht in der Lage, die Lunge zu passieren [5].

Die Anwendungsgebiete von Echovist® sind die Untersuchung des Herzens auf Defekte der Scheidewände sowie die Hysterosalpingographie, d.h. die Untersuchung der Durchlässigkeit der Eileiter nach intrauteriner Applikation [6].

Levovist® enthält gegenüber Echovist® einen Zusatz von 0,1 Prozent Palmitinsäure zur Galaktose. Die in Levovist® enthaltenen Mikropartikel sind zu 50 Prozent kleiner als 2 µm und zu 99 Prozent kleiner als 8 µm. Nach der Suspendierung beginnen sich auch bei Levovist® die Galaktosemikropartikel aufzulösen. Da die bei Levovist® während des Zerfalls der Granulen und des Auflösens der Mikropartikel entstehenden Mikrobläschen auch nach vollständigem Auflösen der Mikropartikel durch die Palmitinsäure ausreichend stabilisiert sind, überwinden sie nach intravenöser Applikation das Kapillarbett der Lunge und ermöglichen dadurch Kontrasteffekte im gesamten Blutgefäßsystem des Körpers.

Typische Anwendungen für Levovist® sind die Echokardiographie sowie die Signalverstärkung bei Ultraschall-Doppler-Untersuchungen [7].

23.5 Radiodiagnostika

Die Radiodiagnostik hat insbesondere für die Funktions- und die molekulare Diagnostik einen hohen Stellenwert. Für die morphologische Darstellung von Körperorganen wird sie dagegen nur noch selten angewendet. Das der Radiodiagnostik zugrunde liegende Prinzip des Einsatzes von radioaktiv markierten Substanzen in einem sehr niedrigen Dosisbereich, deren Verteilung und Stoffwechsel sich mittels geeigneter Detektionsverfahren verfolgen läßt, wurde im Jahr 1938 von Hamilton erstmals zur Schilddrüsendiagnostik und -therapie angewendet. Durch die Verwendung trägerfreier Radiopharmaka mit hoher spezifischer Aktivität kann die applizierte Substanzmenge sehr gering gehalten werden: Pharmakologische Wirkungen oder toxische Effekte durch die applizierten Substanzen sind deshalb in der Regel nicht zu erwarten.

23.5.1 Physikalische Grundlagen

Grundlage der Radiodiagnostik ist die Detektion der von radioaktiven Isotopen ausgehenden elektromagnetischen Strahlung. Die Auswahl geeigneter Isotope richtet sich nach dem Nachweisverfahren, der Strahlungsart, der Halbwertszeit des radioaktiven Isotops, der Energie der Strahlung und der Verfügbarkeit des Strahlers. Radioaktive Isotope werden desweiteren in der Nuklearmedizin zu therapeutischen Zwecken eingesetzt. Tab. 23.11 zeigt eine Aufstellung einiger in der Nuklearmedizin angewendeter radioaktiver Isotope.

Das am weitesten verbreitete Verfahren in der bildgebenden Nukleardiagnostik ist die Gammaszintigraphie, d.h. die Detektion der γ-Strahlung eines oder mehrerer Radionuklide mittels eines stationären (Szintillationskamera) oder bewegten (Scanner) Szintillationsdetektorsystems. Anwendungsgebiete der Gammaszintigraphie sind Untersuchungen von Organen, Tumoren oder Gewebeabschnitten, die Radionuklide selektiv anreichern. Es können auch Zonen verstärkter Anreicherung (z.B. heiße Knoten bei der Schilddrüsenuntersuchung) oder verminderter Anreicherung (z.B. kalte Knoten bei der Schilddrüsenuntersuchung) dargestellt werden. Des weiteren können in der Funktionsdiagnostik mittels Szintigraphie aus Bildfolgen Aktivitäts-Zeitkurven errechnet werden.

Die Detektion der γ-Strahlung eines Radionuklids kann auch mittels eines Schnittbildverfahrens (SPECT, *engl.:* single photon emission computed tomography) durchgeführt werden. Zur Detektion wird dann eine rotierende Szintillationskamera eingesetzt (vgl. Abb. 23.7). Die Hauptanwendungsgebiete sind Tumor-Lokalisationsuntersuchungen, Perfusionsuntersuchungen und Stoffwechseluntersuchungen.

Die Positronen-Emissions-Tomographie (PET) wird zur Schnittbilddarstellung der Aktivitätsverteilung von Positronenstrahlern verwendet. Detektiert werden dabei die als Vernichtungsstrahlung bei der Annihilation der Positronen mit Elektronen entstehenden Photonen. Aus Impulserhaltungsgründen werden dabei jeweils zwei Photonen mit der Energie 511 keV erzeugt, die diametral gegeneinander abgestrahlt werden. Die gleichzeitig abgestrahlten Photonen werden in der PET mittels in Koinzidenz geschalteter gegenüberliegender oder ringförmiger Detektoren nachgewiesen (vgl. Abb. 23.7).

Tab. 23.11: Halbwertszeiten, ausgewählte Strahlungsarten und Strahlungsenergien einiger in der Nuklearmedizin angewendeter Radioisotope (nach [8, 9, 10])

Isotop	**Zerfallsart**	**Beta-Teilchen** ß-Endenergie (rel. Häufigkeit)	**Photonen** Energie (rel. Häufigkeit)	**Halbwertszeit**	**Anwendung**
^{11}C	$ß^+$	960 keV (99,8 %)	511 keV (200 %)	20,3 min	Diagnostik
^{13}N	$ß^+$	1198 keV (99,8 %)	511 keV (200 %)	9,97 min	Diagnostik
^{15}O	$ß^+$	1732 keV (100 %)	511 keV (200 %)	122 s	Diagnostik
^{18}F	$ß^+$	633 keV (97 %)	511 keV (196 %)	109,8 min	Diagnostik
^{32}P	$ß^-$	1710 keV (100%)	-	14,3 d	Therapie
^{51}Cr	EC	- (100%)	322 keV (100 %)	27,8 d	Diagnostik
^{57}Co	EC	- (100%)	14,4 keV (9,5 %) 122 keV (85,9%) 136 keV (10,4 %) 692 keV (0,15 %)	270 d	Diagnostik
^{59}Fe	$ß^-$	460 keV (54 %) 270 keV(46 %) 130 keV (1 %)	190 keV (3 %) 1100 keV (57 %) 1290 keV (44 %)	45 d	Diagnostik
^{67}Ga	EC	- (100 %)	91 keV (3,3 %) 93 keV (38 %) 185 keV (24 %) 209 keV (2,5 %) 300 keV (16 %) 394 keV (4,3 %) 888 keV (0,15 %)	78,1 h	Diagnostik
^{75}Se	EC	- (100 %)	122 keV (12 %) 136 keV (40 %) 269 keV (54 %) 281 keV (28 %) 405 keV (15 %)	120 d	Diagnostik
^{81m}Kr	IT	- (-)	193 keV (70 %)	13 s	Diagnostik
^{89}Sr	$ß^-$	1463 keV (99 %)	-	52 d	Therapie
^{90}Y	$ß^-$	2270 keV (100 %)	-	64,4 h	Therapie
^{99m}Tc	IT	- (-)	140 keV (88 %)	6,01 h	Diagnostik
^{111}In	EC	- (100 %)	173 keV (89 %) 247 keV (94 %)	2,81 d	Diagnostik
^{123}I	EC	- (100 %)	159 keV (83 %) 530 keV (2 %)	13,1 h	Diagnostik, Therapie
^{131}I	$ß^-$	810 keV (6,6 %) 610 keV (90 %) 330 keV (2 %)	80 keV (2,5 %) 284 keV (5,8 %) 364 keV (82 %) 637 keV (6,5 %) 723 keV (1,7 %)	8,04 d	Diagnostik, Therapie
^{133}Xe	$ß^-$	340 keV (98 %)	80,9 (36 %)	5,31 d	Diagnostik
^{169}Er	$ß^-$	300 keV (100 %)	-	9,3 d	Therapie
^{186}Re	$ß^-$ EC	1100 keV (92 %) - (8 %)	137 keV (9 %)	3,8 d	Therapie
^{198}Au	$ß^-$	960 keV (99 %) 290 keV (1 %)	412 keV (96 %)	2,7 d	Therapie
^{201}Tl	EC	- (100 %)	135 keV (2 %) 167 keV (8 %)	74 h	Diagnostik

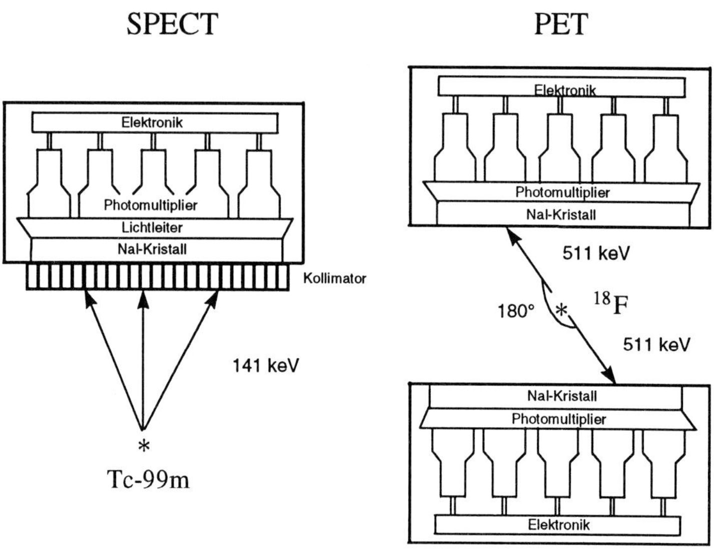

Abb. 23.7: Schematische Darstellung der Detektoren bei SPECT und PET. Bei SPECT rotiert der Detektor um das Objekt mit der Strahlungsquelle. Für die PET werden neben den skizzierten Detektoren auch auf Halbleiterelementen beruhende Detektoren verwendet.

23.5.2 Radiodiagnostika für die Gammaszintigraphie

Bei den Radiodiagnostika für die Gammaszintigraphie handelt es sich prinzipiell um Verbindungen γ-Strahlung emittierender Radioisotope. Zur radioaktiven Markierung werden bevorzugt [^{99m}Tc]Technetium, [^{111}In]Indium, [^{123}I]Iod und [^{131}I]Iod eingesetzt. Insbesondere [^{99m}Tc]Technetium hat aufgrund der günstigen physikalischen Eigenschaften (Halbwertszeit und Strahlungsenergie, vgl. Tab. 23.11) und der guten Verfügbarkeit in der Klinik große Bedeutung erlangt. Die Herstellung der Radiopharmaka geschieht insbesondere bei den Radioisotopen mit kurzen Halbwertszeiten (z.B. [^{99m}Tc]Technetium) in der Regel vor Ort, also in der entsprechenden nuklearmedizinischen Einheit. Einige schwieriger herzustellende Radiodiagnostika werden auch fertig markiert vertrieben (z.B. [^{123}I]Iod-Hippuran). Bei den vor Ort durchzuführenden Markierungen liegt die radioaktiv zu markierende Substanz häufig in Form eines Markierungsbestecks (Kits) vor, die Herstellung des Radiopharmakons erfolgt dann durch eine radiochemische Reaktion.

Für die Markierung von Substanzen mit [^{99m}Tc]Technetium hat sich das folgende Vorgehen etabliert: [^{99m}Tc]Technetium wird in Form von TcO_4^- (Pertechnetat) aus der Generatorsäule eluiert, mittels Zinn(II)-Verbindungen reduziert und in Form des [^{99m}Tc]TcO mit einem geeigneten Liganden zu einem stabilen Metallkomplex umgesetzt (vgl. Abb. 23.8).

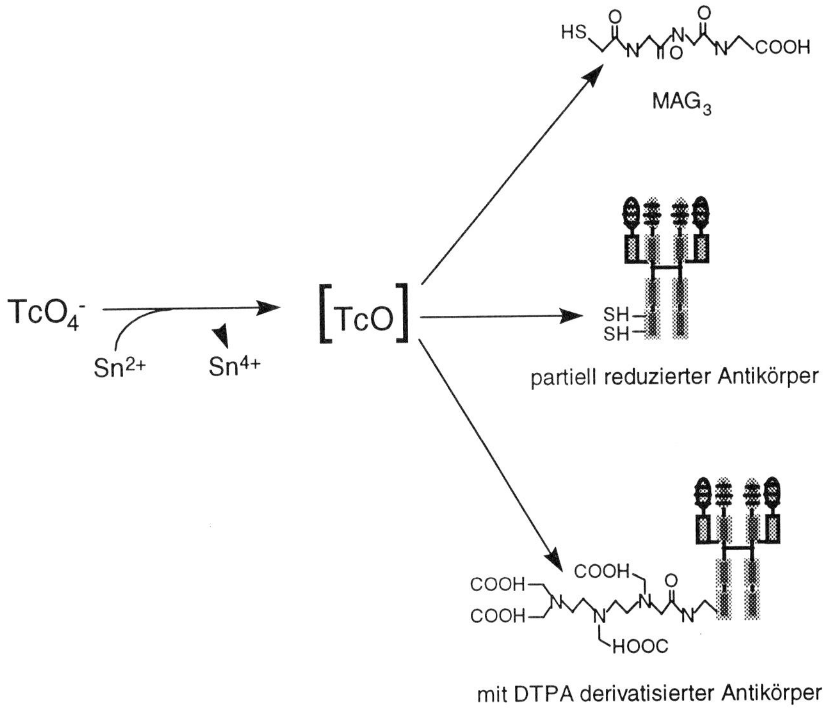

Abb. 23.8: Schema für die Herstellung von [99mTc]TcO und Beispiele für damit radioaktiv markierbare Verbindungen ([99mTc]-Mercaptoacetyltriglycin ([99mTc]-MAG3) sowie zwei modifizierte Antikörper)

In Tab. 23.12 sind eine Auswahl wichtiger Radiopharmaka zur Gammaszintigraphie und ihre Hauptanwendungsgebiete zusammengefaßt.

Bei einigen Radiodiagnostika kann auch direkt die Gabe einer wäßrigen Lösung eines Salzes des entsprechenden Radionuklids zur Bildgebung führen. Beispiele hierfür sind [^{201}Tl]Thalliumchlorid, das im Myokard gespeichert wird und zur Darstellung der Myokardperfusion verwendet wird, [^{123}I]Natriumiodid und [^{131}I]Natriumiodid, die zur Diagnostik beziehungsweise zur Therapie der Schilddrüse eingesetzt werden, [^{99m}Tc]Natriumpertechnetat zur Schilddrüsendiagnostik sowie [^{67}Ga]Galliumcitrat zur Darstellung von Entzündungen und Tumoren.

Tab. 23.12: Ausgewählte Radiopharmaka zur Szintigraphie und ihre Hauptanwendungsgebiete (nach [11, 12, 13])

Radiopharmakon (Handelsnamen)	**Hauptanwendungsgebiet**
[^{99m}Tc]-Antigranulozyten-Antikörper	Entzündungsdiagnostik
[^{99m}Tc]-DMSA(e)	statische Nieren-Szintigraphie
[^{99m}Tc]-DPD(b)	Skelett-Szintigraphie
[^{99m}Tc]-DTPA(c)	Nierenperfusion, Perfusionsstudien
[^{99m}Tc]-HMPAO(f) (Ceretec®)	Hirnperfusion, Zellmarkierungen
[^{99m}Tc]-MAG$_3$(d)	Nierenfunktion
[^{99m}Tc]-Makroaggregiertes Albumin (Solcoscint® MAA)	Lungenperfusions-Szintigraphie
[^{99m}Tc]-MDP(a)	Skelett-Szintigraphie
[^{99m}Tc]-MIBI(g) (Cardiolite®)	Myokardperfusion, Tumordiagnostik
[^{99m}Tc]-Mikroaggregiertes Albumin	Leber-Szintigraphie
[^{99m}Tc]-Nanokolloid (Nanocoll®)	Knochenmarks-Szintigraphie
[^{99m}Tc]-Tetrofosmin (Myoview®)	Myokardperfusion
[^{111}In]-Anitmyosin-Antikörper (Myoscint®)	Myokard-Szintigraphie
[^{111}In]-DTPA(c)	Liquor-Szintigraphie
[^{111}In]-Pentetreotid (OctreoScan®)	Diagnose endokriner Tumoren
[^{123}I]-Hippuran	Nierenfunktions-Szintigraphie
[^{123}I]-IBZM	Dopamin-Rezeptor-Szintigraphie
[^{123}I]-Iomazenil	Benzodiazepin-Rezeptor-Szintigraphie
[^{123}I]-α-Methyltyrosin	Tumor-Szintigraphie

(a) Methylendiphosphonat (MDP), (b) Diphosphonopropandicarbonsäure (DPD), (c) Diethylentriaminpentaessigsäure (DTPA), (d) Mercaptoacetyltriglycin (MAG$_3$), (e) Dimercaptobernsteinsäure (DMSA), (f) Hexamethylpropylenaminoxim (HMPAO), (g) Tetrakismethoxyisobutylisonitril (MIBI)

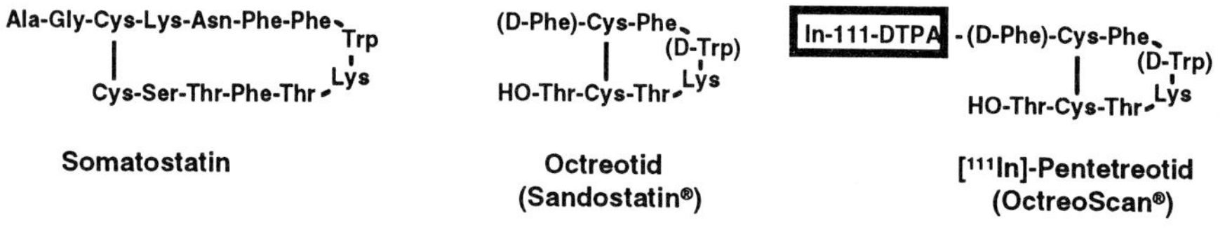

Abb. 23.9: Vergleich des Peptidhormons Somatostatin, des Therapeutikums Octreotid und des Radiopharmakons [111In]-Pentetreotid

Die zur Darstellung von Rezeptoren verwendeten Radiopharmaka sind häufig Strukturanaloga bekannter therapeutisch eingesetzter Wirkstoffe. Wie das in Abb. 23.9 abgebildete Beispiel des [^{111}In]-Pentetreotid zeigt, kann auch bei Peptidwirkstoffen eine hohe strukturelle Ähnlichkeit zwischen Radiopharmakon und Therapeutikum vorliegen.

Die unter Verwendung von spezifischen Antikörpern (AK) oder deren Fragmenten $F(ab)_2$ oder Fab (vgl. Abb. 23.10) durchgeführte Bildgebung in der Nuklearmedizin wird auch als Immunszintigraphie bezeichnet. Die Verwendung der gegenüber den kompletten Antiköpern im Molekulargewicht reduzierten Antikörperfragmente kann aufgrund der veränderten Pharmakokinetik zu einer gegenüber der Anwendung vollständiger Antikörper verbesserten Bildgebung führen [14].

Eine Sonderform der Radiopharmaka stellen die sogenannten *autologen Radiopharmaka* dar. Es handelt sich hierbei um Blutzellen (Erythrozyten, Leukozyten, Thrombozyten), die dem Patienten entnommen, radioaktiv markiert und reinjiziert werden. Es wird zunehmend dazu übergegangen, eine radioaktive Markierung der Blutzellen durch Injektion radioaktiv markierter, die gewünschten Zellen spezifisch bindender Antikörper durchzuführen.

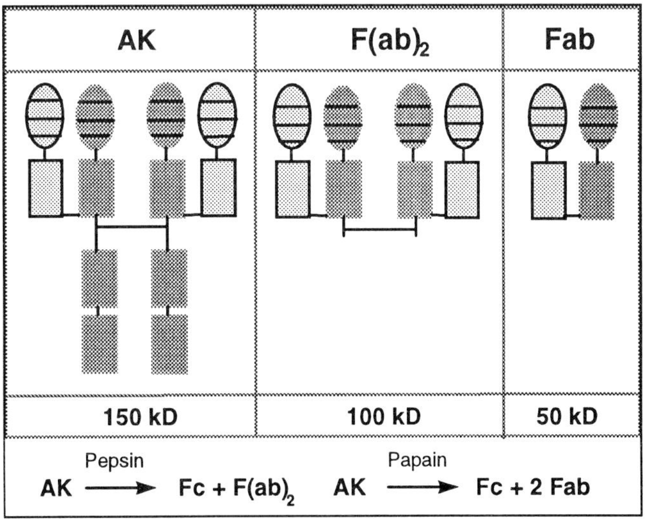

Abb. 23.10: Schematische Darstellung eines Antikörpers vom Typ IgG (AK) und dessen Antikörperfragmente ($F(ab)_2$, Fab) mit Angabe der Molekulargewichte. Die Antikörperfragmente lassen sich durch Verdauung des Antikörpers mit den Enzymen Pepsin beziehungsweise Papain herstellen.

23.5.3 Radiodiagnostika für die Positronen-Emissions-Tomographie

Die klinisch eingesetzten Positronen-Strahler [^{11}C], [^{13}N], [^{15}O] und [^{18}F] weisen sehr kurze Halbwertszeiten auf (vgl. Tab. 23.11). Für ihre Anwendung ist es deshalb erforderlich, die Isotope möglichst kurz vor der Anwendung herzustellen. Sie werden deshalb mit in nuklearmedizinischen Einrichtungen installierten Teilchenbeschleunigern (Zyklotrone) generiert. Einige andere Positronenstrahler (z.B. [^{68}Ga]) sind dagegen auch mittels Generatorsäulen verfügbar. Die Herstellung beziehungsweise Synthese der Radiopharmaka geschieht dann vor Ort in speziell dafür eingerichteten Herstellungsbereichen.
In der klinischen Forschung und Anwendung befindet sich eine Vielzahl von mit Positronenstrahlern markierten Verbindungen. Tab. 23.13 zeigt eine Auswahl von Radiopharmaka für die PET sowie deren Hauptanwendungsgebiete. Die größte Bedeutung besitzt die 2-[^{18}F]-Fluor-2-deoxy-D-Glukose. Ihr Anwendungsgebiet ist die Untersuchung des Glukosestoffwechsels (z.B. in der Tumordiagnostik). ^{18}FDG wird durch den Glukosetransporter in die Zellen aufgenommen und dort durch Hexokinase zu ^{18}FDG-6-Phosphat phosphoryliert. Jedoch ist bei ^{18}FDG-6-Phosphat die sich bei D-Glukose-6-Phosphat anschließende Isomerisierung zu Fruktose-6-Phosphat durch die Glukosephosphat-Isomerase gehemmt. Dadurch reichert sich ^{18}FDG-6-Phosphat in der Zelle an.

23.5.4 Mechanismen der Anreicherung von Radiopharmaka

Für die Bildgebung muß ein ausreichendes Signal-zu-Hintergrund-Verhältnis erreicht werden. Dies geschieht zumeist durch die Anreicherung des Radiopharmakons oder eines seiner Metaboliten in dem zu untersuchenden Gewebe oder Organ. In einigen Fällen kann es sich auch um die Beobachtung eines Speicher- oder Aufnahmedefektes handeln. Als prinzipielle Mechanismen der Anreicherung werden vorwiegend die folgenden Vorgänge genutzt:
Adsorptionseffekte: Die Anreicherung von Phosphonaten (z.B. [^{99m}Tc]-MDP) in der Knochenmatrix bei der Skelett-Szintigraphie beruht auf der Adsorption der Phosphonate an die Hydroxylapatit-Oberflächen [15].
Aktiver Transport: Einige Radiopharmaka werden durch einen aktiven Mechanismus, d.h. unter Energieverbrauch, in die Zellen aufgenommen. Beispiele hierfür sind [^{123}I]Natriumiodid beziehungsweise [^{131}I]Natriumiodid (Aufnahme in die Schilddrüse), [^{201}Tl]Thalliumchlorid (Aufnahme in Kardiomyozyten), [^{99m}Tc]-MAG$_3$ (aktive Sezernierung durch den Anionentransporter der Nierentubuli) und [^{99m}Tc]-MIBI (Aufnahme in Kardiomyozyten). Wenn es, wie im Fall von ^{18}FDG, zusätzlich zu

Tab. 23.13: Radiopharmaka für PET und ihre Hauptanwendungsgebiete (nach [16])

Radiopharmakon	**Hauptanwendungsgebiet**
[^{11}C]-Kohlenmonoxid	Blutvolumenbestimmung
[^{11}C]-Kohlendioxid	pH-Wert-Messung
[^{11}C]-Fluormethan	Hirnperfusionsmessung
[^{11}C]-Glukose	Glukosetransport und -phosphorylierung
[^{11}C]-S-Methyl-Methionin	Aminosäuretransport und Proteinsynthese
1-[^{11}C]-Acetat	Myokardialer Sauerstoffverbrauch
1-[^{11}C]-L-Leucin	Proteinsynthese
1-[^{11}C]-Aminocyclopentancarbonsäure	Aminosäuretransport (L-Transportersystem)
1-[^{11}C]-Aminoisobuttersäure	Aminosäuretransport (A-Transportersystem)
1-[^{11}C]-L-Tyrosin	Proteinsynthese
3-Methyl-[^{11}C]-Thymidin	Zellproliferation
Methyl-[^{11}C]-Spiperon	D_2-Rezeptoren: Dichte und Funktion
Methyl-[^{11}C]-Raclopride	D_2-Rezeptoren: Dichte und Funktion
Methyl-[^{11}C]-Deprenyl	D_2-Rezeptoren: Dichte und Funktion
Methyl-[^{11}C]-Flumazenil	Benzodiazepin-Rezeptoren: Dichte und Funktion
[^{13}N]-Ammoniak	Myokardperfusion
[^{13}N]-L-Glutaminsäure	Aminosäurestoffwechsel
[^{15}O]-Wasser	Perfusion
[^{15}O]-Kohlendioxid	Perfusion
[^{15}O]-Kohlenmonoxid	Blutvolumenbestimmung
[^{15}O]-Sauerstoff	Sauerstoffextraktion
[^{15}O]-Butanol	Perfusion
[^{18}F]-Fluorid	Knochenstoffwechsel
2-[^{18}F]-Fluor-2-deoxy-D-Glukose	Glukosetransport und -phosphorylierung
2-[^{18}F]-Fluor-L-Tyrosin	Proteinsynthese
[^{18}F]-Fluordeoxyuridin	Zellproliferation
[^{18}F]-Fluoruridin	Zellproliferation
[^{18}F]-Fluoruracil	Lokale Anreicherung, Pharmakokinetik
3-(2'-[^{18}F]-Fluorethyl)-spiperon	D_2-Rezeptoren: Dichte und Funktion
[^{18}F]-6-Fluoro-DOPA	Präsynaptischer Dopamin-Pool
[^{82}Rb]	Perfusion

einer verstärkten Akkumulation des Radionuklids durch eine selektive Blockade oder Wechselwirkung mit dem metabolisierenden System kommt, spricht man von *metabolic-trapping.*

Kapillarblockade: Die intravenöse Applikation einer Tracerdosis radioaktiv markierter Mikropartikel (z.B. makroaggregiertes Humanalbumin) mit einer mittleren Teilchengröße oberhalb des mittleren Durchmessers von Lungenkapillaren führt zu einer partiellen Mikroembolisation von Kapillaren perfundierter Bereiche der Lungen. Auf diese Weise lassen sich in der Lungenperfusions-Szintigraphie die durchbluteten Bereiche der Lunge abbilden. Da bei den verwendeten Partikelzahlen (mindestens ca. 60000 bis 100000 Partikel) nur ca. jede 10000ste Lungenkapillare blockiert wird, ist bei dieser Untersuchung eine Lungenfunktionsstörung trotz Mikroembolisation nicht zu erwarten [17]. Nach intraarterieller Applikation kann durch Kapillarblockade auch die Perfusion anderer Organe dargestellt werden.

Passiver Transport: Ein Beispiel für passiven Transport stellt die Aufnahme von [^{99m}Tc]-HMPAO in das Gehirn mittels Diffusion durch die Blut-Hirn-Schranke dar. Ein weiteres Beispiel für die Ausnutzung der passiven Diffusion sind Perfusionsstudien mittels [^{99m}Tc]-DTPA.

Phagozytose: Durch Phagozytose werden partikuläre Radiopharmaka von den Zellen des mononukleären phagozytierenden Systems (MPS) aufgenommen. Dies wird in der Leber-, Milz- oder Knochenmarks-Szintigraphie genutzt.

Rezeptorbindung: Die szintigraphische Darstellung von Rezeptoren ist weitgehend eine Domäne der PET, jedoch gelingt mittels [^{123}I]-IBZM und [^{123}I]-Iomazenil auch mittels SPECT die Darstellung von Dopamin-Rezeptoren beziehungsweise Benzodiazepin-Rezeptoren.

Spezifische Antikörper: Die hohe Spezifität und Affinität der Antikörper-Antigen-Reaktion wird zur Darstellung von spezifischen Strukturen (z.B. Myosin beim Herzinfarkt, Tumorantigene) durch die Verwendung radioaktiv markierter spezifischer Antikörper oder Antikörperfragmente in der Radiodiagnostik genutzt.

Unspezifische Anreicherung: Insbesondere partikuläre Radiopharmaka (z.B. [^{99m}Tc] Nanokolloid aus humanem Serumalbumin) und hochmolekulare Radiopharmaka (z.B. radioaktiv markierte unspezifische Antikörper) reichern sich häufig in entzündlichen Geweben an. Als Ursache für die Anreicherung werden unterschiedliche Mechanismen diskutiert, wobei die erhöhte Permeabilität von Kapillaren im Entzündungsgebiet eine wesentliche Rolle spielen dürfte. Beim [^{67}Ga]Galliumcitrat, das ebenfalls zur Darstellung von Entzündungen aber auch von Tumoren eingesetzt wird, ist eventuell die Bindung an Siderophoren, Lactoferrin, beziehungsweise Transferrin an der Anreicherung beteiligt [18, 19].

23.6 Kontrastmittel für optische Verfahren

Unter optischen Verfahren werden im folgenden solche Verfahren zusammengefaßt, bei denen zur Bildgebung elektromagnetische Strahlung im Wellenlängenbereich des sichtbaren Lichtes oder des infraroten Lichtes verwendet wird.
Die am längsten bekannten Anwendungen von *In vivo*-Diagnostika mit visueller Auswertung sind Farbstoffe, die meist zur Funktionsdiagnostik innerer Organe (z.B. Nierenfunktionsprüfung) verwendet wurden. Klinische Bedeutung besitzt noch Methylenblau, das zur Darstellung von Lymphgefäßen eingesetzt wird. In der Funktionsdiagnostik des Herz-Kreislaufsystems und der Leber findet auch der Fluoreszenzfarbstoff Indocyaningrün Verwendung.
Für die Darstellung von Körperorganen und insbesondere zur Funktionsdiagnostik werden als bildgebende Verfahren auf der Basis von elektromagnetischen Wellen des sichtbaren oder infraroten Spektralbereiches die Endoskopie und die Fluoreszenzangiographie verwendet. Kontrastmittel werden bei der Fluoreszenzangiographie eingesetzt.

23.6.1 Kontrastmittel für die Fluoreszenzangiographie

Unter Fluoreszenzangiographie wird die Darstellung des Augenhintergrundes mittels eines Ophthalmoskopes und Photographie oder Videoaufnahme nach Injektion der Fluoreszenzfarbstoffe Fluorescein oder Indocyaningrün bezeichnet (siehe Tab. 23.14).
Mit Fluorescein läßt sich die Durchblutung des Augenhintergrundes sehr empfindlich darstellen. Bei diesem Verfahren ist nachteilhaft, daß das zur Fluoreszenzanregung benötigte Licht und das Fluoreszenzlicht insbesondere durch Hämoglobin in den Körpergeweben stark absorbiert werden. Die Eindringtiefe des verwendeten Lichtes in Gewebe ist dadurch sehr begrenzt. Ein weiteres Anwendungsgebiet für Fluorescein in der Augenheilkunde ist die Darstellung von Hornhautepithelschäden nach Applikation in Form von Augentropfen (Fluoreszein SE Thilo).
Durch die Verwendung von Farbstoffen, die im Wellenlängenbereich des nahinfraroten Spektralbereiches angeregt werden und fluoreszieren, kann eine im Vergleich zur Anwendung von Fluorescein höhere Abbildungstiefe erreicht werden, da Körpergewebe für Licht im Wellenlängenbereich des Nahinfrarot ein „diagnostisches Fenster“ aufweisen (vgl. Abb. 23.11). Dieses macht man sich bei der Nahinfrarot-Fluoreszenzangiographie des Augenhintergrundes mit Indocyaningrün (ICG, Cardiogreen) zunutze.

Tab. 23.14: Kontrastmittel für die Fluoreszenzangiographie

Kontrastmittel (Handelsname)	**Formel**	**Absorptions-maximum**	**Fluoreszenz-maximum**
Fluorescein, Dinatriumsalz (Fluorescein-Lösung 10 % intravenös)	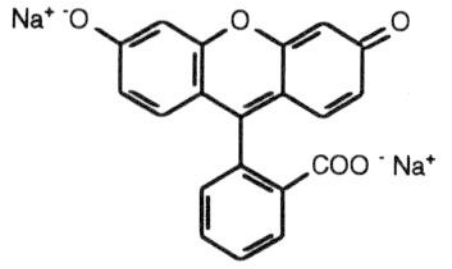	495 nm	515 nm
Indocyaningrün, Natriumsalz (ICG-Pulsion)	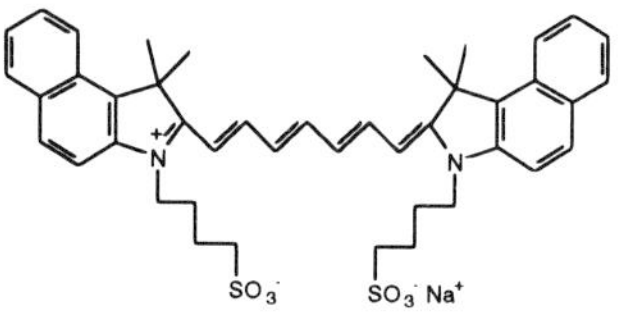	780 nm (Wasser) 803-805 nm (Plasma)	810 nm (Wasser) 830 nm (Plasma)

Nach intravenöser Applikation wird Indocyaningrün nahezu vollständig an Plasmaproteine (insbesondere ß-Lipoproteine) gebunden. Es wird mit einer Halbwertszeit von ungefähr 10 Minuten von der Leber aufgenommen und zu über 99 % unverändert hepatobiliär ausgeschieden. ICG ist nicht gastrointestinal resorbierbar, ein enterohepatischer Kreislauf tritt folglich auch nicht auf [20, 21].
Wässrige Lösungen von ICG sind nicht stabil. ICG wird deshalb als Trockensubstanz direkt vor Anwendung in Wasser für Injektionszwecke gelöst.

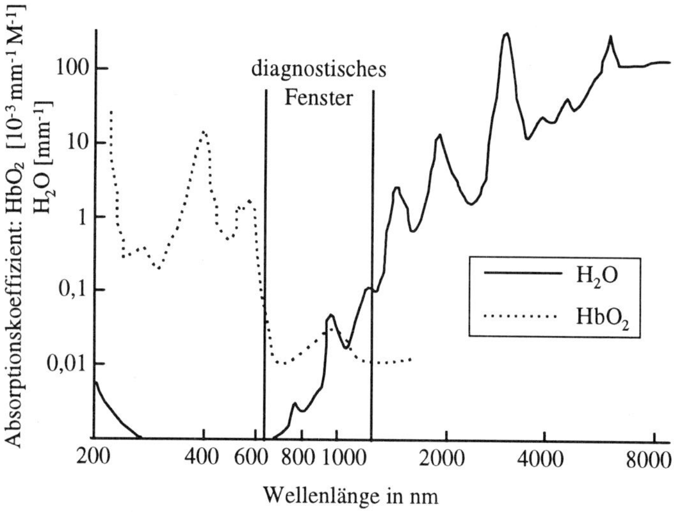

Abb. 23.11: Absorption von Licht durch Oxyhämoglobin (HbO_2) und Wasser in Abhängigkeit von der Wellenlänge (nach [22])

Danksagung

Dr. L. Dinkelborg, (Schering AG, Berlin), Dr. B. Riefke, Dr. K. Licha (IDF, Berlin) und Dr. J. Platzek (Schering AG, Berlin) danke ich für die großzügige Überlassung von Abbildungen sowie viele Anregungen und Diskussionen. Prof. Dr. U. Speck (Schering AG, Berlin) und PD Dr. Dr. W. Semmler (IDF, Berlin) danke ich für die kritische Durchsicht des Manuskriptes.

23.7 Literatur

[1] U. Speck (Hrsg.), Kontrastmittel: Übersicht, Anwendung und pharmazeutische Aspekte, 4. Aufl., Springer, Berlin, 1992

[2] W. Adolph, G.V. Taplin, Use of micropulverized barium sulfate in x-ray diagnosis. A preliminary report, *Radiology* **54** (1950) 878

[3] G. Brix, Physikalische Grundlagen. *In:* M. Reiser, W. Semmler (Hrsg.): Magnetresonanztomographie, Springer-Verlag, Berlin, 1992, S. 5ff

[4] B. Bonnemain et al., Superparamagnetic agents: Physicochemical characteristics and clinical applications. ESMRMB, Wien, 1994

[5] W. Weitschies et al., Intravasal applizierbare partikuläre Kontrastmittel: Eine Übersicht., *Pharm. Ztg.* **140** (1995) 9

[6] R. Schlief, U. Deichert, Hysterosalpingocontrast sonography of the uterus and fallopian tubes: Results of a clinical trial of a new contrast medium in 120 patients, *Radiology* **178** (1991) 213

[7] K.Q. Schwarz et al., Doppler enhancement with SH U 508A in multiple vascular regions, *Radiology* **193** (1994) 195

[8] S.C. Scrivastava, Criteria for the selection of radionuclides for targeting nuclear antigens for cancer radioimmunotherapy, *Cancer Biotherapy and Radiopharmaceuticals* **11** (1996) 43

[9] R.C. Weast (ed.): CRC Handbook of Chemisty and Physics, 66th edition, CRC Press, Boca Raton, 1986

[10] D. Lange, Physikalische Grundlagen. *In:* U. Büll et al. (Hrsg.), Nuklearmedizin, Thieme, Stuttgart, 1994, S. 3ff

[11] W. Brandau et al., Radiochemie. *In:* U. Büll et al. (Hrsg.), Nuklearmedizin, Thieme, Stuttgart, 1994, S. 79ff

[12] E.K.J. Pauwels et al., Scintigraphic detection of bone metastases. *In:* C. Winkler (ed.), Nuclear Medicine in Clinical Oncology, Springer, Berlin, 1986, S. 115ff

[13] K. zum Winkel, Nuklearmedizin, Springer, Berlin, 1990

[14] D.L. Munz, D. Emrich (eds.), International Symposium on Immunoscintigraphy: Facts and Fiction (Göttingen 3.-4. November 1989), International Congress Series No. 903, Elsevier, Amsterdam, 1990

[15] W. Brandau et al., Radiochemie. *In:* U. Büll et al., (Hrsg.), Nuklearmedizin, Thieme, Stuttgart, 1994, S. 79ff

[16] K. Wienhard et al., PET: Grundlagen und Anwendungen der Positronen-Emissions-Tomographie, Springer, Berlin, 1989

[17] H.-J. Hermann, Nuklearmedizin, 3. Aufl., Urban & Schwarzenberg, München, 1992, S. 13ff

[18] K.Y. Tzen et al., Role of iron binding proteins and enhanced capillary permeability on the accumulation of gallium-67, *J. Nucl. Med.* **21** (1980) 31

[19] H. Botsch, Gallium-szintigraphie: Diagnostik bei entzündlichen Erkrankungen und Tumoren, Springer, Berlin, 1985

[20] O.G. Björnsson et al., Physicochemical studies of indocyanine green (ICG): absorbance/concentration relationship, pH tolerance and assay precision in various solvents, *Experientia* **38** (1982) 1441

[21] Fachinformation: ICG-Pulsion, März 1994

[22] J. Boulnois, Photophysical processes in recent medical laser developments: A review, *Laser Med. Sci.* **1** (1986) 47

Anschrift des Autors

Dr. Werner Weitschies

Institut für Diagnostikforschung GmbH

an der Freien Universität Berlin (IDF)

Spandauer Damm 130

D-14050 Berlin

24 Formulierung von Humanvakzinen

Dr. M. Bröker, Chiron Behring, Marburg und Prof. Dr. J. Kreuter, Universität Frankfurt

24.1 Einleitung

Ohne jeden Zweifel haben die Vakzinen wesentlich dazu beigetragen, daß viele ehemals gefürchtete Infektionen heute weitgehend ihren Schrecken verloren haben. Dies gilt nicht nur für die industrialisierten Staaten, sondern zunehmend auch für die Entwicklungsländer, in denen durch besondere Programme wie die "Childrens Vaccine Initiative" und das "Expended Program on Immunization" mehr und mehr Kinder in den Genuß der Grundimmunisierungen gegen Diphtherie, Tetanus, Pertussis (DTP), Mumps, Masern und Röteln (MMR) und Hepatitis B Virus (HBV) kommen. Wie wichtig es ist, die Vakzinierungen auch gegen vermeintlich verschwundene Gefahren beizubehalten, zeigen z.B. die regional beschränkten Epidemien in den letzten Jahren, wie z. B. die von Poliomyelitis in Albanien (1996) und die Diphtherieepidemie mit über 150.000 Erkrankungen und mehr als 4.000 Todesfällen in einigen Nachfolgestaaten der UdSSR in den letzten sechs Jahren und die jederzeit mögliche Einschleppung solcher Epidemien nach Deutschland.
Die Formulierungen von Humanvakzinen sind äußerst vielfältiger Natur und sind schematisch in der Tab. 24.1 wiedergegeben. Hier sind die Erreger aufgeführt, gegen die es in Deutschland zugelassene Vakzinen gibt. Sie sind den einzelnen Formulierungsklassen zugeordnet, nämlich Lebend- oder Totimpfstoff.
Darüber hinaus lassen sich die Totimpfstoffe weiter unterteilen in Ganzkeim-(Virus oder Bakterium)-Vakzinen oder Subunitvakzinen, wobei die einzelnen Antigene entweder Proteine darstellen oder Polysaccharide sind. Durch besondere Formulierungen für spezielle Empfängergruppen (z.B. erhöhte oder reduzierte Antigenmenge) und Kombinationen (z.B.: Diphtherie, Tetanus (DT), Diphtherie, Tetanus, Pertussis (DPT)) gibt es derzeit über 30 in Deutschland zugelassene Vakzine-Präparate. Außerdem können über internationale Apotheken in anderen Staaten zugelassene Vakzinen für besondere Indikationen bezogen werden, wie z.B. gegen das Japanische Enzephalitisvirus als Reisevakzine für Südostasien.
In diesem Beitrag sollen nicht nur die in Deutschland heute auf dem Markt befindlichen Vakzinen angesprochen werden, sondern darüber hinaus auch neuere Entwicklungen, die bereits in anderen Staaten zugelassen oder generell von Interesse sind und durch neue Technologien innovative Produkte darstellen werden.

Tab. 24.1: Schematische Einteilung von Impfstoffen, die in Deutschland zugelassen sind

	Virusimpfstoffe	**Bakterielle Impfstoffe**
Lebend attenuiert klassisch	Poliomyelitis (Sabin) Masern Mumps Röteln Gelbfieber Varicellen	BCG (Bacillus Calmette-Guérain; [attenuierter Mycobacterium bovis-Stamm]) Typhus (Stamm Ty21a)
Tot/Subunit-Impfstoffe klassisch	Poliomyelitis (Salk) Hepatitis A (HAV) Tollwut Frühsommer-Meningoenzephalitis (FSME) Influenza	Pertussis Cholera
Subunit-Impfstoff gentechnisch	Hepatitis B (HBV)	
Toxoid-Impfstoffe		Diphtherie (D) Tetanus (T) Pertussis (P)
Polysaccharid-Impfstoffe		Pneumokokken Meningokokken Typhus
Polysaccharid-Konjugat-Impfstoffe		Haemophilus influenzae B (Hib)

24.2 Lebendvakzinen

In Deutschland zugelassene Lebendvakzinen richten sich gegen die viralen Erreger von Poliomyelitis, Mumps, Masern Röteln, Gelbfieber, Varicellen und gegen die Bakterien Mycobacterium tuberculosis und Salmonella typhi. Die Applikationsformen sind ganz unterschiedlich: oral für die orale Poliovirusvakzine (OPV) und die Vakzine gegen Salmonella typhi, intramuskulär oder subkutan gegen Mumps-Masern-Röteln (MMR), Varicella zoster Virus (VZV) und Gelbfieber-Virus und streng intrakutan gegen Mycobacterium bovis Stamm "Bacillus Calmette Guérin" (BCG) und gegebenenfalls auch gegen Gelbfieber.

Es ist nun über 200 Jahre her, daß Edward Jenner Kuhpocken als Lebendvakzinen für die Vakzinierung von Menschen gegen die Pocken erprobte. Dieses Jennersche Prinzip, animale Krankheitserreger, die nicht oder zumindest sehr abgeschwächt virulent für Menschen sind, als Vakzinen zu benutzen, wurde u.a. auch von Calmette und Guerin 1908 aufgegriffen, die Mycobacterium bovis, das normalerweise das Rind befällt, als Humanvakzine zu entwickeln. M. bovis wurde über zahlreiche Passagen attenuiert, d.h. alle drei Wochen wurden die Bakterien in-vitro überimpft. Nach 230 Subkulturen hatte der Ausgangsstamm seine Virulenz im Tiermodell verloren, und im Juli 1921 erfolgte die erste Immunisierung eines Kindes. Heute ist die BCG-Vakzine die am meisten verwendete Humanvakzine überhaupt. Die meisten BCG-Vakzinen der verschiedenen Hersteller sind vom Stamm Kopenhagen, der 423. Passage aus dem Jahr 1931, abgeleitet.
Die generellen Eigenschaften von Lebendimpfstoffen sind in der Tab. 24.2 aufgeführt und sind denen der Totimpfstoffe gegenübergestellt. Die Entwicklung von Lebend-

Tab. 24.2: Eigenschaften von Lebend- und Totimpfstoffen

		Lebendimpfstoff	**Totimpfstoff**
1.	Inokulationsweg	Imitation des natürlichen Infektionsweges ist möglich	Injektion
2.	Adjuvans nötig?	nein	oft vorteilhaft
3.	Kombination möglich?	ja	ja
4.	erforderliche Impfdosen	eine (wenige)	mehrere
5.	Dauer der Immunität	viele Jahre	meist kürzer
6.	Immunität durch	IgG u. ggf. IgA	IgG
7.	T-Zell-Immunität	gut	schwächer
8.	hitzeempfindlich? (Tropen)	ja	nein
9.	Weiterverbreitung des Impfvirus durch Geimpfte	möglich	nein
10.	Entstehung virulenter Mutanten	möglich	nein
11.	Impfkrankheit (z.B. Impfmasern)	möglich	nein
12.	Impfung in der Schwangerschaft?	generell nicht	ja
13.	Impfung immun-geschwächter Patienten	generell nicht	möglich
14.	Kosten	geringer	eher höher

vakzinen ist generell mit der Problematik behaftet, daß im Einzelfall der Impferreger nicht genügend abgeschwächt ist und eine impfbedingte Infektion stattfinden kann, die ähnliche Symptome hervorrufen kann wie der natürliche Erreger. Andererseits kann durch eine Überattenuierung die Wirksamkeit stark reduziert sein.
Die komplizierte Diskussion bezüglich der Lebendimpfstoffe läßt sich gut am Beispiel der Poliovakzine verfolgen. Konsequentes Impfen hat in den meisten industrialisierten Staaten mit der oralen Poliovirusvakzine dazu geführt, daß es hier praktisch keine endemischen Poliovirusinfektionen mehr gibt (in Amerika z.B. seit 1993 nicht mehr). Das Risiko einer Impf- bzw. Impfkontakt-Poliomyelitis beträgt etwa 1: 1,0 bis 4,4 Millionen, führt aber wegen der absolut gesehen hohen Zahl an Impfungen in Ländern wie Deutschland oder USA zu einigen impfbedingten Erkrankungen pro Jahr. Dies hat dazu geführt, daß die maßgeblichen Behörden in den USA nunmehr einen Wechsel von der OPV-Vakzine zur sequentiellen Impfung IPV-OPV (IPV-Vakzine: inaktivierte Poliovirusvakzine) zur Grundimmunisierung von Säuglingen empfehlen, und andere Staaten werden ebenfalls ihre Impfempfehlungen aus den genannten Gründen ändern.
Lebendvakzinen können gleichzeitig mit Vakzinen aus inaktivierten Erregern, Toxoiden bzw. Kombinationen hiervon verimpft werden. Es ist aber darauf zu achten, daß einige Lebendimpstoffe wegen einer möglichen Interferenz nicht gleichzeitig miteinander verabreicht werden können. Bei Impfung von MMR kann zwar z.B. gleichzeitig OPV oder die Typhus-Lebend-Impfung gegeben werden; dagegen ist zu Lebendvakzinen wie BCG, Gelbfieber und Varizellen ein vierwöchiger Abstand zu beachten. Ein dreimonatiger Abstand sollte nach Bluttransfusionen oder Gabe menschlicher Immunglobuline eingehalten werden, weil sonst wegen einer möglichen Neutralisation der Impfviren der Impferfolg fraglich sein kann.
Die Stabilität von Lebendvakzinen wird durch verschiedene Faktoren beeinflußt. Hierzu gehören die Natur des Produktes und die Art der Herstellung sowie der Lagerung. Eine Übersicht möglicher Stabilitätsprobleme bei unterschiedlichen Formulierungen ist in Tab. 24.3 aufgezeigt. Generell sind Viren in flüssiger Formulierung weniger stabil als in lyophilisierter Form. Weitere Faktoren, die die Stabilität und Halbwertszeit von Lebend-Viren/ Bakterien-Vakzinen beeinflussen, sind die Temperatur, Ionen, der pH-Wert, das Suspensionsmedium, Licht und viele Zusatzstoffe. Historisch gesehen ist das Problem der Stabilität von größerer Bedeutung für virale Lebendvakzinen als für bakterielle Vakzinen gewesen, da die meisten bakteriellen Vakzinen auf inaktivierten Zellsuspensionen oder zellfreien Toxoiden beruhen, die generell recht stabil sind.
Da die Impfviren oder -bakterien unterschiedlich stabil sind, muß das Medium, in dem die Erreger aufbewahrt werden, hinsichtlich der Pufferzusammensetzung, des pH-

Tab. 24.3: Mögliche Stabilitätsprobleme bei Vakzinen

Vakzine/Formulierungstyp	Mögliche Ursache der Instabilität
Ganzkeim, inaktiviert	Antigenabbau durch Proteasen Zellyse Aggregation
Lebend, attenuiert	Unzureichende Stabilisatoren Temperatursensibilität Licht
Toxoide	Reversion zur Toxizität Dissoziation vom Adsorbat
Polysaccharide	Depolymerisation Aggregation
Polysaccharid-Proteinkonjugat	Hydrolyse
Mikropartikel/Liposomen	Desintegration Freisetzung von Säure

Wertes, der Ionenstärke und eventueller Zusätze optimiert werden. Deswegen werden den Lebendvakzinen zumeist Stabilisatoren zugefügt, wie z.B. Zucker oder Zuckeralkohole (Lactose, Mannit, Sorbit), Aminosäuren oder auch Proteine wie z.B. Albumin oder Gelatine. Dennoch kann die Lagerfähigkeit sehr beschränkt sein, so daß einige Lebendvakzinen in lyophilisierter Form angeboten und demzufolge vor der Anwendung mit Wasser für Injektionszwecke rekonstituiert werden müssen. Bei der Entwicklung der OPV-Vakzine war insbesondere für die Verwendung in tropischen Ländern die geringe Stabilität bei erhöhten Temperaturen zu beachten. Dieses Problem konnte technisch durch Zugabe von 1 M $MgCl_2$ bei pH 6,5 gelöst werden, doch ist zu beachten, daß solche Zuschlagstoffe geschmacklich nachteilig sein können.

24.3 Inaktivierte Erreger

24.3.1 Totvakzinen

Der Begriff Totvakzine soll hier im Kontext so verstanden werden, daß der jeweilige Erreger durch die Inaktivierung während des Produktionsprozesses im Wirtsorganismus nicht mehr replizierbar ist. Der Impfstoff kann aber durchaus noch enzymatisch aktive Komponenten in subtoxischen Mengen enthalten, wie z.B. Neuraminidase in

einigen Influenzavirusimpfstoffen oder Spuren von Pertussistoxin in Ganzkeimpertussispräparaten.
Während bei Lebendimpfstoffen relativ wenig Viren oder Bakterien eingesetzt werden, da sich diese ja im Wirt vermehren und somit für eine Vervielfachung der Antigenmenge sorgen, enthalten Vakzinen mit inaktivierten Erregern und Subunit- oder Komponentenimpstoffe in den meisten Fällen mehr Antigenmaterial. In der Regel liegt die Menge an verimpftem spezifischen Antigen in der Größenordnung von 10-200 μg (z.B. Influenzavirus, Hepatitis B Virus, azelluläre Pertussis, Diphtherie, Tetanus u. a.). Eine Ausnahme bildet die Hepatitis A-Virus-Vakzine, die weniger als 100 Nanogramm spezifischer HAV-Antigene enthält.
Als Prototyp für die Verwendung inaktivierter bakterieller Erreger kann die Ganzkeimpertussis-Vakzine angesehen werden, die in der Regel in Kombination mit Diphtherie (D) und Tetanus (T)-Toxoiden verimpft wird. Die Pertussis-Keime werden unter speziellen Bedingungen fermentiert, geerntet und in Gegenwart von quecksilberhaltigen Konservierungsmitteln erhitzt und dadurch inaktiviert. Es folgt die Adsorption an Aluminiumhydroxid oder Aluminiumphosphat, die als Adjuvans dienen. Das Adjuvans bestimmt ganz wesentlich die Wirksamkeit einer Vakzine, aber auch die Stabilität und die Verträglichkeit. Toxoidvakzinen wie Diphtherie- und Tetanusvakzinen sind traditionell Adsorbatimpfstoffe und die Aluminiumsalze potenzieren die Wirksamkeit enorm und verbessern gleichzeitig die Verträglichkeit im Vergleich zu nichtadsorbierten Toxoidimpfstoffen. Die meisten Haemophilus-influenzae-B-Konjugatvakzinen (Hib) und Influenzavirusvakzinen enthalten hingegen keine Adjuvantien.
Prototypen für die Verwendung inaktivierter Ganzviren sind die Influenzavirusvakzine, wobei die Viren entweder mit Formaldehyd oder ß-Propiolacton inaktiviert werden, oder der Impfstoff gegen das Frühsommer-Meningoencephalitis-Virus (FSME), das durch Formaldehyd inaktiviert wird. Im Gegensatz zu den Lebend-Virusvakzinen enthalten die inaktivierten Virusvakzinen keine Nichtstrukturproteine (z.B. Polymerasen, Kinasen, regulatorische Proteine), sondern nur Strukturproteine, die aber immunologisch relevant sind (Hämagglutinin bei Influenza, Hüllglycoprotein bei FSME).

24.3.2 Subunit-Vakzinen

Wenngleich die Ganzkeimpertussis-Vakzine wirksam ist, wurden dieser Vakzine neurologische Erkrankungen mit bleibender Hirnschädigung angelastet, so daß sie in vielen Ländern, wie auch in der BRD von der Ständigen Impfkommission am Robert-Koch-Institut (STIKO) über Jahre nicht mehr zur Grundimmunisierung empfohlen wurde. Dies hatte zur Folge, daß in Deutschland jährlich ca. 100.000 Kinder an Pertussis erkrankten und nach Schätzungen jährlich über 50 Kinder in Deutschland an

Pertussis verstarben. Inzwischen haben die Fortschritte in der Diagnostik zu der Erkenntnis geführt, daß es sich in den allermeisten Verdachtsfällen neurologischer Nebenwirkungen um eine zufällig mit dem Impfzeitpunkt zusammentreffende Manifestation meist seltener impfunabhängiger Erkrankungen handelt; dies hat zur Rehabilitation der Ganzkeimvakzine geführt. Die relative Reaktogenität der Ganzkeimpertussisvakzine führte zu intensiven Forschungs- und Entwicklungsarbeiten, um eine Vakzine aus definierten Komponenten von B. pertussis bei gleicher oder verbesserter Wirksamkeit und verbesserter Verträglichkeit im Vergleich zur Ganzkeimvakzine zu kreieren. Inzwischen ist die Wirksamkeit für mehrere azelluläre Pertussisvakzinen (aP) belegt. Alle aP-Vakzinen enthalten inaktiviertes Pertussistoxin (PT), entweder als einzige Komponente (monovalente aP-Vakzine) oder zusätzliche Komponenten, wie das Filamentöse Hämagglutinin (FHA; bivalente aP-Vakzine), ein 69 K Protein (Pertactin; trivalente aP-Vakzine) und Agglutinogene (Agg; quadrovalente Vakzine). In jeder Vakzine liegt das PT in inaktivierter Form als Toxoid vor, entweder durch chemische Inaktivierung mit Formaldehyd, Glutaraldehyd (in Analogie zu Tetanus- und Diphtherietoxoid) oder Wasserstoffperoxid oder aber durch genetische Inaktivierung.

24.4 Kombinationsvakzinen

Um Säuglinge und Kleinkinder möglichst schnell gegen möglichst viele Infektionen zu schützen, ist es unumgänglich, verschiedene Vakzinen miteinander zu kombinieren. Dies wird um so drängender, je mehr neue zusätzliche Vakzinen entwickelt werden, die sich in das jetzige von der STIKO empfohlene und bewährte Impfschema einfügen sollen. Seit langer Zeit werden schon D, T und P vorwiegend als DTP-Kombination appliziert, und dies gilt nunmehr auch für die aP-Komponente, so daß die DTaP-Vakzine die DTP-Vakzine weitgehend abgelöst hat. Weitere auf DTaP aufbauende Kombinationen sind in Deutschland bereits zugelassen (DTaP-Hib) oder sind in Kürze zu erwarten (DTaP-HBV; DTaP-IPV). Auch Kombinationen mit viralen Komponenten wie MMR wird der Vorrang gegen den Monovakzinen Mumps, Masern oder Röteln gegeben (zukünftig wahrscheinlich MMR-Varicella).

Zusätzlich zu den hier beispielhaft aufgeführten Kombinationsvakzinen gibt es auch solche Kombinationen, die auf den ersten Blick nicht so offensichtlich als Kombinationen erkannt werden. So bestehen der Poliovirus-Impfstoff (sowohl lebend als auch tot) und der jährlich neu entwickelte Influenzavirus-Impfstoff aus drei Serotypen und der Pneumokokkenimpfstoff enthält sogar 23 verschiedene Polysaccharidantigene.

Tab. 24.4: Kombinationsvakzinen

Simultan	Kontralaterale, simultane Applikation
Rehydrierung	Rekonstituierung einer lyophilisierten Quote durch eine flüssige Quote
2-Kammer-System	Behältnis (Spritze), das zwei Quoten bis zur Applikation trennt
Kombination	Flüssige Mischung in einem Behältnis

Eine mögliche Kombination ist nicht nur auf bakterielle oder virale Kombinationen beschränkt, sondern kann beide Erregerklassen vereinen (z.B. DTaP-IPV; DTP-HBV). Prinzipiell bieten sich vier Wege an, Kombinationen zu verimpfen, wobei die in der Tab. 24.4 zuletztgenannte die wünschenswerteste ist. Hierbei sind allerdings potentielle Unwägbarkeiten bei der Entwicklung von Kombinationsimpfstoffen zu beachten. Diese betreffen z.B. die unterschiedliche Stabilität der Vakzinen. Eine IPV-Vakzine ist bei 22°C nur eine Woche stabil und stellt bei einer Kombination z.B. mit DTP den „Flaschenhals" der Langzeitstabilität der Kombinationsvakzine dar. In DPT-Vakzinen vorhandenes quecksilberhaltiges Konservierungsmittel wie Merthiolat inaktiviert IPV, so daß eine DTP-IPV Kombinationsvakzine frei von diesem Konservierungsmittel sein muß. Es wurde gezeigt, daß ein nicht-adsorbierter Hib-Impfstoff nach Adsorption an Alumiumhydroxid an Immunogenität abnahm. Solche Interferenzen sind prinzipiell immer möglich, wenn ein nicht-adsorbiertes Antigen zu einem Adsorbatimpfstoff (z. B. DTP) gegeben wird. Ebenso muß beachtet werden, daß HBsAg in Gegenwart von Polyethanol instabil ist.

Vollkommen unvorhersehbar sind mögliche Interferenzen bezüglich der Immunogenität einzelner Komponenten. So sinkt beispielhaft die Immunogenität der HBV-Quote bei Kombination mit DTP und die Immunantwort gegen Hib ist in der Kombination DTaP-Hib reduziert. Bei der Kombination von Lebendvirusimpfstoffen ist darauf zu achten, daß die Replikation einzelner Virusquoten beeinträchtigt sein kann und in der Kombination die Zahl der replikationsfähigen Viren in der Kombination anders eingestellt werden muß als in den jeweiligen Monovakzinen. Bei der Entwicklung einer MMR-Varicella Kombinationsvakzine ist zu beachten, daß die Quoten Mumps, Masern und Röteln durch optimierte Formulierungen (sprich Zuschlagsstoffe) recht stabil sind; der bisher lizensierte attenuierte Varicella-Stamm aber nur bei -20° C gelagert werden kann.

Die einzelnen Kombinationen müssen letztlich alle auf Wirksamkeit und/oder serologische Surrogatparameter im Menschen klinisch geprüft werden, bevor sie eine Zulassung erhalten können.

Es ist wichtig ist zu beachten , daß eine Quote A aus einer gegebenen Kombination ABC a priori nicht als Monovakzine A oder in Kombination mit weiteren Quoten D und E (ABCDE) wirksam ist. Auch eine der Quote A entsprechende analoge Quote A' eines anderen Herstellers kann nicht ohne weiteres die Quote A in einer Kombination ABC ersetzen.

24.5 Rekombinante Antigene

Die einzige Humanvakzine, die mit Hilfe der rekombinanten DNA-Technologie hergestellt und weltweit vermarktet wird, ist die Vakzine gegen Hepatitis B. Das Oberflächenantigen HBsAg (surface Antigen of HBV) wird entweder in Hefen oder animalen Zellen in Form von 22 nm-Partikeln gewonnen und stellt bis heute eines der wenigen Beispiele für eine wirksame Subunit-Vakzine gegen virale Erreger dar.
Wenngleich die rekombinante HBV-Vakzine nunmehr seit über 10 Jahren kommerziell erhältlich ist, ist es keineswegs so, daß alle neuen Vakzinen ebenfalls mit dieser modernen Technologie hergestellt werden müßten. Ein Beispiel ist die HAV-Vakzine (Zulassung in Deutschland 1995), die auf klassische Weise, nämlich Anzucht des Virus in Zellkultur, Anreicherung des Virus und anschließende Inaktivierung mit Formaldehyd produziert wird.
Eine weitere rekombinant hergestellte Vakzine, die allerdings noch nicht in Deutschland, aber bereits in Italien zugelassen ist, ist eine azelluläre Pertussis-Vakzine (aP). Während in den klassisch hergestellten aP-Vakzinen das Pertussistoxin (PT) durch Formaldehyd, Glutaraldehyd oder Peroxid chemisch detoxifiziert wird, ist bei der rekombinanten aP-Vakzine das PT genetisch detoxifiziert worden. An zwei definierten Stellen im Bereich der DNA, die für die enzymatisch aktive A-Untereinheit des PT kodiert, wurden Mutationen gesetzt, so daß in dem modifizierten translatierten PT zwei Aminosäuren ausgetauscht worden sind. Das führt dazu, daß die enzymatische Aktivität, sowie zelltoxische und einige andere biologische Eigenschaften verloren gehen, nicht aber die Immunogenität. Im Vergleich zur "harschen" chemischen Detoxifizierung bleibt nunmehr die Raumstruktur des rekombinanten Pertussistoxoides und damit bestimmte Konformationsepitope erhalten, was eine erhöhte neutralisierende Aktivität gegen das PT in Seren von Geimpften bewirkt.
Besonders hervorzuheben ist, daß die Expression des modifizierten PT in E. coli zu Antigenmaterial führt, das zwar immunogen ist, aber auf Grund einer unnatürlichen Faltung keine Toxin-neutralisierenden Antikörper zu induzieren vermag. Deshalb wurde das mutierte PT-Gen anstelle des natürlichen PT-Genes in das Bordetella-Genom eingefügt (B. pertussis: S2-Klassifikation nach Gentechnikrecht). Die

industrielle Herstellung des Toxoides erfolgt durch entsprechende rekombinante Bordetellen.
Ein weiteres Beispiel für eine mit Hilfe rekombinanter Technologie erarbeitete innovative Vakzineformulierung ist ein rekombinanter Cholera-Lebendimpfstoff, der bereits in der Schweiz im Markt befindlich ist. Hier wurde ein Virulenzfaktor, das Choleratoxin-Gen (CT-Gen), deletiert und statt dessen nur der Genabschnitt, der für die Expression der Schutz vermittelnden Untereinheit B (CT-B) kodiert, in das Vibrio cholerae-Genom integriert. Die Vakzine, also die lebenden rekombinanten Bakterien, wird oral aufgenommen. Die Keime vermehren sich im Darm, bilden die Toxin-untereinheit CT-B aber kein Toxin und induzieren die Bildung von schützenden, gegen das CT-B und CT gerichteten Antikörpern.
Diese drei Beispiele zeigen wesentliche zukünftige Entwicklungen im Bereich der Formulierung von modernen Vakzinen auf: die rekombinante Herstellung eines Antigens in einem fremden Empfängerorganismus zur Herstellung einer Subunitvakzine sowie die genetische Modifizierung von Virulenzfaktoren.
Der zuletzt beschriebene Weg kann auch genutzt werden, um pathogene Organismen gezielt zu attenuieren. So kann man beispielhaft Salmonellen und Shigellen-Vakzinestämme konstruieren, indem man bestimmte Gene für Enzyme des Primärstoffwechsels ausschaltet ,wodurch die Bakterien an "Fitneß" und Virulenz verlieren. Diese Methode steht damit fundamental im Gegensatz zum klassischen Prinzip der Zufallsattenuierung und anschließenden Selektionierung von Mutanten mit reduzierter Virulenz, wie sie z.B. bei der Entwicklung des Impfstammes Ty21a von S. typhi vorgenommen worden ist. Gentechnisch erzeugte Vakzinestämme können darüber hinaus dazu genutzt werden , um zusätzlich fremde Gene zu exprimieren. Das Ziel könnte also eine oral applizierbare Vakzine aus attenuierten Salmonella typhi sein, die gegebenenfalls Antigene von zwei anderen Erregern exprimiert und somit Schutz gegen drei Krankheitserreger bietet.

24.6 Polysaccharid-Konjugate

Zahlreiche Bakterien wie Pneumokokken, Meningokokken oder Hib besitzen als äußere Hülle Kapseln aus Polysacchariden. Antikörper, die gegen diese Polysaccharide nach einer Infektion gebildet werden, sind protektiv.
Die Immunreaktion des Menschen auf Polysaccharide ist dadurch charakterisiert, daß Säuglinge in den ersten 12-18 Monaten keine wesentliche Antikörperinduktion gegen reine Polysacharide aufweisen. Erst die chemisch kovalente Verknüpfung von Polysacchariden mit einem Träger-Protein bewirkt bei Säuglingen die Bildung von schützenden Antikörpern nach Impfung mit einer derartigen Polysaccharid-

Konjugatvakzine. Des weiteren ist die Immunantwort gegen reine Polysaccharide allgemein nicht boosterfähig. Bei dieser T-Zell-unabhängigen Immunantwort gegen Polysacharide bilden sich keine immunologischen Gedächtniszellen.
Der entscheidende Durchbruch bei der Entwicklung von Polysaccharid-Konjugatvakzinen, die in der Lage sind, Kinder möglichst frühzeitig, also im ersten Lebensjahr zu schützen, gelang mit der Entwicklung eines Konjugatimpfstoffes, basierend auf dem Polysaccharid Polyribosyl-Ribitol-Phosphat (PRP) des Erregers Hib Mitte bis Ende der 80-iger Jahre. Die auf dem Markt befindlichen Hib-Vakzinen unterscheiden sich in Bezug auf das Polysaccharid (Länge des Oligo- bzw. Polysaccharides), des Träger-Proteins (Tetanustoxoid, Diphtherietoxoid oder ein Proteinkomplex aus der Membran von Neisseria meningitidis) und der Brücke zwischen dem PRP und dem Träger-Protein. Wenngleich die vier in Deutschland zugelassenen Hib-Vakzinen hinsichtlich des Nebenwirkungsprofils nicht wesentlich unterschiedlich sind, findet man aber deutliche Unterschiede bzgl. der Immunogenität und Schutzvermittlung, insbesondere nach den ersten beiden Impfungen.
Neuerdings sind Polysaccharidkonjugatvakzinen gegen Pneumokokken und Meningikokken C und A in Entwicklung und zum Teil bereits in klinischer Prüfung. So, wie bereits die Hib-Quote mit DTP bzw. DTaP kombiniert worden ist, sind weitere Kombinationen von Polysaccharidvakzinen untereinander und in Kombination mit Nichtpolysaccharidvakzinen in Entwicklung.

24.7 DNA-Vakzinen

Eine der aktuellsten und aufregendsten Entwicklungen stellt die genetische Immunisierung mit nackter DNA dar. Es hat sich erstaunlicherweise gezeigt, daß eine Immunantwort gegen ein Protein auch dann induziert werden kann, wenn die für das Protein kodierende DNA in den Wirtsorganismus injiziert wird. Hierzu kann man ein Plasmid verwenden, welches das gewünschte Gen unter Kontrolle eines eukaryontischen Promotors trägt, außerdem eukaryontische Transkriptionsterminationssignale sowie gegebenenfalls weitere DNA-Elemente (wie Replikons, splice/donor sites usw.). Das Plasmid wird in E. coli produziert, nach Lyse der Zellen gereinigt und kann dann verimpft werden, wobei nach tierexperimentellen Erfahrungen bisher die intradermale oder intramuskuläre Applikation bevorzugt wird. Einige wenige Zellen nehmen das Plasmid auf, die Plasmid-DNA gelangt in den Zellkern und die plasmidkodierte fremde DNA wird transkribiert und translatiert. Der Empfängerorganismus ist also letztlich selbst eine "Vakzinefabrik".
Ersichtlich sind sofort einige potentielle Vorteile, die sich aus der Vakzinierung mit DNA gegenüber üblichen Verfahren ergeben können, nämlich z.B. die Tatsache, daß

ein aufwendiges Fermentieren von eventuellen hochgradig pathogenen Mikroorganismen entfällt, ebenso die unter Umständen aufwendige Reinigung von Antigenen bei Subunitvakzinen. Außerdem dürfte die Lagerstabilität der Vakzinepräparation im Endbehältnis wesentlich erhöht sein.
DNA-Vakzinen kommen a priori nicht in Frage für Antigene, die von Natur aus Polysaccharide sind, und die der Mensch nicht synthetisieren kann, also z.B. das Polyribosylribitol von Hib oder die Polysaccharidkapselantigene von Pneumokokken. Es erscheint aus heutiger Sicht auch wenig wahrscheinlich, daß DNA-Vakzinen altbewährte und im frühen Kindesalter applizierte Impfstoffe, insbesondere Kombinationsimpfstoffe wie DTP oder DTaP und deren Kombinationen mit Hib, HBV u.a. ablösen werden. DNA-Vakzinen könnten dagegen insbesondere dann Einsatz finden, wenn es darum geht, Impfstoffe gegen Viren zu entwickeln, für die Lebendvakzinen nicht in Frage kommen (z.B. HIV) sowie als Ersatz für Subunitvakzinen, die keinen ausreichenden Schutz hervorrufen. Zusätzlich können DNA-Vakzinen verwendet werden, wenn es darum geht, intrazelluläre pathogene Bakterien und Parasiten zu bekämpfen.
Bevor die DNA-Vakzinen marktreif werden, sind noch umfangreiche präklinische und klinische Untersuchungen vorzunehmen, insbesondere zu den möglichen Risiken der DNA-Immunisierung. Dies betrifft z.B. die potentielle Bildung von Anti-DNA-Antikörpern, wie sie bei einigen Immunerkrankungen beobachtet wird, die mögliche Aktivierung eines Onkogenes oder die Deaktivierung eines Suppressorgenes durch Integration der Fremd-DNA in das menschliche Genom. Darüber hinaus sind unerwünschte Nebenwirkungen durch eine lang anhaltende Expression eines fremden Antigens (Hyperimmunität), aber auch die mögliche Induktion einer Toleranz möglich. Erst nach Abschluß dieser Untersuchungen kann ein abschließendes Urteil über DNA-Vakzinen gefällt werden.

24.8 Adjuvantien

Adjuvantien sind Zuschlagsstoffe für Vakzinen, die die Antikörperantwort zum Teil erheblich erhöhen ohne selbst immunogen zu sein. Gute Adjuvantien sind vor allem für Subunit-Vakzinen notwendig, da im Gegensatz zu Ganzantigenen kein Adjuvanseffekt ausgeübt wird. Das im Falle der meisten Antigene wirksamste Adjuvans ist das sogenannte komplette Freundsche Adjuvans, das aus Mineralöl, einem Tensid (Arlacel® A) und abgetöteten Mycobacterium tuberculosis Bakterien besteht. Es kommt für eine Anwendung am Menschen wegen seiner äußerst schweren

Tab. 24.5: Zusammenstellung einiger wichtiger im Handel befindlichen und experimentellen Adjuvantien für Vakzinen aus M.F. Powell und M.J. Newman: Vaccine Design (1).

* Aluminiumphosphat
* Aluminiumhydroxid
* Calciumphosphat
* Cholera-Holotoxin, Cholera-Toxin B-Subunit
* Freunds komplettes Adjuvans
* Freunds inkomplettes Adjuvans
* N-Acetylglucosaminyl-(β 1-4)-N-acetylmuramyl-L-alanyl-D-isoglutamin
* Interleukine
* ISCOMS (Immune stimulating complexes) enthält: 0,5 % Quillaria-Saponine, 0,1 % Cholesterol, 0,1 % Phospholipid in Phosphatpuffer
* Liposomen
* MF 59, enthält: 4,3 % Squalen, 2,5 % Polysorbat 80, 2,4 % Sorbitan-Trioleat in Pufferlösung
* Muramyldipeptid
* Muramyltripeptid
* Polymilchsäure-, Polyglyolsäure- und Polymilchsäure-Polyglycolsäure-Kopolymer-Mikropartikel (PLA, PGA, PLGA)
* Poloxamer 401
* PMMA-Nanopartikel (Polymethlmethacrylat-Nanopartikel)
* Proteinoid Mikrosphären
* QS 21: Quillaria-Saponin
* Quil A: Quillaria-Saponin
* SAF-1, enthält: 0,05 % - 1 % Threonyl-Muramyldipeptid, 5 % Squalan, 2,5 % Poloxamer 401, 0,2 % Polysorbat 80 in Phosphatpuffer pH 7,4
* Squalan
* Squalen
* Threonyl-Muramyldipeptid

Neben- und Nachwirkungen nicht in Frage und sollte tierexperimentell nur in begründeten, speziell zu bewilligenden äußersten Ausnahmefällen eingesetzt werden. Viele andere Adjuvantien besitzen ebenfalls große lokale oder systemische Unverträglichkeiten. Für Humanvakzinen sind deshalb zur Zeit nur Aluminiumhydroxid und -phosphat sowie Calciumsalze zugelassen.

Einige neuere Entwicklungen auf Basis von Saponinen, Ölen und Estern (z.B. MF 59 und QS 21), Liposomen und Polymeren (Mikropartikel und Mikrokapseln, Nanopartikel) sind bereits in einigen Ländern zugelassen oder in klinischer oder präklinischer Erprobung. Eine Übersicht über die wichtigsten Adjuvantien gibt Tab. 24.5.

Eine ausführliche Zusammenstellung findet sich in Powell und Newman, „Vaccine Design“ (1). Als sehr wesentlich ist zu beachten, daß für verschiedene Antigene unterschiedliche Adjuvantien optimal sind. Jedes Antigen hat also sein optimales Adjuvans (2). Weiterhin richtet sich die Auswahl danach, welche Immunantwort gewünscht ist: TH1/TH2, zelluläre/humorale Immunantwort.

24.9 Liposomen

Erste Berichte über den Einsatz von Liposomen als Adjuvantien für Vakzinen stammen aus dem Jahr 1974. Seitdem werden eine große Anzahl verschiedener Antigen-Liposomen-Kombinationen entwickelt und experimentell erprobt. Liposomen wie auch andere kolloidale Träger werden bevorzugt von Makrophagen, immunkompetenten Zellen, aufgenommen. Dieser Effekt wie auch eine verzögerte Freigabe des Antigens werden zur Zeit als die wesentlichen Mechanismen angesehen, die zu einer Adjuvanswirkung der Liposome führen. Neben den Antigenen werden vielfach verschiedene andere Adjuvantien, vor allem peptidische (z.B. Muramylpeptid), amphiphile (z.B. Poloxamer 401, Saponine) oder lipophile (z.B. Squalen, Squalan) Stoffe mit in die Liposomen eingebaut. Dadurch können neben der dadurch hervorgerufenen zusätzlichen allgemeinen Erhöhung der Immunantwort weitere spezifische immunkompetente Zellen aktiviert werden.

Liposomen-Vakzinen mit Hepatitis- und mit Malaria-Antigen sind in klinischer Erprobung. Andere Liposomen-Vakzinen, die zum Teil aus Influenza-Virus-Bestandteilen bestehen und Hepatitis A als Antigen enthalten, befinden sich in der Schweiz bereits auf dem Markt, eine Kombinationsvakzine mit Hepatitis A und B, eine Vakzine mit zusätzlichen Diphtherie- und Tetanus-Antigenen (Hepatitis A und B, Diphtherie, Tetanus) und eine Influenzavakzine auf gleicher Basis sind in klinischer Erprobung. Derartige Liposomen-Vakzine mit Influenza-Virus-Bestandteilen werden als IRIVs bezeichnet (Immnunopotenzierende Rekonstituierte Influenza Virosomen). Im Falle der Influenzavakzine sind dabei Influenza-Bestandteile sowohl als Hilfsstoff wie auch als Antigen enthalten. Bei der Herstellung der IRIVs werden Phospholipide und Glykoproteine durch Tensid-Behandlung (Octaethylenglykol) aus der Virushülle herausgelöst. Anschließend werden diese Bestandteile mit Ei-Phosphatidylchlolinen, Phosphatitidylethanolamin und Natriumcholat gemischt. Nach Detergens-Abtrennung durch Passage über eine Sephadex G-50-Säule und anschließende Ultrabeschallung formieren sich die IRIVs.

24.10 Mikro- und Nanopartikel

Ebenso wie Liposomen sind auch Mikro- und Nanopartikel (1-3) als Adjuvantien in der Erprobung. Hier kommen vor allem Polymilchsäure und Polyglykolsäure wie auch Polyacrylate (vor allem Polymethylmethacrylat, PMMA) als Mono- oder Copolymere in Frage. Diese Materialien werden seit langen in der Chirurgie als Nahtmaterial, Implantate, künstliche Knochen und Knochenkleber eingesetzt. Der Vorteil von Polymerpartikeln gegenüber Liposomen ist ihre größere Stabilität. Außerdem lassen sich durch Kombination von Herstellungsverfahren, durch Überzüge und gezielte Veränderungen der Oberflächeneigenschaften komplexe Strukturen aufbauen. Dadurch lassen sich spezifische Freigabemuster konstruieren (siehe Pulsatile Freisetzung) und mit noch mehr Möglichkeiten als bei Liposomen spezielle Zellpopulationen im Körper ansteuern (3). Wie bei letzteren steht als Mechanismus der Adjuvanswirkung die Antigenpräsentation an die immunokompetenten Zellen und die kontrollierte Freigabe des Antigens im Vordergrund. Antigene können auf der Partikeloberfläche adsorbiert, in die Polymermatrix in Poren oder in Form einer festen Dispersion einge- und/oder von einer kapselartigen Hülle umschlossen sein. Die größere Stabilität, die vor allem für die Magen-Darm-Passage notwendig ist und für Liposomen wegen der im Darm vorhandenen Gallensalze nicht ausreichend sein dürfte, macht Polymerpartikel auch als Trägermaterial für perorale Vakzinen interessant.

24.11 Pulsatile Freisetzung

Um eine ausreichende Immunisierung zu erreichen, ist es in den meisten Fällen notwendig, mehr als eine Impfung vorzunehmen. Diese Revakzinationen werden als Boostern bezeichnet. Diese Boosterimpfungen werden nach einigen Wochen und Monaten in der Regel mehrfach vorgenommen. Häufig muß außerdem nach einem oder mehreren Jahren nochmals nachgeimpft werden, um schützende Antikörpertiter aufrecht zu erhalten. Durch eine pulsatile Freigabe (siehe Abb. 24.1) ist es möglich, Primär- und Boosterimpfungen in eine einzige Vakzine-Zubereitung einzubauen. Dadurch kann nach einmaliger Applikation ein höherer Impfschutz erzielt und vielfache Revakzinationen nach mehreren Monaten vermieden werden. Allerdings könnte auf eine notwendige Revakzination nach mehreren Jahren nicht verzichtet werden. Erwähnt werden sollte, daß z.Zt. noch keine Vakzinen mit pulsatiler Freisetzung auf dem Markt oder in klinischer Erprobung befindlich sind. Ein zusätzliches neues Problem bei den pulsatilen Systemen im Falle einer späteren Produktion dürfte darin liegen, daß Zulassungsbehörden, wie z.B. das Paul-Ehrlich-

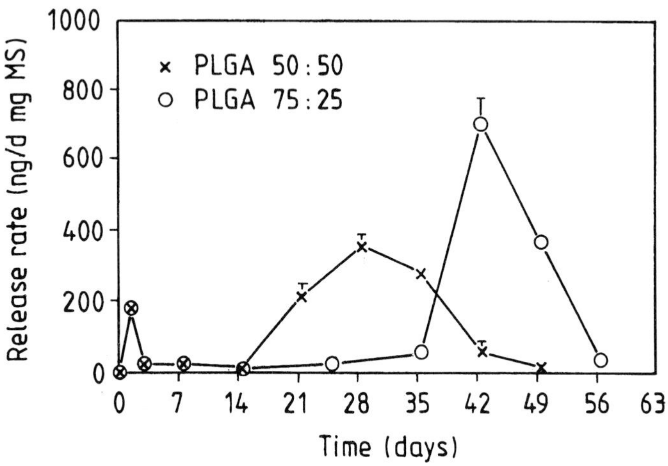

Abb. 24.1: Freigabeprofil eines synthetischen Plasmodium berghei Circumsporocytene-Protein (P30B2) aus sprühgetrockneten Polymilchsäure-Polyglycolsäure-Kopolymerisat-Mikropartikeln mit Polymerverhältnissen von 50 : 50 und 75 : 25 (nach Men, Y., Corradin, G., Thomasin, C., Merkle, H.P. und Gander, B.; Proceed. Intern. Symp. Control. Rel. Bioact. Mater. 21, 50 - 51 (1994), mit Erlaubnis der Autoren reproduziert.)

Institut, die Europäische Behörde oder die FDA verlangen dürften, daß jede einzelne Charge erst dann zur Anwendung freigegeben werden kann, wenn für diese Charge der Nachweis erbracht ist, daß das Antigen zum vorgesehenen Zeitpunkt freigesetzt wird. Eine Vakzine mit kombinierter sofortiger, einmonatiger, dreimonatiger und sechsmonatiger pulsatiler Antigenfreisetzung beispielsweise könnte erst nach 6 Monaten, also nach Überprüfung und Validierung des letzten Pulses zum Verkauf freigegeben werden. Dadurch entstehen lange Lagerfristen und aufwendige Lageransprüche.

24.12 Literatur

24.12.1 Literaturangaben im Text

1) Stieneker, F., Kersten, G., van Bloois, L., Crommelin, D.J.A. , Hem, S.L.. Löwer, J., and Kreuter, J.; Comparison of 24 different adjuvants for inactivated HIV-2 split whole virus as antigen in mice. Introduction of titres of binding antibodies and toxicity of the formulations. Vaccine 13 (1995) 45-53.

2) Kersten, G.F.A. and Gander, B.; Biodegradable microspheres as vehicles for antigenes. in S.H.E. Kaufmann (Ed.) Concepts in Vaccine Development. Walter de Gruyter Verl., Berlin, New York, 1996, pp. 265-302.

3) Kreuter, J.; Nanoparticles. in Kreuter, J. (Ed.) Collodial Drug Delivery Systems. M. Dekker, New York, 1994, pp. 219-342.

24.12.2 Monographien zur Vertiefung

Kaufmann, S.H.E., ed. Concepts in Vaccine Development, Walter de Gruyter, Berlin (1996)

Woodow, G.C. and Levine, M.M., eds, New Generation Vaccines, Marcel Dekker, Inc. New York (1990)

Plotkin, S., A. and Mortimer, E., A. eds., Vaccines, W.B. Saunders Company, Philadelphia (1994)

Powell, M.F. and Newman, M.J. (Eds) Vaccine Design: The Subunit and Adjuvant Approach. Plenum Press, New York, 1995

Behring Impfkodex. Nachschlagewerk zu den wichtigsten impfpräventablen Infektionskrankheiten, Chiron Behring GmbH & Co (1996)

24.12.3 Periodica mit Fokus auf Vakzinen

Vaccine. Eine monatlich erscheinende Zeitschrift, Elsevier

Vaccine Weekly. Wöchentlich erscheinende Information zu Forschung, Entwicklung, Trends, Conference News, C.W. Henderson Publisher, Birmingham, AL, USA

Anschrift der Autoren:

Dr. Michael Bröker
Chiron Behring GmbH & Co
Postfach 1630
35006 Marburg

Prof. Dr. Jörg Kreuter
Johann Wolfgang Goethe-Universität
Institut für Pharmazeutische Technologie
Marie-Curie-Straße 9
60439 Frankfurt

25 Vaginale und intrauterine Arzneistoffzufuhr - bioadhäsive und langwirkende Freigabesysteme

Prof. Dr. M. Dittgen, Jenapharm GmbH

Beispiele für Handelspräparate

Beispiele für Handelspräparate, die eine vaginale oder intrauterine Arzneistoffzufuhr realisieren, und deren Einsatzgebiete (Präparate, die Antibiotika, Antimykotika, Chemotherapeutika enthalten oder spermzid wirken, siehe Tab. 25.3)

Arzneiform	Arzneistoff (Anwendung)	Handelsname® oder Hersteller
Vaginalcreme, -gel oder -salbe	Estriol (Schleimhautatrophie) Dinoproston (Geburtseinleitung) Wasser (Schleimhautatrophie)	Cordes Estriol®, Estriolsalbe®, Ovestin® Prepidil Gel® Replens®
Vaginaltabletten	Dinoproston (Geburtseinleitung)	Minprostin E2®
Vaginalzäpfchen (oder Ovula)	Gemeprost (Cervixerweichung) Estriol (Schleimhautatrophie)	Cergem® Estriol-Ovulum JENAPHARM®
Vaginalring	Norgestrel Estradiol Medroxyprogesteron 3-Keto-Desogestrel + Ethinylestradiol (Kontrazeption und HRT)	Akzess Medical Prod. Inc. Kabi Pharmacia Therap. AB Organon Searle
Schwamm, Vaginalpessar	Estriol Fluorogeston	Ovesterin® Syncro-Mate®
Intrauterinpessar	Kupfer (Kontrazeption) Progesteron Norgestrel	Gyne-T®, Multiload® Cu 375, Multiload® Cu 250, Multiload® Cu 250 short®, Nova-T®, CuNovaT®, Cu-7® Progestasert® Norplant®, Mirena®

25.1 Besonderheiten der Applikationsorte, Einflüsse auf die Resorption

Der vaginalen und intrauterinen Resorption wurde noch bis hinein in die 70´er Jahre keine direkte Bedeutung beigemessen und entsprechende Arzneiformen wurden vorrangig hinsichtlich eines lokalen Effekts beurteilt [1]. Inzwischen haben die ins-

besondere für Steroide günstigen Resorptionsbedingungen im Bereich der Vagina und des Uterus [2,3] zu neuen kontrazeptiven Arzneiformen und innovativen Lösungen für eine Hormonersatztherapie (Hormone Replacement Therapy, HRT) geführt.
Obwohl sich die vaginalen und intrauterinen Resorptionsbedingungen unterscheiden (Abb. 25.1), so bestehen doch andererseits - insbesondere hinsichtlich des Einflusses des weiblichen Zyklus auf die Resorption - Gemeinsamkeiten.

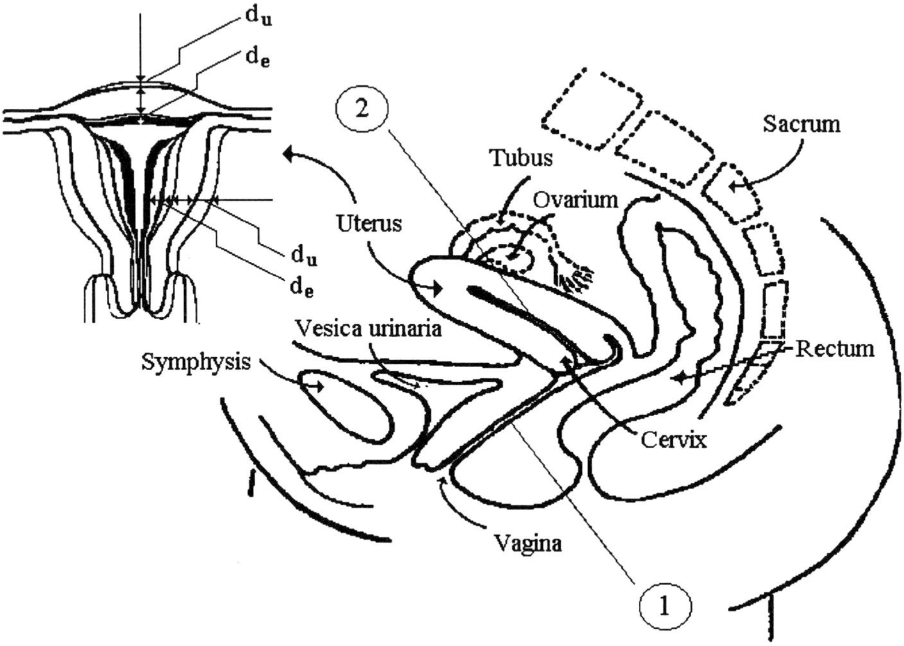

Abb. 25.1: Vereinfachte Querschnittdarstellung des weiblichen Beckens mit möglichen Applikationsorten: 1 - vaginale Applikation,
2 - intrauterine Applikation,
du - Dicke des Uterus,
de - Dicke des Endometriums

Die vaginale Schleimhaut wird durch Cervixsekret feucht gehalten. Ihre Durchlässigkeit für Arzneistoffe ist zyklusabhängig und nimmt im allgemeinen nach der Menstruation ab [4]. Die durch Metabolisierung von Glycogen entstehende Milchsäure (pK_a 3,8) schafft ein saures Milieu (pH 4-5). Die anwesenden Mikroorganismen (Lactobacillus, Bacteroides, Staphylococcus epidermidis) können die Stabilität und den Metabolismus von vaginal applizierten Arzneistoffen beeinflussen. Die vaginale Resorption läßt sich mit einem einfachen offenen Kompartimentmodell (Geschwindigkeitsgesetz 1. Ordnung) beschreiben.

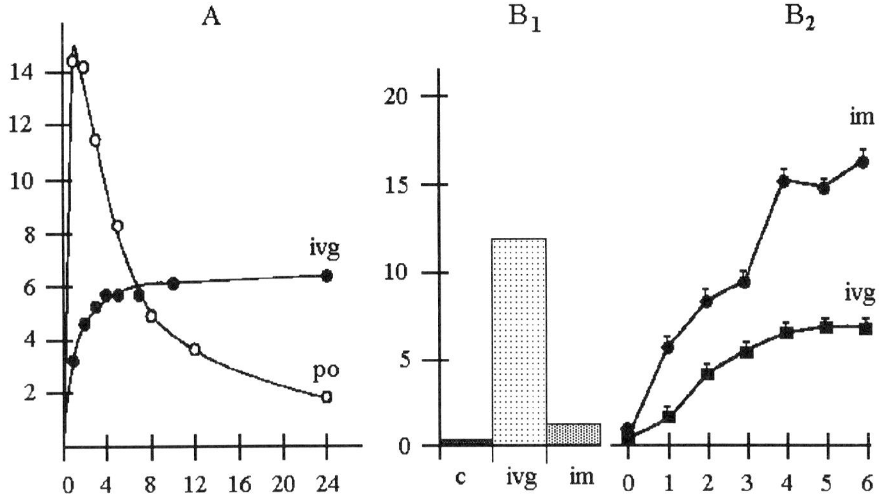

Abb. 25.2: Vergleich der Plasma- (A), Endometriums- (B1) und Serumkonzentrationen (B2) von Steroiden nach intravaginaler (ivg), peroraler (po) oder intramuskulärer (im) Verabfolgung, c Kontrolle

A Medroxyprogesteronacetat, nach [5] B Progesteron, nach [6]

Zumeist sind die nach vaginaler Resorption erreichbaren Blutspiegel initial niedriger als beispielsweise nach peroraler oder intramuskulärer Resorption (Abb. 25.2). Vorteilhaft können jedoch eine zeitliche Verlängerung eines wirksamen Plasmaspiegels (Abb. 25.2A) oder ein höherer Spiegel im Endometrium (Abb. 25.2B) sein, die sich durch intravaginale Gabe erreichen lassen.
Die wichtigsten Gewebe des Uterus sind von innen nach außen Endometrium, Myometrium und Peritoneum. Jeweils nach der Menstruation nimmt die Dicke des Endometriums (Abb. 25.1, d_e) zu, bis am Ende der Lutealphase mit etwa 3-4 mm das Maximum erreicht ist. Auch die Dicke des Uterus (Abb. 25.1, d_u) kann variieren, beispielsweise durch sexuelle Stimulation. Im Gegensatz zum Vaginallumen ist das intrauterine Lumen normalerweise steril. Die Venen der Utero-Vaginalregion führen direkt in die Zirkulation, so daß kein „first pass" -Metabolismus beobachtet wird.
Bei einem Vergleich einer Kombinationstherapie Estradiol/Levonorgestrel transdermal/intrauterin mit einer Kombinationstherapie Estradiol/Progesteron vaginal/vaginal (Abb. 25.3) wurden für die Therapie mit dem intrauterinen Freigabesystem für Levonorgestrel Vorteile hinsichtlich des schnellen Erreichens des blutungsfreien Regimes gefunden [7].

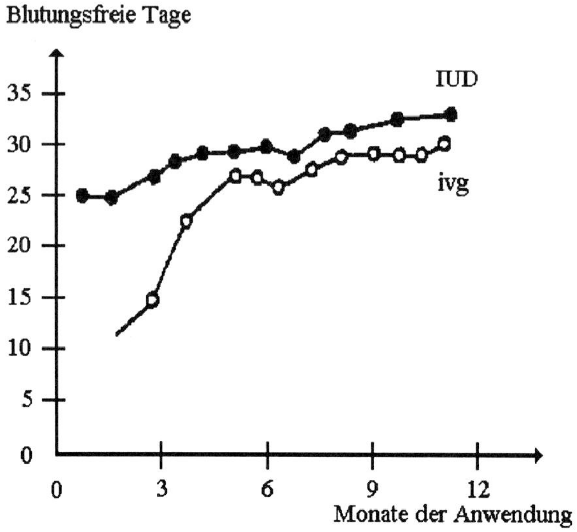

Abb. 25.3: Blutungsfreie Tage in Abhängigkeit von der Dauer einer Kombinationstherapie transdermal/intrauterin (IUD) und einer Kombinationstherapie vaginal/vaginal (ivg), nach [7]

25.2 Charakteristik der Arzneiformen, Vor- und Nachteile

Arzneiformen, wie beispielsweise Vaginaltabletten, -gele, -cremes, -salben oder -zäpfchen (und Ovula), die eine lokale und meist nur kurzzeitige Wirkung im Vaginalbereich entfalten, sind hier nur insofern berücksichtigt, wie bioadhäsive Grundlagen zur Anwendung kommen. Dies ist beispielsweise bei Replens® der Fall, einem ca. 78% Wasser enthaltenden bioadhäsiven Polyacrylatgel. Zur Anpassung an das vaginale Milieu ist das Polyacrylat (Polycarbophil®) nur teilneutralisiert, so daß ein pH von 2,5 bis 3,5 gewährleistet ist. Arzneiformen, die den enthaltenen Arzneistoff vaginal oder intrauterin freisetzen und zur Resorption bringen, und die vorzugsweise über einen längeren Zeitraum wirken sind

Vaginalringe, -schwämme, -pessare sowie

Intrauterinpessare (Intrauterine Devices, IUD´s)

Sie enthalten als Wirkstoffe meist Steroide oder Kupfer und werden zur Empfängnisverhütung und zur HRT eingesetzt.

Die Vorteile der intravaginalen und intrauterinen Freigabesysteme (Tab. 25.1) zeigen sich bei einem Vergleich ihrer Eigenschaften mit denen der üblichen peroralen Arzneiformen und denen transdermaler Therapeutischer Systeme oder subkutaner Implantate.

Tab. 25.1: Vorteile der intravaginalen und intrauterinen Freigabesysteme im Vergleich zu anderen Arzneiformen, nach [4,8,9]

Vergleich zur Arzneiform	**Vorteile des analogen intravaginalen und intrauterinen Freigabesystems**
peroral angewandte Tabletten, Dragees	niedrigere und gleichmäßigere Blutspiegel, geringere Nebenwirkungen, fehlender „first pass"-Effekt blutungsfreies Regime zumeist möglich verbesserte Patienten Compliance
transdermale Systeme	äußerlich nicht sichtbar, keine Hautirritationen vergleichsweise geringe lokale Reizung
subkutane Implantate	bessere Kontrolle durch die Patientin, schnellere Rückkehr zum „normalen" Regime, wenn ein Kinderwunsch besteht

25.3 Vaginale Arzneiformen

Seit etwa 1970 werden Vaginalringe beschrieben, die Estrogene, Gestagene oder entsprechende Kombinationen enthalten (Tab. 25.2). Als wesentliche Vorteile der Vaginalringe werden die gleichmäßigen Blutspiegel, der fehlende „first-pass"-Metabolismus und eine bessere Patienten-Compliance beschrieben [8].

Tab. 25.2: Dosierung und Anwendung verschiedener Vaginalringe und -pessare

Wirkstoff (e) - Form	**Dosierung / Basismaterial**	**Quelle**	**Anwendung / Bemerkung**
Medroxyprogesteron-acetat - Ring	70, 100 oder 200 mg / Silicon	[4,9,10]	Kontrazeption
Norgestrel - Ring	50 oder 100 mg / Silicon	[4]	Kontrazeption
Estradiol - Ring	2 mg / Silicon	[7,11]	HRT, Kombination mit 100 mg Progesteron
Estriol - Pessar	0,5 mg	[11]	Ovesterin®, HRT
Etonorgestrel, Ethinylestradiol - Ring	0,12 mg, 0,015 mg / Silastic®	[12]	Kontrazeption
Norgestrel, Estradiol - Ring		[13,14]	Kontrazeption

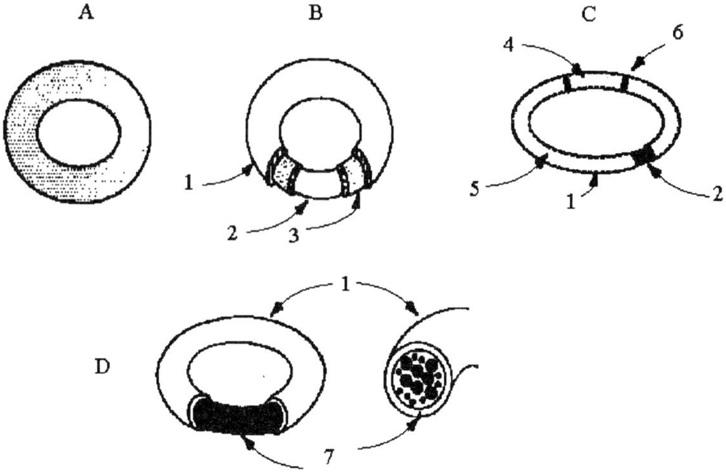

Abb. 25.4: Konstruktionsprinzip verschiedener Vaginalringe, nach [4]
A - Upjohn-Typ B - Sandwich-Typ C - Organon-Typ D - Searle-Typ
1 - Kontrollmembran aus Silicon, 2 - arzneistofffreier Ring (Silastic®),
3 - arzneistoffhaltiger Siliconüberzug, 4 - kleines Reservoir
5 - großes Reservoir, 6 - Begrenzungen, 7 - arzneistoffhaltiger Kern

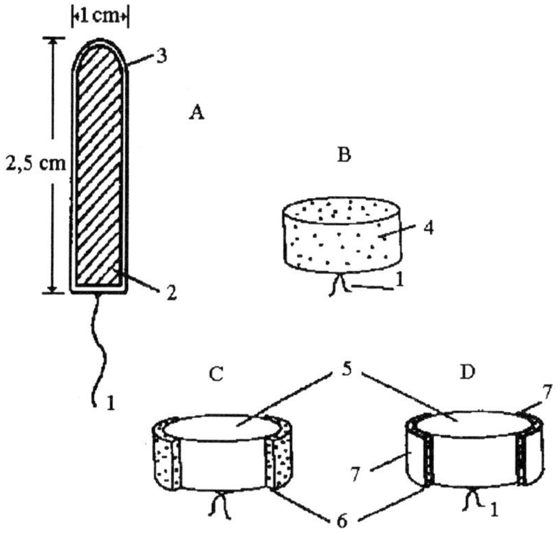

Abb. 25.5: Tampon- (A) und schwammförmige (B - D) Intravaginalpessare, nach [4]
1 - Nylonfaden, 2 - arzneistoffgetränkte Baumwolle, 3 - Kontrollmembran, 4 arzneistoffgetränkter Polyurethan-Schwamm, 5 - arzneistofffreier Polyurethan-Schwamm, 6 - Reservoirschicht, 7 = 3 - Kontrollmembran

Die Konstruktionsprinzipien der Vaginalringe sind je nach Hersteller verschieden (Abb. 25.4). Im einfachsten Fall (Abb. 25.4A, matrixdiffusionsgesteuerte Freigabe) ist der Arzneistoff in einem geeigneten Kunststoffring homogen dispergiert. Bei dem vom Population Council propagierten Sandwich-Ring (Abb. 25.4B, membranpermeationsgesteuerte Freigabe) wird ein Ring aus Silastic® (60 x 9 mm) mit einer Suspension des mikronisierten Steroids in Silicon überzogen. Die resultierende Reservoir-Schicht (Schichtdicke 0,2 mm) wird abschließend mit einer weiteren Siliconschicht (Schichtdicke 0,25 mm) abgedeckt, die zur Kontrolle der Arzneistofffreisetzung dient. Bei Kombinationspräparaten kann das Reservoir in Abschnitte unterteilt sein (Abb. 25.4C), um die Arzneistofffreisetzung den unterschiedlichen Eigenschaften der Arzneistoffe anzupassen. Bei einem anderen Ring (Abb. 25.4D) ist der Arzneistoff im Kern suspendiert.
Ein Vaginalring mit 3-Keto-Desogestrel und Ethinylestradiol setzt die Estrogen-Gestagen-Kombination über 21 Tage gleichmäßig hinhaltend frei. Ein Vaginalring mit Estradiol konnte über 3 Perioden von 21 Tagen zur HRT eingesetzt werden [10] und in der Kombination mit einem Progesteron-Vaginalzäpfchen wurde über 12 Perioden zu 21 Tagen behandelt [7].
Noch weitgehend im Entwicklungsstadium befinden sich arzneistoffhaltige Tampons und Schwämme (Vaginalpessare). Ein Tampon aus Baumwolle (Abb. 25.5A) mit einem inneren Reservoir, das Prostaglandin enthält, und einer äußeren, die Freisetzung steuernden Membran, wurde zur Geburtseinleitung erprobt. Bei den von Searle entwickelten Vaginalpressaren (Chronogest® und Synchro-Mate®, Abb. 25.5B) handelt es sich um Polyurethan-Schwämme, die entweder durchgehend mit Arzneistoff beladen oder sandwichartig aufgebaut sind. Bei den Sandwich-Systemen kann die Arzneistofffreisetzung aus der Mantelschicht (Silicon) entweder matrixdiffusionskontrolliert oder membranpermeationskontrolliert erfolgen. SynchroMate® mit Fluorogestonacetat wurde zur Synchronisierung des Paarungsverhaltens von Tierbeständen eingesetzt.

25.4 Intrauterinpessare

Intrauterinpessare sind Kunststoff-, Metall- oder mit Metall überzogene Kunststoffkörper, die zum Einlegen in den Uterus bestimmt sind. Sie haben hauptsächlich Bedeutung zur Empfängnisverhütung und wirken erstens mechanisch und zweitens über die Freisetzung von Kupferionen oder von steroidalen Wirkstoffen.
Die frühen Intrauterinpessare bestanden aus Metall, führten mitunter zu Irritationen, waren nicht so leicht wieder zu entnehmen und bargen dabei ein gewisses Verletzungsrisiko. Die modernen Intrauterinpessare enthalten das Metall aufgewickelt als Spirale auf einem T-förmigen Kunststoffkörper (Abb. 25.6A). Der Kunststoff

(Polyethylen) enthält zum Zweck der Röntgendiagnose Bariumsulfat. Durch die Kombination eines Silberkernes mit einem Kupfermantel und sehr enge Windungen stehen 200 mm^2 Kupferoberfläche zur Verfügung (Nova T®). Für CuNovaT® wird vom Hersteller (Leiras) eine sichere Empfängnisverhütung für 5 Jahre angegeben.

Das erste arzneistoffhaltige IUD wurde von Alza entwickelt (Progestasert®) und war in Deutschland kurze Zeit auf dem Markt (Grünenthal). Wegen beobachteter Reizerscheinungen, die möglicherweise insbesondere dem starren System zuzuschreiben sind, mußte es wieder vom Markt genommen werden. Progestasert® besteht aus Polyethylen und enthält den Arzneistoff (38 mg Progesteron) als Reservoir im Stamm. Der Stamm ist mit einer Membran aus einem Ethylen/Vinylacetat-Copolymer (Chronomer®) überzogen, welche die Arzneistofffreisetzung steuert. Die modernen steroidhaltigen IUD's sind flexibel und besonders anschmiegsam, so daß hier die erwähnten Irritationen nicht auftreten. Im Vergleich zu den Intrauterinpessaren mit Kupfer haben die mit Steroiden beladenen modernen Systeme eine höhere

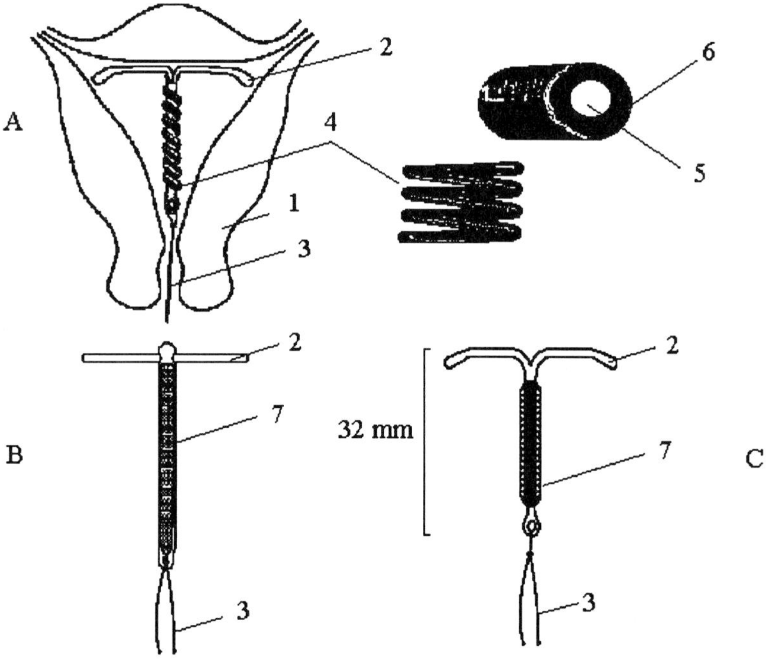

Abb. 25.6: Intrauterinpessare mit Kupfer (A) oder Steroiden, wie Progesteron (B, Progestasert®), Levonorgestrel (C, Mirena®), nach [4,15]
A - Plazierung des Pessars im Uterus, 1 - Uterus, 2 - flexible Arme, 3 - Nylonfäden, 4 - Spirale, bestehend aus einem Silberkern (5) und einem Kupfermantel (6), 7 - Arzneistoffreservoir

kontrazeptive Sicherheit. Dies zeigten große multizentrische Studien mit insgesamt mehr als 2000 Nutzerinnen. Dabei war der Anteil ungewollter Schwangerschaften unter dem hormonhaltigen System (Mirena®) nach einem Jahr mit 0,1 % und nach 5 Jahren mit 0,5 % signifikant niedriger als unter dem kupferhaltigen System (NovaT®, nach 1 Jahr: 1 %, nach 5 Jahren 5,9 %).

25.5 Lokal wirksame vaginale Arzneiformen

Zur Vervollständigung sind nachfolgend (Tab. 25.3) Beispiele für lokal wirksame vaginale Arzneiformen und die in diesen verwendeten Wirkstoffe angegeben. Hierbei wurden Handelsnamen wegen der Vielzahl der Präparate nicht berücksichtigt.

Tab. 25.3: Beispiele für lokal wirksame vaginale Arzneiformen und die verwendeten Wirkstoffe

Arzneiform	**Wirkstoff**
Lösung	Ciclopiroxolamin
Vaginalcreme	Clindamycin, Clotrimazol, Econazolnitrat, Miconazolnitrat, Tetracyclin, Amphotericin B, Nonoxinol-9
Vaginalzäpfchen	Chlorphenesin, Neomycinsulfat, Polyvidon-iod
Vaginaltablette	Chlortetracyclin-HCl, Nystatin, Ketoconazol, Metronidazol, Nystatin, Oxiconazolnitrat Oxytetracyclin-HCl, Polymyxin-B-sulfat
Ovulum	Fenticonazolnitrat, Furazolidon, Poliresulen, Nonoxinol-9
Vaginalkapseln	Neomycinsulfat, Nystatin, Polymyxin-B-sulfat

25.6 Literatur

1. Ritschel, W.A. Angewandte Biopharmazie. Stuttgart, Wissenschaftl. Verlagsges. **1973**.

2. Widholm, O., Varteinen, E. - The absorption of conjugated estrogen and sodium estrone sulphate from the vagina. - *Ann. Chir. Gynaecol. Fenn.*, **63**, 186-190, **1974**.

3. Schiff, I., Tulchinsky, D.A.A., Ryan, J.K. - Vaginal absorption of estrone and 17b-estradiol. - *Fertility and Sterility.*, **28**, 1063-1066, **1977**.

4. Chien, Y.W. Novel Drug Delivery Systems. New York, Marcel Dekker Inc., pp. 529-629 **1992**

5. Victor, A., Johansson, E.D.B. - Pharmacokinetic observations on medroxyprogesterone acetate administered orally and intravaginally. - *Contracept.*, **14**, 319-329, **1976**.

6. Miles, R.A., Paulson, R.J., Lobo, R.A., Press, M., Dahmoush, L., Sauer, M.V. - Pharmacokinetics and endometrial tissue levels of progesterone after administration by intramuscular vaginal routes: a comparative study. - *Fertility and Sterility.*, **62**, 485-490, **1994**.

7. Antoniou, G., Kalogirou, D., Karakitos, S, P., Antoniou, D., Kalogirou, O., Giannikos, L. - Transdermal estrogen with a levonorgestrel-releasing intrauterine device for climacteric complaints versus estradiol-releasing vaginal ring with a vaginal progesterone suppository: Clinical and endometrial responses. - *Maturitas.*, **26**, 103-111, **1997**.

8. Odlind, V. - New delivery systems for hormonal contraception. - *Acta Obstet. Gynecol. Scand.*, **134**, 15-20, **1986**.

9. Nash, H.A., Brache, V., Alvarez-Sanchez, F., Jackanicz, T.M., Harmon, T.M. - Estrogen response in buccal mucosa - a cytological and immunohistological assay. - *Maturitas.*, **26**, 27-33, **1997**.

10. Englund, D.E., Victor, A., Johansson, E.D.B. - Pharmacokinetics and pharmacodynamic effects of vaginal oestradiol administration from silastic rings in post-menopausal women. - *Maturitas.*, **3**, 125-133, **1981**.

11. Henriksson, L., Stjernquist, M., Boquist, L., Alander, U., Selinus, I. - A comparative multicenter study of the effects of continous low-dose estradiol released from a new vaginal ring versus estriol vaginal pessaries in postmenopausal women with symptoms and signs of urogenital atrophy. - *Am. J. Obstet. Gynecol.*, **171**, 624-632, **1994**.

12. Roumen, F.J.M.E., Boon, M.E., Vanvelzen D., Dieben, T., Coellingh Bemmingk HJT. - The cervico-vaginal epithelium during 20 cycles use of a combined contraceptive vaginal ring. - Human Reproduction. **11,** 2443 -2448, **1996**.

13. SivinN, I., Mishell, D.R., Victor, A. - A multicenter study of levonorgestrel-estradiol contraceptive vaginal rings. I. Use-effectiveness. An international trial. - *Contracept.*, **24**, 341-358, **1981**.

14. Mishell, D.R., Moore, D.E., Roy, S. - Clinical performance and endocrine profiles with contraceptive vaginal rings containing a combination of estradiol and d-norgestrel. - *Am. J. Obstet. Gynecol.*, **130**, 55-62, **1978**.

15. Schering AG, Leiras OY, Berlin, Mirena, Contraception for the 21st Century, Product Monograph, 3rd Ed. **1997**.

Anschrift des Autors:
Prof. Dr. M. Dittgen
Jenapharm GmbH
Otto-Schott-Str. 15
D-07745 Jena

26 Mikroorganismenhaltige Arznei- und Nährmittel

Dr. habil. H. Viernstein, Universität Wien

Beispiele für Handelspräparate

Österreich: Antibiophilus®, Bioflorin®, Döderlein Med®, Infloranberna®, Mutaflor®, Omniflora®, Symbioflor1®, Symbioflor2®, Vitaplast®

Deutschland: Acidophilus/Cyma®, Bactisubtil®, Döderlein Med®, Eugalan Töpfer® forte, Latensin®, Omniflora® N, Padiflor®, Perenterol®, Perenterol® forte, Perocur®, Recarcin®, Santax® S, Symbioflor1®, Symbioflor2®, Vagiflor®

26.1 Allgemeine Betrachtungen

Die Erfassung der auf dem Markt befindlichen Produkte, die Mikroorganismen, wie lebensfähige Bakterien oder Hefen enthalten, gestaltet sich vorallem deshalb schwierig, weil das Auffinden dieser Produkte in den nicht amtlichen, aber für den Fachmann unverzichtbaren Nachschlagewerken, wie Rote Liste, Grüne Liste, Austria Codex und Stoffliste, eines kompletten Durchsuchens der gesamten Werke bedarf und keine Zusammenfassungen dieser Produktgruppe bestehen.
Sowohl im deutschen, als auch österreichischen Arzneimittelgesetz ist der Begriff „Arzneimittel" als Stoff oder Zubereitung aus Stoffen definiert, wobei Mikroorganismen und Viren sowie deren Bestandteile oder (Stoffwechsel)-Produkte als Stoffe gelten. Ausdrücklich keine Arzneimittel sind Lebensmittel, Verzehrprodukte und Futtermittel bzw. Futterzusatzstoffe. Trotzdem finden sich zahlreiche Zubereitungen mit lebensfähigen Mikroorganismen auf dem Markt, die nach dem Lebensmittelgesetz, dem Futtermittelgesetz oder der Diätverordnung gehandhabt werden.
Diesen Widerspruch kann man nur wie folgt erklären: bestimmte Mikroorganismen, wie zum Beispiel Milchsäurebakterien, deren Wirkungen schon seit vielen hundert Jahren bekannt sind, spielen in unterschiedlichen Anwendungsbereichen eine wesentliche Rolle; so zum Beispiel bei fermentierten Milchprodukten, zur Herstellung von Rohwurst, Bereitung von Sauerkraut, und es ranken sich Legenden um die besondere Langlebigkeit der bulgarischen Landbevölkerung, die auf den reichlichen Verzehr von fermentierten Milchprodukten zurückgeführt wird. Erstmals eine

wissenschaftliche Behandlung dieses Themas erfolgte durch den Nobelpreisträger für Medizin E. Metchnikoff, der die gesundheitsfördernde Wirkung fermentierter Milchprodukte publizierte (1908; The Prolongation of Life).
Für eine Bewertung von entsprechenden Präparaten ist fachübergreifendes Denken in den Bereichen Pharmazie und Mikrobiologie, das erst in den letzten Jahren als notwendig erkannt wurde, unerläßlich. Daher ist die Verwendung des taxonomischen Standardwerkes „Bergey's Manual of Systematic Bacteriology" (1), genau so wichtig wie die der pharmazeutischen Nachschlagewerke. Aufgrund neuerer Erkenntnisse haben sich in der IX. Ausgabe des Manuals gegenüber der vorangegangenen Ausgabe nicht nur Änderungen der Nomenklatur, sondern auch Ergänzungen und Umgruppierungen ergeben. Beispielsweise werden nunmehr der Gattung *Bifidobacterium* 24 Species zugeordnet. Wesentliche taxonomische Änderungen erfolgten innerhalb der Streptococcengruppe, zum Beispiel die Einführung der zwei neuen Gattungsbezeichnungen *Lactococcus* und *Enterococcus*.
Erwähnenswert ist auch, daß durch die vielfach angestrebte und umstrittene Gruppierung von Mikroorganismen nach Gefahrenklassen, wie sie im Merkblatt der chemischen Industrie (2) verwirklicht wurde, manche der bisher als „ungefährlich" etablierten Bakterien (Enterococcen) mit mehr oder weniger unspezifischen Unsicherheitsfaktoren etwa als „opportunistisch pathogen" behaftet worden sind. Dies bedeutet wiederum, daß die bedenkenlose Eignung dieser Bakterien für Präparate erst durch eine entsprechende wissenschaftliche Beweisführung erbracht werden müßte.
Ein anderes Beispiel stellt die Benennung von *Saccharomyces cerevisiae* dar, für die 127 Synonyme beschrieben worden sind. Der in der medizinischen Fachliteratur - einschließlich Packungsbeilagen von Präparaten- häufig genannte Artname *Saccharomyces boulardii* stellt eine taxonomisch unzulässige Bezeichnung dar, da nach den international gültigen Regeln für Taxonomie und Nomenklatur bisher kein Beweis publiziert wurde, der belegen könnte, daß *Saccharomyces boulardii* als eine eigenständige Species der Gattung Saccharomyces anzusprechen wäre (3).

26.2 Mikroorganismen unter einzelnen Rechtsvorschriften

Alle fünf Jahre hat eine Nachzulassung für registrierte Präparate zu erfolgen. In Österreich besteht derzeit noch mit Ausnahme weniger Präparate, die zugelassen sind, die Regelung der Geltungsarzneimittel: alle zum Zeitpunkt des Inkrafttretens dieses Bundesgesetzes (Arzneimittelgesetz, 1984) im Verkehr befindlichen zulassungspflichtigen Arzneispezialitäten (die vor dem Inkrafttreten nicht zulassungspflichtig waren), gelten als zugelassen bis zur endgültigen Bearbeitung, Beurteilung und Bescheidung der Behörde, wenn zu einem bestimmten Stichtag (es war der

31.12.1991!) Kennzeichnung, Gebrauchs- und Fachinformation und komplette Unterlagen nach dem Stand der Technik der Gesundheitsbehörde vorgelegt wurden.
Im Lebensmittelbereich gelten Zubereitungen sowohl als Nahrungsmittel als auch Verzehrprodukte und diätetische Lebensmittel mit dem Verbot gesundheitsbezogener Angaben, bzw. mit gesundheitsbezogenen Angaben nach Bescheid der Behörde.
Mit Inkrafttreten des EWR (1.11994) erfolgte die Übernahme des Lebensmittel- und Weinrechtlichen Rechtsbestandes der EU. Das Vorliegen von EU Gemeinschaftsrecht schließt Sonderregelungen aus. Existiert keine EU-Regelung, also kein EU Gemeinschaftsrecht, oder ist eine Angleichung mittels Richtlinien oder per Verordnungen nicht vorgesehen, so gilt das Prinzip der gegenseitigen Anerkennung („Cassis de Dijon-Prinzip").
Die Klage richtete sich gegen Deutschland, das den Import des französischen „Cassis-Likörs" mit der Begründung, er habe entgegen den deutschen Vorschriften für Liköre einen zu niedrigen Alkoholgehalt, nicht gestattet. Diese Begründung entsprach zwar dem zu dieser Zeit geltenden „Bestimmungsland-Prinzip", wonach die hergestellten Waren den Vorschriften des Importlandes zu entsprechen hätten, jedoch läßt sich durch einen derartigen Ansatz kein gemeinschaftlicher Markt für Lebensmittel verwirklichen, weil sich dadurch jederzeit auch rein protektionistische (und keinesfalls speziell einem gerechtfertigten Schutzbedürfnis entsprechende) Regelungen aufstellen lassen. Aus diesem Grund entschied der EuGH damals unter Abkehr vom Bestimmungslandprinzip im Sinne des „Herkunftsland-Prinzips" (auch „Cassis-Prinzip").
Der Kernsatz der EU Lebensmittelpolitik lautet: jedes rechtmäßig in einem Mitgliedsstaat hergestellte (nach der jeweiligen nationalen Rechtslage) und dort in den Verkehr gebrachte Erzeugnis ist in jedem Mitgliedsstaat verkehrsfähig. Der Verbraucherschutz muß durch eine ausreichende Kennzeichnung gewährleistet sein.

26.3 Technologische Verarbeitung von Mikroorganismen

Um eine effiziente Wirksamkeit mikroorganismenhaltiger, insbesondere milchsäurebakterienhaltiger Darreichungsformen zu gewährleisten, ist es unumgänglich, daß eine hohe Anzahl an lebensfähigen Zellen in den Darm gelangt. Bei peroraler Verabreichung lebensfähiger Keime ist zu beachten, daß je nach Bakteriengattung bzw. -stamm ein Teil der Bakterien bereits im Magen, der eine natürliche Barriere für Mikroorganismen darstellt, zerstört wird und nur eine geringe Anzahl überlebender Keime in den unteren Abschnitt des Gastrointestinaltraktes gelangt (4). Die Verarbeitung zu Tabletten mit magensaftresistenten Filmüberzügen ist insofern problematisch, als die Anzahl lebensfähiger Mikroorganismen durch den Tablettiervorgang aufgrund der einwirkenden Druck- und Scherkräfte meist stark reduziert wird. Die Applikation in magensaftresistenten Hartgelatinekapseln bleibt aufgrund der speziellen und relativ teuren Technologie auf den pharmazeutischen Bereich beschränkt.

Lebensfähige Mikroorganismen sind schwer stabilisierbar, weswegen sie in Präparaten meist in getrockneter Form vorliegen; die Darstellung kann durch unterschiedliche Trocknungsprozesse, wie zum Beispiel Lyophilisation oder Sprühtrocknung erfolgen. Es ist jedenfalls darauf zu achten, daß eine minimale Restfeuchte (a_W-Wert 0,1) im Lyophilisat zurück bleibt, da anderenfalls ein hoher Keimstreß auftritt, der mit einer Keimdegeneration einhergeht (5). In Bezug auf Lagerstabilität muß berücksichtigt werden, daß - abgesehen vom natürlichen Absterbeverhalten von Zellen - bei zu hoher Feuchtigkeit des Produktes eine Rekonstitution der Enzyme beginnen kann, was aufgrund limitierter Nährstoffe rasch zum Absterben der Zellen führt. Eine Fixierung von Bakterien in wasserfreien Fettmatrices erwies sich in entsprechenden Formulierungen als geeignetes Mittel zur Aufrechterhaltung der Lebendkeimzahlen. Kühle (2 bis 8° C) und trockene Lagerung gehören zu weiteren Vorkehrungen zur Erhöhung der Lagerstabilität.

Bei Futtermittelzusätzen in Form mikrobieller Leistungsförderer ist zusätzlich infolge der Pelletierung des Futters eine gewisse Thermostabilität der eingesetzten Bakterien erforderlich.

Zur Herstellung sowohl wirksamer als auch lagerstabiler Präparate wurden folgende Maßnahmen ergriffen:

1. Screening zur Auffindung und Züchtung speziell magensäurebeständiger Bakterienstämme
2. Lyophilisation von Bakterien gemeinsam mit vor Säure schützenden Hilfsstoffen (6)
3. Vermischung von Bakterienlyophilisat mit Salzen zum Abpuffern der Magensäure
4. Verabreichung von getrockneten (lyophilisierten) Bakterien in magensaftresistenten Hartgelatinekapseln
5. Einarbeitung der Zellen in Oleogele (Pasten)
6. Herstellung von Trockengranulaten unter Verwendung magensaftresistenter Matrixbildner (Cellulosederivate)
7. Mikroverkapselung von Bakterien unter Ausbildung von Schutzhüllen gegen Feuchtigkeit und hohe Temperaturen.

26.4 Stellenwert der Mikroorganismen im Pharmazie-, Veterinär- und Nahrungsmittelbereich

Der Begriff „Probiotika" (für das Leben) als Wachstumsförderer ursprünglich auf Futtermittel eingeschränkt, bezeichnet lebende Mikroorganismen, die als Nahrungszusatz das Gleichgewicht der Verdauungsmikroorganismen günstig beeinflussen (7). Heute umfassen Probiotika jedoch generell ein weites Feld von vorwiegend milchsäurebakterienhaltigen Präparaten, Substraten, Lebens- bzw. Futtermitteln, die sowohl in den Bereichen der Humanmedizin (Pharmazie), Veterinärmedizin und Tierernährung, als auch am Lebensmittelsektor eingesetzt werden.
Der allgemein gebräuchliche Begriff „Milchsäurebakterien" umfaßt eine Kategorie von Mikroorganismen, die in den letzten Jahren bedingt durch ihre humanspezifischen, aber auch lebensmitteltechnologischen Eigenschaften in das wissenschaftliche Interesse gerückt sind.
Sauermilchprodukte, allen voran Joghurt und joghurtähnliche Produkte, die mit Milchsäurebakterien fermentiert werden, erfreuen sich steigender Beliebtheit; in Deutschland beträgt der Pro Kopf-Verzehr durchschnittlich 12 kg im Jahr, in der Schweiz 18 kg und in den Niederlanden 22 kg (8). Die Gründe dafür liegen in einem verstärkten Gesundheitsbewußtsein der Bevölkerung, das auch Fragen der Ernährung miteinbezieht.
Nun liegen ganz offensichtlich in allen drei gesetzlich geregelten Bereichen - Arzneimittel, Lebensmittel und Futtermittel - lebensfähige Mikroorganismen vor. Bei dem Versuch, Unterschiede zwischen den Produkten in den entsprechenden Bereichen darzulegen, muß festgestellt werden: milchsäurebakterienhaltige Arzneimittel, diätetische Lebensmittel, besonders die derzeit am Markt befindlichen probiotischen Joghurts und Futtermittelzusätze enthalten generell vergleichbare Lebendkeimzahlen. Allerdings sind in allen drei Bereichen hinsichtlich einzelner therapeutischer Wirkungen noch viele Fragen offen.
Im Arzneimittelbereich sind die Zulassungserfordernisse für Arzneimittel verlangt: gleichbleibende, genau deklarierte Lebendkeimzahl, Wirkungsnachweise für die Indikationsbereiche. Im Lebensmittelbereich sind diätetische Lebensmittel bei der Gesundheitsbehörde anzumelden, gesundheitsbezogene Angaben sind verboten, es sei denn, die Behörde genehmigt diese durch Bescheid. Das in Verkehr bringen kann widerrufen werden. Futtermittelzusätze müssen in der Futtermittelverordnung angeführt und die Lebendkeimzahluntergrenzen deklariert sein.
Aufgrund der Hinweise (Gebrauchs- und Fachinformation, Hinweise auf den Behältnissen und Verpackungselementen) kann sich der Leser nach Studium des

vorangegangenen Kapitels „Technologische Verarbeitung von Mikroorganismen" recht gut ein Bild von den zu erwartenden Wirkungen der Präparate machen.

26.5 Handelspräparate

Für die in den Tabelle 1 - 3 angeführten registrierten Arzneimittel des österreichischen und deutschen Marktes sowie Indikationen gemäß Gebrauchsinformation wird kein Anspruch auf Vollständigkeit erhoben.

Weitere Handelspräparate enthalten Lyophilisate von *Bacillus cereus* (Latensin®) bzw. *Bacillus firmus* (Recarcin®), die bei subakuten und chronischen Entzündungen, Schwächezuständen und in der Rekonvaleszenz Anwendung finden, sowie keimfähige Sporen des *Bacillus IP 5832* (Bactisubtil®), die zur Wiederherstellung des normalen biologischen Gleichgewichts im Darmtrakt verordnet werden.

Tab. 26.1: Präparate mit *Saccharomyces boulardii* (Deutschland)

Präparat	Indikationen*
Santax® S	akute Durchfallerkrankung, Reisedurchfälle, Durchfälle bei Sondenernährung
Perenterol®	Enteritis, Kolitis, Reisediarrhoe, Durchfälle nach Antibiotika- und Chemotherapie, Akne
Perenterol® forte	Akute Durchfallerkrankungen, Reisediarrhoen, Diarrhoen unter Sondenernährung
Perocur forte	Behandlung akuter Durchfallerkrankungen, Reisedurchfall, Durchfall unter Sondenernährung

*Indikationen laut Gebrauchsinformation

Tab. 26.2: Indikationen für Präparate mit lebensfähigen Mikroorganismen (Deutschland)

	Präparate								
Indikationen laut Gebrauchsinformation	ACIDOPHILUS/CYMA®	DÖDERLEIN MED	EUGALAN TÖPFER® FORTE	MUTAFLOR®	OMNIFLORA® N	PAIDOFLOR®	SYMBIOFLOR 1®	SYMBIOFLOR 2®	VAGIFLOR®
Meteorismus	+			+	+	+			
Verstopfung	+		+	+		+			
Durchfälle	+			+	+	+			
geschädigte Darmflora	+		+			+			
Störung des Scheidenmilieus		+							+
Leberzirrhose			+						
extraintestinale Erkrankungen				+					
Aktivierung körpereigener Abwehrkräfte				+			+	+	
Appetitlosigkeit					+				
Analekzem					+				
Ernährungsumstellung						+			
Erkältungskrankheiten							+		
Störungen der Magen und Darmfunktion							+	+	

Tab. 26.3: Indikationen für Präparate mit lebensfähigen Mikroorganismen (Österreich)

	Präparate										
Indikationen laut Gebrauchsinformation	#ANTIBIOPHILUS®	BIOFLORIN®	#DÖDERLEIN MED®	*ENTEROFERMENT®	#GYNOFLOR®	#INFLORAN BERNA®	#MUTAFLOR®	#OMNIFLORA®	#SYMBIOFLOR 1®	#SYMBIOFLOR 2®	*VITAPLAST®
Meteorismus								+			
Diarrhoe	+	+		+		+	+	+			
Darmfloraneuaufbau (nach Antibiotikabehandlung)	+	+		+		+	+			+	
MD-Operationen								+			
Obstipationen						+	+	+			
Appetitlosigkeit								+			
gastrointestinale Störungen								+	+	+	
Analekzem	+							+			
Autointoxikationen	+										
Hypercholesterinämie	+										
Regulation der Darmflora											+
Parodontose	+										
Hauterkrankungen								+			
Entzündungen (Mund, Nase, Rachen)									+		
Erkältungskrankheiten									+		
Atemwegsinfekte									+		
Vaginalinfekte			+		+						
Aktivierung körpereigener Abwehrkräfte									+	+	

*veterinärmedizinische Präparate   # Geltungsarzneimittel

26.6 Literatur

(1) Sneath, P.H.A., Bergey's Manual of Systematic Bacteriology, Vol. 2, Williams & Williams, Baltimore, London 1986

(2) Berufsgenossenschaft der chemischen Industrie: Sichere Biotechnologie. Eingruppierung biologischer Argentien: Bakterien, Merkblatt B 006 1/92 ZH 1/346, Jedermann-Verlag Dr. O. Pfeiffer OHG, Heidelberg 1992

(3) Sonnenborn, U., Schweins, S., Saccharomyces, in Hänsel, R., Keller, K., Rimpler, H., Schneider, G. (ed), Hagers Handbuch der Pharmazeutischen Praxis, Springer-Verlag Berlin, Heidelberg, New York, London, Paris, Tokyo, Hong Kong, Barcelona, Budapest, 1994

(4) Laulund, S., Commercial Aspects of Formulation, Production and Marketing of Probiotic Products, in Gibson, S.A.W. (ed), Human Health, Springer-Verlag Berlin, London, Heidelberg, New York, Paris, Tokyo, Hong Kong, Barcelona, Budapest, 1994

(5) Ishibashi, N., Tatematsu, T., Shimamuram, S., Tomita, M., Okonogi, S., Effect of water activity on the viability of freez-dried bifidobacteria and lactic acid bacteria, in Fundamentals and applications of freez-drying to biological materials, drugs and footstuffs, International Institute of Refrigeration, Paris, 1985

(6) Champagne, C.P., Gardner, N., Brochu, E., Beaulieu, Y., The Freez-Drying of Lactic Acid Bacteria. A Review, Can. Inst. Sci. Technol. J. 24, 118-128 (1991)

(7) Fuller, R., Probiotics in man and animals, J. Appl. Bacterol. 66, 365-378 (1989)

(8) Bulletin of the international diary federation 301 (1995)

Anschrift des Autors:

Dr. habil. Helmut Viernstein

Institut für Pharmazeutische Technologie

Pharmaziezentrum

Althanstr. 14

A-1090 Wien

27 Arzneiformen zur Desinfektion

B. Dietze und Univ.-Prof. Dr. H. Martiny, Freie Universität Berlin

Beispiele für Handelspräparate

AHD 2000®, Betaisodona® Lösung, standardisiert, Braunoderm®, Cutasept®G, Neo-Kodan®, Spitaderm®

27.1 Aktualisierte Bewertung klassischer Desinfektionsmittel

Desinfektionen können als physikalisch-thermische, chemothermische und chemische Verfahren ausgeführt werden. Nur bei thermischen Verfahren wird ohne den Zusatz eines Desinfektionsmittels gearbeitet. Hinsichtlich des Anwendungsgebietes kann bei der chemischen Desinfektion u.a. zwischen der Hautdesinfektion, der Händedesinfektion (hygienisch und chirurgisch), der Instrumentendesinfektion oder der Flächendesinfektion unterschieden werden. Die Wirksamkeit eines Desinfektionsmittels sollte durch entsprechende Untersuchungen belegt und dokumentiert sein. Dies geschieht z.B. in Desinfektionsmittel-Listen.

27.1.1 Einflußfaktoren

Allen Desinfektions- (und Sterilisations-) Vorgängen liegt der Destruktions- oder Dezimalreduktions- (D-) Wert zugrunde. Dieser D-Wert ist die Zeit (oder Dosis), die notwendig ist, um einen bestimmten Mikroorganismus unter definierten Bedingungen um 90 % zu reduzieren. Die Wirksamkeit einer Desinfektion wird von vielen verschiedenen Faktoren beeinflußt, deren Nichtbeachtung jeweils zu einem unzureichenden Ergebnis führen kann. Die wichtigsten Faktoren bei der chemischen Desinfektion werden im folgenden kurz erläutert. Desinfektionswirkstoffe haben ein unterschiedliches Wirkungsspektrum und lassen sich als bakterizid (evtl. auch tuberkulozid), fungizid, viruzid oder auch sporozid charakterisieren. Die Desinfektionswirkstoffe weisen eine unterschiedliche Geschwindigkeit bei der Zelldestruktion auf. Alkohole haben z.B. eine kürzere Einwirkungszeit als Halogene. Die wirksame Konzentration muß eingehalten werden, da die Desinfektion sonst nicht umfangreich genug oder verlangsamt ist. Als weitere Faktoren spielen u.a. die Temperatur, der pH-Wert, die Menge der (organischen) Belastungen oder auch Oberflächenstrukturen eine Rolle.

27.1.2 Desinfektionsmittel-Listen

Die Wirksamkeit von Desinfektionsmitteln wird unter unterschiedlichen Gesichtspunkten geprüft. Die Liste der vom Bundesgesundheitsamt geprüften und anerkannten Desinfektionsmittel und -verfahren enthält Mittel und Verfahren für Entseuchungen gemäß § 10 c Bundesseuchengesetz (1). Für die routinemäßige und prophylaktische Desinfektion, insbesondere zur Verhütung von Krankenhausinfektionen, in der zahn- und ärztlichen Praxis oder in öffentlichen Bereichen wie Kindertagesstätten bzw. Sportstätten sollte die Desinfektionsmittel-Liste der Deutschen Gesellschaft für Hygiene und Mikrobiologie (DGHM) Basis zur Auswahl von Desinfektionsmitteln sein (2). Außer bei der Instrumentendesinfektion, wo die tuberkulozide und seit 1994 auch viruzide Wirksamkeit untersucht wird, wird durch die DGHM-Listung nur die bakterizide und fungizide Wirksamkeit gesichert. Von der Deutschen Veterinärmedizinischen Gesellschaft (DVG) wird eine Desinfektionsmittel-Liste für den Lebensmittelbereich und eine für die Tierhaltung herausgegeben (3, 4). Weiterhin gibt es noch eine Liste zur Bekämpfung tierischer Schädlinge (Gliedertiere (Arthropoden)) (5).

27.1.3 Hautdesinfektionsmittel

Auf der Hautoberfläche beträgt die Konzentration der residenten (Normal-) Flora in der talgdrüsenreichen Haut (z.B. Kopf) 10^5-10^6 koloniebildende Einheiten (KBE)/cm² und in der talgdrüsenarmen Haut (z.B. Arme und Beine) 10^2-10^3 KBE/cm². Dabei finden sich 80 % der Mikroorganismen in den obersten 0,3 mm der Haut (Stratum corneum, Haarfollikel- und Talgdrüsenausgänge). Anzahl und Art der transienten (Anflug-) Flora ist hingegen abhängig von der Kontamination durch die jeweils vorausgegangene Tätigkeit.

Hautdesinfektionsmittel wurden erstmals 1994 in die Liste der DGHM aufgenommen; in den anderen erwähnten Desinfektionsmittel-Listen fehlt diese Rubrik. Zum Nachweis der Desinfektionsmittel gegen die transiente Hautflora wird dieselbe Methode wie zur Prüfung der hygienischen Händedesinfektion angewendet. Hierbei muß ein wirksames Mittel mindestens genauso wirksam sein wie 60 %iger 2-Propanol und die Reduktion des Testorganismus *Escherichia coli* muß bei mindestens 80 % der Probanden > 3 Zehnerpotenzen (= 99,9 %) betragen (6). Die Wirksamkeit des Desinfektionsmittels gegen die residente Hautflora wird sowohl an talgdrüsenarmer (Oberarm) als auch an talgdrüsenreicher Haut (Stirn) geprüft. Ein Mittel ist dann wirksam, wenn es gleich oder besser desinfiziert als 70 %iger 2-Propanol (7). Hautdesinfektionsmittel sollen schnell wirken. Zur Aufnahme in die Liste der DGHM muß diese Wirksamkeit an talgdrüsenarmer Haut innerhalb einer Einwirkungszeit von ¼ bzw. 1 min sowie an talgdrüsenreicher Haut innerhalb von maximal 10 min gegeben sein. Unter diesen Versuchsbedingungen wird nur die bakterizide Wirksamkeit geprüft.

27.1.3.1 Desinfektionsmittelwirkstoffe

Die Funktion der gesunden Haut soll durch Desinfektionen möglichst nicht bzw. nur gering beeinflußt werden. Deshalb müssen die Desinfektionsmittel hautverträglich sein und zwar sowohl die Desinfektionswirkstoffe selbst als auch die verschiedenen Zusatzstoffe wie Lösungsvermittler und Pflegekomponenten oder wie Duft- und Farbstoffe. Neben der Wirksamkeit und der Pharmakokinetik ist deshalb bei der Hautdesinfektion besonders auch die Frage der dermatologischen Verträglichkeit von Interesse. Bei der Erfassung dermatologischer Parameter über einen Zeitraum von acht Monaten konnte bei alkoholischen Desinfektionsmitteln eine erhöhte Abdunstung des Hornschichtwassers festgestellt werden, wodurch eine verstärkte Permeation unerwünschter Substanzen ermöglicht wird (8).

Die Wirkung der auf die Haut aufgebrachten Wirkstoffe sollte über einen längeren Zeitraum erhalten bleiben. Es ist hierbei zwischen einer Langzeitwirkung und einer Remanenzwirkung zu unterscheiden. Bei Wirkstoffen wie z.B. Alkoholen wird die Hautflora initial so umfassend abgetötet, daß es z.T. bis zu 24 h dauert, bis die anfängliche Koloniezahl wieder erreicht ist. Im Gegensatz dazu haben z.B. Octenidin oder Chlorhexidin eine remanente Wirkung, so daß auch nach Abschluß des eigentlichen Desinfektionsvorganges auf die Haut gelangende Mikroorganismen abgetötet werden (9,10).

In den Hautdesinfektionsmitteln der aktuellen Liste der DGHM sind nur Alkohole bzw. Jodabspalter als Einzelwirkstoffe vertreten. In den meisten Präparaten sind Alkohole mit anderen Hauptwirkstoffen oder Zusatzwirkstoffen kombiniert worden (Tab. 27.1). Die Liste der DGHM enthält nur knapp die Hälfte der Präparate, die laut Roter Liste (auch) zur Hautdesinfektion verwendet werden können.

Als aliphatische Alkohole werden Ethanol, 1-Propanol und 2-Propanol angewendet. Sie sind sehr gut hautverträglich und werden von der Haut nicht resorbiert (8). Wegen der entfettenden Eigenschaften sind jedoch rückfettende Zusatzstoffe empfehlenswert. Aliphatische Alkohole sind gering wirksam, sie werden daher immer in hohen Konzentrationen angewendet. Aromatische Alkohole wirken auch in niedrigen Konzentrationen und sind daher als Hauptwirkstoffe auch bei anderen Anwendungsgebieten einsetzbar. Bei ihnen sind allergische Reaktionen möglich, ebenso weisen sie eine andere Fettlöslichkeit und Dampftension auf. Alkohole sind umfassend bakterizid, eingeschränkt fungizid sowie gegenüber behüllten Viren problemlos zu verwenden. Bei den unbehüllten Viren hängt die Wirksamkeit der jeweiligen Alkohole von den lipophilen Eigenschaften der Viren ab. Dieser Mangel wird entweder durch verlängerte Einwirkungszeiten oder durch Zusatzwirkstoffe behoben. Alkohole sind unwirksam gegenüber bakteriellen Sporen.

Tab. 27.1: Wirkstoffgruppen in Hautdesinfektionsmitteln der DGHM-Liste (2)

Wirkstoffgruppen	Wirkstoff
Alkohole	Ethanol [1),2)] 1-Propanol [1),2)] 2-Propanol [1),2)] 1,3-Butandiol Benzylalkohol
Guanidine	Chlorhexidindigluconat
Jodabspalter	Poly(1-vinyl-2-pyrrolidon)-Jod-Komplex [1),2)]
Organische Säuren	5-Chlor-2-hydroxybenzoesäure
Peroxidverbindungen	Wasserstoffperoxid
Phenolderivate	2-Biphenylol 2-Benzyl-4-chlorophenol 3`3-Dibrom-5`5-dichlor-2,2`-dihydroxy-diphenmethan Natrium-3,5-dibrom-4-hydroxybenzylsulfat
Pyridinderivate	Octenidindihydrochlorid [2)]
Quaternäre Verbindungen	Benzalkoniumchlorid
Thiocyanat	Kaliumthiocyanat

[1)] als Einzelwirkstoff verwendet, [2)] als Hauptwirkstoff verwendet

Bei dem seit rund 30 Jahren eingesetzten PVP-Jod-Komplex liegt gebundenes und freies Jod im reversiblen Gleichgewicht vor, wobei die wirksame Komponente das freie Jod ist. Die allergisierende Wirkung des organischen Jod-Komplexes ist wesentlich geringer als die der anorganischen Jod-Lösung. Die Langzeitwirkung bei PVP-Jod ist im Vergleich zu den Alkoholen gering. Die Wirksamkeit besteht über einen pH-Wert-Bereich von 2 - 7, die braune Färbung beschränkt die Akzeptanz. Aufgrund der oxidativen Wirkung kommt es zu Schädigungen durch Jod. Die thyreotoxische Wirkung und die Plazentagängigkeit bedingen eine Anwendungsbeschränkung in der Schwangerschaft und Stillzeit, bei Neugeborenen und bei Personen mit Schilddrüsenerkrankungen.

Unter den Zusatzstoffen soll das Octenidinhydrochlorid erwähnt werden. Es ist ein nicht verdampfender farbloser Stoff mit zwei kationenaktiven Zentren. Es wird nicht resorbiert und weist auf Haut und Schleimhaut eine Remanenzwirkung auf (11), die bis zu 6 h betragen kann (12). Octenidinhydrochlorid hat sich in methanolischer Lösung sowohl als pH- (1,6 - 12,2) und lichtstabil als auch als thermostabil (130 °C, 15 min) erwiesen. Es ist wirksam gegen grampositive und gramnegative Bakterien und gegen Pilze.

Quaternäre Verbindungen weisen grenzflächenaktive und adsorptive Eigenschaften auf, die das Eindringen in die Haut ermöglichen. Sie bilden dadurch eine chemische Barriere im Stratum corneum durch Fixierung der Mikroorganismen. Ihre Wirkung ist daher stark mengen- und nicht zeitabhängig. Kationenaktive Verbindungen wie Chlorhexidindigluconat und Benzalkoniumchlorid haben ein vergleichbares Wirkungsspektrum. Während die Wirksamkeit gegenüber grampositiven Bakterien wie *Staphylococcus epidermidis* gut ist, besteht eine schlechte Wirksamkeit gegenüber gramnegativen Bakterien und zwar besonders gegenüber Pseudomonaden. Eine Wirkungslücke besteht auch bei behüllten Viren und gegenüber Mycobakterien. Sie sind unwirksam gegen Bakteriensporen.
Phenolderivate bilden durch eine Proteinreaktion auf der Hautoberfläche einen Film, durch den die Mobilisierung der Mikroorganismen aus den unteren Hautschichten unterbunden wird. Sie haben Lücken in der Wirksamkeit gegenüber Pilzen und unbehüllten Viren.

27.2 Bioabbau von Desinfektionsmitteln

Der Abbau organischer Verbindungen erfolgt durch verschiedene Mikroorganismen mehr oder weniger umfangreich. Wünschenswert ist der Sekundärabbau, d. h. die Endoxidation (Totalabbau) zu z. B. Wasser und Kohlendioxid. Auch Nitrat, Phosphat oder Sulfat können jedoch bei komplexen Verbindungen als Abbauprodukte auftreten und werden als Salzfracht nicht weiter abgebaut. Der Primärabbau hingegen bedeutet lediglich den Teilabbau, also nur den oder die ersten Abbauschritte. Der biologische Abbau von chemischen Substanzen oder Formulierungen wird u. a. nach OECD (Organisation for Economic Cooperation and Development)-Testverfahren untersucht. Hierbei wird im OECD-screening-test (in Oberflächenwasser) und im OECD-confirmatory-test (in Belebtschlamm) nur der gewünschte Primärabbau, meistens von Tensiden, von mindestens 80% untersucht. Bei den Testverfahren OECD 301 A-F auf leichte Totalabbaubarkeit steht den Mikroorganismen nur die zu prüfende Chemikalie zur Verfügung. Die OECD-Testverfahren unterscheiden sich hinsichtlich des Modellsystems (Oberflächenwasser oder Kläranlagenwasser), der Bakteriendichte, dem Vorhandensein zusätzlicher C-Quellen oder der Beobachtungsdauer von 10 bis zu 28 Tagen. Der Aufenthalt von Abwasser in einer Kläranlage mit einer biologischen Reinigungsstufe liegt allerdings nur im Bereich von bis zu acht Stunden. Sowohl die Abbaubarkeit von Einzelstoffen (Rohstoffen) als auch von Formulierungen wird geprüft, wobei es zu nicht identischen Ergebnissen kommen kann. Neben dem Totalabbau kann es auch zu einer Elimination kommen, wobei hierunter die Absorption, z. B. an Be-

lebtschlamm, verstanden wird. Inaktivierung ist in diesem Zusammenhang wie Elimination zu bewerten und nicht als Totalabbau.
Die verschiedenen Wirkstoffe bzw. Wirkstoffgruppen zeichnen sich durch eine unterschiedliche Umweltrelevanz aus. Auch in Reinigungs- und Desinfektionsmitteln werden "nachwachsende Rohstoffe" eingesetzt. Hierbei handelt es sich in erster Linie um tierische und pflanzliche Öle und Fette (z.B. Palmöl, Sojaöl, Sonnenblumenöl, Kokosöl, Rindertalg), die dann in verarbeiteter Form den Formulierungen beigefügt werden. Weder die Art der Stoffverarbeitung noch eine eventuelle Monokultur kann als primär umweltverträglich angesehen werden. Aliphatische Alkohole sind schnell und leicht endoxidierbar, besonders in den in der Umwelt vorkommenden Verdünnungen. Zu den leicht abbaubaren Wirkstoffen zählen auch die Aldehyde sowie Peroxidverbindungen und einige Phenolderivate (o-Phenylphenol und p-Chlor-m-kresol). Hingegen besteht für halogenierte Phenolderivate der Verdacht auf eine Anreicherung in der Nahrungskette. Daten zur Umweltverträglichkeit der Jodabspalter liegen kaum vor. Die biologische Abbaubarkeit von quaternären Verbindungen und Guanidinen ist noch nicht endgültig geklärt. Hinweise auf eine Anreicherung in der Nahrungskette liegen nicht vor. Sie werden teilweise durch die Adsorption an Klärschlamm aus dem Abwasser selbst eliminiert.

27.3 Literatur

(1) Liste der vom Bundesgesundheitsamt geprüften und anerkannten Desinfektionsmittel und -verfahren. Stand: 01.01.1994. Bundesgesundhbl. 37, 128-139 (1994)

(2) Desinfektionsmittel-Liste der DGHM. Liste der nach den "Richtlinien für die Prüfung chemischer Desinfektionsmittel" geprüften und von der Deutschen Gesellschaft für Hygiene und Mikrobiologie als wirksam befundenen Desinfektionverfahren. Stand: 31.03.1997. mhp-Verlag Wiesbaden (1997)

(3) 8. Desinfektionsmittel-Liste der Deutschen Veterinärmedizinischen Gesellschaft (DVG) für den Lebensmittelbereich. Zeitschrift Deutschen Tierärzteschaft 44, 1996

(4) 4. Desinfektionsmittel-Liste der Deutschen Veterinärmedizinischen Gesellschaft (DVG) für die Tierhaltung. Zeitschrift Deutschen Tierärzteschaft 41, 1993

(5) Liste der vom Bundesgesundheitsamt geprüften und anerkannten Entwesungsmittel und -verfahren zur Bekämpfung tierischer Schädlinge (Gliedertiere (Arthropoden)) Bundesgesundhbl. 32, 502-511 (1989)

(6) Richtlinien für die Prüfung und Bewertung chemischer Desinfektionsverfahren. Stand 01.01.1981. Zbl. Hyg. 172, 534-562 (1981)

(7) Richtlinie für die Prüfung und Bewertung von Hautdesinfektionsmitteln. Stand 01.01.1991. Zbl. Hyg. 192, 99-103 (1991)

(8) Hartmann, S. R.; Pietsch, H., Sauermann, G., Neubert, R., Untersuchungen zur Hautverträglichkeit von alkoholischen Händedesinfektionsmitteln. Dermatosen 42, 241-245 (1994)

(9) Christiansen, B., Gundermann, K.-O., Prüfung eines Hautdesinfektionsmittels mit verschiedenen Remanenzwirkstoffen. Hyg. Med. 12, 373-374 (1987)

(10) Harke, H.-P., Desinfektionsmittel und Aseptika, Trends und Neuentwicklungen. Hyg. Med. 15, 422-425 (1990)

(11) Christiansen, B., Untersuchungen über die Wirksamkeit eines Hautdesinfektionsmittels mit kationenaktivem Zusatz. Zbl. Bakt. Hyg. B 186, 368- 374 (1988)

(12) Harke, H.-P., Octenidin - ein neuer antimikrobieller Wirkstoff. Hyg. Med. 14, 372-374 (1989)

Anschrift der Autorinnen:
Beate Dietze (Ärztin), Univ.-Prof. Dr. rer. nat. Heike Martiny
Institut für Hygiene, Umweltmedizin und Arbeitsmedizin
FU-Berlin
Hindenburgdamm 27
12203 Berlin

28 Nanopartikel

Prof. Dr. P. P. Speiser, ETH Zürich.

28.1 Was sind Nanopartikel ?

Nanopartikel sind ultrafeine, feste Partikel im kolloidalen Größenbereich zwischen etwa 15 Nanometer (nm) bis 300 nm (maximal 1000 nm = 1 µm) (Abb. 28.1), bestehend aus makromolekularen Materialien, wie natürlichen Polymeren (Albuminen, Polysacchariden etc.) oder synthetischen, gewebeverträglichen Kunststoffen vom Typ Polyalkylacrylat, -cyanoacrylat, -vinylpyrrolidon, Acrylpolymere, Polymilchsäure, Polylaktide und deren Kokondensate mit anderen Polyhydroxycarbonsäuren wie Polyhydroxybutyrat, seltener Latices ("molecular scale drug entrapment") u.a.m..
Das biologisch aktive Material bzw. das Wirkstoffmolekül befindet sich in der festen Matrix (Nanopellet) oder Hülle (Nanokapsel, -sphärulen) (vergl. Abb. 28.2) im gelösten oder hochdispersen Zustand eingeschlossen, umhüllt, an den Randzonen adsorbiert oder adhäriert. Nach Verabreichung findet eine kontrollierte Wirkstoff-Freigabe aus diesen Trägern statt.
Als Arzneiform werden die Nanopartikel mit empfindlichen Wirkstoffen in trockenem, lyophilisierten Zustand aufbewahrt oder in einem flüssigen, physiologischen Dispersionsmittel abgegeben und therapiert.

28.2 Herstellungsverfahren

Grundsätzlich wird zwischen folgenden Herstellungsverfahren unterschieden (1-4):

1. Polymerisation von Monomer- oder Oligomermolekülen aus *wässriger* Phase
2. Polymerisation und Vernetzung aus *hydrophilen* O/W - Emulsionen
3. Polymerisation und Vernetzung aus ultrafeinen *lipophilen* W/O - Emulsionen
4. Grenzflächen*polymerisatio*n und *-polykondensation*
5. Physikalische Methoden: Solvent *Deposition* und Solvent *Evaporation*
6. Wirkstoffbeladung während und nach der Herstellung durch *Adsorption* und *Adhäsion*

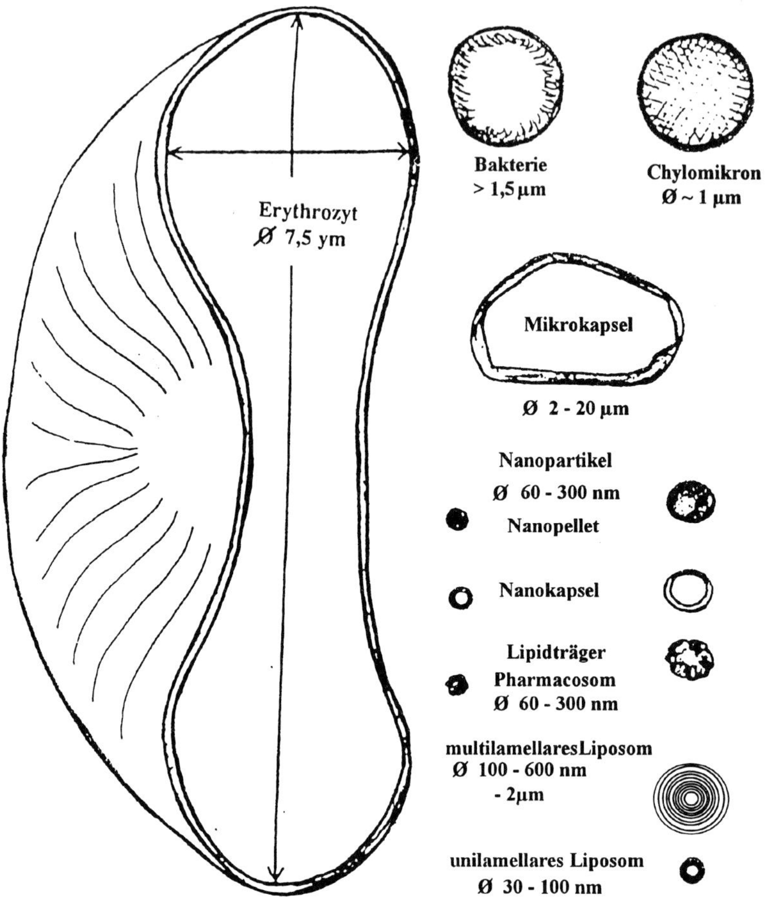

Abb. 28.1: Größenverhältnisse biologischer und pharmazeutischer Trägersysteme im mikroskopischen und subzellulären Bereich.

28.2.1 Polymerisation von Monomer- und Oligomermolekülen in geschlossener, wässriger Phase

Dieses Verfahren ist in der Regel für folgende Polymere anwendbar :

- Polymethylmethacrylat (PMMA), ergibt langsamen biologischen Abbau (d.h. Biodegradation) (5),
- Polyalkylcyanoacrylat (PACA), ergibt je nach Art und Länge der Alkylseitenkette (6) mittlere bis schnelle Biodegradation, (wenige Tage) (7).
- Acrylcopolymere wie Acrylamid (PAA), N,N`-bimethylenacrylamid, 2-Dimethylamin, Ethylenglykoldimethylacrylat, 2-Hydroxyethylmethacrylat, Polymethacryl-

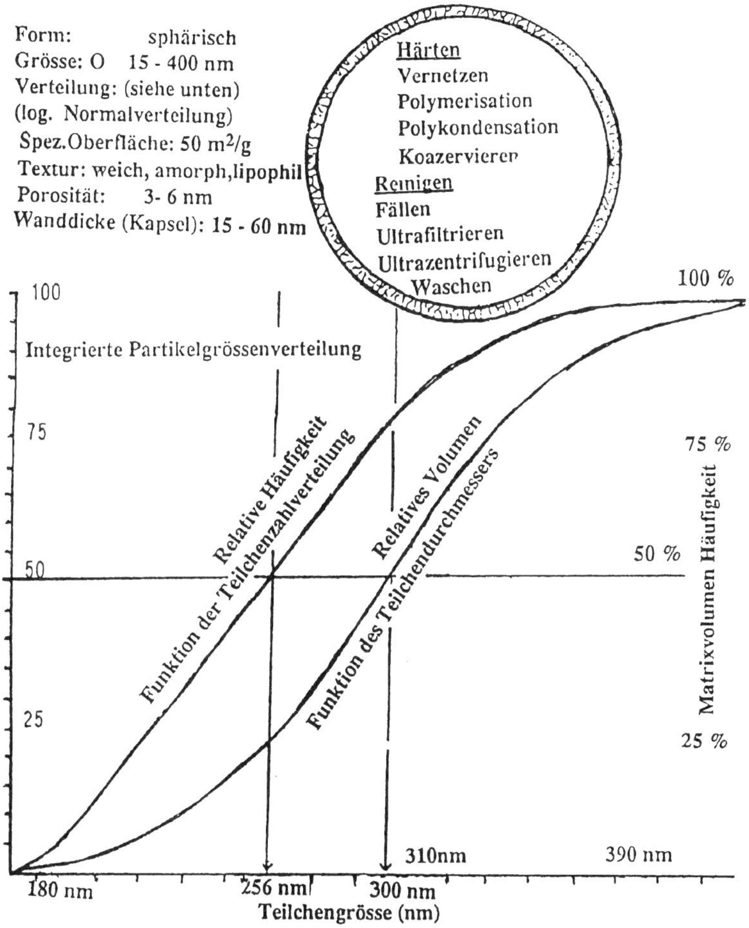

Abb. 28.2: Physikalische Eigenschaften von Nanopartikeln (am Beispiel von Nanokapseln)

säure (PMA), Acrylsäurecopolymere etc., ergeben je nach Zusammensetzung sehr unterschiedliche Biodegradationszeiten (7), ebenso wie.

- Polymilchsäure (PLA), Polylaktide, Polyhydroxybutyrat (PHB) und deren Homologe und Kokondensate etc.
- Polyvinylpyrrolidon) (PVP) und deren Copolymere (8), Polyacrolein (PA), Polyglutaraldehyd, Polyalkylmethylidenmaloneat, ergeben je nach Größe und Härtungsgrad ebenfalls underschiedliche Biodegradationszeiten.

Die derzeit gebräuchlichsten Herstellungsverfahren sind *Polymerisation* von Monomeren, mit Oligomeren, Kopolymeren bzw. Monomer-gemischen mit verschiedenen Seitenketten, *Polykondensation* zu künstlichen Polyhydoxycarbonsäuren (Polymilchsäure, -laktide, -hydroxybutyraten etc.) oder natürlichen Makromolekülen (Poly-L-Lysin), sowie die

- *Koagulation* von Naturstoffen (Polypeptide) oder die
- *Koazervation* von natürlichen (Gelatine u.a.) oder künstlichen Polymeren aus organischen, mit Wasser mischbaren Lösungsmitteln, in solvatisiertem, mizellaren oder hochdipersen Zustand.

Die Monomeren oder gelösten Polymere werden, - zusammen mit weiteren Hilfsstoffen, - in Konzentrationen von 0,05 bis 7 % (m/m) (9) dem Polymeri-sationsmedium zugefügt. Dabei bestimmt die Größe der in die wässrige Phase diffundierenden, flüssigen Matrixassoziate die Dimensionen der späteren, festen Nanopartikel, deren Abbau und Verweildauer im Organismus.

Das äußere, wässrige Medium enthält je nach Bedarf Zusätze verschiedener *chemischer* Hilfsstoffe. Als *Vernetzungsmittel* (cross linker) werden z.B. verschiedene Aldehyde, als *Kopolymerisationsmittel* N,N'-bis-methylenacrylamid, Polyethylenoxide), sowie als *Polymerisationsinitiatoren* pH-Puffer, NH_4-, K-peroxodisulfat u.a. verwendet. Als *Emulgatoren-Stabilisatoren* kommen Na-laurylsulfat, Aerosol OTR, Polyethylenglykole, Sorbitantrioleat, Hydrogele wie Guar oder sonstige unbedenkliche Hilfsstoffe, sowie als polare *Kosolventien* Aceton oder Ethanol in Frage, um den Polymerisationsvorgang, seine Geschwindigkeit, die mittlere Molekularmasse und Partikelgröße usw. zu steuern und zu optimieren.

Die Polymerisation wird zudem mit physikalischen Methoden wie Bestrahlung mit Infrarot- bzw. Wärme-, Ultraviolett- oder Gammastrahlen kombiniert. Letztere bieten Vorteile bezüglich schonender Initiierung, quantitativer Aushärtung und Reinheit der Polymerisate.

Die Wirkstoffe können der inneren oder äußeren, hydrophilen Phase zugegeben werden, je nach Interaktionsrisiko der Wirkstoffe mit den Mono- oder Oligomeren während der Herstellung und je nach beabsichtigter Lokalisation des Einbaus.

Die meist in Wasser gering löslichen Monomermolekel, sowie die in organischen, mit Wasser mischbaren, Lösungsmitteln gelösten Polymere treten in die wässrige Phase über. Sie bilden ultrafeine Assoziate, welche schneeballförmig zu weichen, niedrigmolekularen Oligomeren und schließlich makromolekularen, festen, isolierten Nanopartikeln anwachsen. Die Polymerisationsreaktionen (4) selbst sind äußerst komplex, wobei folgende Hauptfaktoren den Vorgang beeinflussen:

- Monomerart und -menge, bzw. Kopolymerverhältnisse,
- pH, d.h. Ansäuerung und Alkalinisierung, bzw. Pufferart und -menge,
- Temperatur,
- Elektrolytkonzentration,
- Emulgator-Stabilisatorart und -menge.

Die mittlere Größe der zu erhaltenden Nanopartikel kann durch die initiale Monomerkonzentration, deren Tröpfchendurchmesser, die Bestrahlungs-, Rühr- bzw. Emulgierintensität gesteuert werden.
Der *Polymerisationsabbruch* kann auf verschiedene Weise erfolgen: pH-Änderung, Zusammentreffen von zwei Radikalmolekülen, Abkühlung, Verdünnung, Fehlen von Monomernachschub u.a..
Die Verfahren für die *Aufbereitung* der Nanopartikel in fertige Applikationsformen sind ebenfalls mannigfaltig. In der Regel wird nach beendeter Polymerisation die Isolierung der Partikelsuspensionen durch Anreicherung auf ultrafeinen Membranfiltern oder durch präparative Ultrazentifugierung und anschließender vorsichtiger Reinigung mit entsprechenden wässrigen Pufferlösungen vorgenommen. Ziel ist es, eine Eluierung der Wirkstoffe zu vermeiden und die unliebsamen Begleitstoffe wie Restmonomere und unbenötigte Hilfsstoffe vollständig zu entfernen.
Die anschließende *Qualitätskontrolle* muß aus Sicherheitsgründen mit aller Sorgfalt und Zuverlässigkeit durchgeführt werden, bevor die bulkförmige Arzneiform, z.B durch Gefriertrocknung der kolloidalen Dispersionen, ins Quarantänelager genommen und auf seine festgelegten Qualitätsnormen untersucht wird.
Die *Dosierung* der endgültigen Arzneiform als Trockenampulle oder Aufarbeitung zu einer wässrig-kolloidalen Flüssigkeit mit sterilem, physiologischen Dispersionsmittel hat grundsätzlich unter Wahrung der Sterilhaltung, d.h. unter aseptischen Kautelen zu erfolgen.

28.2.2 Polymerisation / Vernetzung aus hydrophilen O/W-Emulsionen

Grundsätzlich eignet sich diese früher als "Emulsionspolymerisation" bezeichnete Methode für viele der unter 28.2.1 aufgeführten Monomeren. Der Polymerisationsvorgang spielt sich nicht in der dispersen Lipidphase (O), sondern an den solitären Mizellen des wässrigen, geschlossenen Dispersionsmittels (W) ab (10,11).
In einer relativ groben O/W-Emulsion bilden Emulgatormoleküle an der Grenzfläche, in der inneren Lipidphase als Umkehrmizellen (reverse micelles), in der äußeren hydrophilen Phase als „leere", unbeladene Mizellen ein dynamisches Gleichgewicht. Strömen nun relativ gut wasserlösliche Monomere (Alkylcyanoacrylat, Methylmethacrylat) und Initiatoren aus der äußeren, hydrophilen Phase an die unbeladenen Mizellen ein, so läuft an bzw. in der Mizellgrenzfläche der Polymerisationsvorgang ab, indem aus Monomerassoziaten weiche Tröpfchen entstehen, welche durch die neu einströmenden Emulgatormoleküle stabilisiert werden. Die Polymerisation und das Kettenwachstum wird durch den Zustrom weiterer Monomermoleküle aufrecht erhalten. Recht schnell entstehen feste Nanopartikel. Zusätzliche monomere und

oligomere Moleküle sowie Mikro- und Makroradikale diffundieren an und in diese wachsenden Polymerpartikel hinein und halten so den Wachstumsprozeß aufrecht.
Der Polymerisationsabbruch tritt wie bei 28.2.1 ein. Wenn zudem eine gewisse Molekularmasse erreicht ist, bewirkt diese Unlöslichkeit in wässrigem Medium, Phasentrennung und Abbruch des Partikelwachstums.
Die Emulgatorenmenge sowie das Entstehen weiterer Partikel an den neu entstehenden Mizellen scheint keinen Einfluß auf die Polymerisationsgeschwindigkeit zu besitzen. Hingegen steigen Größe und Molekülmasse der Nanopartikel mit zunehmender Monomerkonzentration an und nehmen mit zunehmender Temperatur und Initiatorkonzentration ab (PMMA). Ein Zusatz geringer Mengen von hydrophilen, quellenden Makromolekülen bewirkt eine zusätzliche emulgierende Wirkung und eine homogene Partikelverteilung.
Die Aufarbeitung, d.h. die Reinigung, Isolierung Qualitätskontrolle und die Arzneifertigung erfolgt sinngemäß in Analogie zu 28.2.1.

28.2.3 Polymerisation / Vernetzung aus hochdispersen, lipophilen W/O-Emulsionen

Die Polymerisation in einer kontinuierlichen organisch-lipiden geschlossenen Phase gehört in die Pionierzeit der Nanopartikelherstellung um 1980. Wegen der hohen Toxizität der verbleibenden Restmonomeren (Acrylamid), der Vernetzungsmittel (N,N'- bisacrylamid) und der Restlösungsmittel (Isooctan, Cyclohexan, Chloroform etc.) wird diese Methode für die Polymerisation kaum mehr verwendet (12). Hingegen gewinnt sie für die Polykondensation und Vernetzung bzw. irreversible Denaturierung von Naturstoffen wie Albumin, L-Lysin, Gelatine und anderen Polypeptiden (Makromolekülen) zunehmend an Bedeutung.
Die Naturstoffe werden in Konzentrationen zwischen 100 und 500 mg/ml in wässriger Phase gelöst und evtl. ein Netzmittel (Polysorbate® 20 oder 80) als Emulsionsstabilisator beigegeben. Die Lösung wird anschließend in einer organischen Lipidphase einer intensiven Emulgierung mittels hocheffizienter Emulgiergeräter oder Homogenisatoren, mit Ultraschall (2 min 75 - 130 W) oder durch Elektrokapillaremulgierung in eine ultrafeine Emulsion übergeführt. Die Tröpfchengröße der dispersen hydrophilen Phase mit den Naturstoffen ist dabei entscheidend für das Erzielen echter Nanopartikel.
Anschließend wird mit Aldehyden (Glutaraldehyd, Formaldehyd) oder anderen Crosslinkern quervernetzt oder mit Hitze 10 bis 15 Minuten denaturiert, wobei diese Naturstofflösungen irreversibel in einen festen Aggregatzustand übergehen, d.h. die flüssig-disperse Phase wird verfestigt.
Die Aufarbeitung erfolgt durch Isolierung, Reinigung mit org. Lösungsmitteln, unter Entfernung oder Zerstören der Restaldehyde, schonende Vakuumtrocknung, gefolgt

von anschließender Qualitätskontrolle und Verarbeitung zu sterilen, physiologischen Dispersionsarzneiformen.
Mit zunehmender Intensität der Quervernetzung bzw. der Dichte der Denaturierung wird die Wirkstofffreisetzung signifikant verlangsamt. Eine durchschnittliche Partikelgröße von ca. 100 bis 500 nm kann bei den bisher untersuchten Naturstoffen nur in seltenen Fällen unterschritten werden.

28.2.4 Grenzflächenpolymerisation bzw. - polykondensation

Eine wässrige, ultrafeine Phase, welche den hydrophilen Wirkstoff und einen reaktiven Hilfsstoff (L-Lysin u.a.) sowie evtl. Hilfstoffe wie Emulgatoren-Stabilisatoren (Poloxamer® 188 oder 407) enthält, wird in eine äußere Lipidphase (Cyclohexan, Chloroform, Miglyol®, Benzylalkohol, vegetabilische Öle usw.) hochdispers, (wie unter 28.2.3 beschrieben) emulgiert oder injiziert, wobei Mizellen erhalten werden.
Nun wird der äußeren organischen Lipidphase ein Monomeres (z.B. Alkylcyanoacrylat, Terephthaloyldichlorid) inkorporiert. Dabei spielt sich spontan an der Grenzfläche Lipidphase/Mizelle/Wasser eine Polymerisation bzw. Polykondensation ab (13). Es entsteht ein feines Polymerhäutchen, welche die wässrige Mizelle einhüllt, d.h. es werden meistens Nanokapseln gebildet.

28.2.5 Solvent Deposition

"Solvent Deposition" bedeutet Solvatation von Wirkstoffen in organischen, makromolekularen Matrixlösungen, Inkorporierung in Wasser, Diffusion der organischen Lösungsmittel in die geschlossene, äußere Wasserphase und *"Deposition"*, d.h. Niederschlagen, Präzipitation, Koazervierung, Desolvation der Polymeren zu ultrafeinen harten Polymer-Wirkstoffteilchen sowie Reinigung (14).
Polymere (wie z.B. Poly-D,L-Milchsäure und deren Kokondensate, Poly-ε-Caprolakton), sowie Weichmacher (z.B. Phospholipide) werden in einem mit Wasser (unbeschränkt) mischbaren, organischen Lösungsmittel (Aceton, niedere aliphatische Alkohole, Benzylalkohol, Benzylbenzoat) versetzt und darin der Wirkstoff echt oder kolloid gelöst. Dieses Gemisch wird in netzmittelstabilisatorhaltigem Wasser (Poloxamer® 188) unter mäßigem Rühren portionenweise verteilt, bis das homogene Phasengemisch eine allmähliche Trübung erfährt: ein Zeichen dafür, daß Nanokapseln durch "Deposition" gebildet werden. Das organische Lösungsmittel wird anschließend schonend über die Wasserphase durch Erwärmen, später Evakuieren in der Hitze entfernt, bis der Depositionsvorgang der kolloidalen Polymer-Wirkstoffphase beendet ist.
Der Reinigungsprozeß, d.h. die Entfernung der verbleibenden Hilfsstoffe, - ohne Elution der Wirkstoffe, - erfolgt durch Waschen, Ultrafiltration oder Ultrazentrifugie-

rung. Die Aufarbeitung zu flüssigen, physiologischen und evtl. sterilen Dispersionsarzneiformen erfolgt im Grundsatz ähnlich wie oben beschrieben.

28.2.6 Solvent Evaporation

"Solvent Evaporation", bedeutet Solvatation von Wirkstoffen in organischer Polymermatrixlösung, intensive Emulgierung der Wirkstoff/Polymer/Lösungsmittel-Lipidphase zu einer hochdispersen O/W -Emulsion, Entzug des Lösungsmittel aus der äußeren Phase durch Verdampfen, Vakuum, Hitze, d.h. „*Evaporation*" (15).
Polymere und Wirkstoffe werden in einem mit Wasser nicht mischbaren, organischen, lipophilen, schwach polaren Lösungsmittel (O) gelöst, diese als disperse Phase mit Wasser (W) zu einer ultrafeinen O/W-Emulsion verarbeitet. Die Tröpfchengröße ist wiederum entscheidend für die spätere Partikelgröße. Unter ständigen *Rühren* bzw. *Homogenisieren* wird im Vakuum das organische Lösungsmittel aus der inneren Phase über die geschlossene Wasserphase entfernt (Evaporation), wobei die Matrix-Wirkstoff-Tröpfchen durch Anreicherung, Desolvation oder Denaturierung eine Verfestigung durch Koazervation oder Präzipitation erleiden.
Die dabei entstehende mittlere Partikelgröße wird im Wesentlichen bestimmt durch:
- die Tröpfchengröße der dispersen Phase,
- die Rührgeschwindigkeit und Homogenisierungsintensität,
- Art und Menge der Homogenisations-Stabilisatoren,
- Temperatur,
- Viskosität,
- Mengenverhältnisse zwischen disperser und geschlossener Phase, sowie
- Konfiguration von Behältnis und Agitatoren.

Die Aufarbeitung, d.h. Reinigung, Isolierung, Qualitätskontrolle und Arzneiformung erfolgt in Analogie zu 28.2.1 .

28.2.7 Wirkstoffbeladung während oder nach der Herstellung von Nanopartikeln durch Adsorption oder Adhäsion der Wirkstoffe

Die Einarbeitung der gelösten Wirkstoffmoleküle *während* der Herstellung ist üblich. Dabei richtet sich die Wahl der Herstellungsmethode nach der Löslichkeit der Wirkstoffe. Ist das Molelül wasserlöslich, eignen sich die Verfahren nach 28.2.1, 28.2.2 oder 28.2.4, bei welchen sich die Polymerisation *in* oder *an* der hydrophilen Grenzfläche abspielt. Für die Einarbeitung lipophiler Wirkstoffe wird die Solvent Evaporationsmethode bevorzugt. Allerdings besteht bei der Einarbeitung der Wirkstoffe die Gefahr einer
- (chemischen) *kovalenten Einbindung* in die Polymermatrix während des restlichen Polymerisationsvorganges (16), oder eines

– (physikalischen) *Einschlusses* während der Polykondensation unter Bildung von kolloidalen Arzneistoffdispersionen, welche die Wirkstoff-Freigabe vermindern und/oder verlangsamen.

Diese Gefahr ist bei der physikalischen Bindung (Adsorption oder Adhäsion) an die Oberfläche von fertigen, gereinigten Placebo-Nanopartikeln- gefolgt von einer teilweisen Diffusion der Wirkstoffe ins Innere der Polymermatrix- wesentlich geringer.

Die Bindung biologisch aktiver Stoffe an die Grenzfläche leerer Nanopellets oder Nanokapseln in der gewünschten Konzentration ist für die Individualtherapie relativ einfach und unkompliziert. Unbeladene Placebo-Nanopartikel werden im gefriergetrockneten, sterilen und aktivierten Zustand in der Applikationsform (Trockenampulle) an Lager gehalten. Einige Minuten vor der (parenteralen) Verabreichung sind die Nanopartikel mit einer physiologischen Wirkstofflösung der gewünschten Dosierung zu versetzen. Je nach chemischer Sekundär- oder Tertiärstruktur von Adsorbens und Adsorbat werden dabei die gelösten Wirkstoffmoleküle durch Schütteln und anschließende Ruhestellung in der Kälte an der aktivierten Grenzfläche der Nanopartikel adsorbiert, die kolloiden Wirkstoffdispersionen adhäriert.

Durch entsprechende Vorversuche ist abzukären, welche Wirkstoffe eine quantitative Beladung erlauben.

28.3 Potentielle Einsatzmöglichkeiten

Einsatzvorteile: Zweifellos stehen folgende Eigenschaften im Vordergrund :

- die geringe Partikelgröße im subzellulären Bereich,
- die kontrollierte Freisetzung aus der Nanomatrix, sowohl im Magen-Darmkanal bei (per)oraler bzw. intestinaler, als auch bei parenteraler und teils lokaler Verabreichung,
- die Verabreichung in Körperhöhlen wie *am* und *im* Auge und der Nase,
- die gezielte Freigabesteuerung im Körper an Organe, Gewebe, erkrankte Körperstellen, Tumoren etc. („site specific drug delivery" oder „drug targeting").

Diese zielgerichtete Medikation in optimaler Konzentration und Geschwindigkeit an den Bestimmungsort (target) verbessert nicht nur die Wirkung (Eintritt, Intensität und Dauer), sondern auch den therapeutischen Index (16).

Viele biologisch aktive Stoffe und Wirkstoffmoleküle können heute durch Einschluß in die Matrix oder Beladung der Grenzfläche von Nanopartikeln zu Arzneiformen verarbeitet werden (vergl. Tab. 28.1). Allerdings ist ein kommerzieller Durchbruch aus folgenden Gründen noch nicht erfolgt:

- Fehlen chronischer (d.h. langzeitlicher) Toxizitätsstudien von leeren Placebonanopartikeln verschiedenster Polymerisate und Polykondensate *in vitro* und am Tier.

Tab. 28.1: Potentielle Einsatzmöglichkeiten von Nanopartikeln: Biologisch aktive Stoffe und Wirkstoffe, welche durch Einbau oder Adsorption an Nanopartikel hergestellt wurden:

Wirkstoffgruppen, Arzneistoffe	Makromoleküle
Antibiotica	
Amikacin	PBCA (Polybutyl-cyanoacrylat)
Amphotericin B	PIBCA (Poly-iso-butyl cyanoacrylat)
Ampicillin	PIBCA
Gentamycin	PIBCA
Analgetica, Antipyretica, Antirheumatica	
Ibuprofen	PA-Copol. (Polyacryl-copolymere)
Indomethacin	Ceth.Cell / PMMA / PA Copol./PIBCA/Poly-milchsäure
Dalargin	PBCA
Antigene, Antikörper, Immunsupressiva:	
Bovines Serumalbumin	PMMA
HIV-2 split Antigen	PMMA
Immunoglobulin G	PAA
Influeza Ganzvirus	PMMA
Influenza Split Antigen	PMMA
Tetanus Toxoid	PAA
Rabies	PACA
Antineoplastca, Antibiotica	
Dactinocymin	PMCA
Daunorubicin	PMCA
Doxorubicin/ Adriamycin	PA-Copol./PBCA/ PIBCA/Alb./Gel./Chol.
Fluorouracil	Alb./Ethylcell./PBCA/ PMMA / P.Glutarald.
Mercaptopurin	Serumalbumin
Methothrexat	Alb./PMCA / PECA
Mitomycin C	Gelatine
Vinblastin	PMCA / PECA / PHCA
Antiviralia	
Interferon alpha	Gelatine
Vidarabin	PIHCA

Wirkstoffgruppen, Arzneistoffe	Makromoleküle
Antiprotozoica	
Metronidazol	Alb./Gel./Polyglutar-aldehyd
Beta-Blocker Betaxolol	PIBCA / P-Lakt-glycol./ Poly-ε-caprolacton
Biolog. Präparate	
Antisense Oligo-nukleotide	PIBCA/PIHCA
Bluthämolysate	Poly-N,N,-L-lysin-diterephthalamid
Insulin	PICA
Proteine	PA-Dextran/PA-amid/ PA-stärke
Cardiaca	
Propanolol	PA-Copol.
Timolol	PECA
Verapamil	PBCA/P Acrylamid
Hormone, Steroide, Organpräp.	
Adenin	PIHCA
Wachstums-rel.horm.	PIBCA
Oxantrol	Chitosan
Progesteron	PBCA
Testosteron	P-Lakt.
Triamcinolol	Al./Gel./P-Lakt./PMCA
Neurovegetativa	
Norephedrin	PAA
Ophthalmologica	
Pilocarpin	PECA /PBCA
Proteine	PA-Dextran / PA-amid/ PA-stärke
Dalargin	PBCA

- Nichtvorliegen klinischer, chronischer Verträglichkeitsprüfungen von Placebo Nanopartikeln an einer größeren Probandenzahl,
- Bedenken der Hersteller gegenüber einer relativ anspruchsvollen Arzneiform, die bei jeder - (noch so geringen Veränderung) - neu registriert werden muß,
- Bedenken der Registrierbehörden gegenüber der Langzeitapplikation auch kleinster Polymerteilchen im subzellulären Größenbereich, unabhängig von ihrer künstlichen oder natürlichen Herkunft.

28.4 Eigenschaften

28.4.1 Physikalische Eigenschaften, Wirkstoff-Freisetzung, Verteilung, Biodegradation, Targeting und Absorption

Einige *physikalische* Eigenschaften sind aus Abb. 28.2 ersichtlich.
Voraussetzung für eine kontrollierte *Freisetzung* der Wirkstoffmoleküle ist eine Biodegradation oder Bioerosion der Trägermatrix *nach* der Verabreichung im Körper. Diese entsteht meist durch hydrolytische Lockerung oder enzymatische Spaltung des Polymerisat- oder Polykondensatgerüstes, unabhängig von der systemischen Applikationsart der beladenen Nanopartikel.
Verteilung: Ganzkörperautoradiographien zeigen, daß Nanopartikel nach intravenöser Verabreichung sich schnell in den phagocytierenden Zellen des Reticuloendothelialen Systems (RES) verteilen, sich in den Kupfferzellen, sowie den Hepatozyten im Parenchym- und Endothelgewebe der Leber ansammeln. Dort bleiben sie teilweise hängen oder werden im gesamten RES weiter verteilt. Das Eindringen durch die Zellwand und ins Zellinnere erfolgt durch sog. „Anhäng"-Endozytose („piggy pag"-endocytosis) (Abb. 28.3). Dort findet die *Biodegradation* (17) der Matrix, - je nach verwendetem Matrixmaterialien, - relativ zügig statt. Parallel zur Biodegadation tritt ebenfalls die Wirkstoff-Freisetzung in den Zellinhalt durch *Diffusion* aus der korrodierten Matrix ein, wo die gelösten Wirkstoffe resorbiert werden und ihre Wirkung ausüben.
Für das *Targeting*, die gezielte Deposition der Nanopartikel an der erkrankten Körperstelle ist die *intravenöse* Applikation meist die Methode der Wahl, doch muß die Matrix (18) und die Oberfläche der Nanopartikel durch Ueberzüge mit hydrophilen und/oder lipophilen Filmbildnern und Netzmitteln (19, 20) so modifiziert werden, daß die Leberpassage vermindert, die Haftung an Nicht-Targetzellen während des Transportes zum Zielorgan verhindert und die Affinität an den gewünschten Targetort signifikant verbessert wird (21, 22).

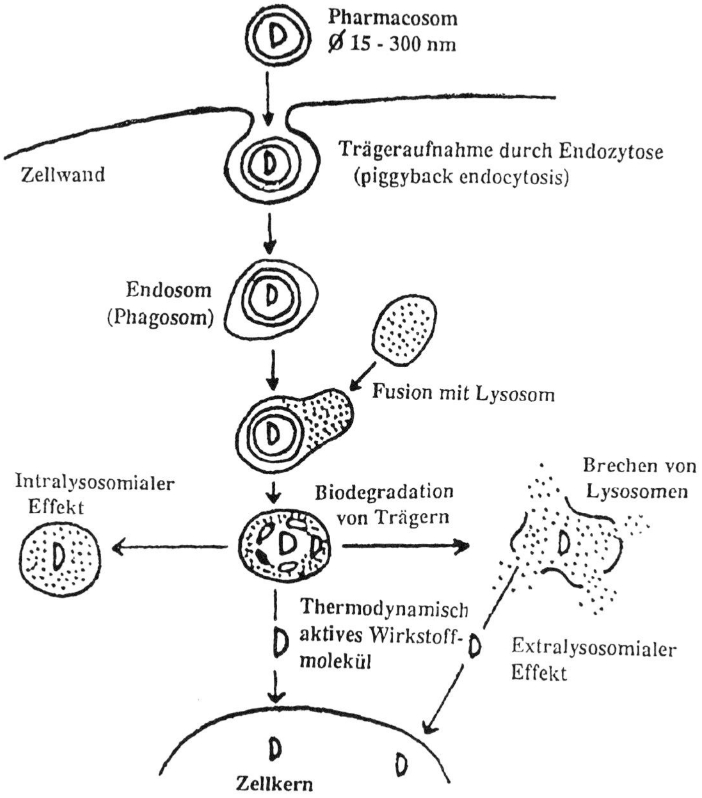

Abb. 28.3: Schema der interazellulären Aufnahme, Wirkstofffreigabe und Medikation von kolloidalen Trägersystemen nach dem lysosomotropen Trägerprinzip.

Als Beispiele seien auf folgende Medikationszielrichtungen hingewiesen:

- *Infektstellen* im Organismus: Bei akuten oder chronischen Enzündungen wie in Milz, Nieren, Testikel, Ovarien etc.. Oft bilden sich an den Infektionsstellen Gaseinschlüsse („air poaches"), die ebenfalls angegangen werden müssen, wie bei Lunge, Alveolen und Bronchien, sowie im Auge (23).
- *Endothel* der Bluthirnschranke und Hirn (24).
- *Tumore* : benigne wie maligne, Lymphknoten, Carcinome, Melanome, Sarkome etc. (25).
- Adjuvantien für *Impfstoffe* und *Vaccine*: An langsam biodegradierbare Nanopartikel adsorbierte Vaccine, Seren, Antigene und Antikörper sind den klassischen Adjuvantien überlegen bei Influenza, Rabies (nicht gesichert), HIV 1 und HIV 2 (26).

Die *subkutane* und *intramuskuläre* Verabreichung zielt eher auf eine Langzeitwirkung ab, wobei die Träger am Injektionsort langsam biodegradiert, die Wirkstoffe freigesetzt und lokal oder systemisch im Organismus verteilt werden.
Die *(per)orale* Medikation über den Darmkanal kann mit angereicherten mucoadhäsiven Nanopartikeln eine verlängerte Verweildauer im Verdauungssystem bewirken und dadurch zu einer gezielten lokalen Wirkung oder zu einet hinhaltenden Resorption führen.
Die eigentliche *gastro-enterale* Resorption von Nanokapseln zur Erzielung einer systemischen Wirkung findet im Dünndarm (Intestinum tenue) statt. Die hauptsächlichsten Transportmechanismen sind die

- *intrazelluläre* Passage durch das Epithel und Endothel sowie durch die Becherzellen im Jejunum (Leerdarm), die
- Passage durch die *Peyer-Plaques* (Folliculi lymphatici aggregati, Lymphfollikelassoziationen) im Ileum (Krummdarm), sowie die
- Diffusion *parazellulär* zwischen den Enterozyten in großen Abschnitten des Dünndarms. Solche Transportwege sind anderen Trägersystemen verschlossen. Die weitere Translokation kleinster fester Teilchen spielt sich über das lymphatische System (> 1 μm) und die venösen Kapillargefäße (> 5 μm) ab, bis es zur systemischen Einverleibung kommt (27, 28, 29).

Die *Exkretion* der Wirkstoffe, ihrer Metaboliten und der biodegradierten Matrices findet über Leber - Milz - Galle in die Faeces und den Urin statt. Oft gelangen die Abbaustoffe durch Exozytose in das intestinale Lumen und via Kreislauf in die Lunge, durch Phagozytose in die Alveolen, Bronchiolen und Bronchien, von dort im Bronchialschleim wieder in den Magen-Darmkanal.
Die *lokale* Verabreichung an *Auge* und *Nase* durch Nanopartikel oder -latices ist experimentell gut untersucht und erweist sich für viele Arzneistoffe hinsichtlich Verweildauer und pharmakokinetischen Eigenschaften als günstig. Dennoch ist festzustellen, daß auch für diese Verabreichung in der Praxis noch Bedenken bestehen.

28.4.2 Nanomatrix und Toxizität

Chemische Zusammensetzung, Hilfsstoffe und Größe der Matrix prägen die Verträglichkeit nach Verabreichung, d.h. die *Bioakzeptanz.* Die eigentliche Wahl, welche Monomere, Polymerere und Hilfsstoffe, welche Herstellungsart, Beladung, Partikelgröße, Reinigungsart und Verweildauer im Organismus gewählt werden soll, hängt schlußendlich von dieser Bioakzeptanz ab, zudem von den physiko-chemischen Eigenschaften der beladenen Nanopartikel sowie vom therapeutisch angestrebten Ziel. Der Hersteller von Nanopartikeln ist bemüht, - abgesehen vom Wirkstoff, - nur solche Ausgangsmaterialien einzusetzen, deren Nebenwirkungen, - auch nach Langzeitbehandlung, - bekannt und bedenkenlos sind, d.h. keine Irritationen, Fremdkörperreizungen, gewebetoxische und cancerogene Effekte usw. verursachen. Sein Ziel ist es, wenn immer möglich körpereigene oder -verwandte Stoffe einzusetzen, oder Stoffe, deren Biodegradation physiologische Abbauprodukte ergeben (Polymilchsäuren, -laktide, -gluconate und deren Kokondensate, Polyhydroxybutyrate, Gelatine, gewisse Albumine etc.).

Bei den eingesetzten Matrixmaterialien sind es chemische und physikalische Noxen, die besonders beachtet werden müssen: Beschaffenheit und Matrixgröße.

Matrixbeschaffenheit: Bei der Polymerisation zu einer verträglichen Matrix hoher Bioakzeptanz ist man auf bestimmte Monomere angewiesen, die wegen ihrer ungesättigten, intramolekularen Bindungen primär eine relativ hohe Toxizität aufweisen. Während der Polymerisation entstehen aus den Monomeren zwar gesättigte Makromoleküle, doch verbleibt nach beendeter Reaktion immer noch ein gewisser Anteil von toxischen Restmonomeren. Diese müssen beim anschließenden Reinigungsprozeß quantitativ entfernt werden.

Matrixgröße: Schwerlösliche Partikel, Fasern, Pulver aus Glas, Asbest und Metalle (Stahl) und Legierungen usw. lösen im Organismus einerseits eine toxische Gewebereaktion aus, andererseits verursacht die Größe der Partikel eine Fremdkörperreaktion.

Je kleiner die Partikelgröße ist, desto geringer ist die Fremdkörperirritation.

Bei großen Versuchstieren (Meerschweinchen u.ä.) sind systemisch unter einer Partikelgröße von 0,76 bis 1 μm keine Fremdkörperreaktionen mehr festzustellen; bei kleinen Versuchstieren (Maus) tritt Irritation nur dann auf, wenn Fremdkörperagglomerationen stattfinden (30-32).

28.4.3 Biodegradation und Toxizität

Zwischen Biodegradation und Bioerosion bestehen grundsätzliche Unterschiede, deren Abbauprodukte die Toxizität verschieden beeinflussen.

Bei der *Biodegradation* (Polymilchsäure-glykolsäure), Polyaminosäuren) und anderen Polykondensaten) wird die Hauptkette durch chemische oder enzymatische Vorgänge aufgespalten. Die Spaltprodukte sind hydrophil und werden durch weitere Aufschlüsse und Hydrolysen wasserlöslich. Sie werden relativ rasch abgeführt, sind nierengängig und erleiden eine quantitative Exkretion, hinterlassen im Gewebe wenig unphysiologische und keine schädlichen Restmoleküle.

Bei einem *Bioerosionsprozeß* (Polyalkylcyanoacrylat) bleibt das -C-C-C-C-Grundgerüst erhalten, wird möglicherweise enzymatisch schwach gelockert und/oder durch carbonoklastische Enzymsysteme teilweise aufgebrochen. Die Degradation findet häuptsächlich an den Seitenketten statt, so daß der Abbau nur langsam und unvollständig erfolgt, d.h. es verbleiben Polymer- und Oligomerreste im Gewebe zurück, welche cytotoxische Schäden hinterlassen können. Abhilfe bei solchen

Polymeren kann nur die Verwendung von Matrixmaterialien niedriger Molekularmasse schaffen.
Bei jeder Nanopartikelherstellung sind somit genaue Ueberlegungen hinsichtlich ihrer korrekten Metabolisierung vorzunehmen.
Am Beispiel von leeren Polyalkylcyanoacrylat-Nanopartikel wurde das Verhalten nach parenteraler Verabreichung gegenüber verschiedenen Zellen und Organen überprüft. Dabei stellten sich im *akuten* Versuch generell eine *leichte* Zellschädigung ein. Das bedeutet, daß eine bestimmte *Zelltoxizität* (cytotoxicity) vorhanden ist (33). Betroffen sind vor allem Fibroblasten, Endothelgewebe, Hepatozyten, Makrophagen, osteogene Sarkome, Ewing's Sarkome, maligne fibrotische Histozytome.
Langsam biodegradierende Nanopartikel sind weniger toxisch als schnell, teilweise oder gar vollständig biodegradierende Matrices. Dies deutet darauf hin, daß die erhaltene Matrix gute Bioakteptanz besitzt, während die bioerodierende Matrixoberfläche und deren Spaltprodukte größtenteils für die Toxizität verantwortlich sind.
Die Zelltoxizität nimmt in der Regel mit zunehmender Konzentration und Einwirkungszeit von Nanopartikel zu (vergl. Tabelle 2) und zunehmender Länge der Alkylesterseitenkette ab.

Tab. 28.2: Einfluß der Konzentration von Polybutylcyanoacrylat (PBCA) Nanopartikel auf die Zelltoxitität von Hepatocyten

Konzentration der PBCA-Nanopartikel	Inkubationszeit (h)	Konzentration Hepatozyten	Toxizität (LD_{50})
0, 4 mg / ml	2 h	$2 \cdot 10^6$ Zellen / ml	+
0, 15 mg / ml	3 h	$2 \cdot 10^6$ Zellen / ml	+
0, 075 mg / ml	4 h	$2 \cdot 10^6$ Zellen / ml	-

28.4.4 Biodegradation und Wirkstofffreisetzung

Nanopartikel üben ihre individuellen Freisetzungscharakteristiken meist durch direkte Interaktion mit ihrer Umgebung und in Abhängigkeit von ihrer Zusammensetzung, Oberflächen- und Matrixbeschaffenheit aus. Die *Wirkstoff-Freisetzung* erfolgt durch:

- *Desorption* und *Dehäsion* von oberflächengebundenen Wirkstoffen,
- *Diffusion* durch die Nanopartikelmatrix oder Nanokapselwand,
- *Bioerosion* und *Biodegradation* der Matrix (34), gefolgt von Wirkstoffdiffusion oder einem kombinierten Erosions-, Degradations- und Diffusionsprozeß.

Freisetzungkinetik: Die behandelte Oberfläche der Nanopartikel, Freisetzungsmechanismen, Diffusionskoeffizienten, Biodegradations- bzw. Bioerosionsgeschwindigkeiten und das Freigabemedium bestimmen die Geschwindigkeitsabläufe dominant. Durch das Zusammentreffen dieser multiplen Einflußfaktoren wird die Bestimmung einer *Geschwindigkeitsordnung* für die Freigabe sowohl *in vitro* als *in vivo* recht komplex. Meist sind es mehrere Ordnungen, die sich gegenseitig verschieden überlappen, aber im Endeffekt doch wieder Pseudo-Ordnungen ersten bis vierten Grades ergeben, was die Anwendung von kinetischen Regeln in der Praxis verhindert oder zumindest erschwert.

28.5 Zusammenfassung

Verglichen zur allgemeinen Tendenz, laufend neue Arznei*stoffe* zu synthetisieren, isolieren, modifizieren und klinisch zu beurteilen sind auch in den letzten Jahren die Bemühungen zur Auffindung neuer Arznei*formen* mit besseren therapeutischen Möglichkeiten bescheiden geblieben.

Obwohl ultrafeine kolloidale Trägersysteme für Arzneistoffe (Nanopartikel, Liposomen, Niosomen, Pharmacosomen u.a.) meist an Hochschulen schon seit einiger Zeit wissenschaftlich bearbeitet werden, ist bis heute noch kein Druchbruch erfolgt. Dies ist hauptsächlich darauf zurückzuführen, daß Bedenken gegen die Trägermaterialien bestehen, unabhängig davon, ob diese synthetischer oder natürlicher Herkunft sind.

Wirkstoffbeladene Nanopartikel (Nanopellets, Nanokapseln) ermöglichen verbesserte oder sogar neue therapeutische Wege, die mit anderen modernen Arzneiformen nicht realisierbar sind. Durch ihre geringe Größe weit unter 1 µm liegen Nanopartikel im subzellulären Bereich und können gezielt als medizinische „Miniträger" in Organe, Gewebe, Zellen und erkrankte Körperteile eingeschleust werden, die anderen Arzneiformen verschlossen bleiben.

Durch Variation der Trägermatrix mit eingebauten oder beladenen Wirkstoffen und durch Modifikation der Trägeroberflächen (Überziehen mit hydrophilen und/oder lipophilen Schichten) ist es sogar möglich, diese zielgerichtete Medikation im Organismus zu verbessern, indem

- einerseits durch biodehäsives Verhalten der Träger der Wirkstofftransport zum Zielorgan erleichtert wird,
- andererseit das Zielorgan in therapeutischen Dosierungen angesteuert werden kann.

An den Hersteller solch neuer Arzneiformen werden hohe Ansprüche an sein Wissen und präparatives Können gestellt, denn nur ein verträgliches und sicheres Präparat mit reproduzierbaren Eigenschaften hat eine Chance sich durchzusetzen.

Falls es gelingt, die Trägerstoffe bzw. Placebonanokapseln einer breiten Verträglichkeitsprüfung an einer großen Probenandenzahl klinisch-systematisch zu untersuchen wird dieser modernen Arzneiform eine große Zukunft vorausgesagt.

28.6 Literatur

(1) Couvreur, P., Dubernel, C., Puisieux, F., Eur. J. Pharm. Biopharm, *41*, 2 - 13, (1995).

(2) Kreuter, J., Coll. Drug. Del. Syst., *5*, 219 - 342, (1994). Marcel Dekker, Inc., New.York · Basel · Hongkong.

(3) Alléman, E., Gurny, R. , Doelker, E. , Drug-loaded Nanoparticles - Preparation, Methods and Drug Targeting Issues, Eur. J. Pharm.Biopharm. 39, 173 - 191 (1993).

(4) Kreuter, J., Nanoparticles preparation and applications - Microcapsules and Nanoparticles in Medicine and Pharmacy, (1992). M. Donbrow, ed., Boca Raton, Fla.: CRC Press.

(5) Berg, U., Kreuter, J., Speiser, P.P. and Soliva, M., Herstellung und in-vitro Prüfung von polymeren Adjuvantien für Impfstoffe. Pharm.Ind. *48*, 75 (1986).

(6) Müller R. H., Lherm,C. , Herbot, J., Blunk, T. and Couvreur, P., Alkylcyanoacrylate drug carriers, I. Physicochemical caracterisation of nanoparticles with different alkyl chain length. Int. J. Pharm. 84, 1 (1992).

(7) Grislain,L., Couvreur, P., Lenaerts, V., Roland, M., Deprez-Decampeneere, D. and Speiser, P., Pharmacokinetics and distribution of a biodegradable drug- carrier. Int. J. Pharm. *15*, 335 (1979).

(8) Rembaum, A., Synthesis, properties and biomedical application of hydrophilic, functional, polymeric immunomicrospheres. Pure Appl. Chem. *52*, 1275(1980).

(9) Douglas, S. J., Davis, S.S. and Holding, S. R., Molecular weights of poly(butyl-2-cyano-acrylate) produced during nanoparticle formation. Brit. Polym. J. *17*, 339 (1985).

(10) Fikentscher, H., Gerrens, H. and Schuller, H., Emulsionspolymerisation und Kunststoff-Latices. Angew.Chem., *72*, 856 (1960).

(11) Fitch, R.M.,The homogenous nucleation of polymer colloids. Brit. Polymer J. *5*, 467, (1973).

(12) Kreuter J., Evaluation of nanoparticles as drug-delivery system. I Preparation methods. Pharm. Acta.Helv. *58*, 196 (1983).

(13) Arakawa, M. and Kondo, T., Preparation and properties of poly(N, N'- L- lysine-diterephthaloyl) microcapsules containing hemolysate in the nanometer range, Can. J. Physiol. Pharmacol. *58*, 183 (1980).

(14) Fessi, H.,Puisieux,F., Devissaguet, J. Ph., Ammouri, N. and Benita, S., Nanocapsule formation by interfacial polymer deposition following solvent displacement. Int. J. Pharm. *55*, R 1 (1989).

(15) Tice, T.R. and Gilley, R. M., Preparation of injectable controlled-release microcapsules by a solvent-evaporation process. J. Controlled Rel. *2* , 343 (1985).

(16) Youssef, M., Fattal, E., Alonso, M.-J., Roblot-Treupel, L. Sauzière, J., Tancrède, C., Omnès, C., Couvreur, P. and Andremont, A., Effectiveness of nanoparticle-bound ampicillin in the treatment of Listeria monocytogenes infection in athymic nude mice. Antimicrob. Agents Chemother. *32*, 1204 (1988).

(17) Müller, R. H., Lherm, C. , Herbort, J. and Couvreur, P., In-vitro model for the degradation of alkylcyanoacrylate nanoparticles. Biomater. *11*, 590 (1990).

(18) Koosha, F., Müller, R. H. and Washington, C., Production of polyhydroxy-butyrate (PHB) nanoparticles for drug targeting. J. Pharm. Pharmacol. *39*, 136P (1987).

(19) Tröster, S. D., Wallis, K. H., Müller, R.H. and Kreuter, J. Correlation of the surface hydrophobicity of ^{14}C-poly(methyl meth-acrylate) nanoparticles to their body distribution. J. Controlled Rel. *20*, 247 (1992).

(20) Blunk, T., Hochstrasser, D.F., Rudt, S. and Müller, R.H., Twodimensional electro-phoresis in the concept of differential opsoni-cation - An approach to drug targeting. Arch. Pharm. *324*, 706 (1991).

(21) Müller, R.H., Colloidal Carriers for Controlled Drug Delivery and Targeting, Stuttgart, Wissenschaftl. Verlagsgesellschaft, 1990.

(22) Müller, R.H. and Wallis, K. H., Surface modification of i.v. injectable biodegradable nanoparticles with poloxamer polymers and poloxamine 908, Int. J. Pharm. 89, 25 (1993).

(23) Kim, S.W., Lee, R.G., Oster, H., Coleman, D., Andrade, J. D. and Olsen, D. , Trans. Amer. Soc. Artif. Intern Organs. *20*, 449 (1974).

(24) Kreuter J., Alyautdin, R.N., Kharkewich, D.A., Ivanow, A.A., Passage of peptides through the blood-brain barrier with colloidal polymer particles (nanoparicles), Brain Research *674*, 171 - 174 (1995).

(25) Groscurth, P., Gipps, E. and Kreuter, J., Distribution of polyhexylcyanoacrylate nanoparticles in nude mice bearing human osteosarcoma. Immune Deficient Animals in Biomedical Research (J. Rygaard, N. Brünner, N. Graem and M. Spang-Thomsen, eds). Basel, Karger. p.401 (1985).

(26) Stieneker, F., Kreuter, J., Löwer, J., Different kinetics of the humoral immune response to inactivated HIV-1 and HIV-2 in mice: Modulation by PMMA nanoparticles adjuvant. Vaccine Res. 1, 93 (1993).

(27) Damgé, C., Aprahamian, M., Balboni, G., Hoeltzel, A., Andrieu, V. and Devissaguet, J.-P., Polyalkylcyanoacrylate nanocapsules increase the intestinal absortion of a lipophilic drug. Int. J. Pharm. *36*, 121 (1987.)

(28) Aprahamian, M., Miche, C.l, Humbert, W., Devissaguet, J.-P. and Damgé, C., Transmucosal passage of polyalkylcyanoacrylate nanocapsules as a new drug carrier in the small intestine, Biol. Cell. *61*, 69 (1987).

(29) Nefzger, M., Kreuter, J., Voges, R., Liehl, E. and Czok, R., Distribution and elimination of polyacrylamide microparticles after peroral administration to rats, J. Pharm. Sci. *73*, 1309 (1984).

(30) Little, K. and Parkhouse, J., Tissue reaction to polymers, Lancet 2, 857 (1962).

(31) Nothdurft, H., Über die Sarkomerzeugung durch Fremdkörperimplantationen bei Ratten in Abhängigkeit von der Form der Implantate. Naturwiss.*42*, 106 (1955).

(32) Nothdurft, H. and Mohr, H.-J., Sarkomerzeugung mit Fenstergls. Naturwiss., *45*, 549 (1958).

(33) Lherm, C., Müller, R.H., Puisieux, F., and Couvreur, P., Alkylcyanoacrylate drug carriers. II. Cytotoxicity of Cyanoacrylate nanoparticles with different alkyl chain lenth. Int. J. Pharm. 84, 13 (1992)

(34) Müller, R.H., Wallis, K.H., Tröster, S.D., and Kreuter, J., In vitro characterisation of poly(methyl-methacrylate) nanoparticles and correlation to their in vivo fate. J. Controlled Rel. 20, 237 (1992).

Anschrift des Autors:

Dr. Peter P. Speiser

Prof. em. ETH

Clausiusstr. 43

CH-8006 Zürich

29 Feste Lipidnanopartikel (SLN)

Prof. Dr. R. H. Müller, Freie Universität Berlin

29.1 Defintion

Die festen Lipidnanopartikel (engl.: solid lipid nanoparticles - SLN) (1-3) stellen ein alternatives Carriersystem zu Polymer- und Albuminnanopartikeln, Liposomen und Emulsionen dar. Die Partikelgröße bewegt sich im Bereich von ca. 50 nm bis 1000 nm. Das Matrixmaterial besteht - im Gegensatz zu Emulsionen - aus festen (!) Lipiden, wobei vorwiegend physiologische Lipide oder Lipide aus physiologischen Komponenten (z.B. Glyceride aus körpereigenen Fettsäuren) mit guter in vivo Abbaubarkeit eingesetzt werden. Durch die Verwendung physiologischer Lipide besitzen die SLN eine sehr gute in vivo Verträglichkeit (4). Die Herstellung erfolgt durch Hochdruckhomogenisation von in Wasser dispergierten Lipiden im geschmolzenen oder festen Zustand (sog. Heißhomogenisation bzw. Kalthomogenisation). In der Regel werden SLN in wäßriger Dispersion durch Tenside stabilisiert, es ist jedoch auch eine tensidfreie Herstellung möglich. Die Wirkstoffe sind in der Lipidmatrix gelöst (feste Lösung) oder dispergiert. SLN können sowohl als wäßrige Dispersion als auch mittels Lyophilisation oder Sprühtrocknung als Trockenprodukt formuliert werden.

29.2 SLN im Vergleich zu anderen kolloidalen Carriern

Seit 1965 werden Liposomen als Carrier für Wirkstoffe in der Forschung bearbeitet, erste Produkte sind inzwischen sowohl auf dem kosmetischen als auch auf dem pharmazeutischen Markt. Ähnlich lange befinden sich Nanopartikel aus verschiedenen Matrixmaterialien - vorwiegend Polymeren - in der Entwicklung, allerdings gibt es bisher noch keine Arzneimittel. Die Gründe dafür sind vielfältig, unter anderem:

1. Fehlen von großtechnischen Herstellungsverfahren,
2. Lösungsmittelrestbestände (in Abhängigkeit vom Herstellungsverfahren),
3. Cytotoxizität von Polymeren,
4. Probleme mit der Polymerchemie,
5. Gammabestrahlung zur Sterilisation.

Eine großtechnische Herstellungsmöglichkeit ist die essentielle Voraussetzung zur Versorgung des Arzneimittelmarktes. Das Verfahren muß jedoch nicht nur Herstellung im großen Maßstab ermöglichen, sondern auch eine Produktqualität liefern, die von den Zulassungsbehörden akzeptiert wird. Methoden wie Solvent Evaporation bedingen oft Restbestände an toxikologisch bedenklichen organischen Lösungsmitteln (z.B. Methylenchlorid) im Produkt. Verfahren wie die Herstellung über Versprühen der arzneistoffhaltigen Polymerlösung in überkritischen Gasen (ASES - aerosol solvent extraxtion system (5)) sind noch nicht im industriellen Maßstab verfügbar. Hinzu kommt, daß zwar Polymere wie Polylactide (PLA) und Polylactidglycolide (PLA/GA) als Implantate von geringe Systemtoxizität besitzen, jedoch nach Aufnahme in die Zelle (z.B. Makrophagen) in Form von Nanopartikeln einen cytotoxischen Effekt zeigen (6).

Polyalkylcyanoacrylatpolymere setzen bei ihrem Abbau in vivo geringe Mengen Formaldehyd frei, das sich im Tierversuch als kanzerogen erwiesen hat. Neben dem Restgehalt an toxischen Katalysatoren aus der Synthese ergeben sich auch chemische Probleme bei der Herstellung von randomisiert polymerisierten Copolymeren, z.B. PLA/GA. Besitzen die Blöcke aus Milchsäure und Glykolsäure einer neuen Polymercharge andere Längen, so ändert sich auch die Löslichkeit des Polymers in bei der Herstellung von Nanopartikeln benutzten organischen Lösungsmitteln. Auch beeinflußt die Breite der Molekulargewichtsverteilung der Polymere ihre Eigenschaften. Aufgrund der niedrigen Glasübergangstemperatur der eingesetzten Polymere kann eine Sterilisation nicht durch Autoklavieren sondern nur durch Strahlensterilisation erfolgen - mit den damit verbundenen Problemen (strahlenbedingte Arzneistoff- und Polymerdegradation, Bildung von möglicherweise cancerogenen Radikalen).

Neben den genannten Problemen besitzen Nanopartikel mit einer festen Matrix jedoch einige herausragende Vorteile. Die feste Matrix ermöglicht

1. <u>Variation der Freisetzungsprofils</u> von Wirkstoffen,
2. <u>längere Freisetzungszeiten</u> als schnell metabolisierte Carrier (wie z.B. Emulsionen),
3. <u>Schutz gegen chemische Zersetzung</u> von in der Matrix inkorporierten Wirkstoffen (z.B. Hydrolyse durch Dispersionsmittel der Carrier).

Als Arzneistoffträger eingesetzte O/W-Emulsionen zur parenteralen Ernährung sind toxikologisch unproblematisch und können im Großmaßstab durch Hochdruckhomogenisation hergestellt werden. Nachteilig ist die nach z.B. intravenöser Injektion auftretende schnelle Arzneistofffreisetzung innerhalb von Millisekunden (sog. burst release), die durch die schnelle Verteilung des Wirkstoffes zwischen flüssiger Ölphase und der wäßrigen Phase des Blutes zustande kommt (entsprechend Nernst'schem Verteilungskoeffizient).

Ideal wäre nun eine Kombination der Vorteile von Nanopartikeln (feste Matrix) mit den Vorteilen der O/W-Emulsionen zur parenteralen Ernährung (großtechnische Herstellung, toxikologische Akzeptanz). Dies wurde in den solid lipid nanoparticles (SLN) durch Austausch des flüssigen Lipids der Emulsionen gegen ein festes Lipid realisiert. Die SLN kombinieren Vorteile von festen Nanopartikeln und Emulsionen.

Liposomen als weiteres Carriersystem werden aufgrund ihrer Zusammensetzung aus Phospholipiden ebenfalls ähnlich wie Lecithin stabilisierte Emulsionen relativ schnell metabolisiert. Weiterhin gibt es immer noch Probleme mit der Langzeitstabilität von wäßrigen Liposomendispersionen, der Rekonstitution lyophilisierter Liposomen sowie mit der Sterilisierbarkeit durch Autoklavieren (physikalische Destabilisierung der Liposomen, Fusionierung). Auch hier bieten die SLN die beschriebenen Vorteile.

29.3 Geschichtliche Entwicklung: Vom Wachspellet zu SLN

Partikuläre Matrices aus Lipiden und Wachsen zur Wirkstoffliberation sind seit langer Zeit bekannt. Sie finden als Pellets (Größenbereich ca. 0,5-2 mm) Einsatz in Arzneimitteln auf dem pharmazeutischen Markt (z.B. Mucosolvan® Retardkapseln). Die Herstellung von Mikropartikeln aus Lipiden durch Sprüherstarrung wurde Anfang der achtziger Jahre von Speiser beschrieben (7). Später folgten von Speiser - dem Vater der Nanopartikeltechnologie (Paris Match) - die Lipidnanopellets zur peroralen Applikation (8). Hier wurden Lipide im geschmolzenen Zustand mit hochtourigen Rührern oder Ultrabeschallung dispergiert und ergaben nach Erkalten feste Lipidpartikel mit einem mittleren Durchmesser im Nanometerbereich. Rührer und Ultraschall werden auch für die Herstellung der sog. „lipospheres" verwendet, einem Produkt was den Nanopellets vergleichbar ist (9).
Der nächste Entwicklungsschritt war die Herstellung von den als „solid lipid nanoparticles" bezeichneten Partikeln durch Hochdruckhomogenisation (1-3). Die Herstellungstechnik zeichnet sich dadurch aus, daß die erhaltenen Nanopartikel in ihrer Größe sehr homogen sind. Der Gehalt an Mikropartikeln ist sehr gering, so daß SLN nicht nur zur peroralen sondern auch für die intravenöse Applikation geeignet sind (Mikropartikel bewirken Blockade der 5-6 µm großen Blutkapillaren, d.h. Embolie). Eine alternative Herstellung der SLN kann über Mikroemulsionen erfolgen. Hierzu wird aus dem als Matrix dienenden Lipid bei einer Temperatur oberhalb seines Schmelzpunktes eine Mikroemulsion hergestellt. Diese wird anschließend in kaltes Wasser gegossen. Durch Verdünnen mit Wasser bricht die Mikroemulsion, es entsteht eine Makroemulsion aus flüsigem Lipid, das in Form von SLN kristallisiert. Nachteilig bei dieser Methode sind die Verwendung von organischen Lösungsmitteln zur Herstellung der Mikroemulsion sowie die relativ geringe Konzentration der erhaltenen SLN-Dispersionen (Verdünnungseffekt bei Gießen der lipidhaltigen Mikroemulsion in Wasser). Die Hochdruckhomogenisation liefert 20%ige SLN-Dispersionen und wird sowohl von anderen universitären Arbeitsgruppen (11) als auch von Industriefirmen eingesetzt.

29.4 Herstellung von SLN

Die Herstellung erfolgt durch Hochdruckhomogenisation (12). In Abhängigkeit vom eingesetzten Lipid und Tensid erhält man dabei unterschiedliche Partikelformen. Verwendung von chemisch uneinheitlichen Lipiden und Tensiden (z.B. aus dem Kosmetikbereich (13)) führt zu sphärischen Partikeln (Abb. 29.1), chemisch einheitliche Lipide (z.B. reines Triglycerid) neigen mehr zu eckigen bis quaderförmigen, kristallähnlichen Partikeln. Das als Matrix verwendete Lipid wird geschmolzen und der Arzneistoff darin gelöst. Unlösliche Wirkstoffe werden in Form von Nanokristallen dispergiert (z.B. als MRT-Diagnostika eingesetzte Eisenoxidpartikel mit einer Größe von ca. 3-10 nm). Bei der Heißhomogenisation wird die arzneistoffhaltige Lipidphase in einer auf gleicher Temperatur befindlichen wäßrigen Tensidlösung mit einem Rührer dispergiert (Temperatur zwischen ca. 40-90 °C, je nach Smp des Lipids). Die so erhaltene „Prä-Emulsion“ wird anschließend in einem Kolben-Spalt-Homogenisator bei Drücken zwischen 200 bar bis maximal 1500 bar im heißen Zustand homogenisiert (ca. 1 bis 3 Homogenisationszyklen). Es entsteht eine Emulsion, deren Lipidphase beim Erkalten zu solid lipid nanoparticles rekristallisiert (Abb. 29.2, links).

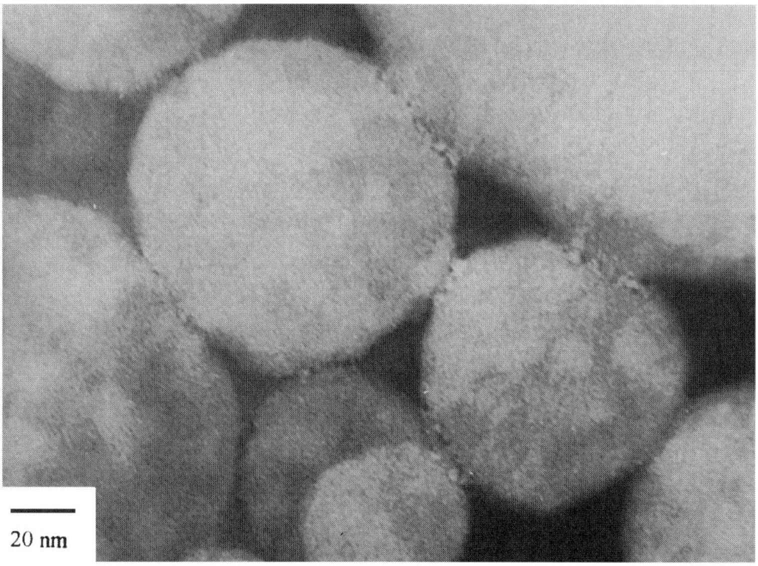

Abb. 29.1: TEM-Bild von sphärischen SLN aus Cetylpalmitat stabilisiert mit Plantaren 2000, mittlerer Durchmesser 190 nm, Polydispersitätsindex 0,107 (bestimmt mit Photonenkorrelationsspektroskopie - PCS (nach 14)).

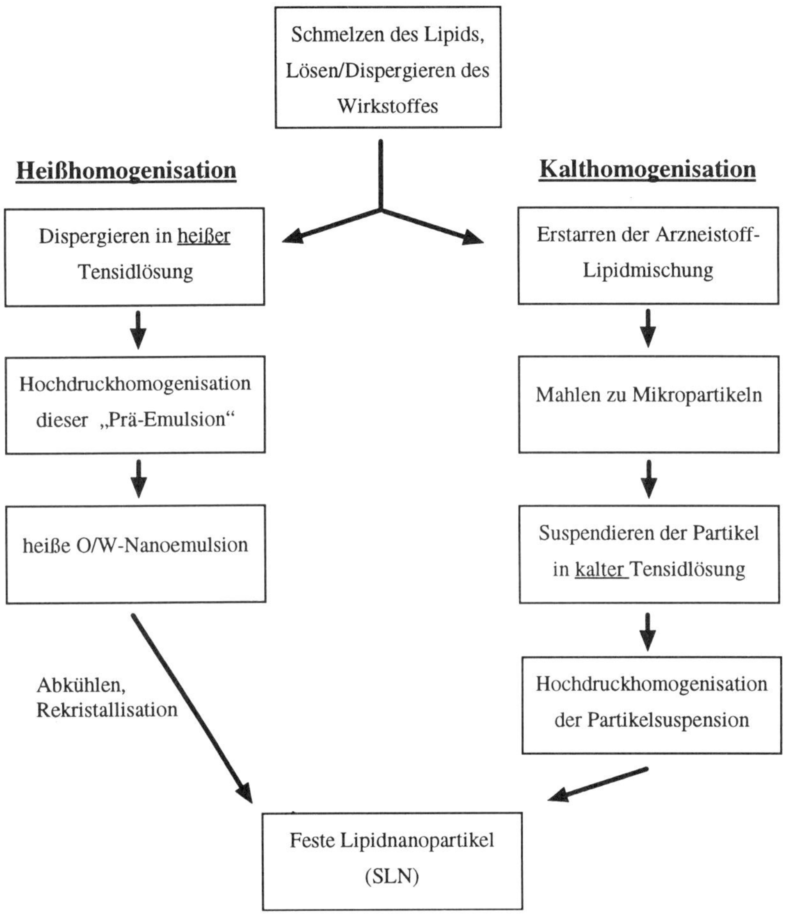

Abb. 29.2: Herstellung von SLN durch Heißhomogenisation (links) und Kalthomogenisation (rechts).

Bei der Kalthomogenisation wird der Arzneistoff in das geschmolzene Lipid eingearbeitet, anschließend die Arzneistoff-Lipidmischung jedoch abgekühlt und nach Rekristallisation gemahlen. Die erhaltenen Lipidmikropartikel (ca. 50-100 µm) werden dann in einer kalten Tensidlösung dispergiert und diese Suspension anschließend hochdruckhomogenisiert. Die bei der Hochdruckhomogenisation auftretenden Kavitations- und Scherkräfte sind ausreichend groß, um die Lipidmikropartikel zu Lipidnanopartikeln zu zerbrechen (Abb. 29.2, rechts). Die Kalthomogenisation ist insbesondere für hydrophile Arzneistoffe geeignet, da diese sich bei der Heißhomogenisation von der flüssigen Lipidphase in die Wasserphase „umverteilen" würden.

Zur Herstellung von tensidfreien SLN - z.B. von Interesse zur parenteralen Applikation - wird das Lipid vor der Hochdruckhomogenisation in reinem Wasser ohne Tensid, aber mit Zusatz eines viskositätserhöhenden Stoffes dispergiert (Stabilisierung über Quasieemulsion).
Die Sterilisation wäßriger SLN-Dispersionen kann bei Wahl geeigneter Tenside durch Autoklavieren erfolgen. Die SLN schmelzen dabei und rekristallisieren nach Beendigung der Sterilisation beim Abkühlen. Sind thermolabile Wirkstoffe in SLN eingearbeitet worden oder soll ein erneutes Schmelzen der Partikel verhindert werden, so können die SLN-Dispersionen auch strahlensterilisiert werden (25 kGy). Ein erneutes Aufschmelzen ist z.B. dann unerwünscht, wenn man ein optimales Freisetzungsprofil durch Wahl bestimmter Herstellungsparameter (z.B. Kalthomogenisation, s.u.) eingestellt hat und dieses durch ein Schmelzen der Partikel verloren gehen würde.

29.5 Arzneistoffliberation

In Abhängigkeit von den Herstellungsparametern konnte in vitro eine sehr schnelle Freisetzung (burst release) aber auch eine prolongierte Freisetzungen bis zu 6 Wochen erzielt werden (15). Das Freisetzungsprofil kann in zwei Phasen unterteilt werden, die initiale Freisetzung und die sich anschließende prolongierte Freisetzungsphase. Der Anteil der initialen Freisetzung nimmt im allgemeinen mit zunehmender Tensidkonzentration und Herstellungstemperatur zu, da sich unter diesen Bedingungen in der Regel die Löslichkeit der Arzneistoffe in der wäßrigen Phase erhöht. Beim Abkühlen kommt es dann zur Umverteilung von der wäßrigen Phase in die Lipidphase. Der Arzneistoff reichert sich im äußeren Bereich der Lipidpartikel an, aus dem er initial sehr schnell liberiert wird. Anwendung niedriger Tensidkombinationen in Verbindung mit der Kalthomogenisation kann die initiale Freisetzung reduzieren bzw. verhindern. Das Freisetzungsprofil läßt sich somit über Variation der Formulierungszusammensetzung und Herstellungsparameter steuern (Abb. 29.3).
In vivo wird die Arzneistoffliberation neben der Diffusionsgeschwindigkeit auch von der Abbaugeschwindigkeit der Lipidmatrix bestimmt. Die Abbaugeschwindigkeit läßt sich über die Auswahl des Lipids sowie über die auf der Partikeloberfläche befindlichen Tenside steuern. So wird Cetylpalmitat als Matrixmaterial über unspezifische Enzyme sehr schnell abgebaut, Triglyceride aus langkettigen Fettsäuren jedoch sehr langsam (z.B. Triglycerid der Behensäure (C22)). Lecithin - insbesondere in Kombination mit Natriumcholat - ermöglicht eine gute Anlagerung von Lipasen (= schneller Abbau), ethoxylierte Surfactants wie Poloxamer 407 behindern die

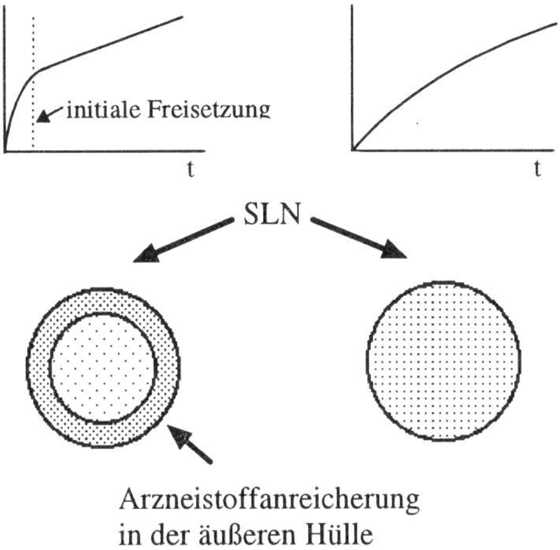

Abb. 29.3: Freisetzung des Modellarzneistoffes Prednisolon aus SLN, die hergestellt wurden mit: a) Heißhomogenisation, hohe Tensidkonzentration im Wasser (links) und b) Kalthomogenisation, tensidfrei (rechts). Die Freisetzungsunterschiede werden mit einer unterschiedlichen Verteilung des Arzneistoffes im Partikel erklärt.

Anlagerung des abbauenden Enzyms. Dies eröffnet die Perspektive, ein eventuell gut verträgliches, aber schnell abbaubares Lipid auch für eine langsam freisetzende SLN-Formulierung einzusetzen. Hierzu muß lediglich ein Tensid zur Stabilisierung der SLN verwendet werden, das die Anlagerung der Lipase hindert, z.B. Poloxamer.

29.6 Vorteile von SLN als Wirkstoffträger

Zusammenfassend vereinigen SLN Vorteile anderer partikulärer Arzneistoffträger. Analog zu Polymerpartikeln ermöglichen sie eine:

1. Modifikation des Freisetzungsprofils aufgrund der festen Partikelmatrix und
2. chemische Stabilisierung, d.h. Schutz von in die feste Matrix inkorporierten Wirkstoffen gegen chemische Zersetzung (z.B. Hydrolyse) (Abb. 29.4)

Analog zu Emulsionen und Liposomen besitzen sie:

3. geringe Toxizität der Hilfsstoffe (gute Verträglichkeit aufgrund z.B. physiologischer Lipide) und die
4. Möglichkeit zur industriellen Herstellung über Hochdruckhomogenisation.

In Topika haben SLN einen:

1. adhäsiven Effekt (aufgrund der generellen adhäsiven Eigenschaften kleiner Partikel)
2. Okklusionswirkung (Bildung eines dichtgepackten Partikelfilms auf der Haut mit engen Zwischenräumen, daher geringer Luftzirkulation und demzufolge wenig Wasserverlust aus der Haut).

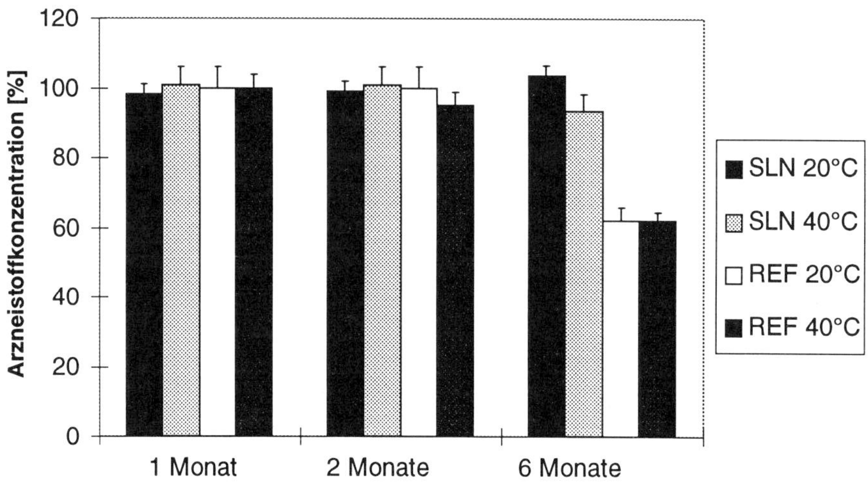

Abb. 29.4: Stabilisierung von chemisch labilen Wirkstoffen durch Einarbeitung in SLN: Nach Einarbeitung des Wirkstoffes RMAD95 in eine O/W-Emulsion (REF) erfolgt chemische Zersetzung. Nach Einarbeitung in SLN ist die Substanz bei 20 °C Lagerung in der wäßrigen SLN-Dispersion stabil, geringfügige Zersetzung findet bei 40 °C statt (Lagerung unter Lichtausschluß in Tiegeln, modifiziert nach (13)).

29.7 Mögliche Einsatzgebiete für SLN

SLN können prinzipiell dort überall zum Einsatz kommen, wo Nanopartikel von Vorteil sind (16), an dieser Stelle seien daher nur einige Beispiele genannt.

In Kosmetika und Dermatika können SLN hydrolyseempfindliche Wirkstoffe in wasserhaltigen Formulierungen gegen chemische Zersetzung schützen, aufgrund der kleinen Partikelgröße kann von einer Penetration zwischen die Stratum corneum Zellen ausgegangen werden, zusätzlich kann ein Depoteffekt auftreten.

Am Auge zeigen in SLN eingarbeitete Wirkstoffe eine verlängerte Verweilzeit. Bisherige Erfolge, die mit aus toxikologisch weniger akzeptablen Polymeren hergestellten Nanopartikeln erzielt wurden, könnten mit SLN in Arzneimitteln umgesetzt werden.

Nach oraler oder peroraler Applikation kann über die adhäsiven Eigenschaften von kleinen Partikeln von einer verläßlicheren Bioverfügbarkeit ausgegangen werden (Vermeidung der sog. „erratic absorption"). Die Variabilität der Plasmaspiegel zwischen nüchterner und nicht nüchterner Arzneistoffapplikation und patientenindividuelle Unterschiede werden nach der Applikation von Nanopartikeln deutlich vermindert.

SLN zur intravenösen Applikation können Wirkstoffe in eine besser verträgliche Form überführen, z.B. mit Lecithin stabilisierte Paclitaxel-SLN könnten die aufgrund des als Lösungsvermittler eingesetzten Cremophor EL auftretenden Nebenwirkungen (anaphylaktischer Schock) des jetzigen Handelspräparates Taxol® vermeiden. Daneben können SLN zum Targeting von Arzneistoffen verwendet werden.

29.8 Literatur

1. Müller, R.H., Lucks, J.S., Arzneistoffträger aus festen Lipidteilchen (Feste Lipidnanosphären (SLN)), European Patent EP 0 605 497 B1, 1996

2. Schwarz, C., Mehnert, W., Lucks, J.S. Müller, R.H., Solid lipid nanoparticles (SLN) for controlled drug delivery. I. Production, characterisation and sterilisation, J. Controlled Rel. 30, 83-96, 1994

3. Müller, R.H., Mehnert, W., Lucks, J.S., Schwarz, C., zur Mühlen, A., Weyhers, H., Freitas, C., Rühl, D., Solid lipid nanoparticles (SLN) - an alternative colloidal carrier system for controlled drug delivery, Eur. J. Pharm. Biopharm. 41, 62-69, 1995

4. Weyhers, H., Ehlers, S., Mehnert, W., Hahn, H., Müller, R.H., Solid lipid nanoparticles - determination of in vivo toxicity, Proc. 1st world meeting APV/APGI, Budapest, 489-490, 1995

5. Müller, B.W., Fischer, W., Method and apparatus for the manufacture of a product having a substance embedded in a carrier, US Patent No. 5043.280 (1991)

6. Smith, A., Hunneyball, I.M., Evaluation of poly(lactic acid) as a biodegradable drug delivery system for parenteral administration, Int. J. Pharm. 30, 215-220, 1986

7. Eldem, T., Speiser, P. Hincal, A., Optimization of spray-dried and congealed lipid micropellets and characterisation of their surface morphology by scanning electron microscopy, Pharm. Res. 8, 47-54, 1991

8. Speiser, P., Lipidnanopellets als Trägersystem für Arzneimittel zur peroralen Anwendung, Europäisches Patent EP 0167825, 1990

9. Domb, A. Lipospheres for controlled delivery of substances, United States Patent 5,188,837, 1993

10. Gasco, M.R., Method for producing solid lipid microspheres having a narrow size distribution, United States Patent 5,250,236, 1993

11. Siekmann, B., Westesen, K., Sub-micron sized parenteral carrier systems based on solid lipid, Pharmaceutical and Pharmacological Letters 1, 123-126, 1992

12. Müller, R.H., Weyhers, H., zur Mühlen, A., Dingler, A., Mehnert, W., Solid Lipid Nanoparticles (SLN) - ein neuartiger Wirkstoff-Carrier für Kosmetika und Pharmazeutika. I. Systemeigenschaften, Herstellung und Scaling up, Pharm. Ind. 59, 423-427 (1997)

13. Dingler, A., Lukowski, G., Müller, R.H., Gohla, S., Production and characterisation of Lipopearls™ for cosmetics, Proceed. Int'l. Symp. Control. Rel. Bioact. Mater. 24, 935-936 (1997)

14. Dingler, A. Dissertation an der FU Berlin, 1998.

15. Mehnert, W., zur Mühlen, A., Dingler, A., Weyhers, H., Müller, R.H., Solid Lipid Nanoparticles (SLN) - ein neuartiger Wirkstoff-Carrier für Kosmetika und Pharmazeutika. II. Wirkstoffinkorporation, Freisetzung und Sterilisierbarkeit, Pharm. Ind. 59, 511-514 (1997)

16. Müller, R.H., Dingler, A., Weyhers, H., zur Mühlen, Mehnert, W., Solid Lipid Nanoparticles (SLN) - ein neuartiger Wirkstoff-Carrier für Kosmetika und Pharmazeutika. III. Langzeitstabilität, Gefrier- und Sprühtrocknung, Anwendung in Kosmetika und Pharmazeutika, Pharm. Ind. 59, 614-619 (1997)

Anschrift des Autors

Prof. Dr. Rainer H. Müller
Freie Universität Berlin
Institut für Pharmazie I (WE 1)
Pharmazeutische Technologie, Biopharmazie & Biotechnologie
Kelchstr. 31
D-12169 Berlin

30 Lipid-Prodrugs und Pharmacosomen

Prof. Dr. P. P. Speiser, Zürich

30.1 Was sind Pharmacosomen ?

Das Wirkstoffmolekül (Pharmacon, gr.) ist chemisch kovalent an natürliche Lipide als Prodrug gebunden. Diese unwirksamen Prodrug/Lipid-Verbindungen bilden in Wasser spontan vesikuläre (soma, gr., sanskr.) bzw. mizellare oder liposomale Systeme (Pharmacosomen, Abb. 30.1). [1,2]. Pharmacosomen sind unwirksame Prodrugs, welche erst im Organismus durch Abspaltung der Wirkstoffe bioaktiv werden. Sie können tel-quel oder in gefriergetrockneter Form zwischengelagert werden. Durch den chemischen Zusammenschluß - meist über eine Esterbindung - entstehen beim Pharmacosom viele neue physikalische, chemische und biologische Eigenschaften, die dem Gesamtmolekül völlig neue Eigenschaften erteilen, wie:

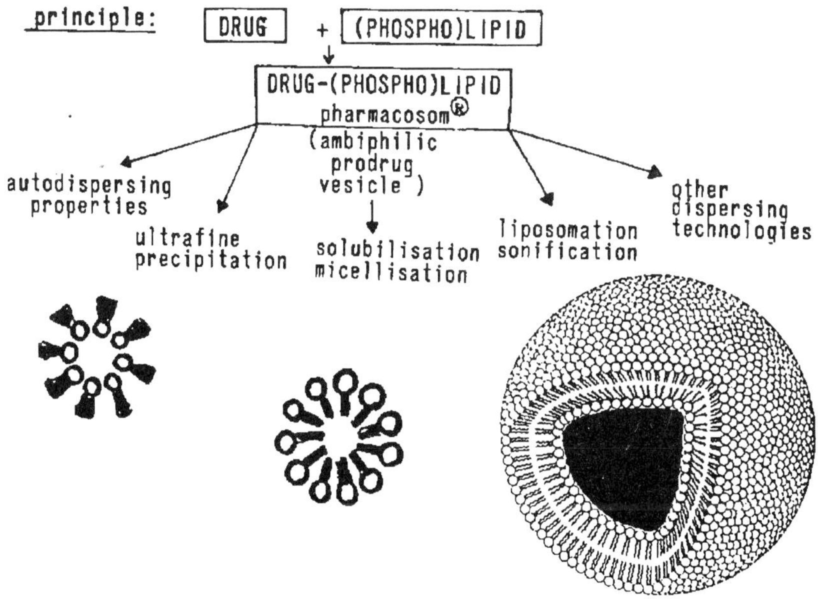

Abb. 30.1: Schematische Darstellung einiger minivesikulärer Pharmacosomstrukturen

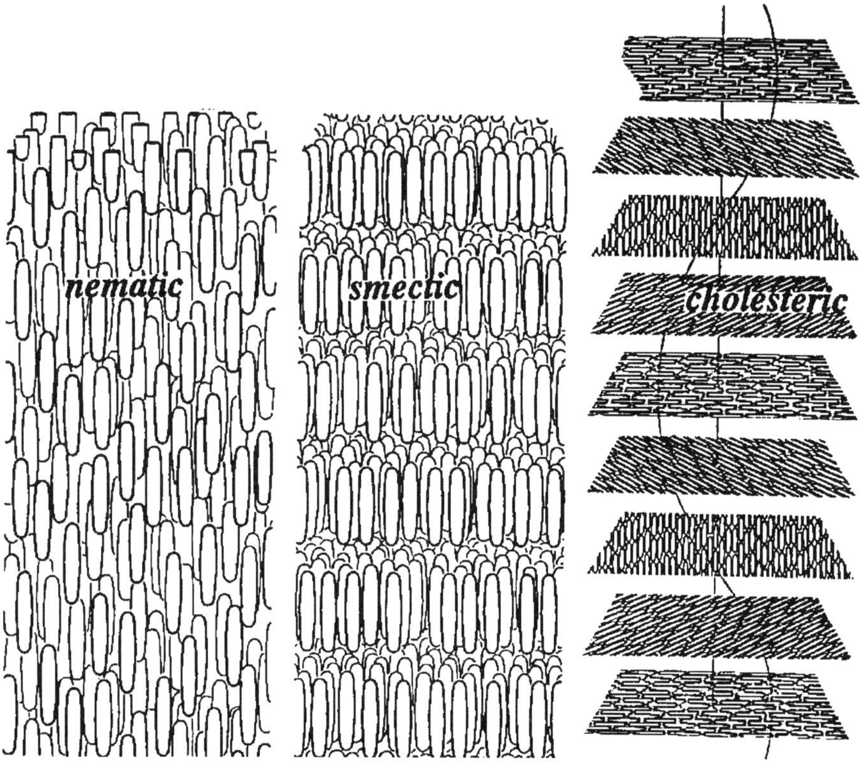

Nematisch flüssigkristalline Phase

Die Längsachsen der Moleküle sind im wesentlichen parallel orientiert, die Moleküle können sich entlang ihrer Längsachsen frei verschieben und um ihre Längsachsen rotieren.

Smektisch flüssigkristalline Phase

Die Molekül-Längsachsen liegen wie bei den nematischen Substanzen parallel. Zudem sind die Moleküle in definierten Ebenen angeordnet. Die hier gezeigte Anordnung wird mit smektisch A bezeichnet.

Cholesterisch flüssigkristalline Phase

Die Moleküle liegen parallel in Ebenen. Die Richtungen der Molekül-Längsachsen drehen sich schraubenförmig von Ebene zu Ebene.

Abb. 30.2: Molekülanordnungen in einigen flüssigkristallinen Phasen.

- Das Prodrug-Molekül wird amphiphil und bildet in wäßriger Phase mit geringem energetischem Aufwand mizellen- oder liposomenartige Vesikel uni- oder multilamellarer Konfiguration und flüssigkristalliner, smektischer Struktur (Abb. 30.2).
- Pharmacosomen können direkt als flüssig-kolloidale Dispersion im Nanometer-Größenbereich oder aus gefriergetrockneten Xerogelen durch Rehydratation therapeutisch eingesetzt werden.
- Dadurch daß keine Hilfsstoffe - außer Wasser - für die Arzneiformung benötigt werden, ist die Vesikelhaut chemisch einheitlich, wird kohäsiv gut zusammen-

gehalten und ist folglich im hydrophilen wie xerogelen Zustand mechanisch relativ stabil.

- Die zähe mono-, bi- oder multilayer Membran erteilt den Prodrugvesikeln *in-vitro* zusätzlich eine gute Stabilität und *in-vivo* eine kontrollierbare Hydrolyse und Freisetzung der Wirkstoffe.
- Dadurch daß keine weiteren Hilfsstoffe benötigt werden, wird erwartungsgemäß die Verträglichkeit begünstigt, da nur körpereigene Lipide und eventuell ein physiologischer Raumgeber (Spacer vom Typ Bernsteinsäure) für die Prodrugsynthese benötigt werden.

Das Schicksal (fate) dieser Arzneiform nach lokaler (transdermaler, (per)oraler) oder parenteraler Verabreichung ist nicht restlos erforscht. Nach den bisherigen pharmakologischen und toxikologischen Untersuchungen - im Vergleich zu vielen klassischen Arzneistoffen - scheint eine verbesserte Wirkung hinsichtlich Eintritt, Intensität, Dauer und einer guten, akuten Verträglichkeit gesichert. Erst die klinische Validierung wird zeigen, ob diese Arzneiform bezüglich Bioakzeptanz anderen modernen Arzneiformen ebenbürtig oder überlegen ist.

30.2 Herstellung: vom Drug zum Lipid-Prodrug und Pharmacosom

Die Herstellung erfolgt in 3 konsekutiven Schritten: der Prodrugsynthese, der Reinigung und Qualitätskontrolle des biologisch inaktiven Prodruglipids, sowie der Herstellung der Prodrugminivesikel mit Wasser, ev. gefolgt von einer Gefriertrocknung (*Lyophilisation*) der Vesikel zur Bulklagerung.

30.2.1 Synthese des Lipid-Prodrug

Als Wirkstoff eignet sich jedes Molekül mit einer exponierten, alkoholischen, phenolischen oder primären Aminogruppe. Es sind Standardsynthesen ausgearbeitet worden, welche die Arbeit erleichtern und verkürzen. Am Beispiel eines reaktiven Lipides (Glycerol-1,3-dipalmitoyl-2-bernsteinsäurechlorid-monoester) wird das Prinzip einer solchen Standardsynthese erläutert (Abb. 30.3). Das reaktive Trägerlipid (VII) kann direkt an ein Wirkstoffmolekül gekoppelt werden.

30.2.2 Syntheseprinzip für das reaktive Trägerlipid

- 2 -Ketoglycerol (I) wird mit der doppelt stöchiometrischen Menge Palmitinsäurechlorid(II) zum entsprechenden Palmitinsäurediester (III) kondensiert. In Stellung 2 (I und III) befindet sich eine aktive Ketogruppe.
- Der Diester (III) wird in Position 2 zu Dipalmitoylglycerol (IV) reduziert. In 2 befindet sich nun eine sekundäre Alkoholgruppe.
- Nach Reduktion wird mit einem Raumgeber (*spacer* (V), Succinylanhydrid) zum Glycerol-1,3-dipalmitoyl-2-succinat-halbester (VI) verestert.
- Um das Trägerlipid an die Wirkstoffe koppeln zu können wird die freie Carboxylgruppe in (VI) mit Sulfonylchlorid in das entsprechende Säurechlorid (VII) überführt.

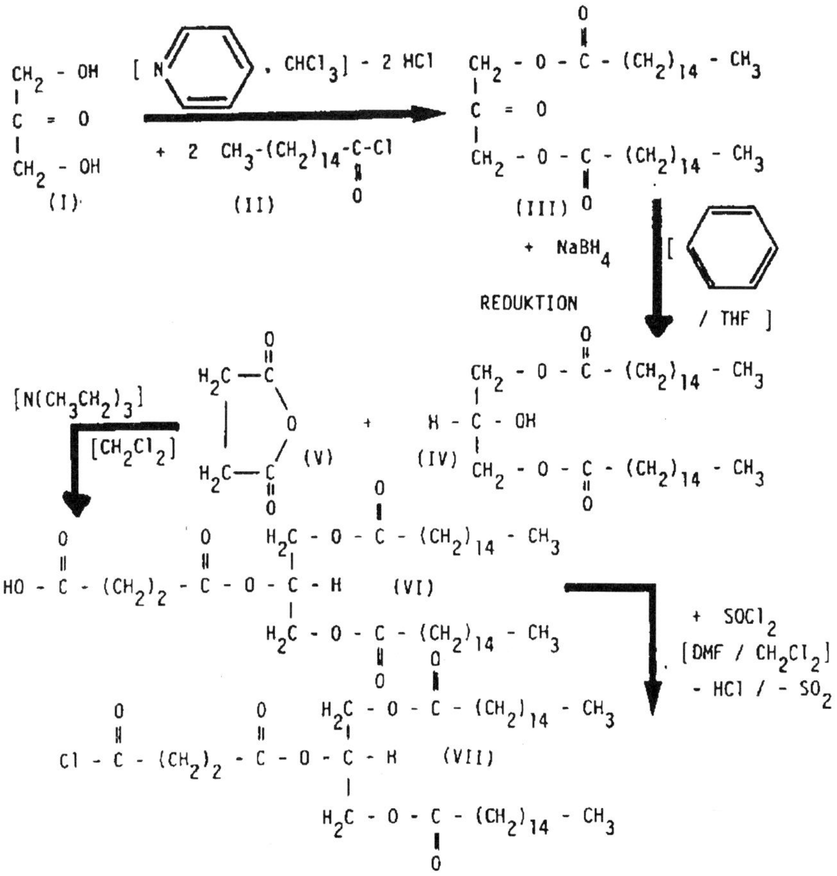

Abb. 30.3: Prodrug-Synthesebeispiel für ein reaktives Diglycerid (Glycerol-1,3-dipalmitoyl-2-bernsteinsäurechlorid-monoester)

30.2.3 Kopplung an Wirkstoffe

Das reaktive Trägerlipid (VII) greift das Wirkstoffmolekül an exponierten alkoholischen, phenolischen oder Aminogruppen an, wobei der Wirkstoff praktisch quantitativ an das Prodrugmolekül kovalent angekoppelt wird (Ester, Säureamid etc.).

30.2.4 Reinigung und Qualitätskontrolle des Wirkstoff-Lipid-Prodrug

Nach beendeter Synthese müssen die angefallenen Nebenprodukte quantitativ entfernt werden und das Syntheseprodukt auf Identität und Reinheit usw. validiert werden.

30.2.5 Zusammenstellung einiger Lipid-Prodrugs

* Folgende Lipid-Prodrugs sind synthetisiert worden :
- *Acetylsalicylsäure* [3, 4]
- *Bupranolol* [5, 6]
- *Chlorambucil* [1]
- *Dermatan(sulfat)* [7]
- *Dihydroergotamin* [8]
- *Estradiol* [9]
- *Heparin* [10]
- *Insulin* [11, 12]
- *Levodopa* [6, 13]
- *Naproxen* [14, 15]
- *Nikotinsäure* [16]
- *Phenytoin* [17]
- *Pindolol* (Visken®), [2]
- *Pentapeptid-Renin:* {1,3-Dipalmitoyl-(Iva-Phe-Nle-Sta-Ala-Sta-Acetyl)}glycerol [18]

30.2.6 Herstellung der Pharmacosomen

Für die Umwandlung des gereinigten, von Lösungsmittelresten befreiten und validierten Lipid-Prodrugs in eine minivesikuläre Form ist im einfachsten Falle das Schütteln mit Wasser und anschließendem Homogenisieren (Kolbenhomogenisation bis Sonifikation mit Ultraschall) gebräuchlich. Daneben kommen ebenfalls Filmmethoden gemäß klassischer Liposomenherstellung in Frage.
Die Bildung von Pharmacosomen mit mono-, bi- oder multilayer Membranhüllen hängt von der Wahl der eingesetzten Lipide ab (Mono-, oder Diglyceride u.a.,

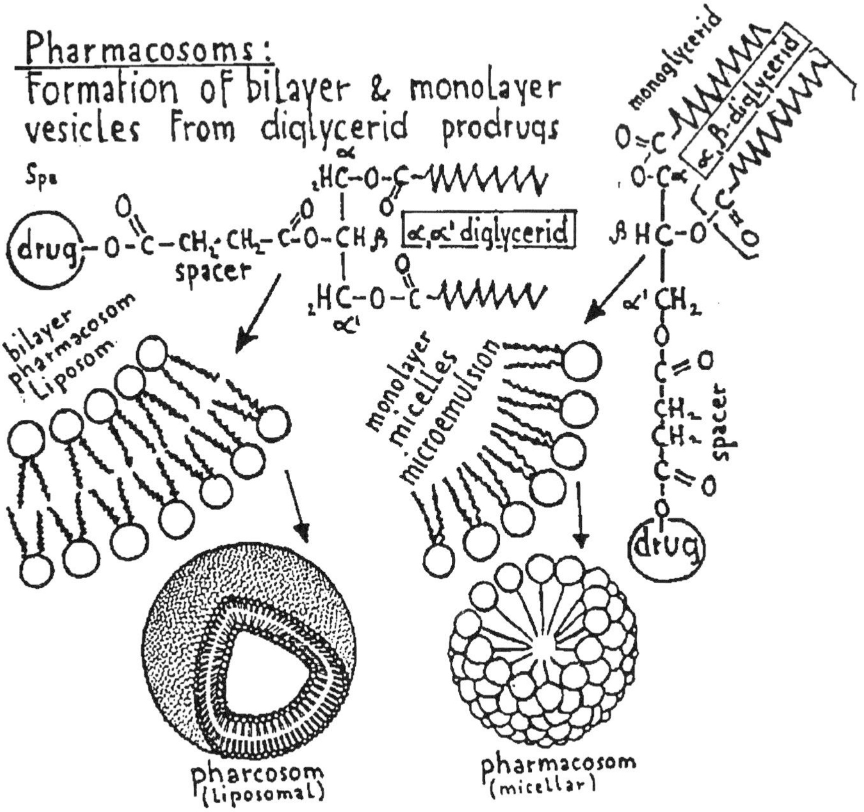

Abb. 30.4: Formation von Mono- und Bilayer-Membranstrukturen.

Glyceridkettenlängen, Position der Ketten am Glycerol und Seitengruppen u.a.). Ein 1-3 (alpha-alpha') Diglycerid ergibt in der Regel eine Bilayerstruktur, ein Mono- oder 1-2 (alpha-beta) Diglycerid eine Monolayerstruktur (Abb. 30.4).

30.2.7 Prüfung und Qualitätskontrolle der Pharmacosomen

Erfolgt sinngemäß entsprechend den pharmazeutischen Eigenschaften.

Pharmazeutische Eigenschaften der Prodrug Vesikel :

Struktur :

Die Minivesikel können sowohl monolayer-, bilayer- als auch multilayer Membrankonfiguration aufweisen (vergl. Abb. 30.1). Im ersteren Falle sind sie mizellähnlich, im letzteren entsprechen sie eher unilamellaren, bzw. multilamellaren, liposomalen Strukturen, doch unterscheiden sie sich in vielen Eigenschaften deutlich von Liposomen [5].

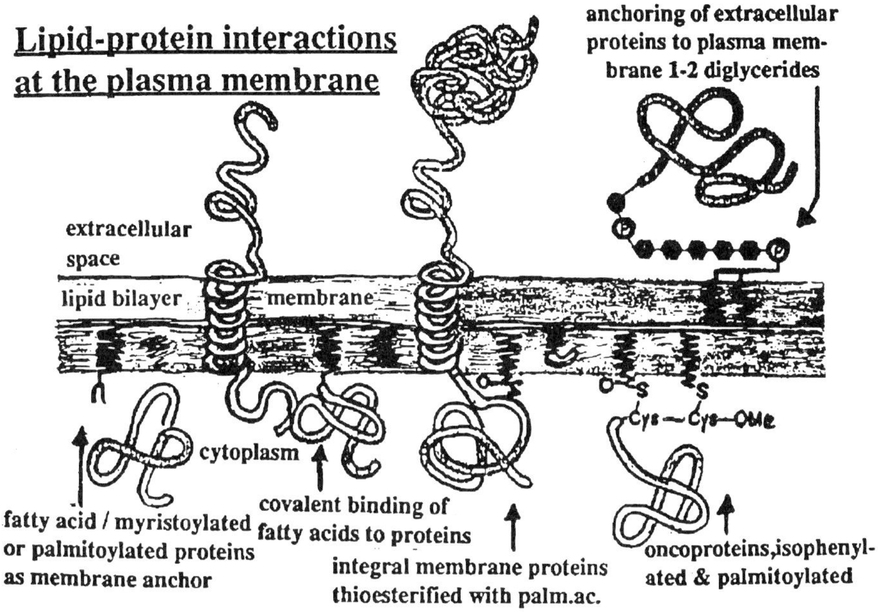

Abb. 30.5: Interaktionen von Lipidderivaten an Zellmembranen.

Die flüssigkristalline Membranstruktur ist temperaturabhängig. Unterhalb Körpertemperatur (< 30 °C) ist die Kristallininät ausgeprägter als bei Körpertemperatur. Diese Phasentransition ist fließend, material- und temperaturabhängig und spielt bei der Interaktion (Verankerung, "anchoring") von Lipidderivaten mit Zellmembranen eine große Bedeutung (Abb. 30.5.).

Größe und Stabilität:

Die durchschnittliche Vesikelgröße (am Beispiel des amphiphilen Prodrugs Pindolol-maleat-glycerolmonostearat-ester) in 5 %iger, isotonischer Glukose-Wasser-Lösung [1, 2] liegt :

- nach spontaner Bildung zwischen 200 nm und 240 nm Ø (TEM, PCS),
- frisch nach der Filmherstellung liegt der Ø bei 125 nm (TEM, PCS),
- nach der Ultrabeschallung (50 kHz/2 h) beträgt der Ø ca. 90 nm (PCS),
- nach einer Woche unter akzelerierten Stabilitätsbedingungen steigt der Durchmesser Ø auf 213 nm an (TEM, PCS) {Messung mittels Transmissions Elektronen Mikroskopie (TEM), sowie Photonen-Korrelations-Spektroskopie (PCS)}.

Daraus darf geschlossen werden, daß um ca. 250 nm Ø ein thermodynamisches Optimum vorliegt.

Ambiphilie, (Amphiphilie oder Amphipathie) :
Wenn in einem Molekül sowohl hydrophile (polare) als auch lipophile (schwachpolare) Eigenschaften vereint sind, spricht man von ambiphilem Verhalten. Diese Ambiphilie ist beim Prodruglipid besonders apparent und erteilt dem Molekül als Trägersubstanz (carrier) viele neue, interessante, physikochemische und biologische Eigenschaften. Diese beeinflussen das Verhalten *in-vitro* und *in-vivo* stark, während der wirksame Mutterwirkstoff (drug) dies im weit geringeren Ausmaß tut. Als Auswirkung der Ambiphilie von Lipid-Prodrugs seien erwähnt :
Grenzflächenaktivität :
In Wasser verteilt kommt es zur spontanen Orientierung an hydrophilen-lipophilen Grenzflächen, hauptsächlich an den benachbarten Schwester-Lipid-Prodrug-Molekülen. Folge davon ist die *Selbstdispergierung* zu Solubilisaten, Mizellen, Liposomen und anderen ultrafeinen, vesikelförmigen Assoziaten, welche die Penetration, Permeation und den Transfer im Organismus stark fördern (vergl. Abb. 30.5).
Als Beispiel sei die starke Verminderung der Grenzflächenspannung von Pindolol-succinat-glycerol-monopalmitat Pharmacosomen erwähnt [2]:
In Wasser von 20 °C beträgt die Spannung *35,0* mN/m, sie sinkt deutlich ab:
- bei Konzentrationen von 0,1 % Prodrug auf *15,2* mN/m,
- bei 0,25 % Prodrug auf *13,0* mN/m,
- bei 0,5 % Prodrug auf *1,4* mN/m.

(Tropfen-Volumen-Methode nach Hartland, 20 °C.).
Verteilungsvermögen :
Als Folge der Ambiphilie wird das *Lösungs-* und *Verteilungsvermögen* zwischen polarer und schwach polarer Phase stark verändert. Prodrug-Pharmacosomen werden im Vergleich zum Mutterwirkstoff lipophiler und neigen zur Selbstassoziation (siehe oben). Im Körper wirkt sich diese Veränderung ebenfalls aus.
Vesikelbeschaffenheit: Durch die Ambiphilie werden ebenfalls die Vesikeleigenschaften wie Membranstruktur, Vesikelform und -ausmaß stark verändert, die ihrerseits *in-vivo* die pharmakokinetischen und pharmakodynamischen (pharmakologischen) Eigenschaften prägen.
Durch *Veränderung der Lipidketten* (Verlängerung oder Verkürzung) im Prodrug wird das Schicksal des Wirkstoffes, d.h. die pharmakokinetischen (biopharmazeutischen) Eigenschaften wie Verteilung, Verweildauer, Hydrolysegeschwindigkeit, d.h. Wirkstoff-Freigabegeschwindigkeit und Abbau der Pharmacosomen verändert. Dies kann zur Steuerung der biopharmazeutischen Eigenschaften benützt werden.
Quantitative Parameter, die das Verteilungsvermögen festlegen sind:
- *Verteilungskoeffizient* (partition coefficient, log. P),
- *Hydrophiles/Lipophiles Gleichgewicht* (Hydrophilic-Lipophilic-Balance, HLB),
- *Dielektrizitätskonstante* (dielectric konstant, DK).

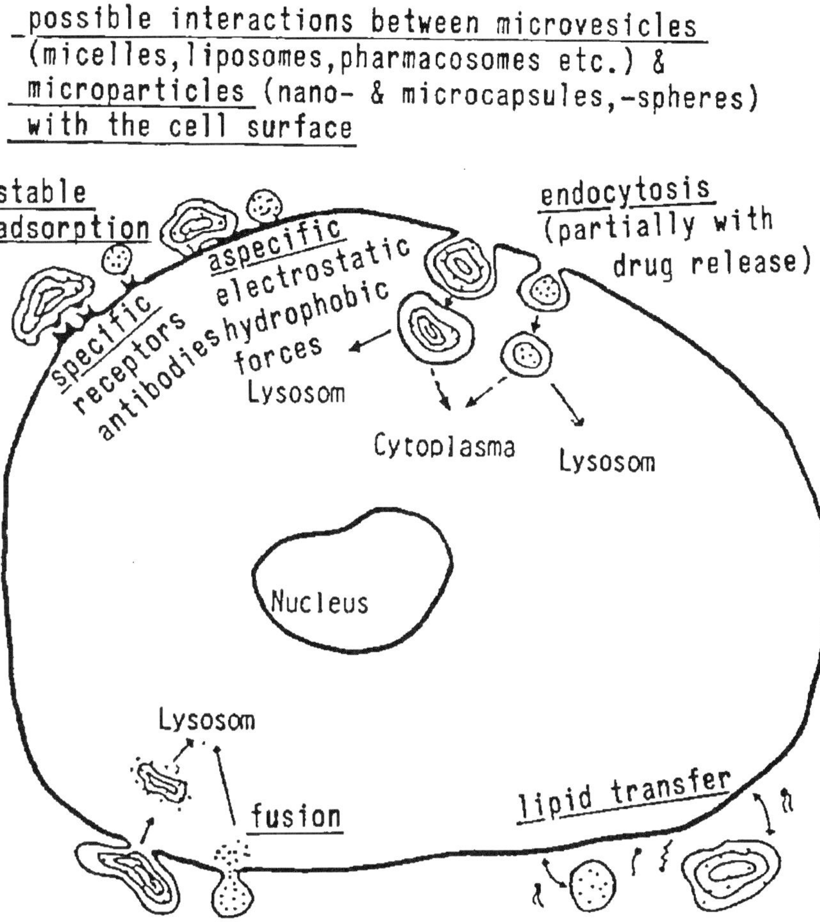

Abb. 30.6: Mögliche Reaktionsmechanismen an der und durch die Zellwand.

Wirkstoff-Freisetzung in vitro:
Chlorambucil-Glyceroldipalmitoylester erleiden in frischem menschlichem Blutplasma bei 37 °C und beim pH 7,3 eine Hydrolyse des Prodrugs, d.h. Wirkstofffreisetzung :

- nach 6 Minuten von ca. 25 % bis 55 % des aktiven Wirkstoffes,
- nach 12 Minuten von ca. 30 % bis 55 %, die sich mit zunehmender Zeit allmählich verlangsamt. Es liegen aber zu wenig Daten vor, um aus solchen Einzelresultaten reaktionskinetische Parameter auszuarbeiten.

30.3 Vorteile des Lipid-Prodrug

- *Bioadhäsion* : Die *Vesikelstruktur* (Umfang , Zusammensetzung, Membranbau etc.) im subzellulären Größenbereich spricht dafür, daß im Organismus die Chancen für einen quantitativen Transfer des Prodrugs durch die Zellwand sehr hoch sind. Durch multiple Vorgänge wie unspezifische und spezifische Adsorption, Fusion (Verschmelzung), Endocytose und Pinocytose ("cell drinking") gelangen die Vesikel ins Zellinnere (Abb. 30.6), verbleiben dort oder werden durch Exocytose weiter transportiert. Gleichzeitig beginnt schon - je nach intrinsischen Bedingungen - der enzymatische Angriff und der Abbau der Vesikel, gefolgt von einer hydrolytischen und/oder enzymatischen Abspaltung des Wirkstoffes vom Prodrug.
- *Keine Inkorporierungsprobleme* für den Wirkstoff, da er im Prodrug kovalent eingebaut ist.
- Keine *Leakageprobleme*, d.h. kein Wirkstoffverlust durch Diffusion aus den Vesikeln während der Behandlung, Lagerung und bei der Applikation.
- *Bessere Wirkung, Verträglichkeit* und niedrigere *Toxizität* des Prodrug verglichen mit dem Mutterwirkstoff. Am Beispiel Chlorambucil seien die Unterschiede zwischen Mutterwirkstoff und Prodrug-Pharmacosom gezeigt (Abb. 30.7):
  - Vierergruppen von Loo / Dee Ratten mit einem subcutanen Immunocytentumor S 130 (mittlere Oberfläche 90 cm^2) werden peroral mit steigenden Dosen Wirkstoff und Prodrug gefüttert.
  - In equivalenten Einmaldosen Chlorambucil bzw. Chlorambucil-Pharmacosomen von 5 und 10 mg/kg Ratte ist die totale, irreversible Tumorregression an 2 von 4 Tieren beim Prodrug nach 18 bzw. 22 Tagen erreicht, während dies bei der Kontrollgruppe Chlorambucil-Wirkstoff nicht feststellbar ist.

30.4 Nachteile des Lipid-Prodrug

Jedes Prodrug benötigt eine neue Registrierungsanmeldung, auch wenn der Mutterwirkstoff bereits schon registriert ist, bzw. sich seit Jahren in der Praxis bewährt hat.
Diese Anmeldung ist - wie bei anderen Arzneiformen - bei jeder noch so geringfügigen Veränderung, auch der nicht wirksamen Lipidbestandteile notwendig. Deshalb ist sorgfältige chemisch-technologisch-formungskonforme Entwicklungsarbeit eine unbedingte Notwendigkeit.
Die Prodrugsynthese ist zwar einfach aber verlangt etwas Know-how, wird aber von jedem Studenten der Chemie/Pharmazie beherrscht.

30.5 Biologische Eigenschaften

30.5.1 Schicksal des Pharmacosoms im Organismus (Fate of drug)

Diese Vorgänge müssen in mehrere Schritte aufgeteilt werden:

Verabreichung, *Diffusion* und systemische *Verteilung* zu und *Penetration* des Prodrugvesikel in die Resorptionsorgane. Dort findet eine hydrolytische und/oder enzymatische Abspaltung des Wirkstoffmoleküls vom Prodrug (Wirkstofffreisetzung) statt, gefolgt von Interaktionen des aktiven Arzneistoffs mit den Rezeptoren und Zellbestandteilen (Resorption).

Dosierung und Antitumoraktivität von Chlorambucil und Chlorambucil Pharmacosomen®
bei equivalenter oraler Dosis in Ratten.
Chlorambucil & Dipalmityl-Chlorambucil-Prodrug bei subcutanem ImmunocytenTumor S 130

mean of each 4 loo/dee rats

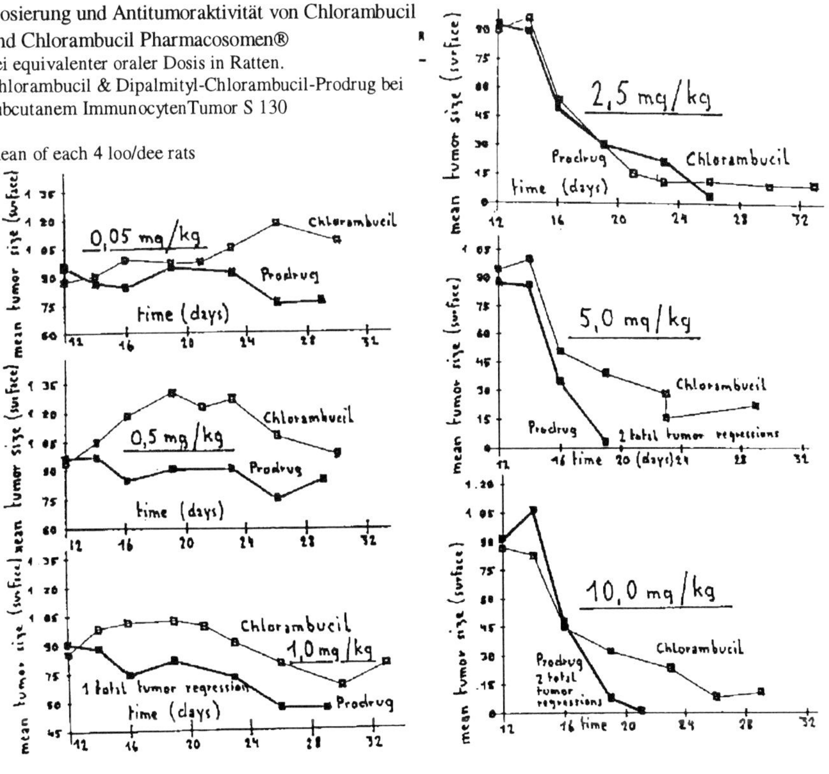

Abb. 30.7: Antitumor Aktivität nach einmaliger Verabreichung peroraler eq. Dosen Chlorambucil bzw. Chlorambucil-Pharmacosomen (Immunocytentumor S 130, Vierergruppen Loo/Dee Ratten).

30.5.2 Verabreichungsarten

Lokale: Verabreichung :
Hier steht die epi-, endo-, (dia-) oder *transdermale* Applikation im Vordergrund. Beim Auftragen oder Einreiben auf und in die Haut zerfällt das minivesikuläre System in eine grobe disperse Phase vom Gößenausmaß ∅ ca. 50 μm. Diese ist auf oder in der Haut instabil und es werden freie Prodrugmoleküle gebildet, die wiederum beim Erreichen der kritischen Micellkonzentration (cmc) Mizellen aufbauen [19].
Da der Aufbau der Pharmacosomen und deren Phasen-Transitions-Temperatur mit biologischen Zellwandsystemen nicht unähnlich ist [5], liegt eine Inklusion der Pharmacosomen in das biologische Membran-Bilayer-System im Bereich des Wahrscheinlichen. Dies bedeutet, daß durch Struktursimularität und/oder Endocytose eine Verschmelzung mit der Zellwand und dem Zellinhalt stattfinden kann. Endo- und Exocytose findet allerdings nur bei flüssigkristallinen Zellmembranstrukturen statt [20, 21].
Die Verabreichung an *Schleimhäuten* (oral/buccal, Auge, Nase, Vagina etc.) sowie anderen Körperhöhlen wie Ohr, Rektum usw. unterscheidet sich dadurch, daß die Penetration durch die hydrophileren Grenzgewebe in die lipophilen Hautschichten durch Verteilung, Penetration, Fusion, Endo- und Exozytose verläuft (Abb. 30.6). Gleichzeitig und anschließend findet die hydrolytische und enzymatische Abspaltung des Wirkstoffes vom Prodrug statt.
Perorale Applikation: Um die Vesikelstruktur bei der sauren Magenpassage nicht zu zerstören, werden die Pharmacosomen in gefriergetrocknetem Zustand in magensaftresistenten Kapseln verabreicht. Diese geben ihren Inhalt erst in den vorderen Dünndarmabschnitten frei.
Im Intestinaltrakt erfolgt die *Bioadhäsion* der Pharmacosomen an der Grenzfläche der Lipidmembranen des Epithels und des Endothels im Jejunum und Ileums. Es findet anschließend eine Penetration durch Verschmelzen (*"anchoring"*) mit den Membranen und durch Endocytose statt (Abb. 30.6). Die Permeation durch das Epithel, Endothel, die Becherzellen und Peyers Plaques etc. erfolgt durch multiple Endo-Exocytosen der Vesikel oder Bruchteile davon. Die Abspaltung der Wirkstoffe vom Prodrug durch hydoxylionen-katalysierte oder enzymatisch-aktivierte Vorgänge kann schon unmittelbar nach der Bioädhäsion oder der Endozytose beginnen.
Die Diffusion und Verteilung der Pharmacosomen, ihrer Bruchstücke, der Prodrug- und der Wirkstoffmoleküle via Blutbahn und lymphatischem System entspricht einem klassischen Verteilungsvorgang, d.h. die Wirkstofffreisetzung und Wechselwirkung mit Organteilen und Rezeptoren spielt sich parallel zur systemischen Verteilung entlang dem Transportweg der Pharmacosomen ab.

Parenterale Verabreichung :

Die *subkutane* und *intramuskuläre* Injektion zielt eher auf eine Langzeitwirkung ab. Vielfach ist jedoch kein Unterschied in den Wirkstoff-Plasmaspiegeln zwischen vasaler und extravasaler Verabreichung festzustellen [2] . Dies deutet auf große lokale Unterschiede in den bioadhäsiven Eigenschaften zwischen Organteilen und Vesikeln hin.

Die Pharmacosomen im Depot der Subcutis oder des Muskelgewebes kommen meist in bioadhäsiven Kontakt mit dem benachbarten Zellmembrangewebe. Dort spielt sich wiederum eine hydrolytische oder enzymatische Abspaltung des Wirkstoffmoleküls ab, verbunden mit Wirkstofffreisetzung und Wirkung des thermodynamisch aktiven Pharmacons.

Die *intravenöse Verabreichung* sorgt für eine schnelle systemische Verteilung, gefolgt von der Bioadhäsion der Prodrugvesikel in den Transportmedien Blut und Lymphe, sowie in den versorgten Organen.

Die Wirkstoffabspaltung aus dem Pharmacosom erfolgt hydrolytisch schon an der leicht sauren (pH 5,2), hydophilen/lipophilen Zellmembran, oder enzymatisch nach Endocytose im enzymreichen Zellinnern, gefolgt von der Interaktion des aktiven Wirkstoffmoleküls in Organteilen, Zellen oder Rezeptoren.

Wirkstoff-Interaktion (Wirkung) und Verträglichkeit

Die Abspaltung des Wirkstoffmoleküls vom Prodrug findet in den enzymreichen Teilen oder/und den leicht basischen pH-Bereichen der Zellen statt, wobei das Prodrug intermolekular vorzugsweise an Esterbindungen aufgebrochen wird. Die lipase-aktivierten, hydroxoniumionen- und hydroxylionenkatalysierten Hydrolysen besitzen ihre eigenen Geschwindigkeitsabläufe (Biodegradationskinetik), die bei konstanter Körpertemperatur multifaktoriell beeinflußt werden wie z.B. durch :

- *Enzymkonzentration* (Esterasen, Lipasen etc.), intrinsischer *pH* und *Ionenstärke* in den Zellen einzelner Gewebe und Organe,
- *Kettenlänge* (Hauptkette und Nebengruppen bei Lipiden, Spacern und Wirkstoffen im Prodrug,
- *funktionelle Gruppen* in der Nachbarschaft der zu spaltenden Ester- oder Aminogruppe im Prodrug.

30.5.3 Potentielle Einsatzmöglichkeiten

Die ultrafeine *Vesikelgröße* im subzellulären Bereich gewährleistet eine quantitative Resorption und gute Verträglichkeit durch die Abwesenheit fremder Hilfsstoffe.

Die gleichen Pharmacosomen ermöglichen einen Einsatz an verschiedenen Körperorganen, wie z.B. als Pulver in Kapseln, als flüssige Dispersion in Tropfen oder in Miniklistieren usw.

Verschiedene Applikationsarten wie intravasale (i.v., i.p.) oder extravasale (s.c., i.c., i.m.) und perorale zeigen gleiche oder ähnliche Resorptionsprofile und -raten.
Eine Variation der Lipide (Mono-, Diglyceride, Phosphatidylcholin und -ethanolamin, Ceramide und Glucosyl-, Sphingomyelin u.a. [20]) verändert die pharmakokinetischen und -dynamischen Eigenschaften. Solche Modifikationen machen es möglich, die biopharmazeutischen und pharmakologischen Eigenschaften innerhalb gewisser Grenzen zu steuern.
Die Lipidvesikel erleiden bei der schonenden Gefriertrocknung praktisch keine Grundstrukturveränderungen und sind bei schonender Aufarbeitung unbeschränkt haltbar. Die Rehydratation der gefriergetrockneten Konserven ergibt wiederum eine vesikuläre Dispersion gleicher mittlerer Vesikelgröße.
Die Haltbarkeit im flüssig-dispersen Zustand, verglichen mit Liposomen, fällt deutlich länger aus.
Durch Coaten der Pharmacosomen liegt eine zielgerichtete Medikation (targeting oder site specific drug delivery) im Bereich des Möglichen .

30.6 Zusammenfassung

Die Auffindung von wirksamen, sicheren und verträglichen Arzneistoffen und einfach zu handhabenden Arzneiformen mit pharmakokinetisch und pharmakodynamisch reproduzierbarer Wirkung bleibt das Hauptziel jeglicher pharmazeutischer Forschung.
In dieser "minivesikulären" Arzneiform wird das Wirkstoffmolekül (*Pharmacon*) an Lipide chemisch zu einem unwirksamen *Prodrug* gebunden. Dieses geht spontan oder mit relativ geringem Energieaufwand in Vesikulärstrukturen (*soma*) zum *Pharmacosom* über. Die Pharmacosomenforschung stellt einen Versuch dar, das therapeutische Hauptziel (einfache Applikation, quantitative Resorption bei guter Verträglichkeit) mittels ultrafeiner Vesikel im subzellulären Größenbereich zu erreichen.
Trotz vieler physikalischer, chemischer und biopharmazeutischer insbesondere pharmakokinetischer Untersuchungen an mehreren Versuchtstier-Gattungen und einiger klinischer Prüfungen ist es noch verfrüht, Güte und Sicherheit dieser Arzneiform klinisch abschließend zu beurteilen.
Die in einer Lipidmembran kovalent eingebauten Wirkstoffmoleküle von ultrafeiner, vesikulärer Struktur liegen im subzellulären Größenbereich. Die Minivesikel sind der Zellwandstruktur chemisch und physikalisch ähnlich und erlauben deshalb, ins Zellgewebe einzudringen, in erkrankte Körperteile eingeschleust zu werden, wo die Zerstörung der Vesikelmembran und die Spaltung der Wirkstoffmoleküle vom Prodrug kontrolliert erfolgt. Das Prodrug selbst ist nicht wirksam, nur das thermodynamisch

aktive Wirkstoffmolekül ist in der Lage, mit Rezeptoren zu interagieren oder sonst eine Wirkung auszulösen.
Durch Einsatz verschiedenster körpereigener Lipide mit unterschiedlicher Struktur und Kettenlänge bei der Synthese der Prodrugs, sowie durch Coaten der Vesikel mit verschiedenen Überzügen ist es möglich, nach Verabreichung die zeitliche Abspaltung der Wirkstoffe aus dem unwirksamen Prodrug im Organismus zu verlängern oder zu verkürzen. Dadurch können Wirkungseintritt, Wirkort, Wirkungsintensität und Wirkdauer kontrolliert und innerhalb gewisser Grenzen gesteuert werden.
Dadurch, daß außer Wasser keine separaten Hilfsstoffe in der Arzneiform enthalten sind, ist nur mit der Toxizität der Wirkstoffe zu rechnen. Diese wird aber anfangs als Prodrug durch die Lipidbindungen stark abgeschwächt. Bei der Hydrolyse des Prodrugs im Körper wird durch die verlangsamte, hinhaltende ("sustained") Wirkstofffreisetzung die akute Verträglichkeit verbessert.
Da die industrielle Forschung primär an neuen Wirkstoffen und ihren Derivaten, weniger an innovativen Arzneiformen interessiert ist, sind Sponsoren erwünscht, die aussichtsreiche Arzneiformen wie Pharmacosomen an Hochschulen weiter fördern.

30.7 Literaturnachweis:

1. O. Vaizoglu, Habilitationsschrift, ETH-Zürich, (1983).

2. O. Vaizoglu, Speiser P. P., Pharm. Acta Suec. *23*, 163, (1986).

3. Paris, G. Y., D. L. Garmaise, D. G. Cimon, L. Swett, G. W. Carter, P. Young, J. Med. Chem. *22*, 683, (1979),

4. Paris, G.Y., D. L. Garmaise, D. G. Cimon, L. Swett, G.W. Carter, P. Young, J. Med. Chem. *23* . 79, (1980).

5. Mantelli S., P. P. Speiser, H. Hauser, Chem. Phys. Lip., *37*, 329, (1985).

6. Kaiser R., Dissertation 9072, ETH - Zürich, (1990).

7. Transmontano J. R., Dissertation 9997, ETH-Zürich, (1992).

8. Kecht - Wyrsch P., Dissertation 8304, ETH-Zürich, (1987).

9. Eldem T., Dissertation 9110, ETH-Zürich, (1990).

10. Albig Th., Dissertation 7990, ETH-Zürich, (1986).

11. Schenker E., Jahresbericht 86, ETH-Zürich (1987)

12. Hiltbrunner Chr., Dissertation 9029, ETH-Zürich, (1989).

13. Cotzias G. C., P. S. Papavasilious, R. Gellene, N. Engl. J. Med., *780*, 337, (1966).

14. Sugihara J. S. Furuuchi,K. Nakano,S. Harigaya, J. Pharm. Dyn.*11*, 369, (1988).

15. Sugihara J. S. Furuuchi,K. Nakano, S.Harigaya, J. Pharm. Dyn.*11*, 555, (1988).

16. Garzon-Aburheh A., J.H. Poupaert, M. Claesen, J.Med. Chem.*29*, 687, (1986).

17. Gerhard K., E. Scriba, D.M. Lambert, I.H. Poupaert, J. Pharm. Pharmacol.,. *47*, 197 - 203, (1995).

18. Delie P.. P. Couvreur, D. Nisato, J.-B. Michel, F. Puisieux, Y. Letourneux, Pharm. Res.*11*,(8), 1082, (1994).

19. Yang C.M.V., G. J. Turcotte, J.M. Stern, Biochim.Biophys. Acta, *689*, 275, (1982).

20. Curatolo W., Pharm. Res. 4, (4), 271, (1987)

21. Eldem T., P. P. Speiser, Acta. Pharm. Technol. 35, 109, (1989).

Anschrift des Autors :

Dr. Peter P. Speiser, Prof. em.
ETH - Zürich
Clausiusstr. 43
CH - 8006 Zürich
Schweiz

31 Hydrosole, eine Alternative für die parenterale Anwendung von schwer wasserlöslichen Wirkstoffen

Prof. Dr. H. Sucker, Basel

Arzneiliche Hydrosole sind kolloid disperse Systeme von Wirkstoffen in Wasser. Die Teilchengrößen dieser „Nanosuspensionen“ betragen 1 - 1000 nm. Die Namensgebung ist analog den Aerosolen, d.s. „Nanosuspensionen in gasförmiger Phase“ gebildet. Sie wurden in den Laboratorien der Pharmaz. Forsch. & Entw. Abt. der vormaligen SANDOZ AG in Basel im Rahmen von Dissertationen zunächst von M. List (1) erstmalig dargestellt und anschließend von P. Gassmann (2) ausführlich beschrieben (3). Weitere Resultate sind in den Patentoffenlegungen (4) zu finden. Der Grund für diese Untersuchungen war die aus toxikologischen Gründen immer geringer werdende Zahl von unbedenklichen und zugelassenen Lösungsvermittlern. Die wenigen noch zugelassenen Tenside enthalten Polyethylenglykolketten und können daher nach wiederholter Injektion hoher Dosierungen ernste anaphylaktoide Reaktionen auslösen (5). Daher müssen die Patienten bei der Applikation von polyethoxiliertem Rizinusöl-(Cremophor EL®) haltigen Zubereitungen, z.B. bei der Infusion von Sandimmun® i.v., wenigstens für die ersten 30 Minuten nach Beginn der Infusion unter kontinuierlicher Beobachtung stehen und auch danach noch regelmäßig überwacht werden. Am Krankenbett müssen ferner sterile Epinephrinlösung 1:1000 und eine Sauerstoff-Flasche bereitstehen (6). Kolloidale Formulierungen von Retinol (7) und Gold (8) sind bereits früher intravenös angewendet worden. Damit war bekannt, daß kolloidale Partikel zwischen 0,001 und 1 µm die kleinen Kapillaren der Blutgefäße nicht verstopfen und es durfte erwartet werden, daß solche Präparate, ungleich den liposomalen Zubereitungen, nicht vom MMS, dem Monocyten-Macrophagen-System, aufgenommen werden und damit das gleiche pharmakokinetische Profil wie eine echte Lösung zeigen würden.
Hydrosole haben sich mittlerweile auch für die parenterale Anwendung von „Third Generation Platinum Complex“-Zubereitungen als geeignet erwiesen. Als Nichtsolvens dient dabei Kochsalzlösung (9).

31.1 Eigenschaften von Kolloiden

Um den kolloidalen Zustand, d.h. eine Partikelgröße von 1 - 1000 nm, zu erreichen, gibt es prinzipiell 2 Möglichkeiten. Einmal die Kornzerkleinerung, wie in Kapitel “Nanosuspensionen - eine neue Formulierung für schwerlösliche Arzneistoffe“

beschrieben, und zum anderen, die Assoziation von Molekülen zu kolloidalen Partikeln beim Ausfällen aus einer Lösung in einem Nichtlösungsmittel. Die lyophoben Kolloide der schlecht wasserlöslichen Wirkstoffe streben aber danach, ihre Grenzfläche zu verkleinern und gröbere Partikel zu bilden: Aggregation und Ostwald Reifung (s. Kap „Nanosuspensionen...“). Daher müssen Stabilisatoren zugesetzt werden, die durch elektrostatische Abstoßung oder/und sterische Stabilisierung den lyophoben kolloidalen Zustand erhalten (10, 11). Für das Erstere sind Salze wie Citrate oder Tartrate sowie Polyelektrolyte wie Gelatine und andere Proteine (12) sowie als lipophilere Komponenten Lecithine geeignet. Für die sterische Hinderung kommen Polymere wie z.B. Poloxamere in Frage. In allen Fällen ist die Adsorption des Stabilisators an der Oberfläche der kolloiden Partikel Voraussetzung. Tenside mit guter Mizellbildungstendenz sind nicht geeignet, da sie die Löslichkeit des Wirkstoffs erhöhen und damit die Ostwaldreifung beschleunigen (1,2).
Die Größe der bei der Ausfällung entstehenden Wirkstoffpartikel ist der Löslichkeit der Substanz im Fällungsmedium umgekehrt proportional (13). Abb. 31.1 zeigt diesen Zusammenhang und verdeutlicht, daß für diese Anwendung nur solche Wirkstoffe in Frage kommen, deren Löslichkeit in Wasser kleiner als 10^{-3} ... 10^{-4} mol/l ist.
Wenn es bei dieser Ausfällung gelingt, die organische Wirkstofflösung *momentan* im

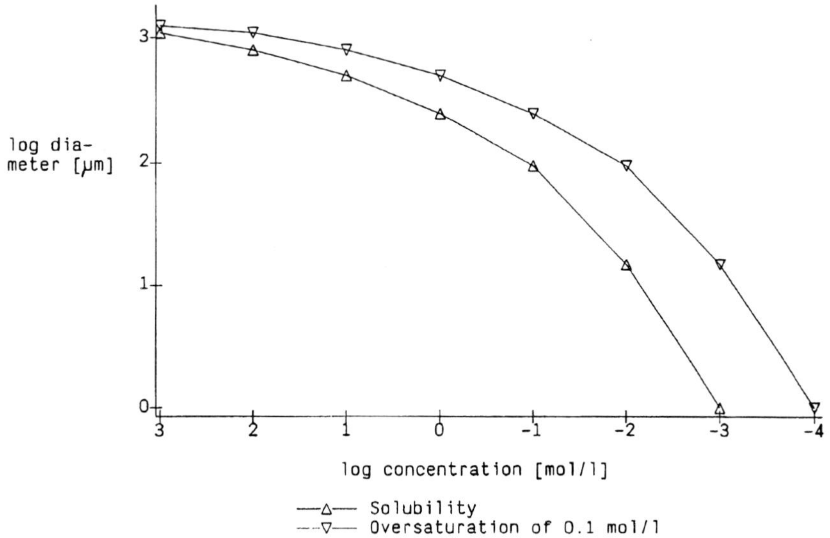

Abb. 31.1: Zusammenhang zwischen Sättigungslöslichkeit, Übersättigung und Teilchengröße (nach 13).
Es bedeuten: -△- Wirkstoffkonzentration C_{max} bei der Sättigungslöslichkeit.
-▽- Wirkstoffkonzentration C´ bei einer Übersättigung von 0.1 mol/l.

Fällungsmedium zu verteilen, so daß alle Partikel fast gleichzeitig ausfallen, so darf eine relativ enge Kornverteilung, welche die Ostwaldreifung verzögert, erwartet werden.

31.2 Herstellung der Hydrosole durch Ausfällen

Im Labormaßstab werden Hydrosole einfach durch rasches Vermischen, z.B. die Injektion von 2 (-4) ml einer Wirkststofflösung von 50 (-25) mg/ml in Ethanol oder Aceton mit 98 (-96) ml Wasser, gewonnen. Die Stabilisatoren werden je nach Löslichkeit in der entsprechenden Phase gelöst. Das entstandene Hydrosol enthält 1mg Wirkstoff/ml. Analog sind Hydrosole mit bis zu 5mg/ml maximal möglich.
Für Produktionsansätze eignet sich das Mischen in einem statischen Mischer. Das ist ein dünnes Strömungsrohr mit 2 Einlässen und einem Auslaß, in welches Schikanen eingebaut sind, um eine turbulente Strömung zu schaffen. Mittels Zahnradpumpen werden Wirkstofflösung und das Nichtlösungsmittel Wasser, mit den jeweils notwendigen Stabilisatoren, in den gewünschten Mengenverhältnissen dem statischen Mischer pulsationsfrei zugeführt. Die beiden Lösungen werden vor dem Eintritt in den statischen Mischer mittels 0,2 µm Membranfilter steril filtriert. Wird z.B. der Typ SMV von Sulzer & Co., CH-Winterthur, mit einem Rohrdurchmesser von 3,2 mm verwendet, so ist ein Durchsatz von ca. 2 l/h möglich.
Zur dauerhaften Stabilisierung eignet sich das sofortige nachfolgende Sprühtrocknen der entstandenen Hydrosole. Dazu werden im Wasser 10 % Lactose oder 5 % Mannitol gelöst, um die Hydrosolpartikel während des Trocknungsprozesses zu trennen. Dies ergibt beim Wiederauflösen in der gleichen Menge Wasser eine isotone Lösung. Verläßt das Produkt den statischen Mischer wird es dem pneumatischen Sprühkopf (Zweistoffdüse) eines [Pilot-]Sprühtrockners direkt zugeführt und z.B. bei 8 bar Druck mit einer Flußrate von 100 ml/min bei einer Eingangslufttemperatur von 150 °C und einer Ausgangstemperatur von 65 °C gesprüht. Abb. 31.2 zeigt das Verfahrensschema. Das getrocknete Hydrosol ist verschlossen und kühl gelagert jahrelang lagerfähig.
Dieses Verfahren erfordert zum Erzielen eines sterilen Produktes die aufwendige Investition des sowohl unter sterilen Bedingungen arbeitenden Sprühtrockners als auch der peripheren Abfüllanlagen. Diese Kosten lohnen sich verständlicherweise nur für große Markterfolge mit einem hohen Deckungsbeitrag.
Eine andere Möglichkeit der Trocknung, mit geringeren Investitionen für das aseptische Arbeiten, ist das Lyophilisieren. Dazu wird in der Wasserphase 5 % Mannitol gelöst. Die kolloidale Lösung wird dann in gewaschene und sterilisierte Vials

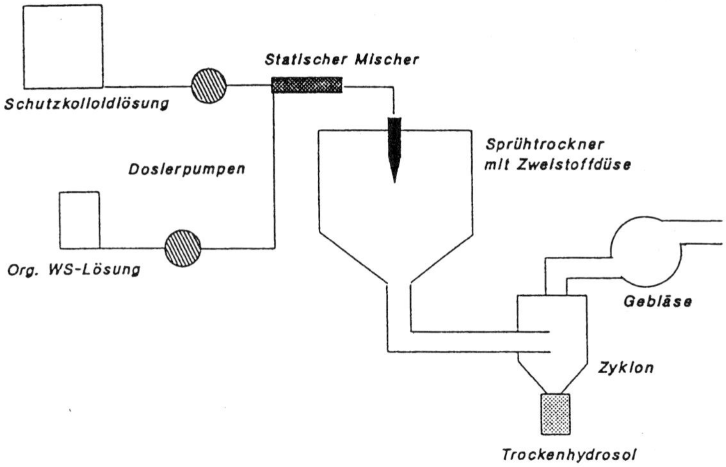

Abb. 31.2: Schema der kontinuierlichen Hydrosolherstellung mittels Sprühtrocknen.

abgefüllt, bei 50 °C eingefroren und in üblicher Weise gefriergetrocknet, z.B. in einem Laborgefriertrockner Leybold GT 4, D-Köln. Bei der Rekonstitution mit der gleichen Menge Wasser entsteht eine isotone Lösung. Dieses Verfahren bedarf noch beim Upscaling einer Optimierung hinsichtlich des Einfrierens und des Trocknungsverlaufs, sowie eines weiteren Screenings geeigneter Hilfsstoffe, wie z.B. Trehalose. Bislang ist das Sprühtrocknen universeller einsetzbar.

31.3 Bestimmung der Stabilität der Hydrosollösungen

Die Bestimmung der Partikelgrößenverteilung erfolgt üblicherweise mit der Methode der dynamischen Lichtstreuung, z.B. mit dem Coulter N4 plus (Coulter Electronics, D-Krefeld).

Der Polydispersitätsindex PI zwischen 0,001 und 0,500 dieses Geräts ist dabei ein qualitatives Maß für die Verteilungsbreite.

Abb. 31.3 zeigt den experimentellen Aufbau um den stabilisierenden Effekt der zugesetzten Hilfsstoffe zu messen. Das Hydrosol wird nach der Labormethode im Becherglas, auf dem mit 400 Upm rotierenden Magnetrührer stehend, erzeugt; die kolloidale Lösung auf 20 ± 0,1°C thermostatisiert und durch eine Durchflußküvette im Spektralphotometer gepumpt. Die Adsorption der Lösung bei der Wellenlänge von 546 nm ist nur auf die Trübung zurückzuführen, welche bei konstantem Gehalt an Wirkstoff nachweislich mit der Teilchengröße korreliert (Abb. 31.4).

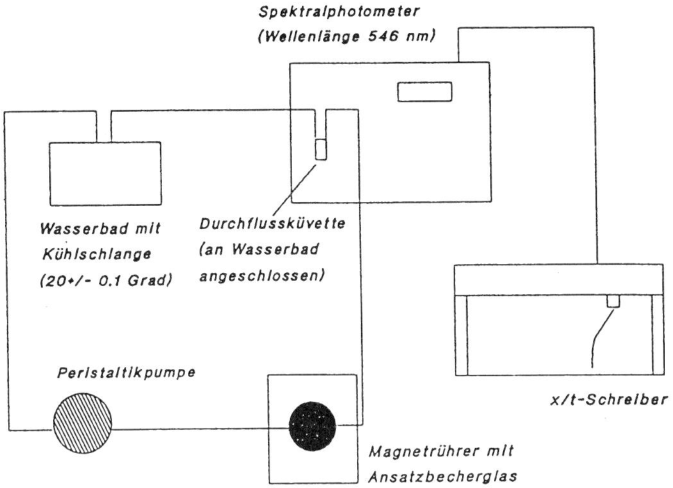

Abb. 31.3: Versuchsanordnung zur Bestimmung der Stabilitätseffekte verschiedener Hilfsstoffe in Hydrosollösungen.

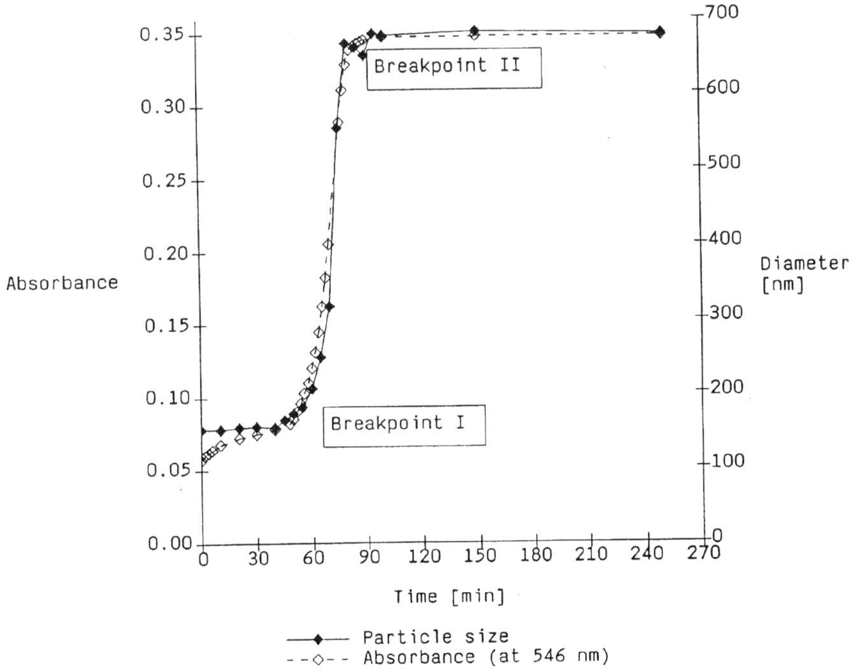

Abb. 31.4: Bestimmung von Partikelgröße und –wachstum mit der Versuchsanordnung von Abb. 31.3. Vergleich von Trübungs- und Lichtstreuungsmessung.
Es bedeuten: -●- Partikelgröße, -O- Absorption bei 546 nm

Abb. 31.4 zeigt ein typisches Ergebnis mit Beclomethasondipropionat als Wirkstoff und als Stabilisatoren 3 % einer durch Succinylieren modifizierten Gelatine, sowie 1 % Citronensäure. Zunächst entsteht eine kolloidale Suspension des *amorphen* Wirkstoffs mit einer Teilchengröße von etwa 150 nm, der nach ca.60´ unter Korngrößenwachstum während der nächsten 30´ *kristallisiert,* zu einem dann über Stunden stabilen Hydrosol von etwa 680 nm Partikelgröße. Der amorphe und der kristalline Zustand sind durch Guinier-de Wolff-Röntgendiagramme belegt. Die Abbildung zeigt zugleich den Zusammenhang von Trübung und Teilchengröße. Während die primäre Partikelgröße beim Ausfällen entsprechend der Theorie für jeden Wirkstoff spezifisch und nahezu unabhängig von den eingesetzten Hilfsstoffen ist, beeinflussen diese nach Art, Reinheit und Menge sowohl die Zeitpunkte für das Eintreten des ersten, wie des zweiten Knickpunktes, als auch die Partikelgröße der kristallinen Phase. Natürlich soll das Trocknen des Hydrosols vor Erreichen des ersten Knickpunktes erfolgen, um ein möglichst hochdisperses und amorphes Produkt bei der Rekonstitution zu erhalten.

Als In-Prozess-Kontrolle hat sich das Messen des Zetapotentials, z.B. mit dem Malvern Zetasizer IV, Malvern Instruments., UK-Malvern, sehr bewährt. Es muß ein positiver oder negativer Schwellenwert überschritten werden, um ein Koagulieren kolloider Partikel zu verhindern (14). Für die im nachfolgenden beschriebenen Ciclosporinhydrosole mit Lecithin als Stabilisator wurden z.B. nach der Rekonstitution in 0,01 m KCl-Lösung bei 25°C Werte von –24.7 mV für eine Partikelgröße von 97,8 nm gefunden.

31.4 Ergebnisse

Wirkstoff	Löslichkeit [µg/ml]	Stabilisator	Gehalt [mg/ml]	Trocknungs-verfahren	Partikelgröße [nm] bzw. [nm ± s] n. Herst.	n. Rekonst.
Isradipin	< 2	Plas.	0,25	Lyophil.	170	170
		Plas.	2,8	Sprühtr.	185	220
Beclomethason-diprpionat	< 1	Plas.	1,0	Sprühtr.	190	230
Ciclosporin	23⁺	Plas.	0,5	Lyophil.	200	225
		Plas.	1,0	Sprühtr.	210	260*
		Pol.	2,5	Sprühtr.	170	350
		Lec.	3,0	Sprühtr.	80 ± 15	120 ± 65

Es bedeuten: Plas. = succinylierte Gelatine Plasmagelan®, B.Braun, D-Melsungen, 3 % + Citronensäure 1 %.
Pol. = Poloxamer 188, BASF, USA-Wyandotte, 0.3 %.
Lec.= Palmitoyl-oleyl-phosphatidyl-glycerol 0,06 % + Poloxamer 188 0,3 %.
Die Konzentrationsangaben der Stabilisatoren beziehen sich auf die Fällungslösung.

*Teilchengröße des rekonstituierten Hydrosols nach 30´: 268 nm.

⁺Das Lösungsverhalten von Ciclosporin ist ungewöhnlich, so sinkt die Löslichkeit von 23 µg/ml bei 20 °C auf 4.4 µg/ml bei 37 °C, aber auch in der 3 %igen succinylierten Gelatinelösung geht die Löslichkeit auf 6µg/ml zurück.

31.5 Biopharmazeutische Ergebnisse

Für den Vergleich zwischen dem sprühgetrocknetem Ciclosporinhydrosol und dem Handelsprodukt Sandimmun®-KZI, Konzentrat zur Infusion, wurden mit Tritium radioaktiv markierte Formulierungen hergestellt und von diesen 4,5 mg/kg Körpergewicht je 2 Ratten für jedes Zeitintervall injiziert. Nach dem Töten der Tiere nach 5´, 1 h, 24 h und 48 h wurden je 20 Organteile entnommen, aufgelöst und am „liquid scintillation counter" vermessen. Die folgende Liste zeigt die wesentlichen Ergebnisse der Gewebekonzentration der Radioaktivität nach 5 Minuten, ausgedrückt als µg eq g^{-1}:

	Sandimmun KZI	**CiclosporinHydrosol**
Blut	5,4	6,6
Herz	12,9	14,3
Nebenniere	27,2	32,9
Niere	31,1	33,5
Lunge	17,3	18,0
Speicheldrüsen	9,2	8,6
Pankreas	11,0	11,9
Schilddrüse	19,2	16,7
Knochenmark	6,2	7,7
Milz	12,8	13,5
Leber	38,3	38,1

Bereits nach 5´und selbstverständlich dann auch bei den anderen Zeitpunkten (3) besteht kein signifikanter Unterschied in der Wirkstoffverteilung zwischen den beiden Formulierungen. Das Hydrosol verhält sich im Körper wie die mizellare Lösung. Der amorphe Charakter und die große Oberfläche, sowie das kleine Volumen im Vergleich zur Blutmenge erleichtern die Auflösung und die rasche Verteilung in die tieferen Kompartimente.

Diese hohe Auflösungsgeschwindigkeit zusammen mit der Möglichkeit auch übersättigte Lösungen zu bilden, kann natürlich auch für andere Arzneiformen verwendet werden, bei denen die Schwerlöslichkeit des Wirkstoffs Probleme schafft:

- Tabletten, Kapseln für eine rasche Freisetzung des Wirkstoffs und damit hoher Bioverfügbarkeit.
- Brausetabletten und Instantgetränke.
- Halbfesten Arzneifomen, wie Salben, Cremes, Emusionsgele und Hydrogele.
- Arzneipulvern zur pulmonalen und nasalen Anwendung oder als Lösung für pulmonale Inhalation und Nasensprays.

So wurden mehrere Wirkstoffe als Hartgelatinekapseln formuliert und die Auflösungsgeschwindigkeit mit der Blattrüher-Arzneibuchmethode geprüft. Im Falle des schwerlöslichen Calciumantagonisten Isradipin wurden je 5 mg wirkstoffhaltiges Hydrosol mit einer mechanischen Lactoseverreibung sowohl mit Wasser als Lösungsmittel als auch mit einer 0,2 %igen N,N-Dimethyldodecylamin-N-oxid (LDAO)-Lösung verglichen. LDAO ist ein geeignetes Mittel um bei der Bestimmung der Auflösungsgeschwindigkeit schwerlöslicher Stoffe „sink"-Bedingungen zu gewährleisten.

Ergebnis		**nach 30´**	**nach 5h**
Isradipin-Lactoseverreibung	in H_2O	27 %	30 %
	in H_2O + LDAO	95 %	100 %
Isradipin-Hydrosol (sprühgetr.)	in H_2O	82 %	95 %
	in H_2O + LDAO	96 %	100 %

Während die Lactoseverreibung nur bis zur Sättigungslöslichkeit freisetzt - der Wert steigt auch nach 5 h praktisch nicht weiter an - entsteht aus dem Hydrosol eine überraschend lange stabile übersättigte Lösung, ähnlich den „sink"-Bedingungen mit LDAO. Diese Stabilität ist für therapeutische Zwecke ausreichend.

31.6 Literatur

1) **List M.**, Hydrosole, eine intravenöse Arzneiform zur Herstellung von Injektionen und Infusionen in Wasser schwer löslicher Wirkstoffe, Dissertation, Basel, 1987.

2) **Gaßmann P.**, Herstellen und Stabilisieren von Hydrosolen zur intravenösen Applikation, Dissertation, Basel, 1990.

3) **Gaßmann P., List M., Schweitzer A., Sucker H.**, Hydrosols – Alternatives for the Parenteral Application of Poorly Water Soluble Drugs, **Eur. J. Pharm. Biopharm. 40,64-72 (1994).**

4) **GB 2200048 v. 27.7.88 (M.List u. H. Sucker, Erf.); GB 2269536 v. 16.02.94 (P. Gaßmann u. H. Sucker, Erf.)**

5a) **Lorenz W.**, Toxikologische Eigenschaften der eingesetzten Tenside, Congr. Int. Ass. Pharm. Technol., Erlangen 1985.
5b) **Magalini S.C., Nanni G., Agnes S., Citterio F., Castagneto M.**, Anaphylactic Reactions to First Exposure to Cyclosporine, **Transplantation 443 (1986).**

6) Arzneimittelkompendium der Schweiz 1997, Documed, Basel.

7) **Karrer P., Strauß W.**, Eigenschaften kolloidaler Carotinlösungen, **Helv. Chimica Acta 21, 1624 (1938).**

8) Martindale The Extra Pharmacopoeia, 30. Edition 1993.
Hagers Handbuch der Pharmazeutischen Praxis, Bd.7, S.330, Springer Verl. Berlin Heidelberg New York, 5 Aufl. 1993

9a) **Gust R., Bernhardt T., Spruß R., Krauser R., Koch M., Schönenberger H., Bauer K.H., Schertl S., Zhi Lu,** Development of a Parenterally Administrable Hydrosol Preparation of the „Third Generation Platinum Complex" [(±)-1,2-Bis (4-fluorophenyl) ethylenediamine]dichloroplatinum(II). Part 1. Preparation and Studies on the Stability and Antitumor Activity, **Arch. Pharm. 328, 645-653 (1995).**
9b) **Zhi Lu,** Optimal wirksame parenterale Zubereitungen des schwerlöslichen Antitumorplatinkomplexes D-17446, Inaugural Dissertation Univ. Freiburg 1993.

10) **Napper H.D.**, Colloid Stability, **Industr. Eng. & Chem. Products. Research and Developm. 9, 467 (1970).**

11) **Verwey E.J.W., Overbeek J.T.G.**, Theory of the Stability of Lyophobic colloids, Elsevier Publ. Comp., Amsterdam New York, 1948.

12) **Zsigmondy R.**, Die hochrote Goldlösung als Reagens auf Colloide, **Z. f. analyt. Chem. 40, 697 (1901).**

13) **Mersmann A.**, Gezielte Kristallisation, in Essig D., Stumpf H. (Hrsg.), Flüssige Arzneiformen schwerlöslicher Arzneistoffe. Wissenschaftliche Verlagsgesellschaft m.b.H., Stuttgart 1990.

14) **Hunter R.J.**, Zeta Potential in Colloid Science, Academic Press, London New, York 1981.

Anschrift des Autors:
Prof. Dr. Heinz Sucker
Bernerring 70
Postfach
CH-4027 Basel

32 Nanosuspensionen - eine neue Formulierung für schwerlösliche Arzneistoffe

Prof. Dr. R.H. Müller, FU Berlin

Handelspräparate und Warenzeichen

zur Zeit Präparate in der klinischen Prüfung (incl. Phase III)

Warenzeichen: DissoCubes® (D, i. Registrierung), NanoCrystal™ (USA)

32.1 Probleme der schwerlöslichen Wirkstoffe

In Wasser schwerlösliche Arzneistoffe erreichen nach peroraler Gabe sehr oft keine ausreichend hohe Bioverfügbarkeit. Ursachen dafür sind u.a.:
1. zu geringe Sättigungslöslichkeit und
2. zu geringe Lösungsgeschwindigkeit

der Arzneistoffe. Die geringe Sättigungslöslichkeit Cs in der Flüssigkeit des Gastrointestinaltraktes (GIT) bewirkt ein niedriges Konzentrationsgefälle zwischen Lumen des GIT und dem Blut. Daraus resultiert eine geringe passive, diffusionsvermittelte Arzneistoffabsorption. Sehr oft geht eine geringe Sättigungslöslichkeit mit einer geringen Lösungsgeschwindigkeit dc/dt der Arzneistoffe einher, was die Absorption weiter verschlechert. Galenische Maßnahmen zur Erhöhung der Lösungsgeschwindigkeit sind der Zusatz von Tensiden (Verbesserung der Arzneistoffbenetzung und damit Erhöhung der effektiven (= benetzbaren) Oberfläche) und Mikronisierung des Wirkstoffs (Vergrößerung der Oberfläche A). Die Erhöhung der Löslichkeit versucht man durch z. B. Komplexbildung zu erreichen (u.a. Cyclodextrine).

Für viele Problemarzneistoffe führen diese galenischen Maßnahmen zu keiner ausreichend hohen Bioverfügbarkeit nach peroraler Gabe. Parenterale Applikation (i.m., i.p.) in Form von z. B. Kristallsuspensionen scheidet aus, da das vor Ort zur Verfügung stehende Lösungsmittelvolumen zu gering ist. Zur Erzielung eines therapeutisch wirksamen Plasmaspiegels müssen die Arzneistoffe als intravenöse Injektion oder Infusion appliziert werden. Um das Applikationsvolumen niedrig zu halten, setzt man Lösungsmittelgemische (z.B. Wasser / Ethanol), parenterale O/W-Emulsionen als Arzneistoffträger oder lösungsvermittelnde Substanzen ein

(Solubilisation mit Tensiden wie Cremophor EL oder Komplexbildung mit Hydroxypropylcyclodextrin). Probleme hierbei sind:
1. keine ausreichende Löslichkeitserhöhung bei Arzneistoffen (zu großes, nicht mehr applizierbares Lösungsvolumen)
2. zu geringe Löslichkeit des Arzneistoffes im Öl der Emulsion bzw. Destabilisierung der Emulsion, sowie
3. die Nebenwirkungen lösungsvermittelnder Substanzen (z.B. anaphylaktischer Schock bei Cremophor EL, enthalten z. B. in Taxol®).
Hinzu kommt, daß immer mehr der neu entwickelten Arzneistoffe sowohl in wäßrigen als auch gleichzeitig in organischen Lösungsmitteln schwer löslich sind. Die Verwendung von Lösungsmittelgemischen scheidet daher aus, Löslichkeitsverbesserung durch lösungsvermittelnde Substanzen ist oft nur begrenzt. Wird keine ausreichende Bioverfügbarkeit erzielt, so können schwerlösliche, neu synthetisierte Substanzen noch nicht einmal einem pharmakologischen Screening auf Wirksamkeit unterzogen werden.

32.2 Definition und Herstellung der Nanosuspensionen

Die Alternative ist die Injektion der schwerlöslichen Arzneistoffe in Form einer hochdispersen Suspension aus Arzneistoffpartikeln. Solche hochdispersen Systeme sind:
1. Hydrosole
2. Nanokristalle (NanoCrystals)
3. Nanosuspensionen (DissoCubes)
Die Hydrosole werden durch Präzipitation hergestellt (v.h.p.). Hierfür muß der Arzneistoff in einen Lösungsmittel ausreichend löslich sein, das gleichzeitig mit einem Nichtlösungsmittel mischbar ist. Arzneistoffe, die sowohl in wäßrigen als auch in organischen Medien schwer löslich sind, können daher so nicht verarbeitet werden. Der Fällprozeß muß genau kontrolliert (s. Ostwald-Mier-Bereich), die gebildeten Nanopartikel ausreichend stabilisiert werden, um die Bildung von Partikeln im Mikrometerbereich zu verhindern (vgl. Kap. „Hydrosole....").
Nanokristalle werden durch Mahlen erzeugt (s.u.).
Die Arzneistoffpartikel der sog. Nanosuspension (1-6) besitzen einen mittleren Durchmesser im Nanometerbereich, das heißt ca. 100 bis 1000 nm (Abb. 32.1). Der Gehalt an Mikropartikeln muß sehr gering sein, da es sonst aufgrund der Ostwaldreifung zu einem Kristallwachstum in der Suspension kommt. Analog zum Wachstum von Kristallen in der Salicylvaseline kommt es zum Auflösen der Nanopartikel und Wachstum der Mikropartikel. Speziell der Gehalt an Partikeln > 5 µm muß unterhalb eines bestimmten Limits liegen, da diese die ca. 6 µm großen

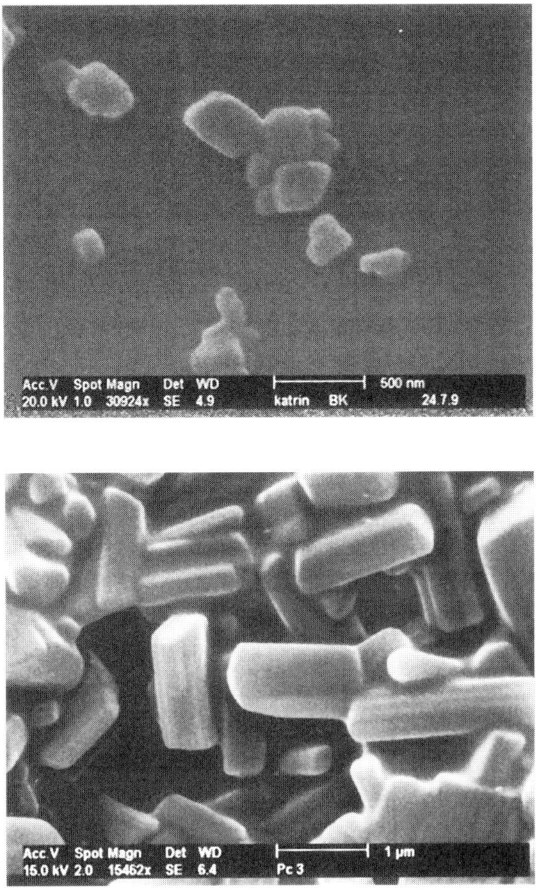

Abb. 32.1: TEM-Aufnahmen von Partikeln aus RMKP 22- (oben (2)) und Prednisolon-Nanosuspenion (unten). Aufgrund der besonderen Lösungs(dissolution)-Eigenschaften der Partikel und der würfel- (cube) bis quaderförmigen (cuboid) Form der Partikel wurde als Warenzeichen DissoCubes® gewählt.

Blutkapillaren verstopfen und in zu großer Anzahl eine Embolie bewirken. Stabilisiert werden die Nanosuspensionen z.B. durch Tenside wie Lecithin und Natriumcholat (Ladungsstabilisierung) oder nichtionische Tenside wie Tween 80 und Poloxamer 188 (sterische Stabilisierung). Diese genannten Tenside sind auch für i.v. Arzneiformen zugelassen.

Konventionelle Techniken zur Herstellung hochfeiner Partikel sind die Trockenmahlung in einer Gasstrahlmühle (sog Mikronisierung) oder die Naßmahlung in einer Perlenmühle (4, 5). Die Gasstrahlmühle führt zu einer Partikelpopulation von ca. 0,5

bis 30 µm, wobei nur wenige Prozent unterhalb von 1 µm liegen (7). Die Nanopartikel müssen somit über einen zusätzlichen Abtrennschritt gewonnen werden (z.B. FFF = Field Flow Fractionation (8)), was das Verfahren - neben der geringen Ausbeute - für die großtechnische Produktion unwirtschaftlich macht.
Bei der Perlenmühe werden relativ hohe Ausbeuten an Nanopartikeln erzielt, Großansätze können produziert werden. Als Material für die Mahlperlen werden z.B. Glas oder Zirkonoxid eingesetzt. Nachteilig ist hierbei, daß der Mahlvorgang ein diskontinuierliches Verfahren ist und teilweise mehrere Tage dauert (5), auch kann Abrieb der Mahlkugeln (Mikropartikelbildung) auftreten (6). Dies ist - im Gegensatz zu i.v. Produkten - kein Problem bei peroralen Arzneiformen, da das Material der Mahlperlen relativ untoxisch ist bzw. Mikropartikel aus unlöslichem Mahlmaterial nicht resorbiert werden. Die von der Firma NanoSystems (USA) vertriebenen NanoCrystals werden durch Naßmahlung mit einer Perlenmühle hergestellt.
Alternativ können Nanosuspensionen durch Hochdruckhomogenisation von Suspensionen hergestellt werden (z.B. im Kolben-Spalt-Homogenisator (1-3), Microfluidizer). Die im Homogenisationsspalt auftretenden Scher- und Kavitationskräfte sind ausreichend groß, um die Arzneistoffmikropartikel in Nanopartikel zu zerbrechen. Vorteile der Hochdruckhomogenisation sind ein sehr geringer Gehalt an Mikropartikeln, kontinuierliche Produktion mit hoher Durchsatzleistung (bis mehrere tausend Liter pro Stunde) sowie die Abnahme dieser Homogenisatoren in Produktionslinien für Parenteralia durch die Arzneimittelzulassungsbehörden (z.B. Emulsionen zur parenteralen Ernährung).

32.3 Eigenschaften der Nanosuspensionen

Die wesentlichen Merkmale sind:

1. erhöhte Sättigungslöslichkeit Cs,
2. erhöhte Lösungsgeschwindigkeit dc/dt und
3. adhäsive Eigenschaften kleiner Partikel.

Die Sättigungslöslichkeit wird zwar oft in den Lehrbüchern als temperaturabhängige Konstante bezeichnet, sie ist jedoch auch abhängig von der Partikelgröße. Die Partikelgrößenabhängigkeit kommt jedoch nur im Bereich von wenigen Mikrometern bzw. vorwiegend unterhalb von 1 µm zum Tragen. Sie spielt somit für die meisten in der Pharmazie eingesetzten pulverförmigen Substanzen keine Rolle - anders ist dies jedoch bei Nanosuspensionen. Mit abnehmender Partikelgröße (steigende Krümmung der Partikeloberfläche) nimmt nach der Kelvingleichung der Lösedruck der Substanz zu (9). Daraus resultiert eine höhere Sättigungslöslichkeit über kleinen Partikeln als über größeren Partikeln, was auch in der Ostwald-Freundlich-Gleichung beschrieben wird

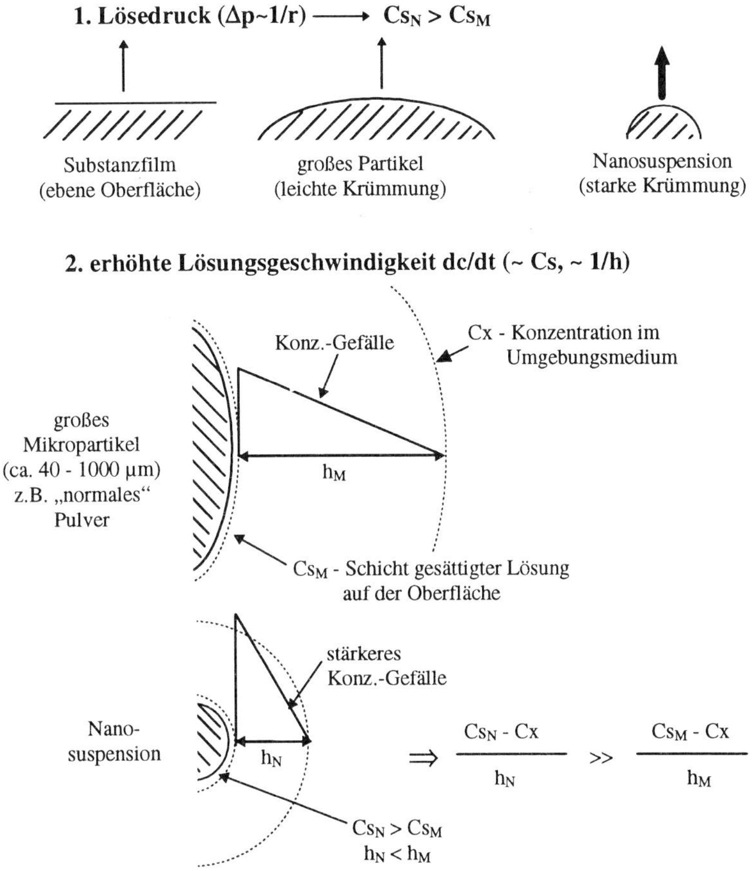

Abb. 32.2: Mechanismen zur Erhöhung der Sättigungslöslichkeit Cs und Lösungsgeschwindigkeit bei zu Nanosuspensionen zerkleinerten Arzneistoffen.

(10). Die erhöhte Sättigungslöslichkeit Cs führt nach der Noyes-Whitney Gleichung (11) zu einer Erhöhung der Lösungsgeschwindigkeit, da dt/dc ~ (Cs-Cx) ist (Anmerkung: Cx ist die Konzentration im Umgebungsmedium). Gleichzeitig steigt auch die „wahre Lösungsgeschwindigkeit“ (intrinsic dissolution rate) (10, 12), da die Diffusionsstrecke h , über die sich der Konzentrationsgradient Cs-Cx ausbildet, kleiner wird. Die Abnahme von h wird in der Prandtl-Gleichung beschrieben (10). Die hier beschriebenen Mechanismen sind noch einmal zusammenfassend in Abb. 32.2 dargestellt.

Generell zeigen kleine Partikel erhöhte adhäsive Eigenschaften, was vereinfachend durch eine erhöhte Kontaktfläche mit verbesserten Wechselwirkungen erklärt werden kann. Ein Beispiel aus dem alltäglichen Leben ist das Bestäuben eines Guglhupfs mit Zucker. Kristallzucker würde herunterrieseln, der verwendete feine Puderzucker bleibt haften. Erhöhtes Haftvermögen hat biopharmazeutisch viele Vorteile, z.B. Erhöhung der Bioverfügbarkeit (vgl. u. 32.5).

32.4 Arzneiformen mit Nanosuspensionen

Nanosuspensionen können potentiell in vielen unterschiedlichen Arzneiformen eingesetzt werden, hier seien nur Beispiele genannt. Nanosuspensionen in Topica könnten aufgrund der Erhöhung von Cs die Anreicherung in der Haut verbessern, in Augentropfen erscheint eine Erhöhung der Verweildauer durch adhäsive Eigenschaften kleiner Partikel möglich. Dies wurde bereits für in Polymernanopartikel eingearbeitete Arzneistoff gezeigt (vgl. Kap. Ophthalmika). Depoteffekte können auch dadurch erzeugt werden, indem man einen wasserlöslichen Wirkstoff in einen schwerlöslichen überführt (z.B. leichtlösliches Hydrochlorid in die Base), zu einer Nanosuspension verarbeitet und diese dann in die entsprechende Arzneiform einarbeitet.
Als orale Arzneiformen können wäßrige Nanosuspensionen direkt Einsatz finden (Mundpinselung), ggf. kann ein Viskositätserhöher zugesetzt oder mittels eines Gelbildners ein Mundgel hergestellt werden. Optimalerweise würde man dazu ein bioadhäsives Polymer nehmen, um die Verweildauer an der Schleimhaut im Mundbereich zu erhöhen.
Ein sehr breites Einsatzgebiet sind perorale Arzneiformen, wobei die Nanosuspensionen in Tabletten, Pellets oder Kapseln verarbeitet werden können. Man kann dabei sprühgetrocknete bzw. lyophilisierte Nanosuspensionen einsetzen oder die wäßrige Nanosuspension direkt zum Anteigen beim Granulieren oder Herstellung der Pelletextrusionsmasse verwenden. Kapselfüllungen sind auch mit in nicht-wäßrigen Medien dispergierten Nanosuspensionen möglich. Vorteile sind Erhöhung der Bioverfügbarkeit durch Erhöhung des Konzentrationsgradienten zwischen Lumen des GIT und Blut und der Adhäsion an die Darmwand. Letzteres wird auch als Grund dafür gesehen, daß die Variabilität in Blutspiegeln abnimmt (Verringerung der sog. „Erratic absorption", z.B. bedingt durch Resorption aus dem GIT nüchtern oder nach Nahrungsaufnahme).
Ein weiteres breites Einsatzgebiet sind Nanosuspensionen zur parenteralen, speziell auch zur intravenösen Injektion. Aus zulassungstechnischer Sicht sind gerade i.v. Präparate schwierig, so daß die ersten Produkte sicherlich perorale Arzneiformen sein werden, die bereits in der klinischen Prüfung sind.

32.5 In vivo Performance von Nanosuspensionen

Wichtige Beurteilungskriterien bei der Formulierug eines Wirkstoffes als Nanosuspension im Vergleich zur konventionellen Darreichungsform sind:

1. Ausmaß der Absorption (AUC), relative Bioverfügbarkeit
2. Blutspiegelmaximums (t_{max} und C_{max})
3. Reproduzierbarkeit des Blutspiegelkurven
4. therapeutische Effizienz
5. Ausmaß der Nebenwirkungen

Angemerkt sei, daß kurze t_{max} oder hohe C_{max} nicht immer erwünscht sind.

Nach (5) konnte bei der peroralen Applikation des Analgetikums Naproxen als Nanopartikel eine AUC (0-2h) von 79,5 mg·h/l gemessen werden, jedoch nur 44,7 mg.h/l für Naprosyn® Suspension und 32,7 mg·h/l für Anaprox® Tabletten. Die zugehörigen t_{max}-Werte betrugen 1,69 h für die Nanopartikel, 3,33 h und 3,20 h für die beiden konventionellen Handelspräparate (Humanstudie, postprandial). Der Gonadotropinhemmer Danazol hatte als Nanosuspension nach oraler Gabe in Hunden eine absolute Bioverfügbarkeit von 82,3 %, die konventionelle Dispersion 5,1 %. Im in vivo Tumormodel (Mammatumor 16C) wurden i.v. 100 nm sowie 300 nm Paclitaxel-Nanopartikel mit Taxol® verglichen, die Zahl der Remissionen am 70. Tag betrug 28%, 12% und 0%. Die höhere Effizienz der 100 nm Partikel wird mit deren höheren Aufnahme ins Tumorgewebe erklärt. Stabilisiert man die i.v. injizierten Paclitaxel-Nanosuspension nun mit z.B. Lecithin, so hat man das kritische Cremophor EL vermieden und eine in Bezug auf die eingesetzten Hilfsstoffe nebenwirkungsärmere Formulierung erzielt.

32.6 Literatur

1. Müller, R.H., Becker, R., Kruss, B., Peters, K., Pharmazeutische Nanosuspensionen zur Arzneistoffapplikation als System mit erhöhter Sättigungslöslichkeit und Lösungsgeschwindigkeit, DE 4440337 A1, 15.5.1996

2. Müller, R.H., Peters, K., Becker, R., Kruss, B., Nanosuspensions - a novel formulation for the i.v. administration of poorly soluble drugs; 7th Int. Conf. on Pharm. Technol. (APV/APGI), Budapest (1995)

3. Peters, K., Müller, R. H., Nanosuspensions for the oral application of poorly soluble drugs, European Symposium on Formulation of Poorly-available Drugs for Oral Administration, APGI, Paris, 1996

4. Merisko-Liversidge, E., Sarpotdar, P., Bruno, J., Hajj, S., Wie, L., Peltier, N., Rake, J., Shaw, J.M., Pugh, S., Polin, L., Jonres, J., Torbett, T., Cooper, E., Liversidge, G.G., Formulation and Antitumor Activity Evaluation of Nanocrystalline Suspensions of Poorly Soluble Anticancer Drugs, Pharm. Res., Vol. 13, No. 2 (1996)

5. Liversidge, G.G., Workshop Particulate Drug Delivery Systems, 23nd Intern. Symp. Control Rel. Bioact. Mater, Kyoto (1996)

6. Buchmann, S., Fischli, W., Thiel, F.P., Alex, R., Aqueous microsuspension, an alternative intravenous formulation for animal studies, 42nd Annual Congress APV, 124, Mainz, Germany (1996)

7. Müller, R.H., Peters, K., Becker, R., Kruss, B., Nanosuspensions for the i.v. administration of poorly soluble drugs - stability during sterilization and long-term storage, 22nd Intern. Symp. Control Rel. Bioact. Mater, Seattle (1995)

8. J.C. Gidding, Field-Flow Fractionation: Analysis of Macromolecular, Colloidal, and

Particulate Materials, Science, 260, 1993, 1456-1465 ref über FFF

9. Simonelli, A.P., Mehta, S.C., Higuchi, W.I., Inhibition of Sulfathiazole Crystal Growth by Polyvinylpyrrolidone, J. Pharm Sci. 56, 633 (1970)

10. Mosharraf, M., Nyström, C., The effect of particle size and shape on the surface specific dissolution rate of micronized practically insoluble drugs, Int. J. Pharm., 122: 35-47 (1995)

11. Florence, A.T., Attwood, D., Physicochemical Principles of Pharmacy, Chapman and Hall, New York (1981)

12. Nyström, C., Bisrat, M., Physiochemical aspects of drug release. VIII. The relation between particle size and surface specific dissolution rate in agitated suspensions, Int. J. Pharm., 47: 223-231 (1988)

Anschrift des Autors

Prof. Dr. Rainer H. Müller

Freie Universität Berlin

Institut für Pharmazie I (WE 1)

Pharmazeutische Technologie, Biopharmazie & Biotechnologie

Kelchstr. 31

D-12169 Berlin

33 Polymerstabilisierte Submikron-Emulsionen als Arzneiträgersysteme

Prof. Dr. R. Daniels, TU Braunschweig

33.1 Definition und Einleitung

Submikron-Emulsionen (SME) sind O/W-Emulsionen bei denen die Tropfen der dispergierten, flüssigen Lipidphase einen Durchmesser unter einem Mikrometer aufweisen. Üblicherweise liegt die mittlere Tropfengröße im Bereich zwischen 100 und 500 nm (1). Hiervon nicht eindeutig abzugrenzen ist der Begriff der Nano-Emulsionen, der O/W-Emulsionen mit Tropfen einer Größe von ca. 50 bis 1000 nm beschreibt. Teilweise werden beide Begriffe synonym verwandt.
Emulsionen, die dieser Definition entsprechen, werden seit langem zur parenteralen Ernährung eingesetzt (2). Daneben finden diese Emulsionen vermehrt als Arzneistoffträger Verwendung (vgl. Kap. „Parenterale Fettemulsionen als Arzneistoffträger"). Im allgemeinen weisen solche Emulsionen einen Ölgehalt von 10 bis 20 % auf, der mit 0,5 bis 2 % Ei- oder Sojalecithin stabilisiert wird. Die Struktur solcher lecithinstabilisierten Öltropfen ist mit der der Chylomikronen vergleichbar (3). Neben der parenteralen Anwendung dieser Emulsionen erscheint auch ihr Einsatz an anderen Applikationsorten hinsichtlich der Wirkstoffaufnahme von Vorteil zu sein (4, 5).
Die Stabilisierung von SME mit Polymeremulgatoren stellt ein gänzlich davon abweichendes Formulierungskonzept dar. Wesentliche Vorteile sind hierfür in der günstigeren chemischen Stabilität und einer höheren Toleranz gegenüber Elektrolyten zu suchen. Darüber hinaus kann bei Verwendung geeigneter Polymere (vgl. Kap. „Bioadhäsion") direkt ein mukoadhäsiver Effekt erwartet werden, der bei lecithinstabilisierten Emulsionen erst durch ein nachträgliches Coating erreicht wird (6).

33.2 Polymeremulgatoren

Die IUPAC definiert die Eigenschaften eines Emulgators wie folgt (7):

> „Emulgatoren sind grenzflächenaktive Substanzen. Sie halten sich bevorzugt in der Grenzfläche zwischen Öl- und Wasserphase auf und senken dadurch die Grenzflächenspannung. Emulgatoren erleichtern bereits in niedriger

Konzentration die Emulsionsbildung. Darüber hinaus vermögen diese Substanzen die Stabilität von Emulsionen zu verbessern, indem sie die Geschwindigkeit der Aggregation und/oder Koaleszenz verringern."

Diese Eigenschaften werden primär den sogenannten „echten" Emulgatoren zugeschrieben. Diese zeichnen sich durch einen amphiphilen Aufbau aus und ihr physikalisch-chemisches Verhalten ist unter anderem durch die Fähigkeit zur Mizellassoziation charakterisiert.

Ebenso emulsionsstabilisierend wirken auch Polymere, wenn sie eine genügend hohe Grenzflächenaktivität aufweisen (Tab. 33.1). Dies wird vor allem im Lebensmittelbereich umfangreich genutzt, während Makromoleküle als primäre Emulgatoren im pharmazeutischen und kosmetischen Bereich eine untergeordnete Rolle spielen.

Geeignete Polymere weisen häufig ebenso wie die niedermolekularen Emulgatoren eine räumliche Trennung von hydrophilen und lipophilen Gruppen auf, wie z.B. die Kollagenhydrolysat-Tenside oder die Polyoxyethylen-Polyoxypropylen-Blockcopolymere. Hierbei bleibt trotz der relativ hohen Molmasse ein ausgeprägtes Assoziationsvermögen erhalten und eine wohl definierte kritische Mizellbildungskonzentration kann bestimmt werden.

Allerdings ist es nicht zwingend notwendig, daß hydrophile und lipophile Gruppen voneinander getrennt im Makromolekül vorliegen. Auch bei mehr oder weniger statistischer Verteilung dieser funktionellen Gruppen ist eine ausgeprägte Grenzflächenaktivität zu verzeichnen, ohne daß diese Polymere jedoch noch zur Mizellbildung befähigt wären.

Tab. 33.1: Beispiele für Polymeremulgatoren

Verbindungsklasse	**Beispiele**
Proteine	Albumin Casein Gelatine
Proteinderivate	Kollagenhydrolysat-Tenside
Celluloseether	Hydroxypropylmethylcellulose Methylcellulose
Polysiloxan-polyalkyl-polyether-copolymere	Abil®-Typen
Natürliche Polysaccharide (Gummen, Schleime)	Arabisches Gummi
Polyoxyethylen-polyoxypropylen-block-copolymere	Poloxamere
Polyacrylat-polyalkylacrylat-crosspolymere	Pemulene®

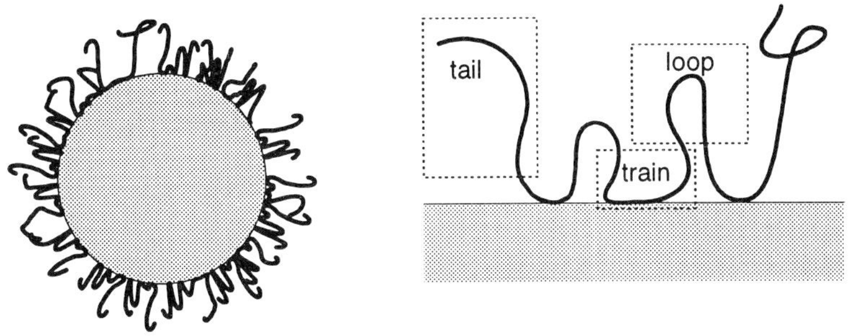

Abb. 33.1: Schematischer Aufbau eines makromolekularen Grenzflächenfilms.

Dennoch vermögen sich zahlreich Proteine und Polysaccharide an die O/W-Phasengrenzfläche anzulagern und stabilisierende Grenzflächenfilme auszubilden. Sie sind daher entsprechend der IUPAC-Definition den sog. „echten“ Emulgatoren uneingeschränkt gleichzusetzen.
Der Aufbau des von Polymeremulgatoren gebildeten Grenzflächenfilms läßt sich ganz allgemein mit dem Tail-Loop-Train-Modell beschreiben (8) (Abb. 33.1).

Die genaue molekulare Anordnung wird maßgeblich von der Verteilung lipophiler und hydrophiler Segmente über das gesamte Polymermolekül bestimmt. In Abb. 2 sind die hierbei möglichen Anordnungen schematisch wiedergegeben.

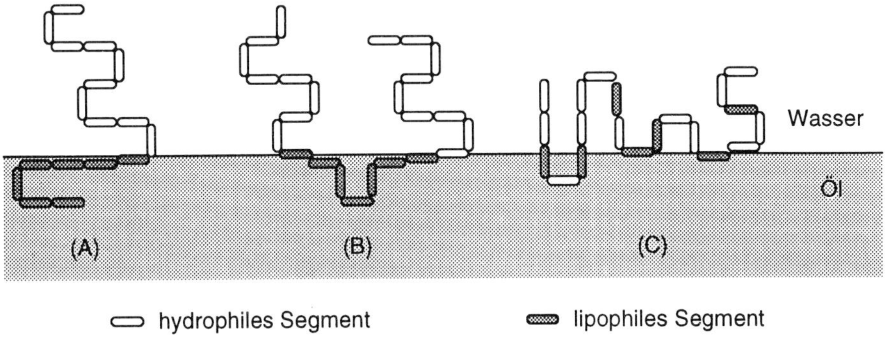

Abb. 33.2: Mögliche Anordnung eines Polymeremulgators in Abhängigkeit von der Verteilung der lipophilen und hydrophilen Bausteine.
(A) A-B-Blockcopolymere
(B) A-B-A-Blockcopolymere
(C) Polymere mit statistisch verteilten hydrophilen und lipophilen Segmenten

Die Anlagerung eines Polymeremulgators an die Phasengrenzfläche läßt sich als dreistufiger Prozeß formulieren (9):

(1) Diffusion der Polymere aus der Lösung zur Grenzfläche und Ausbildung eines Grenzflächenfilms
(2) Ausbreitung und Entfaltung der adsorbierten Polymermoleküle in der Grenzfläche
(3) Umorientierung der adsorbierten Polymere, wobei die Verteilung hydrophiler und lipophiler Segmente des Polymers zur Wasser- bzw. Ölphase optimiert wird.

Die treibende Kraft für die Adsorption eines wasserlöslichen Polymers an die O/W-Phasengrenzfläche ist stets die Erzielung eines energetisch günstigen Zustandes für das Gesamtsystem. Hierbei spielt die Ausbildung von Wechselwirkungskräften zwischen lipophilen Segmenten des Polymers und den Molekülen der Lipidphase eine untergeordnete Rolle. Der größere Energiegewinn wird durch entropische Prozesse bedingt. Zwar verlieren die Polymermoleküle an Entropie, da die Adsorption ihre Bewegungsfreiheit einschränkt, dies wird jedoch durch den Entropiegewinn des Wassers überkompensiert. Die Erklärung hierfür ist wie folgt: Werden Polymere mit lipophilen Gruppen in Wasser gelöst, so bildet sich um diese Gruppen ein Bereich des Wassers, in dem Wassermoleküle nur in Richtung Wasserphase H-Brücken ausbilden können und daher in ihrer Orientierungsmöglichkeit eingeschränkt sind. Dies führt zu einer Strukturbildung und ist mit einem Entropieverlust verbunden. Durch die Adsorption lassen sich diese lipophilen Segmente aus der Wasserphase entfernen. Hierdurch gewinnen die zuvor stark immobilisierten Wassermoleküle wieder ihre ursprüngliche Bewegungsfreiheit zurück, d.h. ihre Entropie nimmt zu. Da nun bei der Adsorption wesentlich mehr Wassermoleküle einen Entropiegewinn als Polymermoleküle einen Entropieverlust erfahren, bedeutet dies einen Energiegewinn für das Gesamtsystem, d.h. die Adsorption ist favorisiert und erfolgt spontan.

33.3 Emulsionsstabilisierung mit Polymeren

Die wesentliche Aufgabe eines effektiven Emulgators liegt - entsprechend der IUPAC-Definition - darin, die Aggregation und Koaleszenz von Öltropfen zu verhindern. Das Aufrahmen spielt in SME eine unbedeutende Rolle, da sich bei Tropfen die kleiner als 1 µm sind die Brownsche Molekularbewegung bereits so deutlich auswirkt, daß sie zu einer thermischen Rückdiffusion führt. Ein Aufrahmen ist lediglich zu erwarten, wenn Tropfenaggregate oder ein merklicher Anteil grober Tropfen, z.B. infolge von Koaleszenzprozessen, vorhanden sind.

33.3.1 Verhinderung der Aggregation

Soll verhindert werden, daß zwei sich annähernde Tropfen einer Emulsion bis in den Bereich der van der Waals-Anziehung nähern und aggregieren, so muß zwischen den Teilchen eine Schutzbarriere wirksam sein. Die erforderliche Höhe dieser Barriere hängt wesentlich von der kinetischen Energie der sich bewegenden Tropfen ab. Weisen diese eine hohe Geschwindigkeit auf, z.B. durch vermehrte thermische Bewegung, so ist ein stärkerer Schutz notwendig. Die Erhöhung der Viskosität der Außenphase kann deshalb indirekt zur Verminderung der Aggregation beitragen, da hierdurch die Geschwindigkeit und damit die kinetische Energie der Emulsionstropfen reduziert wird.

Darüber hinaus stehen zwei weitere Schutzmechanismen zur Verhinderung der Aggregation zur Verfügung:

In Systemen mit wäßriger Außenphase kommt der elektrostatischen Stabilisierung große Bedeutung zu. Hierbei wird die Annäherung zweier Teilchen dadurch erschwert, daß den Emulsionstropfen eine elektrische Ladung verliehen wird. Dies kann beispielsweise durch die Adsorption geladener Emulgatoren an die Grenzfläche erfolgen. Es bildet sich eine elektrische Doppelschicht aus. Das hieraus resultierende Gleichgewicht aus anziehenden van der Waals-Kräften und elektrostatischen Abstoßungskräften wird durch die DLVO-Theorie beschrieben (10). Qualitativ läßt sich daraus folgendes ableiten: Gleichsinnig geladene Partikel stoßen sich gegenseitig ab. Werden sie einander genähert, so wächst ihre potentielle Energie. Je höher ihre Ladung ist, desto schwieriger ist eine Annäherung, d.h. um so effektiver ist die Schutzbarriere. Mit steigendem Elektrolytgehalt der wäßrigen Außenphase nimmt allerdings die stabilisierende Wirkung der geladenen Grenzfläche eines Emulsionstropfens ab. In Systemen mit lipophiler Außenphase ist eine elektrostatische Stabilisierung der dispersen Phase nicht möglich. In lecithinstabilisierten SME spielt die elektrostatische Stabilisierung eine dominierende Rolle.

In Emulsionen mit Polymeremulgatoren hingegen trägt die sogenannte sterische Stabilisierung wesentlich dazu bei, die Aggregation der dispersen Phase zu verhindern. Hierzu müssen Makromoleküle an die O/W-Grenzfläche gebunden werden. Die stabilisierende Wirkung solcher Polymerschichten an der Phasengrenzfläche läßt sich wie folgt erklären (11): Bei Annäherung zweier Emulsionstropfen, die jeweils von einer Schicht adsorbierter Polymermoleküle umgeben sind, kommt es zunächst zu einem Durchdringen der Polymerschichten. Hierdurch steigt die Konzentration und bei gut solvatisierten Polymeren gleichzeitig der osmotische Druck im Druchdringungsbereich. Zusätzlich kommt es zur Deformation und Kompression der Polymersegmente, wodurch deren Bewegungsfreiheit eingeschränkt, d.h. die Entropie gesenkt wird (Abb. 33.3). Beide Effekte tragen zur Abstoßung bei, da sich in beiden Fällen der

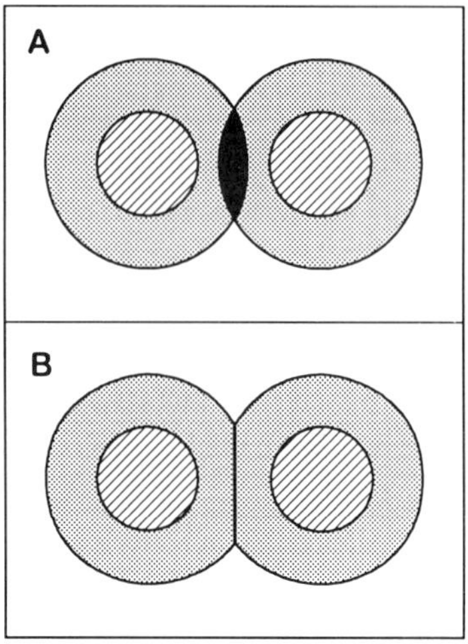

Abb. 33.3: Schematische Darstellung der sterischen Stabilisierung durch Polymeradsorbatschichten.
(A) Enthalpiestabilisierung: Erhöhter osmotischer Druck im Überlappungsbereich der Adsorbatschichten.
(B) Entropiestabilisierung: Deformation und Kompression der adsorbierten Polymermoleküle.

Energiegehalt des Systems erhöht und damit ein thermodynamisch ungünstiger Zustand eingenommen würde.
Voraussetzung für eine effektive sterische Stabilisierung ist eine feste Verankerung der adsorbierten Polymere in der Grenzfläche. Sie dürfen weder in die Ölphase gedrückt noch in der Grenzfläche zur Seite gedrängt werden. Der lateralen Verschiebung der adsorbierten Polymere wirkt der Gibbs-Marangoni-Effekt entgegen (12). Demnach verursacht jede lokale Konzentrationsänderung im Grenzflächenfilm auch eine entsprechende Veränderung der Grenzflächenspannung, die zu einer Selbstheilung des Films führt. Eine besonders effektive sterische Stabilisierung erreicht man mit Polymeren, die weit in die kontinuierliche Phase hineinragen und gut solvatisiert vorliegen.
Die sterische Stabilisierung kann sowohl bei W/O- als auch O/W-Emulsionen eingesetzt werden. In Systemen mit wäßriger Außenphase läßt sich bei Verwendung geladener Polymere zusätzlich eine elektrostatische Abstoßung erzeugen. Man spricht dann von elektrosterischer Stabilisierung.
Ebenso wie in Emulsionen gelten die beschriebenen Mechanismen zur Verhinderung der Aggregation bei allen anderen durch Polymere stabilisierten Dispersionen.

Aufgrund ihrer Molekülgröße, die im kolloiden Bereich liegt, werden sie teilweise auch als Schutzkolloide bezeichnet.

33.3.2 Verhinderung der Koaleszenz

Kollidieren zwei Tropfen einer Emulsion, so führt dies bei ungeschützter Grenzfläche nahezu immer zur Koaleszenz. Ist die Grenzfläche jedoch durch einen Emulgatorfilm stabilisiert, so kommt es nur dann zu einem Zusammenfließen von Tropfen, wenn deren kinetische Energie oder die Anziehungskräfte bei der Kollision zu einem Reißen dieser Schutzhülle führen. Die Vermeidung der Koaleszenz liegt also darin begründet, daß in der Phasengrenzfläche Emulgatormoleküle angereichert sind und damit ein genügend hoher mechanischer Schutz resultiert. Besonders effektiv ist die Wirkung des Emulgatorfilms, wenn die Emulgatormoleküle bei möglichst großer Packungsdichte fest in der dispersen Phase verankert vorliegen. Eine hohe Elastizität des Emulgatorfilms verhindert eine Ruptur bei der Kollision von Tropfen, und eine nachfolgende Koaleszenz kann so wirksam verhindert werden. Da die Beweglichkeit der einzelnen Polymersegmente mit steigender Molmasse abnimmt, ist eine optimal dichte Anordnung der Makromoleküle in der Phasengrenzfläche bei niedriger bis mittlerer Kettenlänge zu erwarten.
Alle Maßnahmen, die die kinetische Energie der Tropfen reduzieren oder ein Zusammenstoßen verhindern wirken als adjuvanter Koaleszenzschutz. Hierzu gehört die Erhöhung der Viskosität wie auch die elektrostatische, sterische oder elektrosterische Stabilisierung.

33.4 Herstellung und Charakterisierung

Für die Herstellung lagerstabiler O/W Emulsionen hat sich Methylhydroxypropylcellulose (MHPC) als Emulgator besonders günstig erwiesen (13, 14, 15). Um Emulsionen mit einer durchschnittlichen Tropfengröße im Bereich zwischen 100 und 500 nm zu erzeugen, ist eine Herstellung mit Hilfe von Ultraschall oder Hochdruckhomogenisation erforderlich, da einfache Rotor-Stator-Homogenisatoren einen zu geringen Energieeintrag ermöglichen.
Unter den geeigneten Homogenisierverfahren ist derzeit eindeutig der Hochdruckhomogenisation mit Kolbenspalthomogenisatoren oder nach dem Microfluidizer®-Prinzip der Vorzug zu geben, da nur hiermit eine Umsetzung in den Produktionsmaßstab gewährleistet ist, während die Ultraschallhomogenisation bislang nur für den Labor- oder Technikumsbereich zur Verfügung steht.

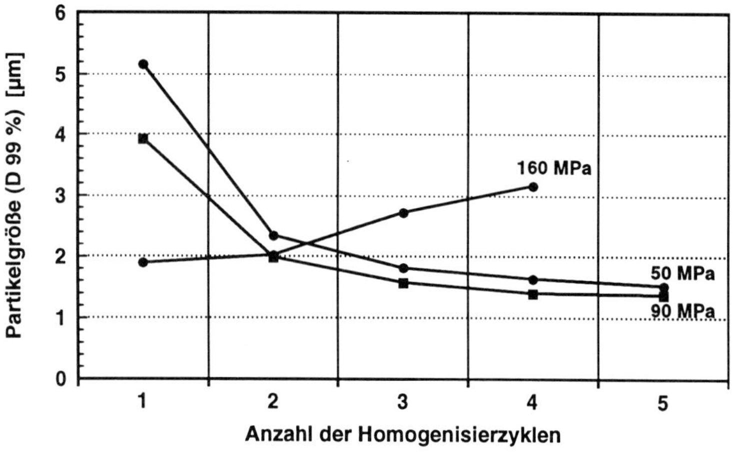

Abb. 33.4: Einfluß des Homogenisierdruckes auf die Partikelgröße von MHPC-stabilisierten Emulsionen (aus 15).

Die Herstellung erfolgt in einem Kalthomogenisierverfahren: Aus der wäßrigen Polymerlösung und der flüssigen Ölphase wird zunächst bei Raumtemperatur durch einfaches Mischen eine grobdisperse Rohemulsion hergestellt, die anschließend bei Drücken zwischen 20 und 90 MPa homogenisiert wird. Eine weitere Erhöhung des Homogenisierdruckes über den optimalen Bereich hinaus führt, obwohl technisch problemlos zu realisieren, meist nicht zu dem gewünschten höheren Dispersitätsgrad, sondern geht mit einer Vergröberung der Emulsionen einher (Abb. 33.4). Dieses Phänomen wird als Überhomogenisation bezeichnet.

Die Partikelgrößenverteilung der dispersen Phase unmittelbar nach der Herstellung sowie deren mögliche Veränderung während der Lagerung bestimmen wesentlich die Qualität der SME. Zur Charakterisierung der Partikelgröße gibt es zahlreiche Meßverfahren. Dazu gehören neben dem Coulter Counter-Prinzip Streulichtverfahren wie die Photonenkorrelationsspektroskpie (PCS), die Laserdiffraktometrie und die PIDS-Technologie (PIDS: Polarization Intensity Differential Scattering) sowie die Elektronenmikroskopie. Jedes dieser Meßverfahren hat einen optimalen Meßbereich und weist darüber hinaus typische Vor- und Nachteile auf. Eine umfassende Charakterisierung von SME, d.h. Bestimmung der nanopartikulären Hauptpopulation neben einem geringen Anteil gröberer Tropfen im Bereich bis ca. 5 µm, macht nach dem derzeitigen Stand der Technik die Kombination verschiedener Meßverfahren notwendig. Für den Routinebetrieb hat sich beispielsweise die Kombination der PCS mit einem Coulter Counter-Prinzip bewährt (16). Ein geringer meßtechnischer Aufwand ist notwendig, wenn die Beurteilung alternativ mit Hilfe der Laser-diffraktometrie, ergänzt durch lichtmikroskopische Untersuchungen, erfolgt (15).

Allerdings ergeben sich für sehr feinteilige oder breit verteilte Emulsionen unrealistische Meßwerte, die keine absolute Aussage mehr erlauben, jedoch für vergleichende Untersuchungen eine akzeptable Basis darstellen. Alle oben genannten Meßverfahren erfordern eine starke Verdünnung der Emulsionsproben. Dies kann bei nicht ausreichender Verdünnungstabilität zu Artefakten führen.

Bei Verwendung von MHPC als Polymeremulgator werden Emulsionen erhalten, die sich durch Autoklavieren sterilisieren lassen. Dies ist darauf zurückzuführen, daß diese Zubereitungen beim Erhitzen auf über 60 °C eine thermoreversible Gelbildung zeigen. Hierdurch werden die Öltropfen bei hohen Temperaturen immobilisiert, so daß die Kollision von Öltropfen wirksam verhindert wird. Der Nachweis hierzu kann durch zerstörungsfreie, schwingungsrheologische Messungen in Abhängigkeit von der Temperatur erbracht werden (Abb. 33.5).

Die nachfolgende Rezeptur repräsentiert ein Beispiel für eine MHPC-stabilisierte SME:

MHPC (M_r~ 10 000; Substitutionstyp 2208)	6,0
Mittelkettige Triglyceride	10,0
Wasser	84,0

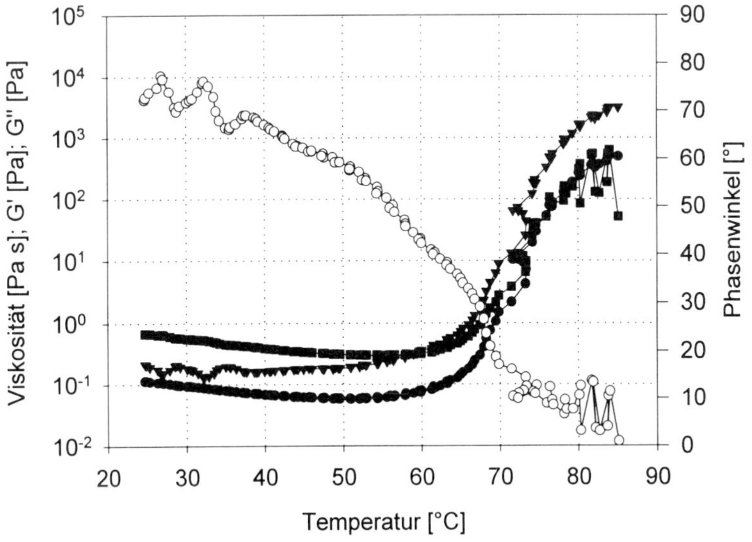

Abb. 33.5: Schwingungsrheologische Messungen einer MHPC-stabilisierten Emulsion in Abhängigkeit von der Temperatur (aus 15)
–●– Speichermodul (G'); –■– Verlustmodul (G''); –▼– Viskosität; –○– Phasenwinkel

Derartige SME weisen eine gute physikalische Stabilität auf, so daß bei Temperaturen zwischen 4 und 40 °C - in Abhängigkeit von der Zusammensetzung und der primären Teilchengröße - eine Lagerung ohne signifikante Qualitätseinbuße über Jahre möglich ist. Ein Einfrieren der Emulsionen bewirkt dagegen eine deutliche Destabilisierung und induziert Koaleszenzprozesse. MHPC-stabilisierte SME sind mit vielfältigen Arzneistoffen kompatibel, sofern nicht eine der bekannten Inkompatibilitäten mit der MHPC vorliegt oder bei ausgeprägter Grenzflächenaktivität die Wirksubstanz das Polymer aus der Phasengrenzfläche verdrängt. Eine Isotonisierung kann durch Zusatz von Elektrolyten, z.B. NaCl, oder geeigneten Polyolen erfolgen.

Die chemische Stabilität dieser SME wird im wesentlichen durch die Lipidphase bestimmt. MHPC selbst zeichnet sich auch in wäßriger Lösung durch eine außerordentlich hohe Lagerstabilität aus (17). Das Polymer ist nur in geringem Umfang bioabbaubar, da es für die meisten polysaccharidspaltenden Enzyme kein Substrat darstellt. Daher ist die Substanz für Mikroorganismen ein schlechter Nährboden, was sich auf die mikrobiologische Stabilität vorteilhaft auswirkt.

33.5 Anwendungsperspektiven

Der Einsatz von polymerstabilisierten SME erscheint überall dort von Interesse, wo nanopartikuläre Arzneiformen von Vorteil sind (vgl. Kap. „Feste Lipidnanopartikel (SLN)“). Für die parenterale Applikation kommen allerdings nur bioabbaubare Polymeremulgatoren in Betracht.

Somit erscheinen polymerstabilisierte SME neben der dermalen, oralen und peroralen Applikation insbesondere für die ophthalmologische Anwendung von Interesse.

Für die Anwendung am Auge kommen klassische O/W-Emulsionen bisher praktisch nicht zum Einsatz. Die Gründe hierfür sind zum einen in mangelnder physikalischer Stabilität geeigneter, tropffähiger Formulierungen zu suchen. Zum anderen lassen sich Emulsionen mit „klassischen“ Emulgatoren nur selten ohne Qualitätseinbuße im Endbehältnis hitzesterilisieren. Neben diesen pharmazeutisch-technologischen Problemen weisen klassische Emulsionen häufig eine mangelnde Biokompatibilität am Auge auf. Viele tensidartige, niedermolekulare Emulgatoren stören nämlich die Schutz- und Barrieremechanismen des Auges, indem sie die nur wenige Nanometer dicke Lipidschicht des Tränenfilms emulgieren und das Corneaepithel aufzulockern vermögen.

Diese Probleme treten mit MHPC-stabilisierten SME nicht auf. Insbesondere liegen hinsichtlich der Verträglichkeit des Emulgators langjährige Erfahrungen vor, da MHPC in vielen Augentropfen als viskositätserhöhender Hilfsstoff und in künstlichen Tränenflüssigkeiten als Wirkstoff Verwendung findet.

Zusätzlich von Vorteil erscheint, daß eine Beeinträchtigung der Sicht, wie sie durch ölige Augentropfen oder Augensalben hervorgerufen wird, nur für wenige Sekunden nach der Applikation zu bemerken ist.
Darüber hinaus sind bei Verwendung von submikropartikulären Arzneiformen bioadhäsive Eigenschaften zu erwarten, die am Auge zu einer gewünschten Verlängerung der Verweilzeit führen können.
Somit stellen polymerstabilisierte SME ein Arzneiträgersystem mit vielfältigen Anwendungsperspektiven dar, deren Umsetzung in die Praxis zügig erfolgen wird.

33.6 Literatur

[1] Benita, S., Levy, M.Y., Submicron emulsions as colloidal drug carriers for intravenous administration: comprehensive physicochemical characterization, J. Pharm. Sci. 82, 1069 - 1079, 1993

[2] Lucks, J.S., Müller, B.W., Parenterale Fettemulsionen - Struktur, Stabilität, Verwendung und In-vivo-Schicksal, Krankenhauspharmazie 15, 51 - 57, 1994

[3] Dunn, V., The ultrastructure of chylomicra an of the particles in an artificial fat emulsion, Proc. Roy. Soc. B, 169, 147 - 152, 1968

[4] Schwarz, J.S., Weispapir, M.R., Friedman D.I., Enhanced transdermal delivery of diazepam by submicron emulsion (SME) creams, Pharm. Research, 12, 687 - 692, 1995

[5] Naveh, N., Muchtar, S., Benita, S., Pilocarpine incorporated into a submicron emulsion vehicle causes an unexpectedly prolonged ocular hypotensive effect in rabbits, J. Ocul. Pharmacol., 3, 509 - 519, 1994

[6] Ilan, E., Amselm, S., Weisspapir, M.R., Schwarz, J.S., Yogev, A., Zawoznik, E., Friedman, D.I., Improved oral delivery of Desmopressin via a novel vehicle: Mucoadhesive submicron emulsion, Pharm. Research 13, 1083 - 1087, 1996

[7] IUPAC (International Union of Pure and Applied Chemistry), Division of Physical Chemistry, Manual of Symbols an Terminology for Physicochemical Quantities and Units, Appendix II part I, Butterworths London, 1972, S. 611

[8] Friberg, S.E., Emulsion stability, in Sjöblom, J. (ed.), Emulsions - A fundamental and practical approach, Kluwer Academic Publishers Dordrecht, 1992

[9] Ward, A.J.I., Regan, L.H., Pendant drop studies of adsorbed films of bovine serum albumin I. Interfacial tensions at the isooctane/water interface, J. Colloid Interf. Sci., 78, 389 - 394, 1980

[10] Stricker, H., Kolloidale und Makromolekulare Systeme, in Stricker, H. (ed.), Physikalische Pharmazie, Wissenschaftliche Verlagsgesellschaft Stuttgart, 1987

[11] Everett, D.H., Grundzüge der Kolloidwissenschaft, Steinkopff Verlag Darmstadt, 1992, S. 49 -54

[12] Hunter, R.S., Emulsions, in Hunter, R.S. (ed.), Foundations of colloid science Vol. 2, Claredon Press Oxford, 1989

[13] Barta, A., Herstellung und Bewertung von O/W-Emulsionen unter Verwendung von Celluloseethern als Polymeremulgatoren, Dissertation Universität Regensburg, 1992

[14] Rimpler, S.,Pharmazeutisch-technologische Charakterisierung von O/W-Emulsionen mit Methylhydroxypropylcellulose als Polymeremulgator, Dissertation Universität Regensburg, 1996

[15] Schulz, M., Entwicklung tensidfreier Submikron-Emulsionen mit MHPC als Polymeremulgator, Dissertation Universität Regensburg, 1996

[16] Schuhmann, R.; Physikalische Stabilität parenteraler Fettemulsionen - Entwicklung eines Untersuchungsschemas unter besonderem Aspekt analytischer Möglichkeiten, Dissertation Freie Universität Berlin, 1995

[17] Feller, R.L., Wilt, M., Evaluation of Cellulose Ethers for Conservation, The Getty Conservation Institute, Marina del Rey/ Californien, 1990

Anschrift des Autors:
Prof. Dr. Rolf Daniels
Institut für Pharmazeutische Technologie
der Technischen Universität Carolo-Wilhelmina zu Braunschweig
Mendelssohnstr. 1
D-38106 Braunschweig

34 Arzneistofftransport an der Bluthirnschranke

Dr. G. Borchard, Universität des Saarlandes

Beispiele für Handelspräparate

AmBisome®, Foscavir®, Isicom®, Lioresal®, Madopar®, Naco®, Retrovir®

34.1 Einleitung

Die Therapie von Erkrankungen des zentralen Nervensystems (ZNS) stellt ein wichtiges Gebiet moderner Arzneimittelentwicklung dar. Die klinische und gesellschaftliche Relevanz wird offensichtlich, wenn man bedenkt, daß Erkrankungen des Herz-Kreislauf-Systems und Krebs zwar die höchste Mortalitätsrate aufweisen, die häufigsten Ursachen für Morbidität sich aber auf Störungen des ZNS begründen. Durch die Verschiebung der Altersstruktur in unserer modernen Gesellschaft treten Erkrankungen im Bereich des ZNS wie Demenz oder Morbus Alzheimer immer mehr in den Vordergrund. Das Ziel pharmazeutischer Forschung ist es daher, effektive Therapieansätze für die Behandlung dieser Erkrankungen zu finden. Mit der Entwicklung biotechnologischer Methoden sind darüber hinaus heute Substanzen wie Peptide, Proteine und Oligonukleotide relativ leicht verfügbar und können der therapeutischen Anwendung zugeführt werden. Die Darstellung dieser potentiell effektiven Wirkstoffe, die sich in Struktur, Molekülgröße und Synthese grundsätzlich von den Wirkstoffen der klassischen organisch-chemischen Synthese unterscheiden, stellt letztlich den Pharmazeutischen Technologen vor die Aufgabe, Arzneiformen zu entwickeln, die diese Stoffe auch zum richtigen Zeitpunkt in der richtigen Dosierung an den "richtigen Ort" bringen. Die Definition des "richtigen Ortes" - dem Wirkort der transportierten Substanz - erfährt gerade in den letzten Jahren eine immer detailliertere Spezifizierung: membranständige Rezeptoren, intrazelluläre Kompartimente oder einzelne Genomabschnitte wurden als eigentliche Wirkorte identifiziert.

Die Pharmazeutische Technologie und Biopharmazie befaßt sich heute immer mehr direkt mit den Interaktionen zwischen artifiziellen Trägersystemen und biologischen Strukturen auf subzellulärer Ebene. Die Kombination materialwissenschaftlicher Methoden mit mehr "biologisch" orientierten Verfahren ist die Voraussetzung für die nötige Effizienz bei der Entwicklung moderner Arzneiformen. Gleichzeitig liegt gerade in der interdisziplinären Kombination unterschiedlicher Methoden die Faszination dieser Forschungsrichtung.

34.2 Morphologie der Bluthirnschranke

Die Bluthirnschranke als die wichtigste und undurchlässigste physiologische Barriere im Organismus stellt dabei im Hinblick auf den Transport von makromolekularen Wirkstoffen für die Arzneiformenentwicklung sicherlich die größte Herausforderung dar [1].

Das Kapillarbett im Bereich des ZNS der Bluthirnschranke wird durch eine zentrale, polarisierte Endothelzelle umschlossen (Abb. 34.1). Die Endothelzellen im Bereich des ZNS bilden dichte Zell-Zell-Verbindungen aus, die als Tight Junctions bezeichnet werden. Typisch für das Gewebe ist die fehlende Fenestrierung und die Abwesenheit von Poren. Die Endothelzellen sind von einer Basalmembran umschlossen. Zur Funktion der Bluthirnschranke tragen verschiedene Zelltypen wie Mikroglia, Perizyten und Neuriten bei, vor allem die Ausschüttung von Faktoren aus den Endfüßen von Astrozyten zeigt einen starken Einfluß auf die Dichtheit des Endothels. Es resultiert eine formidable Barriere, die das Gehirn ausreichend vor schädigenden Einflüssen schützt. Die Bluthirnschranke ist weiterhin charakterisiert durch eine signifikante metabolische Aktivität. So sind z.B. die enzymatischen Aktivitäten der Acetylcholinesterase, des Angiotensin Converting Enzyme (ACE) und der Leucin-Aminopeptidase mit dem Endothelgewebe verbunden.

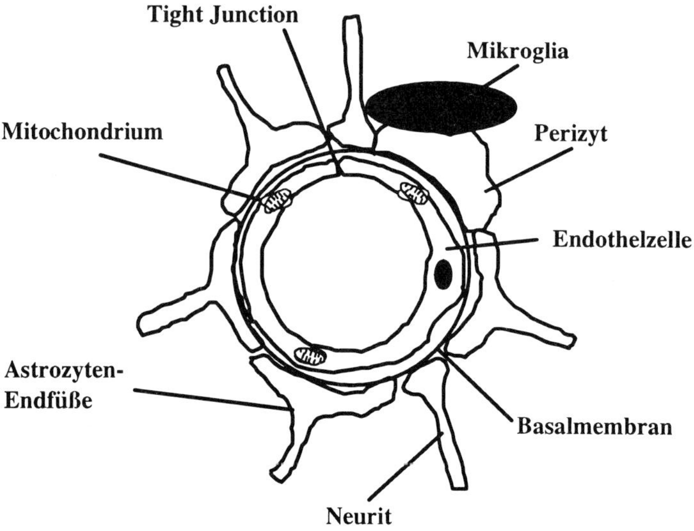

Abb. 34.1: Morphologie des Kapillarepithels im Bereich des ZNS und umliegende Gewebe, welche die Bluthirnschranke konstituieren.

34.3 Transportwege durch die Bluthirnschranke

Natürlich ist die Bluthirnschranke nicht für alle Stoffe unüberwindbar. Zum einen können Verbindungen, die ein Molekulargewicht von weniger als 600 Dalton aufweisen und ausreichend lipophil sind, die Bluthirnschranke passieren. Dementsprechend konzentrierte sich die Entwicklung von Arzneistoffen für die Anwendung im ZNS auch auf die Suche nach entsprechend kleinen, lipophilen Wirkstoffen. Hydrophilere Stoffe oder Wirkstoffe mit höherem Molekulargewicht konnten in der Regel nicht der Anwendung zugeführt werden. Zum anderen existieren am Hirnendothel aktive Transporter für eine Vielzahl unterschiedlicher Nährstoffe und anderer Substanzen (Tab. 34.1). Aktive Transportprozesse aus dem Blut in das Hirngewebe existieren sowohl für niedrigmolekulare Nährstoffe wie Glukose, Biotin und Aminosäuren, als auch für Makromoleküle wie Transferrin, Enkephaline, Immunglobuline, Cytokine und ACTH-Analoga. Ebenso wurden für einige hydrophile Arzneistoffe wie L-Dopa (Madopar®), Baclofen (Lioresal®) und Foscarnet (Foscavir®) aktive Transportmechanismen nachgewiesen. Die Permeabilität der Blut-Hirn-Schranke, und damit die passive Aufnahme von Stoffen durch Diffusion, kann durch die Anwesenheit bestimmter Stoffe wie Aluminiumionen oder Salicylationen beeinflußt werden.
Mögliche Transportwege durch die Endothelzelle, das sogenannte "transendotheliale Routing", sind in Abb. 34.2 wiedergegeben.

Tab. 34.1: Aktive Transporter an der Bluthirnschranke und deren Liganden.

Transportersystem	Liganden
Monocarboxylsäure-Carrier (MAA)	Pyruvat, Laktat, β-Hydroxybutyrat
Neutrale Aminosäure-Carrier (NAA)	L-Dopa, Phenylalanin
Basische Aminosäure-Carrier (BAA)	Arginin, Ornithin, Lysin
Purin-Nucleosid-Carrier (PNC)	Adenosin
Purin-Base-Carrier (PBC)	Purinbasen wie z.B. Adenin
Glukose-Carrier	Glukose, Galaktose, Mannose
Glutamat-Carrier	Efflux-System für Glutamat

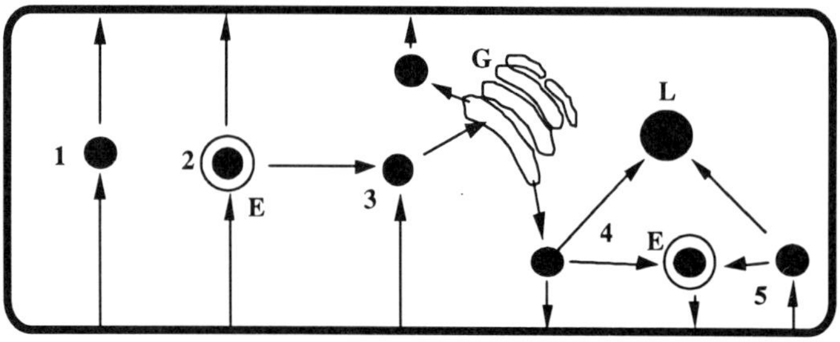

Abb. 34.2: Transportwege in und durch die Endothelzelle (Transendotheliales Routing):

1) Direkter Transport durch die Zelle.
2) Transport unter Beteiligung von Endosomen (E). Endosomen sind intrazelluläre Vesikel, welche durch Membranfusion wie z.B. bei der adsorptiven Endozytose entstehen.
3) Endosomaler Transport unter Einbeziehung des Golgi-Apparates (G).
4) Degradation durch Säure und oxidative Prozesse in Lysosomen (L).
5) Recycling an der luminalen Membran unter Einbeziehung von Endosomen.

34.4 Carriersysteme für den Arzneistofftransport an der Bluthirnschranke

Die physiologischen Gegebenheiten an der Bluthirnschranke determinieren die Eigenschaften eines idealen Arzneistoffträgers, der seine Ladung möglichst effizient an den vorgesehenen Wirkort bringt. Verschiedene Systeme sind für diesen Zweck entwickelt worden (Tab. 34.2). So kann die Aufnahme von Arzneistoffen in das ZNS z.B. über die Erhöhung der Lipophilie des Arzneistoffs durch Bildung von Pro-Drugs erhöht werden, wie im Falle der Methylierung des Morphins zum Heroin, oder wie bei der Gabe von L-Dopa, der Vorstufe des bei der Parkinson-Erkrankung wirksamen Dopamins.

Chemical Delivery Systeme sind pharmakologisch inerte Moleküle, aus denen im Zielgewebe von gewebespezifischen Enzymen über einen mehrstufigen Prozeß der Arzneistoff abgespalten wird. Die durch spezifische Enzyme erfolgende Abspaltung ermöglicht die überwiegende Akkumulation im Zielgewebe, was die Reduktion möglicher Nebenwirkungen zur Folge hat [2].

Tab. 34.2: Carriersysteme für den Transport an der Bluthirnschranke.

Carriersysteme	Beschreibung
Pro-Drugs	Unspezifische Erhöhung der Lipophilie durch Veränderung der Molekülstruktur (z.B. L-Dopa; Madopar®, Isicom®, Naco®)
Chemical Delivery Systems (CDS)	Pharmakologisch inertes Molekül, benötigt mehrstufigen Prozeß zur Aktivierung; höhere Spezifität hinsichtlich Gewebeakkumulation (z.B. AZT; Retrovir®).
Antikörperkonjugate	Bindung von Arzneistoffen an spezifische Antikörper (z.B. anti-Transferrin-Rezeptor-Antikörper).
Ligandenkonjugate	Bindung an Substanzen, die aktiv in das ZNS transportiert werden (z.B. Transferrin).
Liposomen, Nanopartikel	Biodegradable, nicht-toxische Carriersysteme kolloidaler Größe (Amphotericin B; AmBisome®). Hohe Transportkapazität für eine Vielzahl von Arzneistoffen. Können über die Wahl der Herstellungsmethode und durch Oberflächenfunktionalisierung unterschiedlichen Zielsetzungen angepaßt werden. Problem: Aktivierung des Immunsystems und Aufnahme in die Organe des retikuloendothelialen System (RES).

Bei der Kopplung des Arzneistoffes an monoklonale Antikörper wird die Spezifität der Bindung von Antikörpern ausgenutzt. Über diese spezifische Wechselwirkung zwischen Antikörper und Zielgewebe kommt es zu einer lokalen Konzentrationserhöhung der Arzneistoffe im Zielgewebe.

Ligandenkonjugate nutzen hingegen das Vorhandensein von endogenen Transportprozessen für bestimmte Substanzen, wie in Tab. 34.1 beschrieben, aus. Durch Bindung von Arzneistoffen an Substanzen, die aktiv in das ZNS transportiert werden, wird die Aufnahme des Wirkstoffes in das ZNS erhöht.

Im Gegensatz zu den oben beschriebenen Carriersystemen wie Pro-Drugs, Chemical Delivery Systems oder Antikörperkonjugaten stellen Systeme kolloidaler Größe wie Liposomen und Nanopartikel komplexere potentielle Arzneistoffträger dar. Die Vorteile dieser Systeme liegen in ihrer höheren Transportkapazität und der Möglichkeit, über die Wahl des Herstellungsprozesses eine große Anzahl von in Molekulargewicht und Lipophilie unterschiedliche Arzneistoffe zu verarbeiten. Um den unterschiedlichen Anforderungen hinsichtlich der Gewebespezifität dieser Carrier gerecht zu werden, kann die Oberfläche der Partikel mit determinierenden Liganden wie z.B. Antikörpern funktionalisiert werden.

Ein erfolgreiches Beispiel für die Anwendung dieser relativ neuen Technologie ist der Einsatz von liposomalem Amphotericin B (AmBisome®) bei Kryptokokkeninfektionen

des ZNS, wie sie als opportune Erkrankung in Verbindung mit AIDS auftreten [3]. Durch die Einkapselung in Liposomen konnten die Nebenwirkungen von Amphotericin B - Schädigung des Nierengewebes - stark vermindert werden [4].
Darüberhinaus untersuchen neuere Studien die Möglichkeit, Nanopartikel für den Arzneistofftransport an der Bluthirnschranke einzusetzen. Zunächst wurde in einem Zellkulturmodell der Bluthirnschranke *in vitro* gezeigt, daß mit Polysorbat 80 (Tween 80®) beschichtete Nanopartikel in der Lage sind, in Endothelzellen einzudringen, ohne daß es zu einer Schädigung der Zellen kommt [5]. Die Testung im Tiermodell ergab dann, daß diese so modifizierten Nanopartikel nicht nur die Bluthirnschranke überwinden, sondern dabei auch analgetisch wirksame Arzneistoffe über diese Barriere transportieren können [6]. Getestet wurden dabei Loperamid (Imodium®) und Darlagin, ein aus sechs Aminosäuren bestehender Peptidarzneistoff. Bei beiden Substanzen ließen sich zentrale analgetische Wirkungen nachweisen, die durch die Gabe des Opiatantagonisten Naloxon (Narcanti®) vollständig unterdrückt werden konnten. Elektronenmikroskopische Aufnahmen von Hirnpräparaten zeigten außerdem, daß die Partikel durch die Endothelzellschicht der Hirnkapillaren hindurch in das Hirngewebe gelangten. Die genaueren Mechanismen der Penetration von Nanopartikeln durch die Bluthirnschranke sind noch nicht bekannt, die vorliegenden Ergebnisse deuten aber darauf hin, daß auch partikuläre Systeme für den Arzneistofftransport an der Bluthirnschranke angewendet werden können.

34.5 Literatur

[1] **W. Forth, D. Henschler, W. Rummel**, Allgemeine und spezielle Pharmakologie und Toxikologie, S. 22 (1987).

[2] **M.E. Brewster, W.R. Anderson, D.A. Helton, N. Bodor, E. Pop**, Pharm. Res., Vol. 12, No. 5, p. 796-798 (1995).

[3] **E. Mutschler**, Arzneimittelwirkungen, S. 712 (1996).

[4] **R.J. Coker, S.M. Murphy, J.R.W. Harris, J.**, Antimicrobial Chemistry 28, Suppl. B, p. 105-109 (1991).

[5] **G. Borchard, K.L. Audus, F. Shi, J. Kreuter**, Int. J. Pharm. 110, p. 29-35 (1994).

[6] **R. Alyaudtin, D. Gothier, V. Petrov, D. Kharkevich, J. Kreuter**, Eur. J. Pharm. Biopharm. 41, p. 44-48 (1995).

Anschrift des Autors:
Dr. Gerrit Borchard
Universität des Saarlandes
Fachrichtung 12.2
Biopharmazie und Pharmazeutische Technologie
Postfach 151150
D-66041 Saarbrücken

35 Die Lunge als Applikationsort für Peptide, Proteine und Gentherapeutika

K. Elbert, A. Brück, Prof. Dr. C.-M. Lehr, Universität des Saarlandes

35.1 Pulmonale Applikation von Makromolekülen - warum?

Im Zuge der Entwicklung der DNA-Technologien und der durch sie zur Verfügung stehenden Vielzahl an neuen potenten höhermolekularen Wirkstoffen aus der Klasse der Proteine und Peptide sowie Gentherapeutika hat sich das Interesse an nichtinvasiven Applikationsrouten als Alternativen zur Injektion verstärkt. Nichtinvasive Applikationswege können eine Reihe von Nachteilen der herkömmlichen parenteralen Verabreichung umgehen: (1) das gesundheitliche Risiko der zudem schmerzhaften Injektionen, (2) die Notwendigkeit von medizinischem, für die Durchführung der Injektion ausgebildetem Personal und (3) die damit verbundene schlechte Patientencompliance, vor allem im Falle chronischer Erkrankungen, die Langzeitmedikation erfordern.

Die Bemühungen, orale und nasale Delivery Systeme für Proteine und Peptide zu entwickeln, stoßen aufgrund der limitierten Permeabilität dieser Wirkstoffklasse in den meisten Fällen an die Grenzen des Praktikablen. Das Nasalepithel bietet eine relativ kleine Absorptionsoberfläche, von der die applizierten Arzneistoffe zudem unerwünscht rasch durch Sekretbildung und Ziliarapparat entfernt werden, darüberhinaus wirken viele Arzneistoffe ziliotoxisch. Oral applizierte Polypeptide werden von Proteasen im Gastrointestinaltrakt abgebaut und können die Intestinalmukosa nicht als intakte, wirksame Moleküle passieren. Die Verwendung von permeabilitätsverbessernden Substanzen ist aufgrund deren schleimhauttoxischer Aspekte problematisch.

Vor diesem Hintergrund bietet sich die Lunge als interessante Alternative für die Applikation von Peptid- und Proteinwirkstoffen sowie Gentherapeutika an, betrachtet man die Charakteristika des Lungenepithels: hoher Durchblutungsgrad, geringe enzymatische Aktivität verglichen mit dem Gastrointestinaltrakt sowie eine große Oberfläche ($>100\ m^2$) für die Deposition und Absorption von inhalierten Arzneistoffen. Zudem umgehen pulmonal absorbierte Arzneistoffe im Gegensatz zur oralen Route den Portalvenenkreislauf und vermeiden somit den Abbau durch den first pass Metabolismus in der Leber.

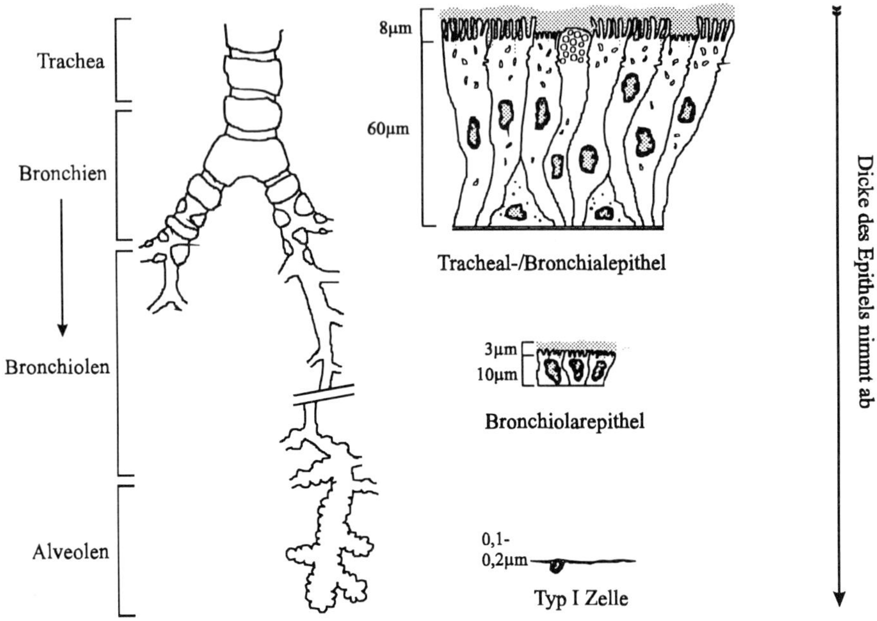

Abb. 35.1: Verzweigungen des Atemwegssystems, relative Größen der Epithelzellen in den verschiedenen Regionen der Lunge, modifiziert nach [2].

35.2 Anatomische und zellbiologische Grundlagen

35.2.1 Anatomie der Lunge

Die Lunge besteht aus zwei verschiedenen Abschnitten, den zuleitenden Atemwegen (Luftröhre, Bronchien und Bronchiolen) und dem Alveolargebiet für den Gasaustausch (Alveolarbläschen). Die Atemwege führen den Atemluftstrom über eine Vielzahl (ca. 20) von Verzweigungen zu den distal gelegenen Alveolarbläschen. Dabei nimmt der Durchmesser von zwei Zentimetern in der Luftröhre schrittweise mit jeder Verzweigung auf ca. 200 µm in den Alveolargängen ab (Abb. 35.1). Durch diese extensive Aufzweigung enden die Atemwege schließlich in ca. 300 Millionen Alveolen, die zusammen eine Fläche von etwa 100 m^2 für den Austausch von Gasen zwischen Blut und Atemluft bereitstellen. (Die Oberfläche der Atemwege dagegen beträgt nur etwa 2,5 m^2). Die durchschnittliche totale Lungenkapazität von 6,7 l (Männer) bzw. 4,9 l (Frauen) wird unter normalen Atmungbedingungen etwa zur Hälfte ausgenutzt, dabei enthalten die Atemwege nur ca. 4% der eingeatmeten Luft, die Alveolen den Rest.

35.2.2 Aufbau von Atemwegen und Alveolargebiet

Die Lunge besteht aus mehr als 40 verschiedenen Zelltypen, davon sind etwa ein Drittel Epithelzellen.

Luftröhre und Bronchien sind mit kolumnarem Ziliarepithel ausgekleidet, bestehend aus ca. acht Zelltypen. Muköse sekretorische Becherzellen und Clarazellen, sowie subepitheliale Drüsenzellen produzieren die schützende Schleimschicht (Mukus) von 5-10 μm Höhe, die das Atemwegeepithel überzieht. Mit Hilfe der koordinierten Zilienbewegung des Epithels wird diese Schleimschicht kontinuierlich in Richtung Kehlkopf befördert und so die Oberfläche der Atemwege ständig von inhaliertem Material gereinigt.

Mit dem Übergang von Bronchien zu Bronchiolen nimmt das kolumnare respiratorische Ziliarepithel an Höhe ab und geht in ein einfacheres würfelförmiges Epithel ohne Zilien über (Abb. 35.1).

Im Bereich des Gasaustausches, dem Alveolargebiet, schließlich ist die Höhe des Epithels minimiert: ca. 95% der alveolaren Oberfläche wird von extrem ausgebreiteten, flachen (0.1-0.2 μm hohen) Typ-I-Alveolarzellen bedeckt, die restliche Oberfläche von würfelförmigen, 5 μm hohen Typ-II-Alveolarzellen eingenommen. Aufgrund ihrer Fähigkeit, zu Typ-I-Zellen zu differenzieren, dienen Typ-II-Zellen als Pool von Vorläuferzellen für die Erneuerung des Alveolarepithels. Darüberhinaus produzieren und speichern Typ-II-Zellen das Lungensurfactant, eine Mischung aus Phospholipiden und Surfactant-Apoproteinen, das in das alveolare Lumen sezerniert wird als Teil der Alveolarflüssigkeit. Dieser Film dient zur Reduktion der Oberflächenspannung an der Luft-Epithelgrenzfläche und verhindert so das Kollabieren der Alveolarbläschen in der Ausatmungsphase.

Durch die Ausbildung von tight junctions zwischen benachbarten Alveolarepithelzellen wird ein dichter Zusammenhalt des einschichtigen Epithels erreicht, der effektiv das Übertreten von Plasmaflüssigkeit in das Alveolarlumen verhindert.

Auf dem Alveolarepithel sitzende Alveolarmakrophagen (Freßzellen) übernehmen den Abtransport von eingeatmeten, im Alveolargebiet abgelagerten Partikeln. Weitere Abwehrmechanismen dieses Zelltyps sind das induzierte Ausschütten von Peroxiden und einer Reihe von Entzündungs- und Immunmodulationsmediatoren (z.B. Interleukine, Leukotriene, TNF-α und Proteasen).

Unter dem Alveolarepithel befindet sich ein dichtes und stark verzweigtes Kapillarnetz, wobei Alveolarzellen und Endothelzellen der Kapillaren unmittelbar aufeinanderliegen, von extrazellulärer Substanz miteinander verkittet. Durch diese Anordnung besteht die Barriere für den Austausch von Molekülen zwischen inhalierter Luft und zirkulierendem Blutstrom aus einem Sandwich von Alveolar- und Endothelzellkörper von weniger als einem Mikrometer Dicke (Abb. 35.2).

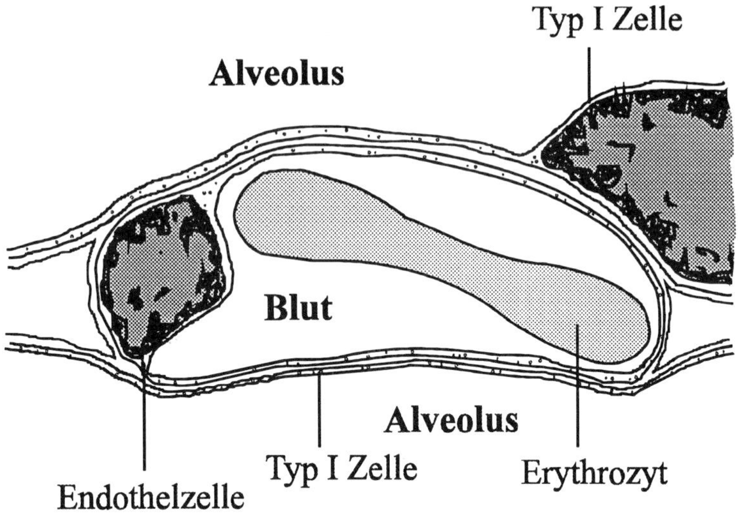

Abb. 35.2: Alveolarwand aus Kapillare und luminal aufliegenden Alveolarzellen, nach [2].

35.2.3 Barrieren für pulmonal applizierte Arzneistoffe

Inhalierte Aerosolarzneistoffe mit Partikelgrößen von etwa 0,5 - 3 µm gelangen in die distalen Lungenregionen (Bronchiolen und Alveolen) und sedimentieren dort, größere Partikel werden durch Impaktion bereits in den zuleitenden Atemwegen abgelagert, kleinere Partikel zum überwiegenden Teil wieder ausgeatmet. Im Bereich der Atemwege abgelagerte Arzneistoffpartikel tragen nur in sehr geringem Maße zur systemischen Absorption des Stoffes bei (Absorptionsbarriere aus relativ hoher Epithelschicht mit Mukus bedeckt), der weit überwiegende Teil der systemischen Absorption findet im Alveolargebiet statt (große Oberfläche, extrem flaches Epithel ohne aufliegenden Mukus).

Um nach Ablagerung in distalen Lungenregionen von der Alveolaroberfläche in den Blutstrom aufgenommen zu werden, müssen Makromoleküle wie Peptide und Proteine eine Reihe von Barrieren überwinden:

(1) Die im Bereich des Alveolargebietes das Epithel überziehende Alveolarflüssigkeit (enthält verschiedene Serumproteine sowie Surfactant).

(2) Die Alveolarepithelzellschicht mit intra- und extrazellulären Enzymen (stellt den wichtigsten Anteil an der Gesamtabsorptionsbarriere)

(3) Die Basalmembran (extrazelluläre Matrix aus strukturellen Glykoproteinen) zwischen Alveolarepithel- und Endothelzelle, etwa 20-25 nm dick

(4) Kapillarendothelzellschicht (mit relativ hoher Durchlässigkeit verglichen mit dem Alveolarepithel)

35.3 Alveolare Absorption von Proteinen und Peptiden

Die pulmonale Applikation hat in zahlreichen Forschungsstudien ihr Potential zur Verabreichung von Proteinen und Peptiden bewiesen, somit darf erwartet werden, daß in naher Zukunft einige der vielversprechendsten Kandidaten die Marktreife erreichen werden.

Als erstes inhalativ appliziertes Proteintherapeutikum ist zur Zeit die Dornase alfa (rekombinante humane Deoxyribonuklease, rhDNAse) als Arzneimittel zugelassen zur lokalen pulmonalen Anwendung bei zystischer Fibrose (Pulmozyme®). Calcitonin, Interferone, Insulin, parathyroides Hormon und Leuprolide sind im Stadium der klinischen Prüfung für die systemische inhalative Therapie.

Mehrere Proteine und Peptide von pharmazeutischem Interesse zeigen in Forschungsstudien, pulmonal appliziert, beeindruckende Bioverfügbarkeiten. Insulin hat als Aerosol angewandt eine Bioverfügbarkeit von > 50 % in Kaninchen und von 25-75 % im Menschen. Die humanen Plasmaspiegel zeigten darüberhinaus jeweils eine überraschend gute Reproduzierbarkeit, allerdings besteht ein signifikanter Unterschied zwischen Rauchern und Nichtrauchern.

Somatropin (human growth hormone) zeigt eine Aerosol-Bioverfügbarkeit relativ zur subkutanen Injektion von 30-40 % in Ratten. Die Bioverfügbarkeit eines Vasopressin-analogons beträgt in der Ratte 20 % nach Instillation, nach Applikation in aerosolisierter Form auf bis zu 84 % ansteigend.

Ein protease-resistentes Anolog des luteinizing hormone relasing hormone LHRH (Leuprolide-acetat) zeigt nach Instillation eine Bioverfügbarkeit von bis zu 95 % in verschiedenen Tieren, und nach Verabreichung als Aerosol von 4-18 % im Menschen.

Als das bisher bemerkenswerteste Beispiel hat der Granulozyten-Kolonie-stimulierende Faktor (G-CSF) eine pulmonale Bioverfügbarkeit von 60-90 %.

Nicht alle Peptide und Proteine werden allerdings in intakter Form gut über den Lungenweg absorbiert, ein solcher Fall ist zum Beispiel das vasoactive intestinal peptide (VIP), das vermutlich von Peptidasen in der Lunge sehr rasch abgebaut wird.

Insgesamt sind die Determinanten der Peptid- und Proteinabsorption am und über das Lungengewebe bisher noch weitgehend ungeklärt, abgesehen von einem allgemeinen Ansteigen der Absorptionsrate mit abnehmendem Molekülgewicht des Peptidarzneistoffes.

Ausführlichere Übersichten zu diesem Thema geben die Artikel [1] und [2].

Tab. 35.1: Pharmazeutisch relevante Protein- und Peptidtherapeutika und ihre systemischen Bioverfügbarkeiten nach pulmonaler Applikation im Überblick

Biotherapeutikum	Molekül-größe	Systemische relative Bioverfügbarkeit	Anwendung bei/ als
Vasopressinanalog (dDAVP)	1.1 kDa	<84% Ratte	Enuresis (Bettnässen)
LHRH-Antagonist Detirelix	1,5 kDa	10% Schaf 30% Hund	LHRH Antagonist
Glukagon	3.5 kDa	keine	Hormonersatztherapie
Parathyroides Hormon 1-34(PTH)	4.3 kDa	40% absolute Biovfbk. Ratte	Osteoporose, Paget's disease
Calcitonin	4.5 kDa	20-35%, 69% Ratte	Osteoporose, Paget's disease
Insulin	6 kDa	>50% Kaninchen 25-75% Mensch	Insulinabhängiger Diabetes
LHRH-Analog Leuprolide	12 kDa	28% Mensch	Endometriose, Prostatakrebs
Granulocyte-colony stimulating factor (G-CSF)	18.8 kDa	60-90% Hamster	Chronische Granulozytopenie, AIDS
Somatropin (hGH)	22 kDa	30-40% Ratte	Hypophysärer Minderwuchs

Obwohl die pulmonale Route sich in Forschungsstudien als eine effiziente Applikationsroute für Peptide und Proteine erwiesen hat (siehe Tab. 1), stehen realistische inhalative Delivery Systeme mit ähnlicher Effizienz für die therapeutische pulmonale Anwendung am Menschen noch aus. Verbesserungen in technologischen Aspekten wie Formulierungen, Gerätedesign und Inhalationsreproduzierbarkeit sind notwendig, um praktikable Arzneiformen zu erstellen.

Das Kosten-Nutzen-Verhältnis für die Entwicklung von pulmonalen Delivery-Strategien wird schon früh im Entwicklungstadium kritisch zu evaluieren sein, im Besonderen wenn der jeweilige Arzneistoff schon als injizierbare Zubereitung erhältlich ist.

35.4 Liposomen zur pulmonalen Applikation von Arzneistoffen

Aus toxikologischer Sicht stellen Liposomen ideale Arzneistoffträger zur pulmonalen Applikation dar, da sie aus Phospholipiden aufgebaut sind, die endogen in der Lunge als Hauptbestandteil des Surfactants vorkommen. Die ersten Studien, in denen Liposomen pulmonal appliziert wurden, dienten dazu, die Clearancemechanismen des Lungensurfactants zu untersuchen. Liposomale exogene Phospholipide konnten je nach Liposomenstruktur und Lipidzusammensetzung über mehrere Stunden bis Tage in der Lunge nachgewiesen werden, so daß sie zur Entwicklung von Retardformulierungen geeignet schienen [3]. Verschiedene Arzneistoffe wie beispielsweise Cytarabin, Metoproterenol, Natriumcromoglycinat und Atropin wurden in Liposomen verkapselt und zeigten in ersten *in vivo* Studien nach intratrachealer Instillation oder Inhalation im Tiermodell wie auch teilweise bei freiwilligen Probanden eine verzögerte Resorption mit niedrigeren Plasmaspiegeln im Vergleich zu einer gleichartig applizierten Lösung. Außerdem waren bei Cytarabin und Metoproterenol die systemischen Nebenwirkungen bei der liposomalen Formulierung deutlich reduziert zugunsten der lokalen Wirkung [4]. Liposomal verkapselte Antioxidanzien wie α-Tocopherol, Glutathion, Superoxiddismutase und Katalase zeigten *in vivo* protektive Wirkungen gegen oxidativ bedingte Lungenschädigungen [5,6].

Die zahlreich in der Lunge vorhandenen Makrophagen tragen durch Phagocytose zur Clearance der pulmonal applizierten Liposomen bei, was zu einer Verringerung der Bioverfügbarkeit führen kann. Andererseits wurde gerade diese Tatsache zum Targeting von Muramyltripeptid und Amikacin in Makrophagen ausgenutzt [4].

Die pulmonale Applikation von Liposomen wird nur dann eine Zukunft haben, wenn es gelingt, Liposomen in größerem Ausmaß zu aerosolisieren, ohne ihre Struktur zu zerstören. Am besten untersucht sind Vernebler, bei denen die Liposomengröße und die Phospholipidzusammensetzung einen entscheidenden Einfluß auf die Liposomenintegrität hat [4].

Interessante Zukunftsperspektiven für die pulmonale Applikation haben sogenannte „kationische Liposomen" auf dem sich schnell entwickelnden Gebiet der Gentherapie.

35.5 Gentransfersysteme zur Therapie der Mukoviszidose

Die Mukoviszidose (Synonym zystische Fibrose) basiert auf einem Gendefekt, der autosomal rezessiv vererbt wird. Mit einer Häufigkeit von 1: 2500 Neugeborenen stellt sie eine der häufigsten Erbkrankheiten dar. Das defekte Gen kodiert für ein Protein, das einen zellmembranständigen Chloridkanal bildet, und damit den Wasser- und Salzhaushalt von Epithelzellen beeinflußt. Charakteristisch sind die zähflüssigen

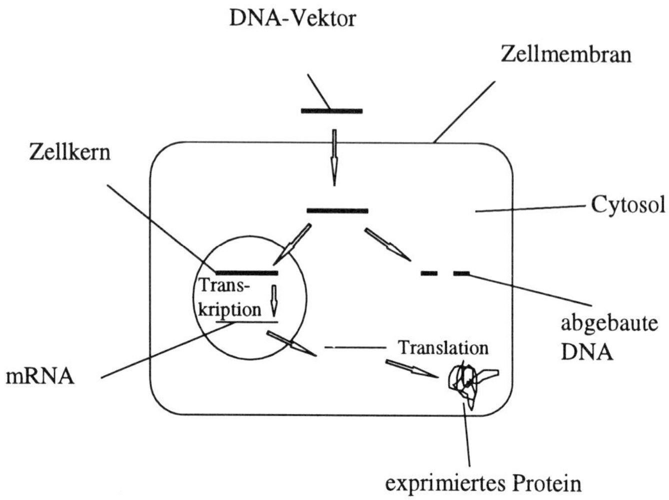

Abb. 35.3: Biologische Barrieren für die somatische Gentherapie

Sekretabsonderungen in der Lunge, aber auch der Darm und die Bauchspeicheldrüse sind geschädigt. Die heutige Therapie erfolgt rein symptomatisch: Antibiotika zur Behandlung der chronischen Infektionen der Atemwege, inhalative Applikation von DNAse zur Verflüssigung des Sekrets, Substitution von Insulin und Pankreasenzymen usw.. 1989 konnte das für die Krankheit verantwortliche Gen, CFTR-Gen (*C*ystic *f*ibrosis *t*ransmembrane conductance *r*egulator), isoliert und kloniert werden [7]. Somit waren die Grundsteine für die Gentherapie gelegt, die einzige Therapie, die zu einer Heilung der Mukoviszidose führen kann, indem das intakte CFTR-Gen in die betroffenen Epithelzellen eingeschleust wird. Vor allem das Epithel der oberen und unteren Atemwege bietet sich für eine Gentherapie an, da einerseits die hohe Letalitätsrate bei der Mukoviszidose auf Schädigungen der Lunge beruht und andererseits das Bronchialepithel durch inhalative Applikation leicht zugänglich ist.

Bevor ein eingeschleustes CFTR-Gen exprimiert werden kann, muß es in den Zellkern gelangen. Die zahlreichen biologischen Barrieren, die es auf diesem Weg überwinden muß sind in Abb. 35.3 dargestellt. Als ersten Schritt muß die DNA die Zellmembran durchdringen und liegt dann im Cytosol vor. Dort ist sie den zahlreich vorhandenen Enzymen ausgesetzt, die zu einem Abbau führen können. Nur DNA, die durch die Kernmembran permeiert und dort im Zellkern in die Chromosomen integriert wird oder als extrachromosomale DNA vorliegt, kann transkribiert werden. Die Translation der mRNA, die zu dem entsprechenden Protein führt, erfolgt dann im Cytosol.

Da nackte DNA nur in geringem Maße die beschriebenen Barrieren überwinden kann, müssen Gentransfersysteme entwickelt werden, die eine effiziente, reproduzierbare und sichere Transfektion in vivo erlauben.

35.5.1 Adenovirale Gentransfersysteme

Die Infektiosität von Viren beruht auf ihrer Fähigkeit, virale DNA in den Zellkern eukaryontischer Zellen einzuschleusen. Aufgrund dieser Eigenschaft eignen sie sich als Transfersysteme für die Gentherapie.
Besonders Adenoviren sind als Gentransfersysteme zur Therapie der Mukoviszidose geeignet, da sie von Natur aus die Atemwege infizieren. Bei Wild-Typ Adenoviren wurden die Teile des Genoms, die für die Pathogenität verantwortlich sind, entfernt und durch das CFTR-Gen und einen Promotor ersetzt. Ein Vorteil der adenoviralen Gentransfersysteme ist die hohe Effektivität, mit der sie Epithelzellen infizieren und damit auch transfizieren. Adenoviren werden im Gegensatz zu Retroviren nicht in das eukaryontische Genom integriert, sondern liegen als extrachromosomale DNA im Zellkern vor, so daß nur eine transiente Transfektion mit der Notwendigkeit zu wiederholten Applikation der viralen Gentransfersysteme erfolgt. Andererseits ist bei der transienten Transfektion die Gefahr einer Mutation durch Integration des Gens ins Genom geringer, verbunden mit einer höheren Sicherheit für den Patienten. Nachteile von viralen Gentransfersystemen sind mögliche Immunreaktionen und allergische Reaktionen, die gerade bei der wiederholten Applikation von adenoviralen Gentransfersystemen auftreten können sowie das Risiko der Rekombination zu replikationskompetenten und pathogenen Viren. Erste Phase I Studien an Mukoviszidosepatienten dienten dazu, Unbedenklichkeit beziehungsweise die Toxizität der adenoviralen Gentransfersysteme zu beurteilen. Nach nasaler Applikation konnten keine Entzündungsreaktionen festgestellt werden, und durch elektrophysiologische Messungen konnte eine Korrektur des defekten Chloridkanals über drei Monate lang nachgewiesen werden. Pulmonal applizierte adenovirale Gentransfersysteme führten allerdings bei einem Patienten in höheren Dosen zu Entzündungsreaktionen [8,9].

35.5.2 Liposomale Gentransfersysteme

Als nichtvirale Gentransfersysteme spielen sogenannte „kationische Liposomen" eine große Rolle. Diese Liposomen, deren Oberflächenladung durch kationische Lipide (siehe Strukturformeln Abb. 35.4) hervorgerufen werden, unterscheiden sich deutlich von den „klassischen" Liposomen, bei denen Arzneistoffe in Vesikeln aus Phospholipiden verkapselt sind. Sie stellen vielmehr einen Komplex zwischen positiv geladenen Liposomen und negativ geladener DNA dar, der durch die elektrostatischen Wechselwirkungen beim Mischen der beiden Komponenten entsteht. Die Struktur dieser Komplexe sowie die Mechanismen, mit denen diese Gentransfersysteme DNA in den Zellkern einschleusen, sind nicht in allen Einzelheiten geklärt. Eine mögliche Struktur ist in Abb. 35.5 dargestellt. Ein Vorteil liposomaler Gentransfersysteme ist

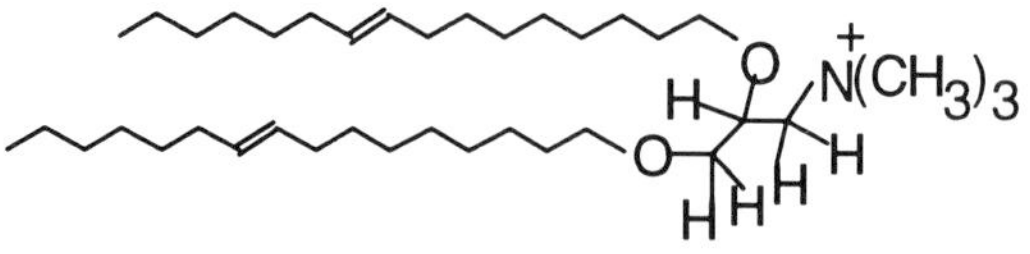

N-[1-(2,3-dioleyloxy)propyl]-N,N,N-trimethylammoniumchlorid (DOTMA)

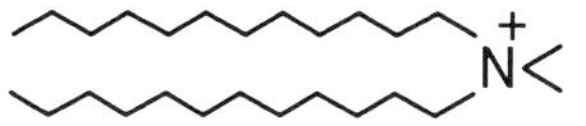

Didodecyldimethylammoniumbromid (DDAB)

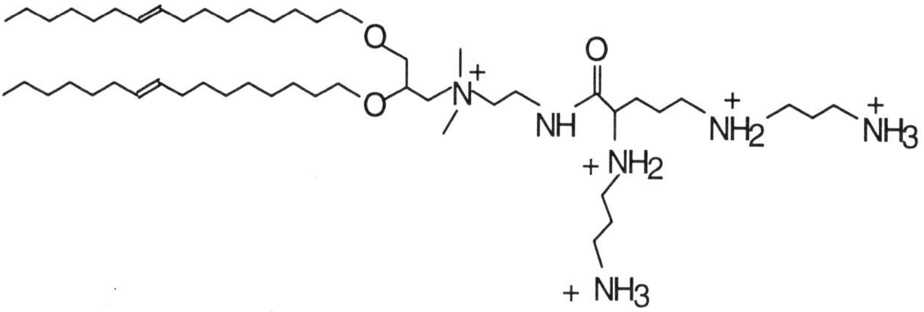

2,3-dioleyloxy-N-[2(spermidincarboxamid)ethyl]-N,N-dimethyl-1-propylammoniumtrifluoroacetat (DOSPA)

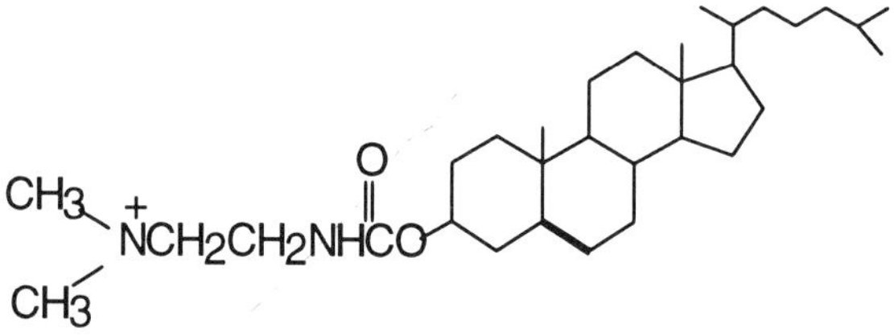

3β -[N-(N',N'-dimethylaminoethan)carbamoyl]-cholesterol (DC-Chol)

Abb. 35.4: Strukturformeln von kationischen Lipiden

ihre große Sicherheit; ein Nachteil die im Vergleich zu Viren geringe Transfektionsrate.

Eine Korrektur des gestörten Chloridtransports konnte bei transgenen CFTR-defekten Mäusen nach intratrachealer Instillation und nach Inhalation von liposomalen CFTR-Gentransfersystemen nachgewiesen werden. Eine klinische Studie wurde in Großbritannien an 15 Mukoviszidosepatienten durchgeführt, denen CFTR-DNA-Liposomen-Komplexe nasal appliziert wurden. Gewebebiopsien zeigten keine Anzeichen

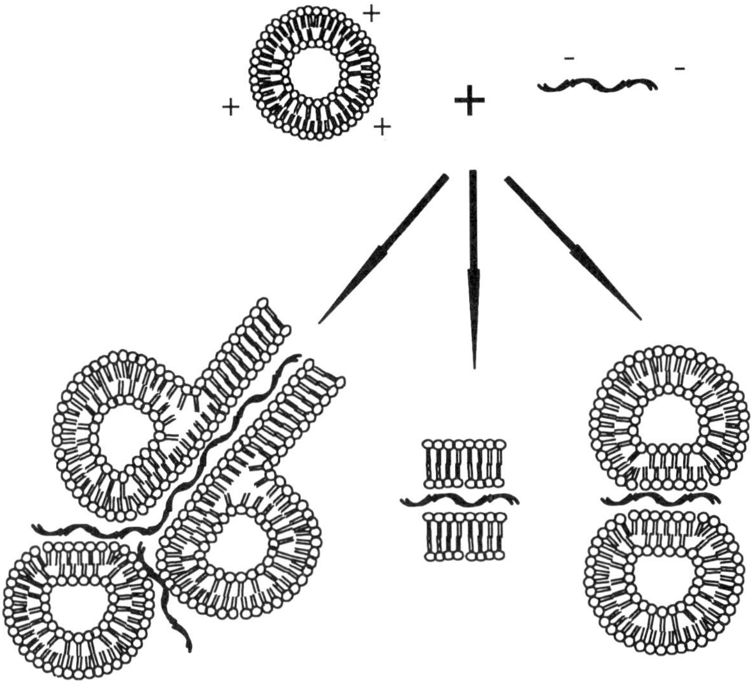

Abb. 35.5: Mögliche Strukturen von Komplexen aus kationischen Liposomen und DNA, modifiziert nach [10]

auf lokale oder systemische Nebenwirkungen und eine leichte vorübergehende Korrektur des Chloridtransports konnte nachgewiesen werden [8,9].
Die Ergebnisse stimmen hoffnungsvoll, daß eine Therapie der Mukoviszidose auf genetischer Ebene möglich ist. Weitere klinische Studien sind notwendig, um die Sicherheit insbesondere der viralen Gentransfersysteme abzuklären. Forschungen im Bereich der liposomalen Gentransfersysteme richten sich auf die Aufklärung der Mechanismen der DNA-Freisetzung und Invasion, um dann Systeme mit einer höheren Spezifität und damit höheren Transfektionsrate zu entwickeln.

35.6 Literatur

[1] Niven, Ralph W., Delivery of biotherapeutics by inhalation aerosol, Crit. Rev. Ther. Drug Carrier Sys. 12, 151-231, 1995

[2] Patton, John S., Mechanisms of macromolecule absorption by the lungs, Adv. Drug Delivery Rev. 19, 3-36, 1996

[3] Kellaway, Ian W.; Farr, Stephen J., Liposomes as drug delivery systems to the lung, Adv. Drug Delivery Rev., 5, 149-161, 1990

[4] Taylor, K.M.G.; Farr, S.J., Liposomes for pulmonary drug delivery, in Liposomes in drug delivery, edited by Gregoriadis, G.; Florence,

A.T.; Patel, Harish M., Harwood Academic Publishers, Chur, 95-109, 1993

[5] Shek, Pang N; Suntres, Zacharias E.; Brooks, James, I., Liposomes in pulmonary applications : Physicochemical considerations, pulmonary distribution and antioxidant delivery, J. of Drug Targ., 2, 431-442, 1994

[6] Walther, Frans J; David-Cu, Remedios; Lopez, Susanna L., Antioxidant-surfactant liposomes mitigate hyperoxic lung injury in premature rabbits, Am. J. Physiol. 269, L613-L617, 1995

[7] Welsh, Michael J.; Smith, Alan E., Mukoviszidose, Spektrum der Wissenschaft, 32-39, Februar 1996

[8] Coutelle, Charles; Williamson, Robert, Liposomes and viruses for gene therapy of cystic fibrosis, J. Aerosol Med., 9, 79-88, 1996

[9] Colledge, W.H.; Evans, M.J., Cystic fibrosis gene therapy, Brit. Med. Bull., 51, 82-90, 1995

[10] Sternberg, Brigitte; Sorgi, Frank; Huang, Leaf, New Structures in complex formation between Dna and cationic liposomes visualized by freeze-fracture electron-microscopy, FEBS Lett., 356, 361-366, 1994

Anschrift des korrespondierenden Autors:
Prof. Dr. Claus-Michael Lehr
Universität des Saarlandes
Fachrichtung 12.2
Biopharmazie und Pharmazeutische Technologie
Postfach 151150
66041 Saarbrücken

36 Colon Delivery, Arzneistoffabgabe im Dickdarmbereich

Prof. Dr. K.H. Bauer, Universität Freiburg

Beispiele für Handelspräparate

Azulfidine®, Colon-Pleon®

36.1 Einführung

Während der Dünndarm als Resorptionsorgan unumstritten ist, galt der Dickdarm bis in die jüngste Zeit hauptsächlich als Eindickungs- bzw. Entwässerungsorgan des Verdauungstraktes. In den letzten Jahren häuften sich jedoch Publikationen, die über Resorptionen aus dem Dickdarm berichteten. Es werden besonders durchlässige Stellen in der Dickdarmwand postuliert, z.B. Peyers Plaques oder sogenannte „Resorptionsfenster", beispielsweise für Verapamil [1]. Während solche Resorptionsfenster relativ fiktiv sind, sind Peyers Plaques durchaus real. Aber es kann sicherlich auch nicht völlig ausgeschlossen werden, daß leicht wasserlösliche Arzneistoffe mit dem Flux der Entwässerung aus dem Dickdarm mitgenommen und so resorbiert werden. Mit Hilfe von Sonden (Intubationen oder Coloskopie) und mit Hochfrequenzkapseln wurde nachgewiesen, daß die Betablocker Oxprenolol und Metoprolol beim Menschen aus dem Dünndarm und Dickdarm praktisch gleich gut resorbiert werden [2]. Zu bedenken ist außerdem, daß für den Menschen essentielle Stoffe, wie von der Dickdarmmikroflora produziertes Vitamin K, Folsäure und Pantothensäure sowie Substanzen, die dem enterohepatischen Kreislauf unterliegen, beispielsweise Gallensalze oder auch Herzglykoside und Stilboestrol [3,4] aus dem Dickdarm resorbiert werden.

Die Resorptionsmöglichkeiten aus dem Dickdarm dürfen demnach nicht länger ignoriert werden und wenn nach diesen Betrachtungen therapeutisch nutzbringende Anwendungen erwogen werden, dann erhebt sich die Frage, in welchen Fällen Resorptionen aus dem Dickdarm überhaupt angezeigt und erwünscht sind?

Ohne Zweifel ist eine ausreichende Resorption aus dem Dickdarm für zuverlässig lang wirksame, stark retardierte Zubereitungen eine wichtige Voraussetzung. Denn ohne ausreichende Resorption auch aus dem Dickdarm, sind diese nicht sinnvoll. Exakt gezielte Arzneistoffabgaben im Dickdarm sind aber auch zur sicheren topischen Behandlung von entzündlichen Dickdarmentzündungen erforderlich. Nicht zuletzt ist die Konzipierung und Herstellung von peroral applizierbaren Peptidarzneimitteln denkbar, wenn es gelingt solche in der Regel verdaulichen Stoffe vor den Verdauungssekreten im Magen und Dünndarm zu schützen und anschließend in unveränderter und voll wirksamer Form im Dickdarm freizusetzen. Eine Resorption ist dann von hier aus denkbar, da im Dickdarm die Peptidaseaktivitäten erheblich geringer sind.

Der heutige Stand der Technik, für den Fall daß Arzneistoffe im Dickdarm freigesetzt werden sollen, besteht darin, daß schwerlösliche magensaftresistente Überzüge einfach dicker aufgetragen werden. Es wird dann erwartet, daß sie gerade so viel mehr Zeit zum Auflösen benötigen, wie sie zum Erreichung des Dickdarmbereichs brauchen. Diese Methode ist jedoch ziemlich unsicher, da die Abweichungen der Verweilzeiten des Darminhaltes in Richtung zu den distalen Darmbereichen immer mehr zunehmen, je nachdem ob flüssigere oder festere bzw. schwerer oder leichter verdauliche Nahrung aufgenommen wurde. Die Abweichungen und Schwankungen gehen dann ähnlich wie eine geöffnete Schere auseinander.

Arzneiformen, die ihren Arzneistoff genau gezielt und voll wirksam im Dickdarm abgeben können, wären deshalb vorteilhaft.

Welche Wege werden heute in der Forschung beschritten, um solche Vorteile zu realisieren? Im Wesentlichen sind dies zwei Richtungen, einmal die Konzipierung von Prodrugs, die ihren Wirkstoff an ganz bestimmten Stellen im Dickdarm freigeben und zweitens neuartige Hilfsstoffe, die im Magen und Dünndarm beständig sind, auf diese Weise den eingebetteten oder umhüllten Arzneistoff in diesen Bereichen schützen und ihn dann erst im Dickdarm durch Auflösung oder Bioabbaubarkeit abgeben.

36.2 Physiologische Voraussetzungen für die gezielte Arzneistoffabgabe im Dickdarm

Für speichel- oder magensaftresistente Arzneiformen werden die beträchtlichen pH-Gradienten zwischen Speichel und Magensaft bzw. zwischen Magensaft und Dünndarmsaft ausgenützt. Nachdem jedoch zwischen Dünndarm und Dickdarm kein ausgeprägter und zuverlässiger pH-Gradient besteht, mußte für die oben erwähnten Vorhaben der gezielten Arzneistoffabgabe in den Dickdarm ein neuer, brauchbarer Unterschied gesucht und gefunden werden. Dieser bot sich in Form der erheblich differierenden mikrobiellen Besiedelung dieser beiden Abschnitte an.

Durch die Erweiterung des Darmlumens bei der Einmündung des Ileums in das Caecum und dem anschließenden Übergang in das Colon ascendens wird die Strömung des Darminhaltes erheblich verlangsamt und umgelenkt (Abb. 36.1). Auch die Peristaltik ist hier im Gegensatz zum Dünndarm erheblich schwächer. Deshalb ist diese Region prädestiniert für die Ansiedelung einer außerordentlich aktiven Darmflora, die im Dünndarm praktisch nicht vorhanden ist. In den Dünndarm werden hauptsächlich enzymhaltige Säfte sezerniert. Im Colon werden durchschnittlich 10^{12} Keime pro ml gezählt, während es im Ileum, dem letzten Teil des Dünndarms, nur etwa 10^3 Keime pro ml sind [5]. Das Ileum ist demnach zwar bei weitem nicht keimfrei, aber es ergibt sich ein Keimgradient zwischen Dünndarm und Dickdarm von rund 1: 1 Milliarde.

Die Zusammensetzung der Dickdarmmikroflora ist bis heute noch nicht in allen Einzelheiten geklärt. Fest steht, daß es sich um ein kompliziertes, symbiotisches Konglomerat handelt und mit mehr als 500 verschiedenen, vorwiegend anaeroben Keimarten gerechnet werden muß. Die Enzymausstattung dieser symbiotisch lebenden Dickdarmmikroflora hat sich im Laufe der Evolution an ein bestimmtes Nahrungsangebot angepaßt. Das Nahrungsangebot umfaßt einerseits körpereigene Glykoproteine aus dem Dünndarm, die infolge der ständigen proliferativen Erneuerung des Dünndarmes und des sezernierten Mucins entstehen [6,7,8]. Andererseits werden vom Dünndarm nicht resorbierte polymere Kohlenhydrate aus der Nahrung des Menschen der Dickdarmflora zugeführt. Auch Proteinreste unverdauter, nicht resorbierter Dünndarmenzyme gelangen in den Dickdarm. Hieraus muß auf ein hochspezialisiertes Enzymsystem der Dickdarmmikroflora für den Abbau von Kohlenhydraten und von einigen Proteinen geschlossen werden. Innerhalb dieses relativ speziellen Spektrums ist das Enzymsystem jedoch qualitativ und quantitativ extrem variabel. Die Dünndarmflora ist dagegen vernachlässigbar, sie enthält einige andere, mehr aerobe Stämme.

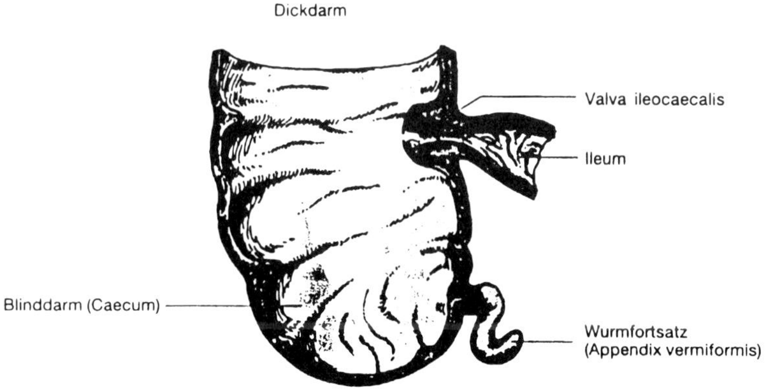

Abb. 36.1: Schnitt durch die Einmündung des Dünndarms in den Dickdarm

Zu bedenken ist, daß sich die Dickdarmmikroflora krankheitsbedingt, durch medikamentöse Therapien oder auch durch stark abweichende Eßgewohnheiten zeitlich begrenzt verändern kann. Sie besitzt jedoch einen eigenen Regulationsmechanismus, der die ursprünglichen Verhältnisse rasch wieder herstellt [7,9,10]. Die Resorptionsverhältnisse sind sicherlich im aufsteigenden Dickdarm am günstigsten. Später nehmen sie durch die fortschreitende Eindickung immer mehr ab.

Bei Gewinnung der Dickdarmflora aus dem Stuhl ist zu bedenken, daß diese sich gegenüber den tatsächlichen *in vivo*-Verhältnissen im Dickdarm verändern kann, da in diesem Fall keine anaeroben Bedingungen mehr vorliegen.

Die Resorptionsfähigkeit von Makromolekülen aus dem Dickdarm wurde bisher am Menschen nur ungenügend untersucht. An der Ratte konnte jedoch die Resorption von Makromolekülen und auch von Partikeln mit Durchmessern bis zu 0,3 µm nachgewiesen werden [6]. In der Literatur werden diese Probleme häufig sehr kontrovers diskutiert. Einige Arbeitsgruppen konnten sogar überraschend gewisse Resorptionsvorgänge von intakten Makromolekülen im menschlichen Dünndarm am Beispiel von γ-Globulin und Insulin nachweisen [11].

Diese physiologischen Gegebenheiten können als grundlegende Voraussetzungen zur gezielten Arzneistoffabgabe in den Dickdarm herangezogen werden.

36.3 Prodrugs, die im Dickdarm in die aktive Form überführt werden

Schon seit vielen Jahren ist ein Enzymkomplex in der Dickdarmmikroflora bekannt, der reduktive Hydrierungen durchführt, die Azoreduktase. Dies ist ein sehr unspezifisch arbeitender und noch nicht näher definierter Enzymkomplex, welcher u.a. Azoverbindungen spaltet [12]. Auf dieser Basis beruht die Funktion des Prodrugs Salazosulfapyridin (Sulfasalazin), einer Molekülverbindung bei der ein Sulfonamid über eine Azogruppe mit 5-Aminosalicylsäure (Mesalazin) verknüpft ist. Diese Molekülverbindung ist wirkungslos, unlöslich, wird praktisch nicht reorbiert und gelangt so unverändert bis in den Dickdarm. Dort wird sie unter den streng anaeroben Bedingungen durch die Azoreduktase gespalten [13] und der Wirkstoff 5-Aminosalicylsäure feinstdispers zur topischen Behandlung von entzündlichen Dickdarmerkrankungen freigesetzt. Als weitere Prodrugs wurden verschiedene Corticosteroid-Glycoside, Molekülverbindungen aus Corticosteroiden und einem Zucker, untersucht. Bei den Versuchen mit Ratten erreichten größere Mengen das Ratten-Caecum und wurden dort durch Glycosidasen gespalten (14, 15). Längere Versuchsreihen wurden auch mit Dextran-Naproxen-Estern als Prodrug durchgeführt (16, 17). Diese Prodrugs gelangen bis in den Schweinecaecum bzw. -dickdarm und werden dort durch Dextranasen gespalten. Solche Prodrugs sind also zur gezielten Arzneistoffabgabe in den Dickdarm geeignet und bestätigen die Brauchbarkeit dieses Konzepts. Aber nur aus dem Salazosulfapyridin (Sulfasalazin) sind Handelsprodukte (Azulfidine®, Colo-Pleon®) entstanden, die anderen wurden nur in Tierversuchen erprobt.

36.4 Prüfung der Dickdarm-Abbaubarkeit

Da die physiologischen Verhältnisse im Magen-Darm-Trakt zwischen Menschen und Tieren, mit Ausnahme beim Schwein und bei Primaten, außerordentlich unterschiedlich sind, wurde für Screening-Versuche für Hilfsstoffe und Arzneiformen ein realitätsnaher, der menschlichen Colon-Mikroflora weitgehend angenäherter *in vitro*-Test, der Colon-Mikroflora-Test (CMT), entwickelt [18]. Dieser Test wird in einer auf Körpertemperatur thermostatisierten Apparatur durchgeführt, die einem Minifermenter ähnelt. Sie wird dabei mit einem N_2/CO_2-Gemisch begast, um im Hinblick auf die *in vivo*-Voraussetzungen unter weitgehend anaeroben Bedingungen arbeiten zu können (Abb. 36.2). Das Reaktionsmedium in diesem Minifermenter besteht hauptsächlich aus dem homogenisierten Inhalt von Schweinecaecum, dem noch menschliches Ileostoma-Sekret zugesetzt wird. Die zu bestimmenden Proben werden direkt oder in einer speziell konstruierten Zelle in das Medium eingebracht. Mit Hilfe dieser Freigabezellen gelingt es kleinste, als Filme ausgegossene oder gesprühte Probemengen zu testen. Problematisch bei dieser Methode ist derzeit noch die ungenügende Standardisierung des Reaktionsmediums, d.h. des Schweinecaecuminhalts von Gewinnung zu Gewinnung, die noch verbessert werden muß. Außerdem sind auch noch die Isolierung der relevanten Enzyme und deren Konzentrierung und Stabilisierung verbesserungswürdig. Hiermit könnte die Durchführung dieser Methode noch weiter vereinfacht werden.

36.5 Neue Hilfsstoffe zur Formulierung von Colon-Delivery-Arzneiformen

Die Entwicklung dieser neuartigen Hilfsstoffe verlief sehr ähnlich wie die der Prodrugs. Bei den ersten handelte es sich um azo-vernetzte Copolymere aus Styrol und Hydroxyethylmethacrylat, die ebenso wie die Sulfasalazin Prodrugs durch Azoreduktasen im Dickdarm gespalten werden. Mit diesen azo-vernetzten Polymeren

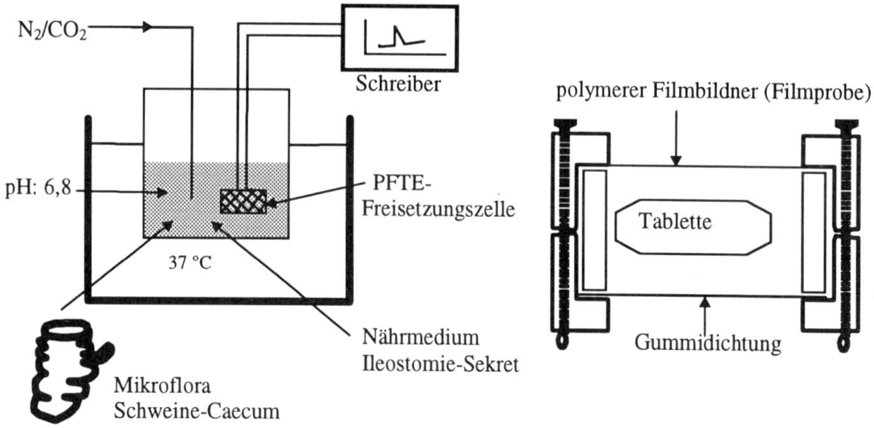

Abb. 36.2: links: Apparatur zur Durchführung des Colon-Mikroflora-Test (CMT). Die PTFE- Freisetzungszelle, die hauptsächlich zur Prüfung von umhüllten Arzneiformen bestimmt ist, kann auch durch eine Spezialzelle B für noch nicht umhüllte Proben ersetzt werden; rechts: Freisetzungszelle zur Aufnahme von Arzneistoffen oder von Arzneizubereitungen mit bestimmten Wirkstoffen und zum Einspannen von gegossenen oder gesprühten Filmproben.

wurde der Versuch unternommen, Insulin vor den Verdauungssäften des Magens und Dünndarm zu schützen, und es so peroral applizierbar zu machen [19]. Diese Formen wurden nur an Tieren getestet.

Die nächsten Hilfsstoffe wurden so konzipiert, daß sie von Glycosidasen abgebaut werden konnten, da diese Enzyme im Dickdarm offensichtlich stärker effektiv sind. Wichtig sind die in der humanen Dickdarmmikroflora vorkommenden Endo-Glycosidasen. Diese spalten Polysaccharidmoleküle in der Mitte und nicht, wie Exo-Glycosidasen, nur einzelne Zuckermoleküle nacheinander von den Enden her ab. Auf diese Weise verlieren die eingesetzten bioabbaubaren Filmbildner schneller ihre filmbildenden Eigenschaften und erlauben deshalb raschere Arzneistoffabgaben.

Als erste Gruppe wurden einige Copolymerisate aus Polyurethan und Zuckern, bzw. Poly- oder Oligosacchariden [20], synthetisiert und charakterisiert. Das Zuckersegment sollte in diesem Fall die bioabbaubare „Bio-Sollbruchstelle“ sein. Maltose war die erste und einfachste verwendete Zuckerkomponente für diese neuen Produkte, die sich jedoch als nicht bioabbaubar erwiesen. Offenbar war die Maltose als „Bio-Sollbruchstelle“ zu klein und zu eng, um der Dickdarmmikroflora den Angriff zu erlauben. Erst als anstelle von Maltose Oligosaccharide aus abgebauten Galactomannanen mit mindestens 5 Hexoseeinheiten eingesetzt wurden, entstanden bioabbaubare Produkte. Der Abbau der Galactomannane erfolgte nach vollständiger Acetylierung oder Ethylierung und anschließender Hydrolyse. Auf diese Weise entstanden kürzerkettigere oder oligomere Acetyl- bzw. Ethylgalactomannane mit endständigen Hydroxylgruppen, die für die Herstellung der Polyurethane Voraussetzung waren. Die relativ einfach synthetisierbaren Copolymeren aus Polyurethanen und Oligosacchariden zeigten, daß die Realisierbarkeit des Konzepts gute Chancen hat, trotzdem wurde von der weiteren Entwicklung wegen möglicher späterer toxikologischer Probleme abgesehen.

Die bei den vorher beschriebenen Versuchsreihen hergestellten kürzerkettigen Acetyl- und Ethylgalactomannane erwiesen sich im Gegensatz zu den nichtsubstituierten Galactomannanen als ausgezeichnete Filmbildner [21]. Überraschenderweise war jedoch nur das Ethylgalactomannan aber nicht das Acetylgalactomannan bioabbaubar. Bei der Acetylierung kann mit hoher Wahrscheinlichkeit eine so vollständige Substitution angenommen werden, daß keine freien OH-Gruppen als Angriffsstelle für den Bioabbau mehr verfügbar sind. Von Bedeutung ist hierbei auch, daß mit Johannisbrotbaumgalaktomannan (Carubin) als Rohstoff hergestellte Filmbildner besser bioabbaubar sind als solche, die aus Tara- oder Guargalaktomannan (Guaran) hergestellt wurden. Der Unterschied ist, daß Johannisbrotbaumgalaktomannan weniger seitliche Galactoseabzweige von der Polymannose-Hauptkette besitzen als die beiden anderen. Das Verhältnis Mannose zu Galaktose liegt bei Johannisbrotbaum-Galaktomannan bei 4:1, bei Tara-Galactomannan bei 3:1 und bei Guar-Galactomannan bei 2:1. Auch die Vernetzung von Galactomannanen mit 1,4-Butandioldiglycidylether oder ähnlichen Vernetzungsmitteln anstatt einer Substitution führte zu Produkten, die im CMT bioabbaubar waren [22].

Als bisher günstigste dickdarmabbaubare neue Hilfsstoffe, aus Sicht der Filmbildnerqualität, der Stabilität im Magen- und Dünndarmsäften, der Ökonomie und Ökologie der Synthese und der Bioabbaubarkeit im Dickdarm, sind die Fettsäureester mit hochmolekularen Dextranen anzusehen [23]. Der Vorteil dieser Dextran-Fettsäureester beruht vor allem darauf, daß bei ihrer Herstellung von bekannten, nicht toxischen und natürlich nachwachsenden Rohstoffen ausgegangen wird. Dextrane mit den Molekülmassen 40.000 und 60.000 sind als Blutplasmaexpander bekannt. Erst bei Molekülmassen über 1.000.000 nehmen die Dextrane Filmbildnereigenschaften an. Da sie jedoch immer noch wasserlöslich sind, müssen sie in geeigneter Weise substituiert werden. Im einfachsten Fall wäre dies durch Acetylierung zu erreichen, aber dieses Vorgehen führte nicht zur völligen Problemlösung, denn zur Gewährleistung der filmbildenden Qualitäten mußten die Molekülmassen des Rohmaterials Dextran über 500.000 liegen. Wegen der geringen Lipophilie der Acetylgruppe mußte sehr hoch substituiert werden um Unlöslichkeit in Wasser bzw. Magen- und Dünndarmresistenz zu erreichen. Die Folge davon war, daß zu wenig freie OH-Gruppen übrig blieben und dadurch der beabsichtigte mikrobielle Angriff der Darmflora verhindert wurde. Als logische Konsequenz wurden die Kettenlängen der Substituenten verlängert. Bei Verwendung von Caprylsäure war die Kettenlänge dieses lipophilen Substituenten noch zu kurz und bei der Stearinsäure bereits zu lang. Die besten Ergebnisse wurden mit Laurylsäure als Substituent erreicht und zwar erwiesen sich die Produkte mit mittleren Molekülmassen von 250.000 und mit durchschnittlichen Substitutionsgraden von 0,1-0,24 bisher als optimal. Tab. 36.1 zeigt eine Übersicht der für die Dünndarmresistenz und Dickdarmabbaubarkeit relevanten Eigenschaften einer Reihe von Dextranfettsäureestern.

Tab. 36.1: Relevante Eigenschaften einiger Dextranfettsäureester (neg. = negativ, (+) = mäßig, + = gut, ++ = sehr gut; Fettdruck = optimal)

Dextran-fettsäureester	MG	DS	Filmbildung	Wasser-löslichkeit	Abbaubarkeit im CMT
Acetyl-	500.000	< 1,2	neg.	lösl.	neg.
	3,3 Mio.	1,2 - 3	schwach/+	unlösl.	neg.
Caproyl-	250.000	0,62 -1,7	neg./schwach	unlösl.	neg.
	3,3 Mio	0,08 - 0,13	schwach	quellbar	neg.
Lauroyl-	66.000	0,3	neg.	unlösl.	(+)
	146.000	0,19	+	unlösl.	(+)
	146.000	0,28	+	unlösl.	(+)
	250.000	**0,11**	**+**	**unlösl.**	**++**
	250.000	0,24	+	unlösl.	+
Stearoyl-	250.000	0,32	neg.	unlösl.	(+)
	250.000	0,5	neg.	unlösl.	(+)
	250.000	1,16	schwach	unlösl.	(+)

36.6 Arbeiten über weitere spezielle Arzneiformen für das Colon Delivery

Da es sich bei der Entwicklung dieser neuartigen im Dickdarm abbaubaren Hilfsstoffe um längerfristige experimentelle Arbeiten handelt, fehlte es nicht an Versuchen um zur Überbrückung einfachere und schnellere Lösungen bereit zu stellen. So wurden beispielsweise Studien durchgeführt, bei denen versucht wurde durch einfaches Zumischen von bioabbaubaren Quellstoffen, z.B. ß-Cyclodextrin, zu bekannten Filmbildnern brauchbare Zwischenlösungen zu finden [24]. Bei den bekannten Filmbildnern kann es sich sowohl um solche für die pH-gesteuerte als auch für diffusionsgesteuerte Freisetzung handeln. Es ergaben sich ermutigende Ergebnisse, wenn die eingesetzten Weichmacher eine der Situation angemessene Hydrophilität besaßen. Ähnliche Studien wurden auch unter Verwendung von Ethylcellulose als unlöslicher Diffusionsfilmbildner und von Amylose als bioabbaubares Quellmittel durchgeführt [25]. In sehr breit angelegten Versuchsreihen wurden eine Reihe von vernetzten Hydrogelen oder von Hydrogelen mit Copolymeren mit Säuregruppen hergestellt und untersucht, die unlöslich waren aber von der Darmflora abgebaut werden konnten [26].

36.7 Ausblick

Auf diesem Gebiet wird intensiv gearbeitet, um mit möglichst hoher Sicherheit eine genau gezielte Arzneistoffabgabe in den Dickdarm zu realisieren [27]. Die angestrebten Ziele sind in der Hauptsache Arzneimittel für eine ökonomische und gezielte topische Therapie von Dickdarmerkrankungen und eine einfachere und angenehmere perorale Applikation von Peptidarzneimitteln anstelle der bisher nicht zu umgehenden Injektionszubereitungen, um eine Verdauung dieser Arzneistoffe in diesen Fällen zu vermeiden.

Der Colon-Mikroflora-Test kann wegen seiner weitgehenden Annäherung an die physiologischen Verhältnisse beim Menschen als realitätsnahe Bestimmung angesehen werden, der gegenüber den meisten weniger relevanten Tierversuchen sicherlich seine Berechtigung hat. Aber es ist trotzdem nicht zu umgehen, die bisher erhaltenen Ergebnisse durch geeignete *in vitro-/ in vivo*-Korrelationen, d.h. durch entsprechende klinisch-pharmakologische Untersuchungen am Menschen, zu bestätigen und abzusichern.

Ein Durchbruch auf diesem Gebiet ist erst zu erwarten, wenn die eingeschlagenen Wege durch Versuche an menschlichen Probanden oder Patienten bestätigt wurden und die Brauchbarkeit dieser Konzepte somit bewiesen ist.

36.8 Literatur

1) Marvola M., Aito H., Pohto P., Kannikoski A., Nykänen S., Kokkonen P., Drug Dev. Ind. Pharm. 13, 1593-1609 (1987)

2.a) Bieck P.R., Acta Pharm.Techn. 33 (3), 109-114 (1987)
b) Antonin K.H., Bieck P.R., Scheurlen M., Jedrychowski M., Malchow H., Br.J.Clin. Pharmacol.19, 137S (1985)

3) Johnson L.R., Physiology of the Gastrointentestinal Tract, Raven Press, New York 1980

4) Roe F.J.C., Metabolic Aspects of Food Safety, Blackwell Scientific Publications, Oxford 1970, p.245-260

5) Moore W.E.C., Cato E.P., Holdeman L.V., J. Infect.Disease 119, 641-649 (1969)

6) Keidel W.D., Kurzgefaßtes Lehrbuch der Physiologie,Thieme Verlag, Stuttgart 1979

7) Wrong O.M., Vince A.J., Waterlow J.C., Clin. Sci. 68, 193-199 (1985)

8) Prizont R., J.Clin.Invest. 67, 336-344 (1981)

9) Simon G.L., Gorbach S.L., Digest. Disease Sci. 31, 1475-1525 (1986)

10) Prizont R., Konigsberg N., Digest Disease Sci. 26, 733-777 (1981)

11) Seifert J., Sass W., Dreyer H.P., Falk Symposium 36, 505-513 (1984)

12) US Pat. 4,190,716 (1980)

13) Peppercorn M.A., Goldman P., J. Pharmacol. Exp.Ther. 181 (3), 555-562 (1972)

14) Friend D.R., Chang G.W., J.Med.Chem. 27 (3), 261-266 (1984)

15.a) Friend D.R., Chang G.W., J.Med.Chem. 28 (1),51-57 (1985)
b) Friend D.R., Proceed.Intern.Symp.Control. Rel. Bioact.Mater. 15, 322-323 (1988)
c) McLeod A.D., Friend D.R., Tozer T.N., J.Pharm.Sci. 83 (9), 1284-1288 (1994)

16) Harboe E., Larsen C., Johansen M., Olesen, H.P., Pharm.Res. 6 (11), 919-923 (1989)

17) Larsen C., Harboe E., Johansen M., Olesen H.P., Pharm.Res. 6 (12), 995-999 (1989)

18) Sarlikiotis, A.W., Betzing, J., Wohlschlegel, Chr. und Bauer, K.H., Pharmacol.Lett. 2, 62-65 (1992)

19) Saffran M. et al., Polymer Reprints 27 (1), 23-29 (1986)

20) Sarlikiotis, A.W. und Bauer, K.H., Pharm. Ind.54 (10),873-880 (1992)

21) Betzing, J. und Bauer, K.H., Pharm. Ztg.Wiss. 5/137 (3), 131-134 (1992)

22) Betzing J., Dissertation Universität Freiburg i.Br. 1992

23) Kesselhut, J.F. und Bauer, K.H., Pharmazie 50 (4), 263-269 (1995)

24.a) Siefke V., Kesselhut J.F., Bauer K.H., Eur.J.Pharm.Biopharm. 38 (1), 38 S (1992)
b) V.Siefke, Weckenmann H.P., Bauer K.H., Eur.J.Pharm.Biopharm. 40, 33 S (1994)

25.a) Kopecek J., Kopecková, Bronsted H., Rathi R., Rihová B., Yeh P.J., Ikesue K., J.Contr.Release 19, 121-130 (1992)
b) Bronsted H., Kopecek J., Pharm.Res. 9, 1540-1545 (1992)
c) Bronsted H., Hovgaard L., Simonsen L., STP Pharma Sciences 5 (1) 60-64 (1995)

26.a) Milojevic S., Newton J.M., Cummings J.H., Gibson G.R., Bothman R.L., Ring S.G., Allwood M.C., Stockham M., STP Pharm.Sciences 5 (1), 47-53 (1995)
b) Milojevic S., Newton J.M., Cummings J.H., Gibson G.R., Bothman R.L., Ring S.G., Stockham M., Allwood M.C., J.Contr.Release 38, 75-84 (1996)

27) Rubinstein A., Friend D.R., Specific Delivery to the Gastrointestinal Tract in „Polymer Site- Specific Pharmacotherapy“ , Abraham Domb, Ed., John Wiley & Sons, New York, 1994

Anschrift des Autors:

Prof. Dr. Kurt H. Bauer
Albert-Ludwigs-Universität
Pharmazeutisches Institut
Lehrstuhl Pharmazeutische Technologie
Hermann-Herder-Str. 9
D-79104 Freiburg

37 Arzneiformen mit elektronisch gesteuerter Freisetzung

Prof. Dr. R. Gröning, Universität Münster

37.1 Einleitung

In der Zukunft ist zu erwarten, daß die Weiterentwicklung von Bio- und Gentechnologie, Mikroelektronik, Computertechnik, Mikrosystemtechnik und von Chemo- und Biosensorik das Gebiet der Arzneimittel sehr stark beeinflussen wird. Völlig neue Applikationssysteme zur kontrollierten Verabreichung von Arzneistoffen sind denkbar. Eine kritische Beurteilung der bisherigen Prinzipien zur kontrollierten Wirkstofffreisetzung zeigt, daß es bei unseren heute verfügbaren Arzneimitteln nicht möglich ist, die Wirkstofffreisetzung variabel zu gestalten und eine Anpassung der Freisetzung an den individuellen Arzneistoffbedarf des Patienten vorzunehmen. Zur Freisetzungssteuerung werden bei herkömmlichen Depotarzneimitteln vorwiegend passiv ablaufende Auflösungs-, Diffusions-, Quellungs- und Erosionsprozesse eingesetzt.

In Tab. 37.1 sind unterschiedliche Prinzipien der Freisetzungssteuerung bei Depotarzneiformen wiedergegeben. Praktisch alle derzeit verfügbaren Arzneimittel entsprechen vom Aufbau her den passiven Systemen der Kategorie I. In Kategorie II sind Arzneimittel aufgeführt, bei denen neben der passiven Freisetzung ein weiterer freisetzungsbeeinflussender Vorgang wirksam wird. Ein Beispiel ist ein enzymatisch durch Glukose beeinflußtes membrangesteuertes Freisetzungssystem für Insulin.

In Kategorie III sind die osmotisch gesteuerten Depotarzneiformen vom OROS-Typ einzuordnen [1].

Depotarzneimittel, bei denen eine variable Steuerung der Wirkstofffreisetzung vorgenommen werden kann, sind in den Kategorien IV und V aufgeführt. Bei der Steuerung dieser Arzneiformen können für die individuelle Wirkstoffdosierung die folgenden Regelgrößen berücksichtigt werden:

- Erreichte Plasmakonzentrationen
- Konzentrationen am Wirkort
- Metabolisierungsdaten des Patienten
- Physiologische Meßwerte
- Therapeutische Effekte
- Tageszeitliche Veränderungen im Arzneistoffbedarf
- Therapiepläne

Tab. 37.1: Unterschiedliche Kategorien von Depotarzneiformen

KATEGORIE	TYP	FREISETZUNGSKONTROLLE
I	PASSIVE SYSTEME	Diffusion, Quellung, Erosion, Bioabbau
II	PASSIVE SYSTEME Variable Freisetzung	Diffusion, Quellung, Erosion, Bioabbau (+ Freisetzungs-beeinflussender Prozess)
III	AKTIVE SYSTEME	Energiegesteuerte Systeme Vorprogrammierte Systeme
IV	AKTIVE SYSTEME Variable Freisetzung Fernsteuerung	Energiegesteuerte Systeme Variabel vorprogrammierte Systeme oder computergesteuerte Systeme
V	AKTIVE SYSTEME Variable Freisetzung Fernsteuerung Feed-Back	Energiegesteuerte Systeme Computergesteuerte Systeme Sensorgesteuerte Systeme oder Systeme mit Biocomputer

37.2 Aufbau elektronisch gesteuerter Arzneiformen

Zur Realisierung von Arzneiformen mit einer variablen Wirkstofffreisetzung ist der Aufbau völlig neuer Applikationsformen erforderlich, die ein Arzneistoffreservoir, eine Energiequelle und einen regelbaren Pumpmechanismus enthalten. Zusätzlich ist es erforderlich, Möglichkeiten der Datenverarbeitung und der Fernsteuerung zu entwickeln. Während bei dem Konzept der sogenannten Therapeutischen Systeme, das bisher nur in Ansätzen realisiert wurde, alle benannten Bauelemente sich auf einer Arzneiform ("platform") befinden, ist bei dem von unserer Arbeitsgruppe vorgeschlagenen Konzept eines "Modularen Applikationssystems" die Möglichkeit zur Trennung der zur individuellen Steuerung der Wirkstofffreisetzung und -dosierung erforderlichen Bauelemente vorgesehen [2].

In Abb. 37.1 ist schematisch der Aufbau eines computergesteuerten Applikationssystems wiedergegeben, bei dem die Therapiekontrolle über eine Meßwerterfassung, eine Datenverarbeitung und eine ansteuerbare Arzneiform vorgenommen wird. Die

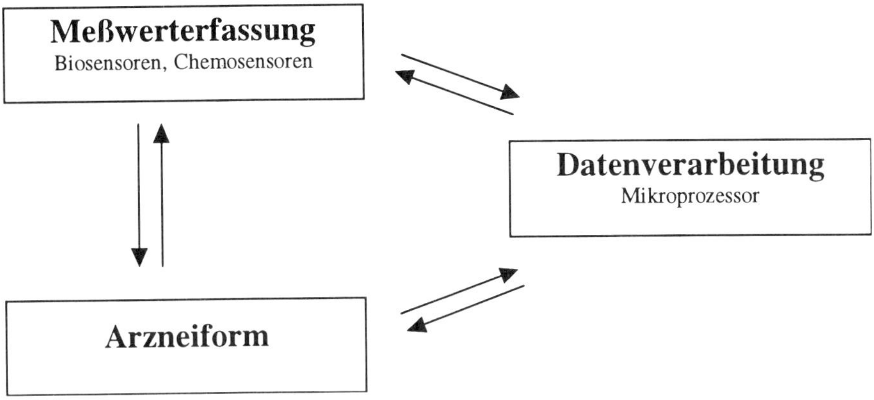

Abb. 37.1: Modulares Applikationssystem zur Therapiekontrolle

räumliche Trennung der zur Steuerung erforderlichen Bauelemente ermöglicht es, Meßwerte nicht nur in der Umgebung des Arzneimittels sondern an anderer Stelle im Körper wie z.B. im Speichel zu erhalten. Die Bauelemente können nach Bedarf durch Fernsteuerungen oder über Drähte verbunden werden. Neben der Entwicklung von Sensoren zur Erfassung von Arzneistoffkonzentrationen und Kontrollprogramme für Computer zur Therapieüberwachung ist in der Pharmazeutischen Technologie der Bereich neuer regelbarer Arzneiformen von besonderer Bedeutung. Der begrenzte Platz, der z.B. in einer Depotkapsel für das Arzneistoffreservoir, den Pumpmechanismus und die Schaltkreise zur Verfügung steht, macht es erforderlich, im wesentlichen einfache Aufbauprinzipien zu realisieren. Als Energieform zur Steuerung der Systeme eignet sich besonders die elektrische Energie, die in der Arzneiform aus chemischer Energie gewonnen oder über eine Sendevorrichtung übertragen werden kann. Elektrische Energie ermöglicht den Einsatz von Schaltkreisen und kann in einer Pumpvorrichtung in mechanische Energie umgewandelt werden.

37.3 Freisetzungssteuerung durch Elektrolyse

In Abb. 37.2 ist schematisch der Aufbau einer elektrolytisch gesteuerten Kapsel wiedergegeben, die ein Arzneistoffreservoir, Miniaturbatterien und einen Schaltkreis mit einem ferngesteuerten Schalter enthält. In einer Elektrolysekammer wird bei eingeschaltetem Schaltkreis mit Hilfe von zwei Elektroden durch Elektrolyse Wasserstoff entwickelt. Im vorliegenden Beispiel wird die Fernsteuerung der Kapsel über ein Magnetfeld erreicht [3].

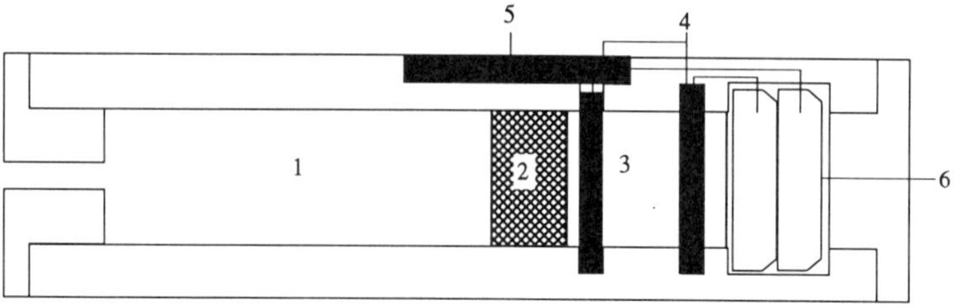

1: Arzneistoffreservoir
2: Kolben
3: Elektrolyseraum
4: Elektroden
5: Ferngesteuerter Schalter
6: Miniaturbatterien

Abb. 37.2: Elektrolytisch gesteuerte Kapsel

Abb. 37.3 zeigt den verwendeten Versuchsaufbau. Über eine Computersteuerung wird in bestimmten Zeitabständen ein Elektromagnet eingeschaltet. Es erfolgt eine Wirkstofffreisetzung. Abb. 37.4 zeigt die Freisetzung von Tramadol bei unterschiedlicher Ansteuerung der Arzneiformen. Durch das Computerprogramm läßt sich die Wirkstofffreisetzung variabel steuern.

Eine weitere von uns entwickelte Kapsel arbeitet mit Gasentwicklungszellen, die etwa die Größe von Miniaturbatterien besitzen. Durch einfache Schaltkreise mit Widerständen und Magnetschaltern läßt sich die Freisetzung auch bei diesem Aufbauprinzip variabel steuern. Gepulste oder kontinuierliche Freisetzungen sind möglich. Ein Einschalten des Freisetzungsmechanismus ist zu jeder gewünschten Zeit möglich. Bei energiegesteuerten Arzneiformen, wie sie im Rahmen unserer Arbeiten aufgebaut wurden, sind die Freisetzungen völlig unabhängig von den Milieubedingungen des Freisetzungsmediums.

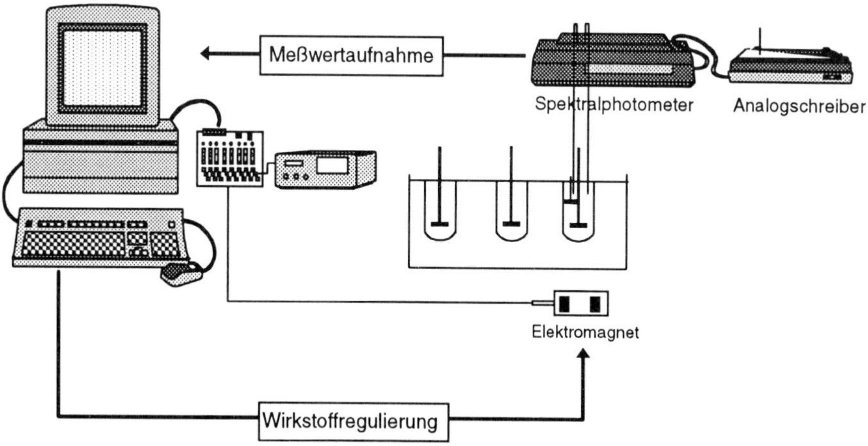

Abb. 37.3: Computergesteuerte Wirkstofffreisetzung

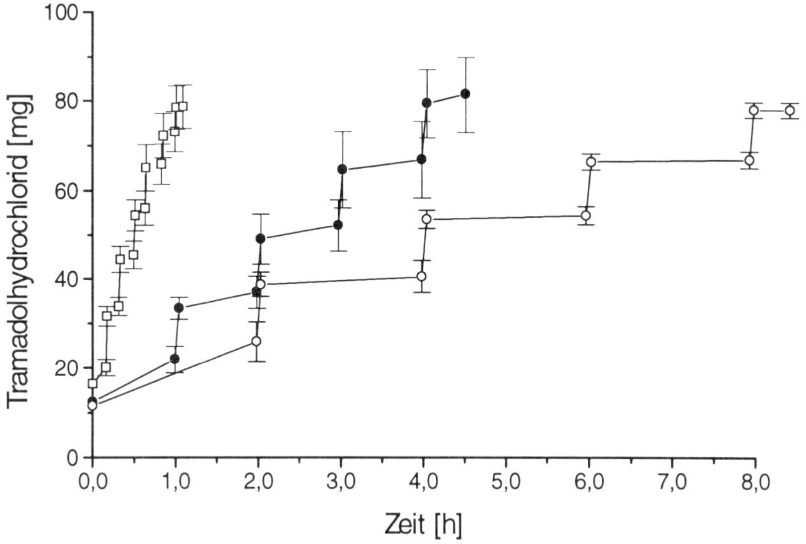

Abb. 37.4: Freisetzung von Tramadolhydrochlorid aus elektrolytisch gesteuerten Kapseln (80 mg, n = 5, $\bar{x} \pm s$)

-□- Intervall10 min, Pulsdauer 15 s

-●- Intervall60 min, Pulsdauer 10, 20, 30, 40, 50 s

-○- Intervall 120 min, Pulsdauer 10, 20, 30, 40, 50 s

37.4 Transdermalsysteme

Eine aktive Steuerung der Wirkstofffreisetzung ist nicht nur auf Arzneikapseln beschränkt. Sie kann bei unterschiedlichen Arzneiformen vorgenommen werden. Dies soll am Beispiel von Transdermalsystemen aufgezeigt werden.

In Abb. 37.5 ist ein elektronisch gesteuertes Pflastersystem schematisch wiedergegeben, bei dem ein aktiver Steuermechanismus zur Dosierung des Wirkstoffs integriert ist. Zur Zeitsteuerung der Wirkstofffreisetzung werden regelbare elektronische Schaltkreise eingesetzt, durch die ein Pumpmechanismus z.B. im Abstand von 12h oder 24 h aktiviert wird. Durch die Impulse ausgelöst, wird über eine Pumpe der Arzneistoff zur Haut abgegeben.

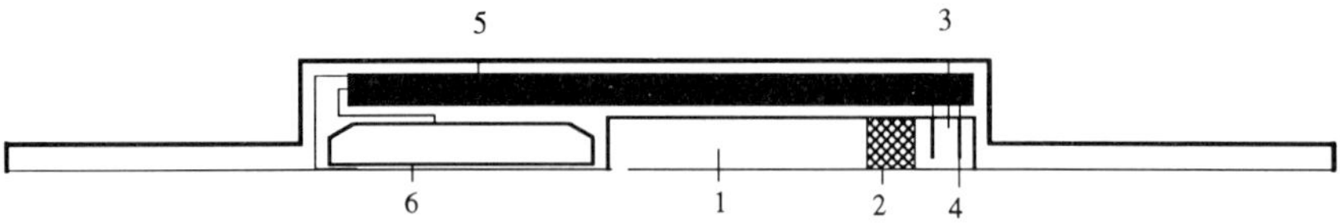

1: Arzneistoffreservoir
2: Kolben
3: Elektrolyseraum
4: Elektroden
5: Elektrischer Schaltkreis
6: Energiequelle

Abb. 37.5: Elektronisch gesteuertes Transdermalpflaster

37.5 Freisetzungssteuerung durch Elektrophorese

Ein weiteres Steuerungsprinzip, das wir zur variablen Kontrolle der Wirkstofffreisetzung aus Arzneiformen einsetzen, ist die Elektrophorese [4]. Dabei wird die Wanderung von anionischen und kationischen Arzneistoffen mit dem elektrischen Strom zur Freisetzungssteuerung verwendet. In Abb. 37.6 ist schematisch eine Arzneikapsel abgebildet, bei der mit Hilfe eines Stromkreises die Polarisierung eines arzneistoffhaltigen Gelträgers vorgenommen wird. Der Gelträger steht in Kontakt mit einer Silber-Arbeitselektrode. Die definierte Polarisation der Elektrode wird durch eine Ag/AgCl-Bezugselektrode als Gegenelektrode gewährleistet. Abb. 37.7 zeigt die experimentell ermittelte Freisetzung des basischen Wirkstoffs Flupentixol aus einem als Anode polarisierten Gelträger in Abhängigkeit von der an der Arbeitselektrode angelegten Spannung. Neben der passiven Diffusion findet ein aktiver Wirkstofftransport mit dem elektrischen Strom statt. Durch eine elektrische Spannung von 1,5 V wird die Freisetzung gegenüber dem Vergleich innerhalb von 6 Stunden etwa um den Faktor 2,5 erhöht. Die Möglichkeit, den Transport von Wirkstoffen mit dem elektrischen Strom auch im Bereich der Transdermalsysteme zu nutzen, ist naheliegend [5]. Wir haben vor etwa 10 Jahren einen elektronisch gesteuerten Arzneistift entwickelt, mit dem ein Transport von Wirkstoffen aus einem Gelträger zur Haut und in die Haut gesteuert ablaufen kann (Abb. 37.8). Die Arzneistofffreisetzung kann durch die angelegte Spannung variabel vorgenommen werden.

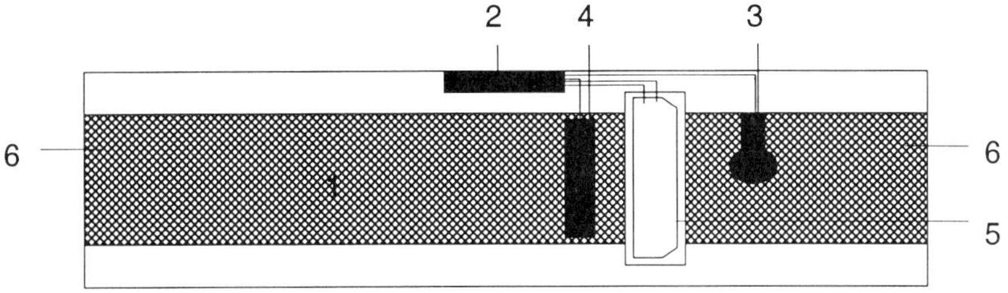

1: Trägersubstanz mit Arzneistoff
2: Steuerungseinheit
3: Ag/AgCl-Bezugselektrode
4: Ag-Arbeitselekrode
5: Energiequelle
6: Austrittsöffnung in der Kapselwand

Abb. 37.6: Elektrophoretisch gesteuerte Kapsel (schematisch)

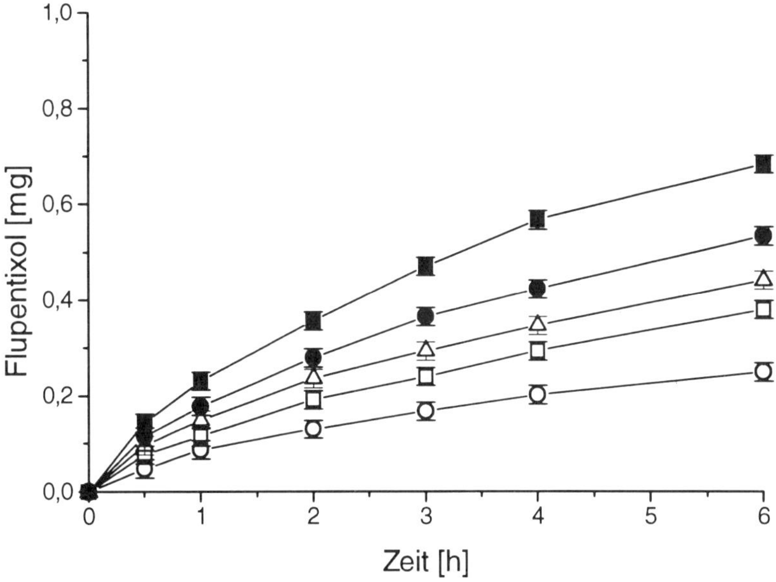

Abb. 37.7: Freisetzung von Flupentixol aus einer Modellarzneiform mit geregelter interner Spannungsversorgung (n = 5, $\bar{x} \pm s$)

-○- Vergleich (U = 0 V)
-□- U = 0.5
-Δ- U = 0.75 V
-●- U = 1.0
-■- U = 1.5 V

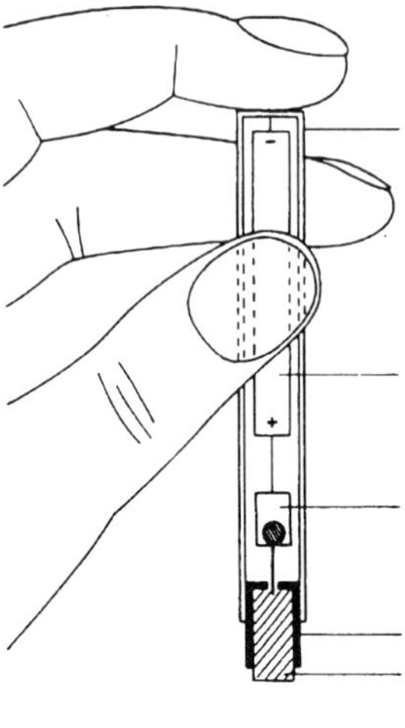

Abb. 37.8: Schematische Darstellung eines Arzneistifts mit elektronischer Steuerung

37.6 Literatur

[1] Theeuwes, F.: OROS Osmotic System Development; Drug Dev. Ind. Pharm., **9**, (1993), 1331-1357

[2] Gröning, R.; Weyel, S. :Electronically Controlled Release of Drugs from Capsules, Eur. J. Pharm. Biopharm. **39**, (1993), 102

[3] Gröning, R.: Computer-controlled release of metoprolol from capsules, Int. J. Pharm., **87**, (1992), 89-93,

[4] Gröning, R.; Schrader, D.; Schwarze, S.: Pulsatile release of flupenthixol from dosage forms by electrical fields, Pharm. Pharmacol. Lett., **1**, (1991), 49

[5] Gröning, R.: Electrophoretically Controlled Dermal or Transdermal Application System with Electronic Indicators, Int. J. Pharm., **36**, (1987), 37-40

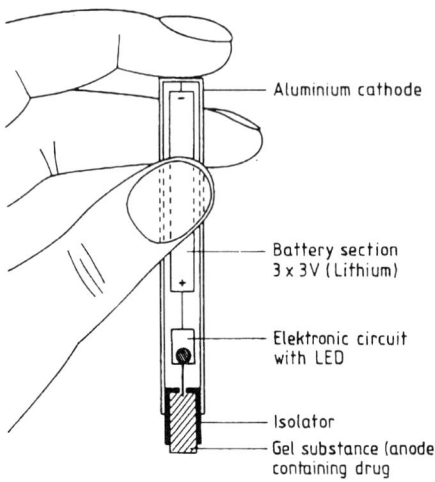

Anschrift des Autors:
Prof. Dr. Rüdiger Gröning
Institut für Pharmazeutische Technologie
der Westfälischen Wilhelms-Universität
Corrensstr. 1
D-48149 Münster

38 Biologische Steuerung der Arzneistofffreisetzung („Biocomputer“)

Prof. Dr. R. Gröning, Universität Münster

38.1 Einleitung

Bei der Verwendung elektronischer Steuerung zur variablen Kontrolle der Wirkstofffreisetzung aus Arzneiformen, ist für die erforderlichen Bauelemente zur Meßwerterfassung, Datenverarbeitung und Freisetzungskontrolle ein erheblicher Platzbedarf erforderlich.
Deshalb wurde im Rahmen unserer Arbeit zur Miniaturisierung regelbarer Arzneimittel das Prinzip der biologischen Steuerung von Arzneiformen entwickelt [1-4].

38.2 Aufbau biologisch gesteuerter Arzneiformen

In Abb. 38.1 ist schematisch das Prinzip der biologischen Steuerung der Wirkstofffreisetzung bei Arzneimitteln wiedergegeben. Die Arzneiformen enthalten ein Biosystem bestehend z.B. aus gefriergetrockneten Mikroorganismen oder deren immobilisierte Enzyme. Die Mikroorganismen werden durch den Arzneistoff, der sich im Substrat befindet, oder durch eine andere physiologisch wichtige Substanz aktiviert oder gehemmt. Wenn die Aktivität der Mikroorganismen mit einer Gasentwicklung verbunden ist, dann kann gleichzeitig mechanische Energie zur Entleerung eines Arzneistoffreservoirs gewonnen werden. Das Biosystem übernimmt die Aufgaben von Meßwerterfassung und Steuerung des Pumpmechanismus. Denkbar ist, daß in der Zukunft für einen Einsatz zur biologischen Steuerung von Arzneimitteln mit Hilfe der Gentechnologie spezielle Mikroorganismen hergestellt werden, die selektiv von bestimmten Arzneistoffen gehemmt oder aktiviert werden.
Arzneiformen wurden als Membransysteme, bei denen das Substrat über eine Membran mit dem Biosystem in Wechselwirkungen tritt, und als Septumsysteme, bei denen ein Bioreaktor mit dem Substrat befüllt wird, aufgebaut.

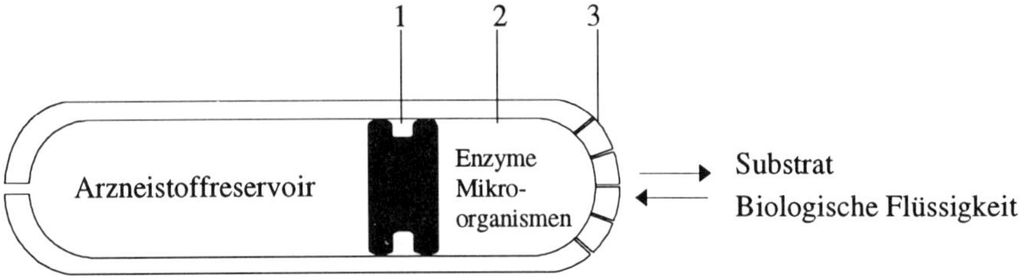

1: Kolben
2: Bioreaktor
3: Membran (= Membransystem) oder
Septum (= Septumsystem)

Abb. 38.1: Biologische Steuerung der Wirkstofffreisetzung

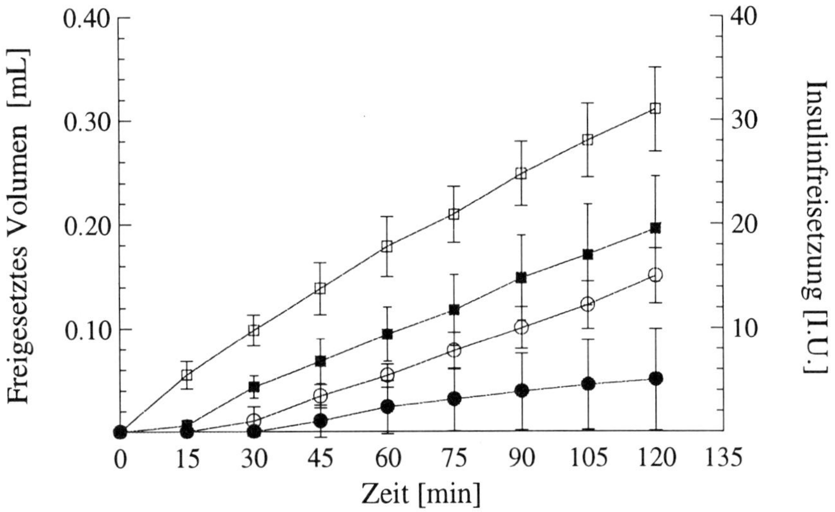

Abb. 38.2: Glukoseabhängige Freisetzung von Insulin aus einem Membransystem (n=5)

-●- Referenzlösung (isotonische NaCl-Lösung),

-○- Glukose 100 mg/100 mL

-■- Glukose 200 mg/100 mL

-□- Glukose 400 mg/100 mL

38.3 Glukosegesteuerte Insulinfreisetzung

Die Möglichkeiten der biologischen Steuerung der Wirkstofffreisetzung lassen sich am Beispiel der glukosegesteuerten Insulinfreisetzung aufzeigen. Ein Membransystem enthält als Biosystem gefriergetrocknete Hefezellen (Abb. 38.1). Durch eine flüssigkeitsdurchlässige und gleichzeitig gasdichte Membran dringen Glukoselösungen unterschiedlicher Konzentrationen in den Bioreaktor ein. Die Aktivität der Hefe und damit die durch die Gärung gebildete Kohlendioxidmenge ist glukoseabhängig. Insulin wird in unterschiedlichem Ausmaß aus dem Insulinreservoir gepumpt (Abb. 38.2).
Eine variable Insulinfreisetzung kann über ein Septumsystem (Abb. 38.3) erhalten werden, bei dem in kleinen Bioreaktoren die glukosehaltigen Lösungen mit dem Biosystem inkubiert werden. Die Bioreaktoren werden zu vorgegebenen Zeiten ausgetauscht. In Abb. 38.4 ist eine Insulinfreisetzung aufgetragen, die glukoseabhängig abläuft (Austauschzeitpunkte des Bioreaktors: 120, 180, 300 min).
Eine weitere Steuerungsmöglichkeit läßt sich mit Biosystemen erhalten, die durch die Konzentration einer Substanz im Substrat in ihrer Aktivität gehemmt werden. In Abb. 38.5 ist die Freigabe von Sulfacetamid aus Kapseln in Abhängigkeit vom Vorhandensein der Substanz im Freisetzungsmedium wiedergegeben.

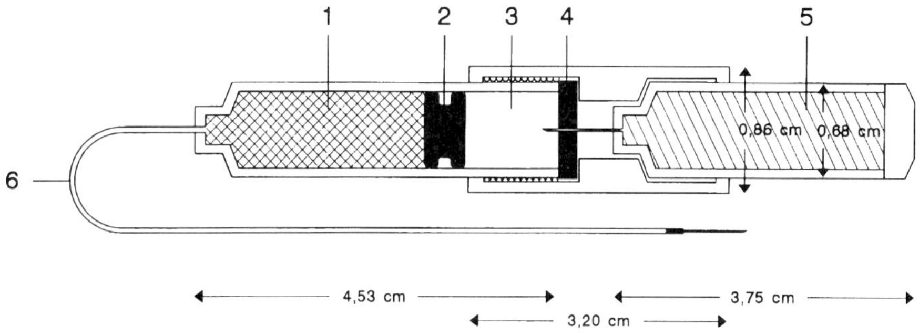

1: Insulinreservoir	4: Septum
2: Kolben	5: Bioreaktor gefüllt mit Hefe und vorgegebener Glukosemenge
3: Gasraum	6: Schlauch zum Arzneistoffaustritt

Abb. 38.3: Septumsystem mit austauschbarem Bioreaktor zur glukoseabhängigen Insulinfreisetzung

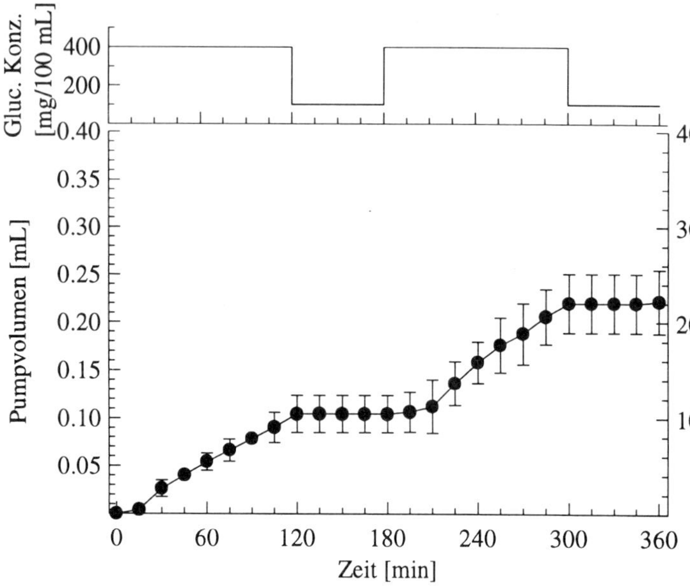

Abb. 38.4: Glukoseabhängige Freisetzung von Insulin: 0-120 min: Glukose 400 mg/100 ml, 120-180 min: Glukose 100 mg/100 ml, 180-300 min: Glukose 400 mg/100 ml, 300-360 min: Glukose 100 mg/100 ml

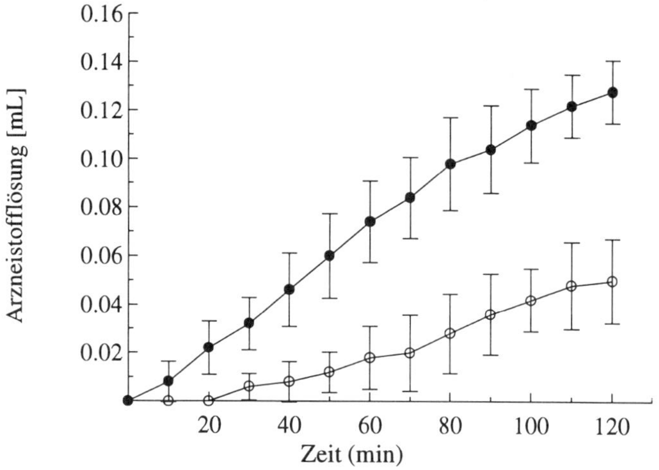

Abb. 38.5: Freisetzung von Sulfacetamid-Lösung aus Kapseln, (Bioreaktor mit 10 mg gefriergetrockneter Hefe, 5 mg Glukose, 3 mg Kieselgur, n = 5, $\hat{x}$, ± sd), -●- Freisetzungsmedium: isotonische 0.01 N-HCl, -O- Freisetzungsmedium: 5% Sulfacetamid-Natrium Lösung

38.4 Ausblick

Auch in der Zukunft werden traditionell aufgebaute Arzneiformen wie z.B. Tropfen, Tabletten, Kapseln, Suppositorien, Injektabilia und Transdermalsysteme die größte Bedeutung für die Applikation von Arzneistoffen beim Menschen besitzen.
Die Probleme, die sich aufgrund der großen interindividuellen Variabilität der Plasmakonzentrationen bei Anwendung herkömmlicher Arzneimittel bei den Patienten ergeben, machen es jedoch erforderlich, neue Applikationsformen zu entwickeln, mit denen die individuellen Erfordernisse des einzelnen Patienten berücksichtigt werden können. Eine erfolgreiche Anwendung der neuen Applikationssysteme auch nur in einem Teilbereich der Therapie, z.B. bei Diabetikern, würde den Forschungsaufwand in vollem Umfang rechtfertigen.

38.5 Literatur

[1] Gröning, R.; Walz, Ch.: Development of experimental insulin pumps with glucose-controlled release,Int. J. Pharm. **119**, (1995), 127-31

[2] Gröning, R.; Walz, C.: Development of biologically-controlled insulin pumps with glucose-dependent release, Pharmazie, **50**, (1995), 128-9

[3] Gröning, R.; Heun, G.; Möwes, R.: Feedback drug delivery from capsules controlled by microorganisms, Pharm. Pharmacol. Lett., **2**, (1995), 74

[4] Gröning, R.; Walz, Ch.: Development of experimental insulin pumps with glucose-controlled release, Eur. J. Pharm. Biopharm., **40**, (1994), 203-205

Anschrift des Autors:
Prof. Dr. Rüdiger Gröning
Institut für Pharmazeutische Technologie
der Westfälischen Wilhelms-Universität
Corrensstr. 1
D-48149 Münster

39 Danksagung - 1. Auflage

Im März 1996 enstand die Idee ein Buch über „Moderne Arzneiformen“ zu erstellen. In den Monaten bis Mitte August hat sich das Konzept in Diskussionen mit Kollegen fortentwickelt, die Anzahl der Kapitel erhöhte sich auf jetzt 28. Unser besonderer Dank gilt hierbei Herrn Kollegen Prof. K. Thoma aus München und Herrn Dr. U. Plener von der APV (Fachgruppe „Arzneimittelinformation und Apothekenpraxis) für ihre Anregungen zur Gestaltung des Buches.

Die Fertigstellung dieses Buches bis zum 18. November 1996 war nur durch die spontane Bereitschaft und den Enthusiasmus vieler Kollegen möglich, einen Beitrag zu liefern. Die „Modernen Arzneiformen“ führten bei einigen Kollegen neben der normalen Berufsbelastung in der Hochschule und Industrie zu intensiver Wochenendarbeit bis hin zur Verschiebung des Sommerurlaubes, um das Buch zu realisieren. Die avisierten „deadlines“ wurden seitens der beitragenden Autoren mit einer für ein derartiges Projekt bewundernswerten Verläßlichkeit eingehalten. Danke!

Die eingegangenen Manuskripte wurden von uns formatiert, die Graphiken eingearbeitet und ein copy ready Manuskript erstellt. Eine derartige Überarbeitung führt bekannterweise nicht zwangsläufig zu einer Reduzierung von Druckfehlern, so daß wir den Doktoranden der Pharmazeutischen Technologie an der FU Berlin ein großes Dankeschön für ihre Lektortätigkeit aussprechen möchten: Bernhard Böhm, Anja Dingler, Chrysantha Freitas, Stephan Harnisch, Jens Herbort, Martin Lück, Carsten Olbrich, Katrin Peters, Stephan Runge, Dagmar Schütt und Kai Thode. Vielen Dank auch Herrn Dr. L. Schwabe für seine Unterstützung beim Scannen von Graphiken und Herrn Dr. W. Mehnert für die Unterstützung bei Form- und Formulierungsproblemen.

Den pharmazeutischen Firmen danken wir für ihre Kooperationsbereitschaft, das zur Verfügung gestellte Informationsmaterial sowie die Genehmigung zur Verwendung von Abbildungen.

Ein großes Dankeschön gilt auch der WVG. Mit Herrn Dr. K. Brauer war eine Umsetzung des Buches von der Idee bis zur Auslieferung innerhalb eines dreiviertel Jahres möglich. Hervorzuheben ist vor allem auch Herr W. Studer von der WVG, der nach planmäßigem Eingang des Manuskriptes am 18. November per UPS es schaffte, wie vereinbart die Auslieferung des Buches zum 6. Dezember 1996 zu realisieren. Es wurde damit sozusagen ein Nikolausbuch!

Berlin, 6.12.96 Prof. Dr. Rainer H. Müller Dr. Gesine E. Hildebrand

Danksagung - 2. Auflage 1998

Dank schneller Arbeit seitens der Wissenschaftlichen Verlagsgesellschaft Stuttgart konnte die 1. Ausgabe 1997 bereits ab 6. Dezember 1996 ausgeliefert werden. Sowohl die Autoren als auch wir als Herausgeber dachten, daß nun - nach der arbeitsintensiven und sehr schnellen Erstellung der Erstauflage (März - November 96) - bis zur zweiten Auflage eine „Ruhepause" kommt. Projektiert war die zweite Auflage für frühestens Oktober 1998.

Der schnelle Verkauf brachte uns alle im April 1997 wieder an die Schreibtische und Computer. Nach Ausverkauf der 1. Auflage konnte die 2. Auflage 1998 bereits zu Semesterbeginn im Oktober 1997 ausgeliefert werden - insbesondere durch das Engagement seitens der WVG dank Herrn Studer.

Unser Dank gilt allen Autoren der Kapitel der Erstausgabe für die Durchsicht sowie bei einer Vielzahl von Kapiteln für Aktualisierungen und substantielle Erweiterungen.

Ein Dankeschön vor allem auch den Autoren, die unsere neuen Kapitel geschrieben haben. Die Erweiterung der zweiten Auflage um 10 Kapitel führt zu einer Abrundung des Themas der „modernen Arzneiformen".

Für ihre Lektortätigkeit danke ich meinen Doktoranden: Bernhard Böhm, Anja Dingler, Mathias Grau, Jens Herbort, Carsten Olbrich und Stephan Runge.

Insbesondere freuen wir uns über die positive Resonanz, die das Buch auch bei den Kollegen aus der Praxis in der Apotheke gefunden hat. Danke für die Anregungen! Im Hinblick auf die von uns zitierte Rote Liste möchten wir dabei bemerken, daß wir nicht den Anspruch auf Vollständigkeit oder Aktualität bei den Handelspräparaten erheben. Es sollen lediglich Beispiele genannt werden. Auch kann ein Buch bezüglich der Aktualität leider nicht mit den Computer-Medien wie eine monatlich aktualisierte CD-ROM mithalten.

Einen Vorteil haben jedoch Bücher: Sie sind einfach bequem und schöner als jede CD-ROM. Man kann mal schnell ins Regal greifen und muß nicht umständlich den Computer anschalten.

Angesichts der bald kommenden Adventszeit empfehlen die Herausgeber in der Neuauflage besonders Kapitel 11.

Berlin, 15. Oktober 1997

Prof. Dr. Rainer H. Müller (Freie Universität Berlin)

Dr. E. Gesine Hildebrand (Schering AG Berlin)

40 Stichwortverzeichnis

—D—

—E—

—G—

—H—

—M—